中国工程科技论坛

人兽共患病防控

Renshou Gonghuanbing Fangkong

高等教育出版社·北京

内容提要

本书是根据2013年8月23－24日，由中国工程院主办、军事医学科学院军事兽医研究所（解放军人兽共患病预防控制中心）具体承办的第166场中国工程科技论坛——人兽共患病防控会议上交流发表的论文报告汇编而成。全书共分三部分：第一部分综述，第二部分开幕致辞，第三部分专家报告及专家简介。本书重点研讨了面对禽流感、狂犬病、布鲁氏菌病、血吸虫病等重大人兽共患病的严峻挑战，如何实现关口前移，从源头上防控等热点问题。另外，本书还附有主要专家简介等内容。

本书是“中国工程科技论坛”丛书之一。可供在医学、动物医学、野生动物疫源疫病学等领域从事管理、科研及疾控工作人员参考。

图书在版编目(CIP)数据

人兽共患病防控 / 中国工程院编著. -- 北京：高等教育出版社，2014.7
(工程科技论坛)
ISBN 978－7－04－039577－8

Ⅰ. ①人… Ⅱ. ①中… Ⅲ. ①人畜共患病－防治－研究 Ⅳ. ①R535②S855

中国版本图书馆CIP数据核字(2014)第066110号

总 策 划　樊代明
策划编辑　王国祥　黄慧靖　　责任编辑　朱丽虹
封面设计　顾　斌　　责任印制　张福涛

出版发行	高等教育出版社	网　　址	http://www.hep.edu.cn
社　　址	北京市西城区德外大街4号		http://www.hep.com.cn
邮政编码	100120	网上订购	http://www.landraco.com
印　　刷	北京市白帆印务有限公司		http://www.landraco.com.cn
开　　本	850mm×1168mm		
印　　张	34	版　　次	2014年7月第1版
字　　数	620千字	印　　次	2014年7月第1次印刷
购书热线	010－58581118	定　　价	60.00元
咨询电话	400－810－0598		

物 料 号　39577－00

目　录

第一部分　综述

第二部分　开幕致辞

第三部分　专家报告及专家简介

第一部分

综　　述

综　　述

一、会议概况

2013 年 8 月 23—24 日，由中国工程院主办、军事医学科学院军事兽医研究所（解放军人兽共患病预防控制中心）承办的第 166 场中国工程科技论坛——“人兽共患病防控”在吉林省长春市召开。本次论坛由军事兽医研究所夏咸柱院士担任论坛主席，钱军所长主持开幕式。中国工程院副院长樊代明院士作大会致辞，林业局张希武司长、国家卫生和计划生育委员会刘登峰副司长、科技部中国农村技术开发中心蒋丹平副主任和军事医学科学院李瑞兴总工程师在开幕式上发表讲话。中国工程院马建章、陈焕春、刘兴土 3 名院士也应邀出席会议。

论坛以“交叉融合、科学统筹、综合防控”为主题，旨在充分挖掘科研院所及各级部门科学研究成果、创新思维理论和实践经验体会，进一步了解我国人兽共患病流行状况和防控形势，研讨人兽共患病防控体系建立与运行机制，结合我国人兽共患病防控管理特点，提出具有战略性、前瞻性、全局性和科学性的防控策略。

与会专家针对当前禽流感、狂犬病、布鲁氏菌病、血吸虫病等重大人兽共患病给人类健康和社会稳定带来的新挑战，就如何实现关口前移，从源头上防控等热点问题展开深入研讨，并形成了高质量的交流成果。会议还提出“加强人兽共患病防控”倡议书，专家们联合倡议要探索建立军地一体、多部门无缝对接的综合防控体制机制。

论坛期间，举办了一场专题报告会，28 位专家作大会报告，颁发了科技论坛纪念册；整理形成一份人兽共患病防控倡议书；评选和颁发了 10 项“优秀论文奖”；组织了一场专题研讨会，初步形成了“人兽共患病防控战略研究”方案。

会议代表还深入军事兽医研究所实验室，详细了解科研设施和实验室平台建设情况，并与部分专家进行面对面交流。

科技部中国农村技术开发中心、国家卫生和计划生育委员会科教司、国家林业局野生动植物保护司、中国疾病预防控制中心、中国动物疾病预防控制中心、中国兽医药品监察所、吉林省政府，以及来自全国各大院校、科研单位、卫生、兽医、野生动物保护等部门的专家学者约 300 人参会。

二、倡议书

受人口膨胀、自然资源过度开发、野生动物栖息环境破坏、公共卫生及防疫体系不完善、抗生素过度使用、病原快速变异等因素的影响，人兽共患病死灰复燃。严重急性呼吸综合征（SARS）、高致病性禽流感等新的人兽共患病频频发生。当前，来自动物的人类传染病比例已经上升到73%。人感染H7N9禽流感再次拉响人兽共患病防控的警报。人兽共患病已经成为危害人类健康、制约经济发展甚至威胁社会稳定的重大风险因素，是全球需共同面对并急待解决的重大问题。为了加强人兽共患病防控，我们倡议：

（1）立足全局、放眼未来，加强人兽共患病防控的战略研究，构筑军地一体、多部门无缝对接的人兽共患病综合防控体制机制。

（2）交叉融合、协同创新，开展跨学科的前沿性、基础性和应用性的重大问题研究，研发人兽共患病防控重大技术与产品。

（3）以人为本、科学统筹，加强集兽医学、医学优势于一体的人才队伍和技术平台建设，提升人兽共患病科学防控的能力。

（4）加强口岸进出境人兽共患病预防，确保国家生物疆域安全，促进国际贸易的健康发展。

（5）增强意识、注意宣传，重视人兽共患病知识普及，提高公众的人兽共患病防范意识和能力。

三、专家观点

军事医学科学院军事兽医研究所　夏咸柱院士

人兽共患病防控事关全局，影响养殖业可持续发展，危害动物源性食品安全与公共卫生安全，甚至威胁国家安全。导致人兽共患病发生流行风险增加的原因十分复杂，防控人兽共患病应该强调：注重源头，防控狂犬病、结核病、布鲁氏菌病、血吸虫病、包虫病等现有人兽共患病；严把国门，严防西尼罗河、埃博拉等外来人兽共患病；加强监控，严防中东呼吸综合征、H7N9禽流感等新发人兽共患病。建立健全兽医卫生法律法规体系；改革兽医体制机制，建立与国际接轨兽医管理体系；建立多学科、多部门协同联动机制。

华中农业大学　陈焕春院士

甲型H1N1流感病毒携带有禽流感、猪流感和人流感三种流感病毒的核糖核酸基因片段，并拥有亚洲猪流感和非洲猪流感病毒特征，最初称为“猪流感”，给养猪业造成巨大冲击。随后世界卫生组织、联合国粮食及农业组织和世界动物卫生组织研究后宣布,终止了使用“猪流感”一词。本次 H7N9“禽流感”主要是人感染发病并死亡,对禽类不致病或致病力很低,但是大家都将矛头指向禽类,在短短几个月给我国养禽业等造成 500 多亿元的损失。能否也将 H7N9 前面的“禽”字去掉值得认真斟酌。

中国疾病预防控制中心　高福副主任、研究员

青海湖 H5N1 禽流感研究证实,野生迁徙鸟不仅仅是流感病毒的贮存宿主,而且还能感染并传播高致病性 H5N1 禽流感病毒。在青海湖发现的 Clade 2.2 H5N1 禽流感病毒随候鸟迁徙传播到了欧洲和非洲。随后 6 年跟踪研究还发现,野生迁徙鸟散播的病毒具有独特分布。

从蝙蝠分离的新型 H17 流感病毒不能与任何经典禽或人受体结合,其基因组很可能也不会与经典流感病毒的基因片段发生重排,这对世界流感防控策略制定具有重要的指导意义。

国家林业局野生动植物保护司　贾建生副司长

“十一五”以来,国家林业局投资 1.4 亿元完成了 350 处国家级监测站的基本建设,并落实中央和地方财政经费超过 2 亿元,研发并启用监测信息网络直报系统,开展了重点时节、重点区域、重点环节的野生动物疫源疫病监控工作。下一步重点工作:一是加强监测防控体系建设,强化预警站、区域性调查中心与研究中心等布局和建设支持力度,将国家级站的监测覆盖率由目前的不足 20% 逐步提高到 80% 。二是转变监测防控方式,变被动防控为主动监测预警,实现人兽共患病防控的关口前移。三是强化监测防控科技支撑,完善科技支撑平台,提升科技支撑能力;建立跨部门、跨学科、跨行业联合科技攻关机制,解决制约监测防控的技术瓶颈问题;加强应用技术研究,提高研究的针对性,提升科技成果的贡献率。四是完善运行保障机制建设。

扬州大学　焦新安校长、教授

食源性人兽共患病原菌食品安全问题,越来越成为全球性的挑战。我国食源性病原菌防控明显不足。通过对沙门氏菌、金黄色葡萄球菌、副溶血弧菌、弯曲菌、单核细胞增生李斯特菌和致病性大肠杆菌等 6 种重要食源性病原菌株库和分子溯源数据库创建与研究发现,空肠弯曲菌在家禽、宠物犬和食品中普遍存在,这些中间环节是人感染空肠弯曲菌的重要途径。副溶血弧菌不仅通过鲜活和冷冻冰鲜的海产品进行传播,而且在食物链中通过淡水产品传播;农贸市场、超市、宾馆及饭店是副溶血弧菌交叉污染的关键场所。

浙江大学动物预防医学研究所方维焕所长针对副溶血弧菌,扬州大学黄金林副教授针对禽源弯曲菌做了大会报告并发表相似的观点。

华东理工大学　肖立华教授

从美国疾病控制中心(CDC)获得的资料显示,在美国每年有六分之一的人感染食源性病原体,其中主要为人兽共患性病原微生物,每年至少造成约77亿美元用于医疗保健和误工等方面的损失。美国CDC对食源性病原体的监测普遍采用分子监测系统,该系统能够用于疾病诊断和溯源,在传染性疾病的预防和控制方面起到积极作用。不过,传统的分子监测系统即将退居二线,新一代分子检测技术将结合新一代测序、超级计算和生物信息学技术于一体,大大提高传染病监测预警能力,更充分保障公共卫生安全。

四川农业大学　文心田教授

近年地震等重大自然灾害不断,地震后由于生态环境破坏、人员流动增加,加大了地震灾区人兽共患病发生的风险。灾后重建选址事关重大,不仅应考虑避开地震带,还要注意避开重大疫病疫源地或自然疫源地,以减少重建中和重建后疫病发生风险。地震灾区应重点防范的人兽共患病根据地域与季节不同而不同,主要包括:狂犬病、流行性乙型脑炎、高致病性禽流感、流行性出血热、鼠疫、炭疽、黑热病等。

吉林省疾病预防控制中心　黄飚副主任

汉坦病毒引起肾综合征出血热近年在吉林省流行型别、地域分布和流行特征等方面都发生了变化。患者男性多于女性,农民病例占大多数,15～59岁是主要发病人群。不过近年来60岁以上老年人所占比例增加了两倍,其原因可能与出血热疫苗接种主体人群界于16～60岁有关。

中国农业科学院哈尔滨兽医研究所　步志高副所长、研究员

近年来,全国人感染布鲁氏菌报告病例始终高达3万～4万。布鲁氏菌感染家畜,尤其是羊,是我国人感染布鲁氏菌最主要传染源。监测、淘汰与免疫相结合,是防控、净化家畜布鲁氏菌病的有效举措。国家重大动物疫病防控规划提出,家畜布鲁氏菌病血清学监测覆盖率2015年应达到30%,2020年应达到50%,然而我国目前批准使用的家畜布鲁氏菌病疫苗存在严重缺陷,免疫动物难以与自然感染区别,人也可能感染弱毒疫苗株。布鲁氏菌病标记疫苗,将为监测、净化奠定基础。

中国农业科学院上海兽医研究所　林矫矫副所长、研究员

血吸虫病是重要人兽共患寄生虫病，在我国至少已流行2100多年。血吸虫病防控经验值得借鉴，概括起来主要包括：

① 键全体制机制。组建专业机构，组织科研大协作，坚持以科学研究指导防治实践，根据科学依据制定防治对策。② 综合防治。血防工作的主战场在农村，血吸虫病危害的主要对象是农民，血吸虫病的主要传染源是家畜，因此推行"围绕农业抓血防，送走瘟神奔小康"的血防新思路，并从动物源头控制血吸虫病，实行家畜圈养舍饲，人畜同步化疗，以机耕代牛耕，封州禁牧，结合农业产业结构调整等改变生态环境，抑制钉螺孳生。③ 强化科技支撑。加强多项病原学和血清学诊断技术研究与应用，开展吡喹酮等治疗药物的推广应用，探索家畜用疫苗的研究与开发，为血吸虫病防治提供理论和技术支持。

中国医学科学院医学实验动物研究所　秦川所长、教授

利用构建的H7N9禽流感小鼠和雪貂模型，开展对2种疫苗（其中包括我国首次利用反向遗传学构建的WHO流感候选疫苗）、5种药物的评价研究并开展传播能力研究，结果表明，H7N9病毒可通过直接接触在同笼小鼠间传播；感染小鼠的眼黏膜、咽黏膜和粪便可检测到排毒现象，是可能的传染源；H7N9病毒可通过气溶胶在雪貂间低效率传播。研究结果警示，在秋冬季来临时应进一步提高监测力度，以防止可能出现的人际间传播事件。

中国农业大学　周向梅副教授

牛分枝杆菌是重要人兽共患病病原菌。2005年我国的结核病防治调查结果显示，我国目前有近半数人口感染过结核分枝杆菌，其中约有15%的结核病人是通过饮用患牛结核病的牛奶而发病。目前，我国一些省市区牛结核病的发病率呈现上升趋势，已达到9%的阳性率。研究结果显示，L－1β在机体抵抗结核分枝杆菌的感染中起着重要的作用，可促进淋巴细胞的聚集和调节肉芽肿的形成。

华东理工大学　冯耀宇副教授

隐孢子虫和贾第虫，可导致霍乱样腹泻，已成为全球六大腹泻病之一，是美国、英国、澳大利亚、加拿大和中国等国的水质标准中仅有的病原微生物。所有虫种都具有污染水源的可能性，不过只有一小部分虫种可以感染人。上海原水中隐孢子虫的污染情况调查显示，50 份样品中有 17 份隐孢子虫阳性。牛和猪隐孢子虫是上海原水中隐孢子虫的主要污染源。

中国科学院西北高原生物研究所　李来兴研究员

通过对禽流感疫情的生态学透视，提出动物与病原体存在协同进化关系。认为动物作为天然宿主，对病原体有其特定的抗感染策略；病原体侵染宿主的最佳策略是双方有利；加害宿主不是其进化方向；人类及其家养动物，在某种程度上能导致其自身抗病原体感染能力的全面下降；野生动物、家禽家畜和人处在 3 个不同的病原体感染和抗病原体感染的相互作用体系；人畜共患疾病发生机理和防控机制研究，应该从野生动物种群研究中获取宝典；野生动物疫源疫病防控是人畜共患疾病防控的技术关键之一。

华中农业大学　金梅林教授

猪链球菌病是一种重要人畜共患病。随着抗生素广泛应用于养殖业中，包括疾病治疗以及饲料添加剂，使得猪链球菌尤其是健康猪中分离得到的链球菌耐药性广泛存在，不仅严重影响我国养殖业发展而且威胁人类健康乃至公共卫生。通过 PCR 扩增毒力因子结合药敏试验，指出猪链球菌毒力因子基因分布与耐药谱关系呈负相关性；耐药菌株和敏感菌株的比较基因组学研究表明，猪链球菌耐药机制主要存在靶点改变、外排效应及基因介导靶点保护 3 类机制；同时发现，基因的水平转移对于细菌耐药性的获得具有重要影响。基于以上研究，提出对于细菌病的防控应该减少抗生素的使用，可以采用生物制剂和综合防治的策略。

中国农业科学院哈尔滨兽医研究所　张万江研究员

随着养殖集约化程度不断提高、动物疾病暴发的频率越来越高、抗菌药物的大量不合理应用，我国已成为世界上动物源细菌耐药性最严重的国家之一，并且呈现耐药逐年严重，出现超级耐药、多重耐药、耐药谱扩大、与人源耐药性相近等特点。Cfr 蛋白即 23S rRNA 甲基化酶，可介导氯霉素类、恶唑烷酮类、林可胺类、截短侧耳素和链阳菌素 A 五类药物的耐药。研究发现，cfr 基因能以 IncA/C 质粒为载体在革兰氏阴性菌中进行广泛传播。

四、后期效应

这次由军事兽医研究所承办的全国性专题会议，进一步奠定了军事兽医研究所在人兽共患病防控方面的国内龙头地位，提升了行业知名度和对外影响力。

通过本次会议也为更好承接与组织中国工程院“人兽共患病”战略咨询研究做了应有的准备。

五、专家评价

在当前人兽共患病严重威胁人类健康和公共卫生安全的新形势下,中国工程院适时举办人兽共患病防控科技论坛,对统一认识、汇聚力量,形成跨学科、多部门协调一致的人兽共患病综合防控体制机制,实现关口前移,从源头构筑人兽共患病“防火墙”具有十分重要的意义,将对未来人兽共患病防控产生深远影响。

六、论坛小结

人兽共患病防控是全球须共同面对并急待解决的重大问题,是必须站在国家安全战略高度认识的重大科学命题。论坛围绕“交叉融合、科学统筹、综合防控”主题,邀请了相关国家部门领导、相关领域的院士、专家、学者,针对我国人兽共患病防控形势和战略意义、人兽共患病防控的策略、组织管理及科学研究进行了大会研讨。

本次“人兽共患病防控”中国工程科技论坛通过充分挖掘科研院所及各级部门科学研究成果、创新思维理论和实战经验体会,研讨我国人兽共患病流行状况和防控形势,解析人兽共患病防控体系建立与运行机制,结合我国人兽共患病防控管理特点,提出了具有重大指导意义的“加强人兽共患病防控”倡议书。

本次论坛着重强调:加强人兽共患病防控,要强调医学、兽医学和野生动物医学多学科交叉融合,“三医合一”;预防为主,“关口前移”,“人病兽防”;创新体制机制,军警民三方协同,军民融合,联防联控;强化科技支撑,防控研三措并举。

第二部分

开幕致辞

中国工程院樊代明副院长

国家林业局张希武司长

国家卫生和计划生育委员会刘登峰副司长

军事兽医研究所李瑞兴总工程师

开幕致辞

樊代明
中国工程院

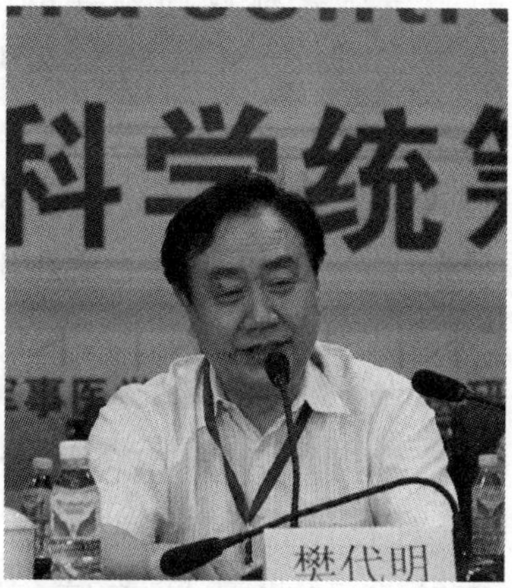

首先，我代表中国工程院、中国工程院农业学部，对5家单位联合承办、13家单位联合支持的第166场中国工程科技论坛的胜利召开表示祝贺，对大家的到来表示欢迎，也对全体办会人员表示深深的谢意。

中国工程院为什么要召开这次论坛，我作为一名医生，我想从医生的角度来谈谈它的重要性。现在，医生有很大的挑战，新的尖端技术层出不穷，新的治疗方法层出不穷。为什么？因为新发疾病层出不穷。平均每一到两年就会出现一种新发传染病，事实上这仅仅是我们看到的，没有看到的还有很多很多。新发传染病中有60%是和动物有关，70%是人兽共患传染病。这种状态，将来我们该如何面对？我们人类是不能离开动物的，肉、蛋、奶都是我们所不能缺少的。近年人类发现的动物会越来越多，接触动物的频次也越来越多。那么，在这种交往中，我们怎样能让动物给我们带来的是赏心悦目和美味佳肴，而不是险象重生。这是人类社会发展到目前阶段面临的一个重大问题。现在新发传染病越来越多，国家、政府和社会不是不重视，但我认为还不够。人兽之间交叉引起的危害越来越被人们重视，但还不够，兽医还比较少。“兽”字相对“人”字要复杂，基层兽医站现在已经没有了，所以兽医需要更多的重视。我们的理想是过上太平的社会，我们希望的是魔高一尺、道高一丈，现在能做到的是魔高一尺、道高一尺。未来如果没有做好，出现道高一尺、魔高一丈，那个时候处于濒危状态的会是谁呢？因为这个问题，我们举办了此次论坛。

开幕致辞

张希武
国家林业局

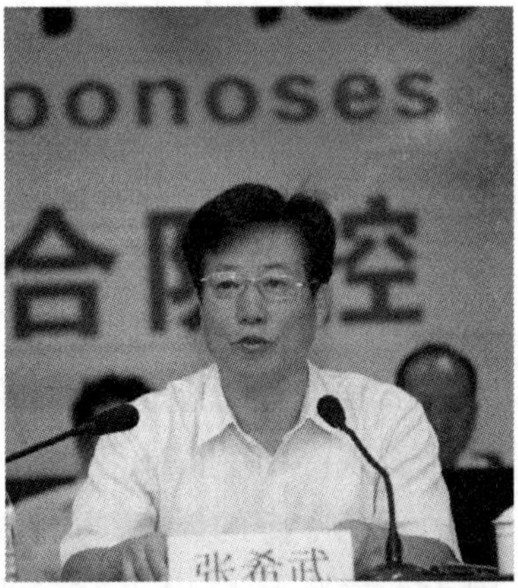

受国家林业局领导的委托,我仅代表国家林业局对这次论坛的举办表示祝贺。向积极推动和支持野生动物疫源疫病监测和防控工作,特别是长期从事于、长期致力于野生动物疫源疫病监测防控和研究的各位专家表示衷心的感谢。

大家知道2003年以来,我国相继暴发了严重急性呼吸系统综合征(SARS)、高致病禽流感,对公共卫生安全造成了极大的危害,国际国内社会对此高度关注,随着人感染H5N1、H1N1、H7N9等疫情的发生,人们对源自野生动物的人兽共患病造成的危害更加警惕,当前全球气候和环境的变化加速,野生动物疫病、病原体演化也不断加快,野生动物、家养动物、人类和自然环境之间的关系越来越复杂,人类的活动空间在不断地扩大,挤压野生动物的活动空间。刚才,樊院长已经讲到这一点,人类和野生动物接触更加频繁,野生动物疫病向家养动物特别是人类的传播风险越来越大,对生态安全、公共卫生安全、经济环境带来潜在的危害越来越难以估量。对此,党中央国务院高度重视,做出专门部署,采取一系列行之有效的措施。国家林业局认真贯彻党中央国务院关于加强疫情防控的有关批示指示精神,在各有关方面大力支持下,2005年以来我们指导各级林业主管部门,建立了350处国家级、768处省级和上万处市县级野生动物疫源疫病监测站。布设巡查路线和监测样地,初步搭建了全国陆生野生动物疫源疫病监测防控体系的主体框架。同时我们切实加强组织领导,完善各项规章制度,扎实开展监测防控,第一时间发现了33起突发野生动物疫病的情况。会同有关部门,妥善处置了青海候鸟高致病性禽流感、四川的河汉查鼠疫、江西景德镇鼬獾狂犬病等多起突发野生动物疫情,为维护公共卫生安全、保障生态安全做出了应有的贡献。

尽管我们国家野生动物疫源疫病监测防控工作起步晚,监测防控工作与公共卫生安全对我们提出的要求相比还存在很大的差距,但为巩固基础、稳步提升监测防控能力,国家林业局积极引导并支持野生动物疫源疫病的基础研究和应用技术研究。在财政部等相关部门的支持下,每年从有限的经费中划拨专项经费用于开展野生动物疫源疫病的相关研究,在禽流感、犬瘟热等野生动物疫病和疫源候鸟迁徙等研究中取得了进展和突破。特别是充分发挥公共资源的优势和潜力,加强与中国科学院和军事医学科学院等我国顶级研究单位和大专院校的合作,以军事医学科学院军事兽医研究所为依托,挂牌成立了国家林业局长春野生动物疫源疫病研究中心;以中国科学院动物研究所为依托,挂牌成立了国家林业局中国科学院野生动物疫病研究中心等野生动物疫病研究机构。这些研究机构的成立,为野生动物疫源疫病基础研究和应用研究的开展发挥了重要和引领的作用,进一步强化了野生动物疫源疫病监测防控的科技支撑能力。八年来的野生动物疫病监测防控工作证明,科技是第一生产力,只有强化科技支撑能力,野生动物疫源疫病防控才能达到事半功倍的效果。

人兽共患病防控,特别是野生动物疫源疫病监测防控还处于初级阶段,还有许多未解之谜,未破之题,作为全国野生动物疫源疫病监测防控工作的业务主管部门,衷心希望相关科研教学机构和各位专家,一如既往,继续大力支持野生动物疫源疫病监测防控工作,更加注重野生动物疫源疫病监测防控的应用技术研究,特别是在野生动物主动预警、重点区域疫病溯源和本底调查、重点动物疫病快速监测等方面突破技术瓶颈,取得重大进展,进一步提升科技支撑水平,为维护我国生态安全、公共卫生安全作出新的更大的贡献。

开幕致辞

刘登峰

国家卫生计划生育委员会

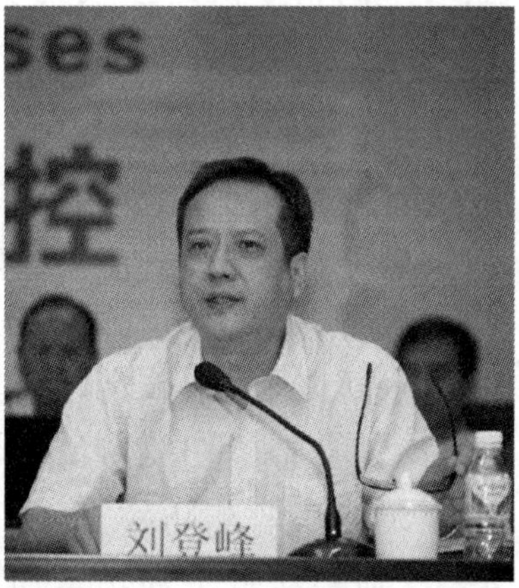

首先,我谨代表国家卫生计生委科教司对本次论坛的召开表示热烈的祝贺。也借此机会对相关单位能为大家提供一个多部门合作、多学科交叉交流、共同应对人兽共患病的科技行动表示衷心感谢,向长期以来支持、帮助、致力于传染病防控科技进步的各位专家表示衷心感谢!

传染病一直是人类生存和发展最大的自然威胁,给人民群众健康带来很大威胁,也给我们疾病防控工作提出新的严重挑战。为科学应对传染病的重大挑战,国家于2008年部署实施了重大传染病防治科技重大专项及新药创制国家科技重大专项。其中传染病防治专项的主要目标是降低三大重大传染病的发病率和死亡率,特别是提升应急处置和综合防控新发突发传染病竞争科技手段,完善传染病防治技术支撑体系,提高我国传染病综合防控水平,保障人民群众健康,维护国家安全与社会和谐稳定,促进生物医疗产业发展和科技引领支撑作用。围绕着重点目标和任务,专项十一五计划安排了重大项目188个课题,中央投入财政经费31亿元。十二五期间,截至2013年年底已安排了137个课题,中央投入财政经费31亿元。能力建设项目是以传染病应急技术研究为核心,以传染病监测、检测技术研究,临床救治技术研究,疫苗研发及相关技术研究,传染病防控相关产品评价研究为支撑,建立我国传染病综合防治技术体系。根据我国传染病防控需求,通过应急处置能力建设,发展科技支撑能力,带动传染病综合防控能力的提高,从而完善传染病应急处置、综合防控和科学研究三大技术体系。十二五期间的任务部署主要包括七大平台:传染病应急监测技术平台、检测技术平台、临床救治技术平台、实验生物安全保障技术平台、实验动物模型技术平台、关键技术平台、传染病防控相关产品评价技术平台,以及传染病诊断试剂产业技术联盟和疫苗产业技术联盟两个联盟。中国传染病重大专项的实施,使应对新发突发传染病的应急处置能力得到显著的提升,近年来,在应对新发突发传染病重大疫情方面发挥了重大作用。

人兽共患病的科学防控任重而道远,呼唤我们一起行动起来,联合起来,共同应对。一是要密切配合,协调一致,形成合力,形成机制。二是要科技先行,积蓄能力,充分发挥显示科技在人兽共患病防控中的应用和支撑作用,这对各位专家也提出了新的挑战。我们相信,今天的论坛通过发掘和交流各部门、各单位、各位专家的科研成果和实践经验,进一步分析把握人兽共患病的流行和防控形势,研究探讨防控机制和策略,一定会对我国人兽共患病的科学防控水平的提高起到积极的推动作用。

开幕致辞

李瑞兴
军事兽医研究所

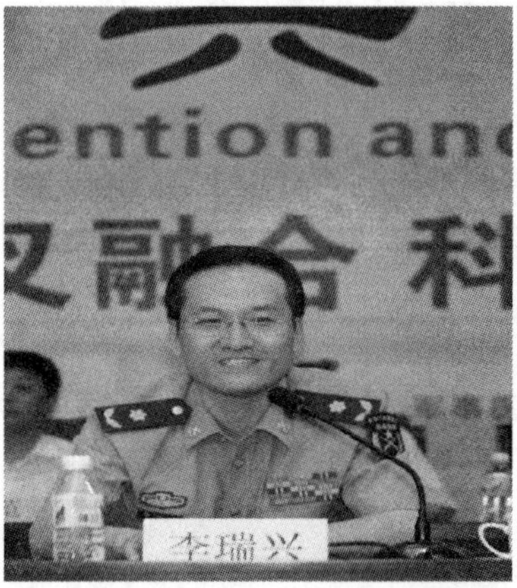

我们这个会议的特点我想到了三个“三”。

第一个“三”：“军、警、民”三结合。与会的代表有军方的、公安武警的，还有地方疾病预防控制中心这些单位。我们国家人兽共患病防控的三股力量都聚齐了，这是一个非常好的机会。通过我们的研讨，通过我们的共同努力，一定能把我们国家人兽共患病的防控水平提高一个层次。

第二个“三”：“人医、兽医和野生动物医学”的三个融合。我们既有搞人医的，也有搞兽医的，还有搞野生动物医学的，也是非常符合我们这次会议的主题。为什么国际国内这么重视和关注人兽共患病，这十几年从 SARS 到这次的 H7N9，重大传染病都与野生动物有关，与家畜有关，也与人有关。不是你传我，就是我传你，或是病毒互相重组，相互传播。所以我觉得，这三个方面的专业力量融合起来，对加强人兽共患病的防治有非常重要的意义。

第三个“三”：“防、控、研”三个整合或是三措并举。我们要控制人兽共患病，最重要的是预防，还有发生疫情之后的控制，我觉得很重要的基础还是我们的科研。这也是工程院举办这次论坛的一个很重要的用意。只有我们通过科研，拿出针对性的病毒溯源，科学的防控手段，包括成果、设备、检测试剂等等，才能促进防控工作向高水平深入发展。

最后，希望通过这次会议，我们“军”、“警”、“民”协同，“人医”、“兽医”、“野生动物医学”相融合，“防”、“控”、“研”三措并举，共同构筑具有中国特色的军民融合式的人兽共患病的防控体系。

第三部分

专家报告及专家简介

牛羊来源的人兽共患传染病与食品安全

于力　等

中国农业科学院哈尔滨兽医研究所　牛羊传染病
研究创新团队,黑龙江哈尔滨

一、引言

人兽共患传染病是指在脊椎动物与人类之间自然传播的疾病和感染,即脊椎动物和人类由共同病原体引起的、在流行病学上有相互关联的疾病,其病原包括病毒、细菌、支原体、螺旋体、立克次氏体、衣原体、真菌、寄生虫等。在已知的人类300余种传染病中,只有十几种仅感染人类,多数是人兽共患病,可是比较重要的人兽共患病只有近90种,在全世界多数国家和地区存在并流行的只有34种[1]。人兽共患传染病的流行,不仅对人类健康构成严重的威胁,也对畜牧业造成直接的影响。近年来,由于贸易全球化、气候变化、环境遭人为性破坏等原因,动物疫源性疾病在全球范围内频繁出现。1997年出现的高致病性H5N1禽流感,2003年的重度急性呼吸系统综合征(SARS),2005年的猪链球菌病,2009年的甲型H1N1流感,以及2013年2月开始发生的H7N9禽流感,均是动物疫源性人兽共患传染病。

2009年1月,我国农业部会同卫生部发布《人兽共患传染病名录》,录入了26种传染病,包括3种病毒病(高致病性禽流感、狂犬病、猪乙型脑炎),12种细菌病[炭疽、布鲁氏菌病、沙门氏菌病、牛结核病、猪Ⅱ型链球菌病、马鼻疽、野兔热、大肠杆菌病(O157:H7)、李斯特菌病、类鼻疽、禽结核病和放线菌病],8种寄生虫病(日本血吸虫病、旋毛虫病、猪囊尾蚴病、肝片吸虫病、丝虫病、利什曼病、弓形虫病和棘球蚴病),以及3种其他种类人兽共患病(牛海绵状脑病、钩端螺旋体病、Q热)。目前,对我国公共卫生意义重大的人兽共患病有布鲁氏菌病、牛结核病、狂犬病、血吸虫病和棘球蚴病(又名包虫病),这些疾病多数是牛羊来源的或与牛羊有关。

进入21世纪以来,动物源性食品安全隐患不断增加。据世界卫生组织(WHO)统计,全球每年有150多万人死于食源性致病因子所致的腹泻类疾病,其中相当一部分致病因子来源于动物性食品。我国是畜禽养殖大国,由于养殖规模增长快速,而防疫技术体系建设跟不上需求,动物疫病频繁发生,人兽共患病也呈现上升趋势。人兽共患病原体可通过动物性食品直接传染给人,引发食源性疾病。抗生素滥用导致细菌耐药谱增宽,容易使人兽共患微生物经动物及其产品传播给人类。因此,加强对人兽共患病的防治,也是我国食品安全控制中的重要内容。近年来,国内外频繁发生肉蛋奶等动物性食品污染沙门氏菌、大肠杆菌 O157 和李斯特菌等食品安全事件,人群中布鲁氏菌病和牛源结核的发生率明显上升,动物源性食品安全问题已引起我国学界和政府的高度关注。可是,我国动物源性食品安全的研究和监控还缺乏系统性,与发达国家相比存在较大的差距。

当前,我国人兽共患传染病的防控形势十分严峻。一方面,新发人兽共患病疫情不断出现,几乎每 1 ~ 2 年就出现一种全球性流行的新发传染病,如 H5N1、SARS、H7N9 感染人类这样严重的公共卫生事件,开始均发生于我国;另一方面,曾严重威胁人类健康的炭疽、鼠疫和狂犬病等严重的人兽共患病死灰复燃;尤其严重的是,人群中布鲁氏菌病和牛源结核病的发生近年来呈明显的上升态势。本文重点阐述牛羊来源的人兽共患传染病,并就共同关心的一些问题进行探讨。

二、牛结核病

牛结核病(Bovine tuberculosis)主要是由牛分枝杆菌(*Mycobacterium bovis*)引起的一种人畜共患的慢性消耗性传染病。牛结核和人结核可以交互感染,因此牛结核病对公共卫生安全构成威胁,严重影响着人们对牛奶、奶制品及牛肉的消费。

近年来,人结核病在全球范围内的发病率呈持续上升趋势。据 WHO 统计,全世界现有结核病患者 2000 万,每年有 900 万新发患者、300 万人死于结核病。结核病已成为当今人类单一病原致死率最高的疾病,超过了艾滋病、疟疾、腹泻等传染病致死人数的总和。而且,结核菌的耐药性越来越强,给结核病的治疗和控制提出了新的挑战。据 2000 年的估计,到 2020 年全球将有 10 亿新的结核病感染者,其中将有 2 亿人发病、3500 万人死亡。我国的结核病疫情也不容乐观,全国活动性肺结核患者约 600 万,每年因结核病死亡人数约 25 万。

1979 年、1985 年和 1990 年我国进行的人结核病调查显示,由牛型分枝杆菌引起的人结核病分别占结核病发病总数的 3.8%,4.2% 和 6.4%。国际上,由牛分枝杆菌引起人结核的比例明显高于我国,成人的比例大于 10%,儿童可高达 33%。据 1994 - 2005 年间的回顾性分析,美国儿童结核病例中牛分枝杆菌阳性者占 45%(62/138),而成人病例中占 6%(203/3153),显示人群中牛分枝杆菌的发病率显著上升。WHO 专家指出，在那些牛结核病问题严重的国家，人类结核病的控制是无法实现的；同样，人结核分枝杆菌也传染牛，结核病高发人群的存在严重制约着牛群中结核病的控制和清除。

目前，牛结核病在我国已是常见的多发性疾病。20 世纪 50 年代我国出现了牛结核病的大暴发，年检出阳性率高达 36.4%。之后采取了有效措施，结核病阳性率大大降低并被控制在较低水平，1985 年和 1987 年在全国进行的奶牛抽样调查显示，牛结核病的患病率分别为 5.83% 和 5.43%。近年来，我国牛结核病的发生呈明显的上升趋势，一些省区的牛场阳性率可高达 9%，建立行之有效的牛结核病防控计划，已经迫在眉睫。张喜悦等总结发达国家防控牛结核的成功经验，提出了我国应采取的防控措施[2]：① 进行牛结核检疫分区，开展"无结核群"和"无结核区"的认证；② 用尾根试验初筛，阳性牛用比较变态反应确诊；③ 建立活畜检疫和屠宰场检疫为主的检疫体系，实现基本控制目标后，只采用屠宰场检疫来监控牛结核的流行；④ 加强阳性牛及其牛群的管理，阳性牛只能用于屠宰，阳性牛群的牛奶不能进入人的食物链；⑤ 严格限制阳性牛的移动；⑥ 在发达国家伽马干扰素试验已用作阳性牛确证的辅助试验，我国应加强这方面的研究及其应用。

三、布鲁氏菌病

布鲁氏菌病（Brucellosis，简称布病）是由布鲁氏菌侵入机体后引起的人兽共患病。人患布病后主要表现发热、多汗、全身乏力、关节痛。母畜患病后发生流产、乳量减少，公畜患病后发生睾丸炎、附睾炎。人接触或食用患病牛羊及其产品，通过消化道、呼吸道、生殖道、损伤的皮肤黏膜引起感染，造成以生殖系统损伤为主的多器官损伤。人在 4－8 月份高发，与牛羊繁殖、流产及牛羊肉消费有关，高危人群是牛羊的饲养、屠宰、兽医、畜产品加工等从业人员。布病在人与人之间不传播，感染均来自阳性动物。

新中国成立以来，布病的防治呈 V 字形起伏。1952－1982 年，对全国 3050 万头羊、牛、猪和 457 万份人的血清样品进行检测，家畜和人的布病阳性率分别为 41.27% 和 8.43%；1982－1990 年对 4920 万份牛、羊、猪血清和 788 万份人血清进行检测，家畜和人的布病阳性率分别降至 0.55% 和 0.75%。自 20 世纪 90 年代起，布病疫情出现明显的回升态势。1991－2001 年对全国 220 万份人血清进行检测，布病阳性率为 3.75%。2000 年以后，我国人布病疫情快速上升，从 2000 年发病人数的 329 例上升到 2009 年的 35 816 例，9 年间上升了 100 倍；2011 年病例数最高达到 42 654 例（发病率 3.181/10 万），2012 年为 40 994 例（发病率 3.057/10 万），较 2011 年下降 3.9%。最新的调查显示，包头市 2012 年

1－10 月检测人血清 15 149 份,布病阳性率为 4.26%;宁夏盐池县检测 2008－2012 年高危人群血清 2879 份,每年的阳性率依次为 1.38%,4.67%,18.21%,19.11%和 26.61,总阳性率为 20.49%。2007 年对 8 个省区的 1467 份奶牛血清进行检测,各省区的阳性率在 0～15.91%之间,平均为 3.2%;2007－2008 年对黑龙江省 10 个奶牛场的 6163 份奶牛血清进行检测,各场的阳性率在 0～22.77%之间,平均为 1.57%。上述调查研究表明,近年来我国牛群和人群的布病阳性率均明显上升,一些地区的感染是十分严重的。在 20 世纪 80 年代前,我国布病疫区主要集中于内蒙古、新疆、青海、宁夏和西藏,目前的情形是,半农半牧和农区的布病疫情也明显上升。

发达国家和一些发展中国家布病的控制都很成功,保持在很低的群感染水平。欧洲多个国家、澳大利亚、新西兰、加拿大、以色列和日本等国已宣布消灭了布病。然而,布病在非洲、中东、拉美以及亚洲部分地区的流行还比较严重,发生率在 0.85%～23.3%之间,巴勒斯坦的一个牛场感染率竟高达 72.9%。就全球范围而言,近年来布病疫情呈现反弹趋势,我国的情况尤为严重。

最近,范伟兴等总结发达国家的成功经验,提出一套牛羊布病的防控策略[3]:① 当布病群流行率在 10%以上时,选择连续 10 年以上的整群免疫接种;② 当流行率在 5%左右时,选择中长期的联合根除计划,即对后备幼畜实施免疫接种,对成年家畜检疫－扑杀;③ 当流行率在 2%以下时,选择检疫－扑杀计划,要求 100%的标识追溯和 100%的动物移动控制,同时终止免疫接种;④ 根据布病群流行率分区,合理实施免疫、监测、扑杀和移动控制等措施;⑤ 政府持续投入,为畜主提供市场价值相等的经济补偿,为活动的实施提供全部的运行费用;⑥ 提供安全有效的疫苗;⑦ 提供准确可靠的布病诊断监测技术和鉴别诊断技术;⑧ 要根除人畜布病,还要清除野生动物群中的病原体。

四、几种重要的食源性人兽共患病

按照 WHO 的定义,凡是通过摄食而进入人体的病原体使人体患上感染性或中毒性的疾病,统称为食源性疾病。新近的一项监测显示,我国平均 6.5 人中就有 1 人次患食源性疾病。2008 年,食源性疾病监测网共收到食源性疾病事件 406 起,累计发病 8385 人,死亡 50 人。在病因明确的 244 起事件中,按发生事件数统计微生物病原占 54%,按患者数统计微生物病原占 74%。因此,食源性疾病已成为我国食品安全的头号问题,食源性人兽共患病已成为危害公众健康的最重要因素,其危害远超违法滥用添加剂、农药残留等食品化学性污染。当国人还在重点关注食品化学性污染的时候,欧美却早已在关注沙门氏菌、大肠杆菌、李斯特菌等食源性致病菌了。

细菌性食物中毒是各种食物中毒的主要因素，常见的食源性致病菌包括沙门氏菌、肠出血性大肠杆菌 O157:H7、单核细胞增生李斯特菌、葡萄球菌及毒素、肉毒梭菌毒素、副溶血弧菌、空肠弯曲杆菌、志贺氏菌等，其中前 4 种是目前世界公认的引起集体性食物中毒的致病菌。我国发生的集体性食物中毒，也是以细菌性食物中毒为主，最常见的是沙门氏菌、金黄色葡萄球菌和副溶血弧菌，近年来李斯特菌中毒呈明显的上升趋势。布鲁氏菌病和结核病虽然可经呼吸道在动物和人之间传播，但也经常通过食用未经消毒的奶和奶制品以及未熟透的牛羊肉而感染，属于食源性人兽共患病，可是在讨论食源性致病菌时一般不将其列入。

近年来，由于食品安全事件频发，食品安全问题已成为社会关注的热点。据美国疾病预防控制中心(CDC)估计，美国每年因大肠杆菌 O157、李斯特菌、沙门氏菌等食源性致病菌引起的病例为 330 万 ~1230 万例，死亡约 4000 例，每年造成的经济损失为 65 亿 ~349 亿美元。根据中国疾病控制中心(CDC)于 2007 年的调查，由沙门氏菌引起的发病人数比例居首位，达 13.8%；大肠杆菌 O157:H7 引起的感染发病率虽低，但病情严重可导致死亡；李斯特菌病是一种具有重要公共卫生意义的食源性人兽共患病，虽然发病率低，但死亡率高，一些国家将其列为严重的食品污染菌，要求对进口食品进行检验，我国也计划将李斯特菌病列为必须申报的传染病。

随着《食品安全法》的出台，我国建立了食品安全监管协调机构——国务院食品安全委员会。为改善动物源性食品安全的现状、增强消费信心，中国兽医协会 2011 年在北京组织了首届动物源性食品安全控制高峰论坛，会上形成了《中国动物源性食品安全控制北京共识》。由于食品安全的监管涉及多部门、多重产业链以及庞大的从业者和巨大的消费者人群，具有相当大的难度，关键是要在食品安全监管的协调机制以及执法力度上下功夫。

五、其他牛羊来源的人兽共患病

众所周知，目前对我国公共卫生意义重大的人兽共患病是布鲁氏菌病和牛结核。可是，其他牛羊来源的人兽共患病，显然被忽视了。曾严重威胁人类健康的炭疽病死灰复燃，由伯氏疏螺旋体引起的莱姆病、由贝氏立克次体引起的 Q 热、由传染性脓疱病毒引起的羊传染性脓疱病(俗名羊口疮)也是近年来公共卫生安全的重要隐患。

炭疽是由炭疽芽孢杆菌引起的人、家畜和野生动物共患的一种急性败血性自然疫源性传染病[4]，全世界每年感染炭疽的病人有 2 万 ~10 万，我国每年的发病人数在 400 ~1000 之间，主要集中在西部和东北地区，患病的牛、羊、马、骆驼等草食动物是本病的主要传染源。病畜的组织器官含有大量的炭疽杆菌，如尸体处理不当会形成大量芽孢，污染土壤、水源和牧地，形成长久的疫源地，动物常因采食被污染的饲料、饮水而感染，其次是由带菌的吸血昆虫叮咬而感染。人吸入带有芽孢的尘埃、进食病畜肉类、使用含有芽孢之皮革等发生感染。该病散发，有时呈地方性流行，全年均可发病，雨季、洪水泛滥后和吸血昆虫活跃季节多发。牛、羊炭疽临床上分三型：最急型呼吸困难，可视黏膜发绀，全身出血，数分钟至数小时内死亡；急性型体温急升到 42℃，可视黏膜发绀，呼吸极度困难，病程 1 ~2 天；亚急性型的症状与急性型相似，但病程较长 2 ~5 天。人的炭疽主要分三种：皮肤炭疽主要表现为皮肤溃疡和坏死；肺炭疽主要症状与感冒类似，病程急，救治不及时可致死；肠炭疽主要由于进食带菌肉类所致，以急性肠道感染为特征。

莱姆病（Lyme Disease）是由伯氏疏螺旋体引起的、以硬蜱为传播媒介的一种自然疫源性人兽共患病[5]，于 1975 年在美国康涅狄格州的莱姆镇发现，故名莱姆病。本病是一种全球性分布的疾病，已被 WHO 列为应重点防治的一种新发传染病。莱姆病在我国广泛分布，至少有 23 个省区的人群存在伯氏疏螺旋体感染，东北林区、内蒙古林区和西北林区是主要流行区，长白山、天山、祁连山、六盘山、太行山和武夷山等都存在莱姆病疫源地，每年有上万例新发病例，对人的危害相当严重。在动物中伯氏疏螺旋体感染也相当普遍，牛等多种家畜，鼠、鹿等 30 多种野生动物，以及 49 种鸟类，对该病均有易感性。该病的自然宿主为鼠、鹿、浣熊、狼、野兔、蜥蜴和鸟等野生动物，经昆虫叮咬传染给人畜，其中鸟类对莱姆病的远距离传播具有重要作用。该病传播快、分布广，患者主要表现脑炎症状，常有后遗症。因此，莱姆病已成为我国一种相当重要的人兽共患病，应当引起重视。

Q 热（Q Fever）是由贝氏立克次体引起的一种人兽共患病[6]，1937 年首先在澳大利亚的昆士兰发现，呈世界性分布，只有新西兰等少数几个国家无明确的病例报告。我国于 20 世纪 50 年代发现该病，目前至少有 17 个省区证实有 Q 热的存在。牛羊易感，各种野生和家养哺乳动物、节肢动物和鸟类都可感染此病。在自然界中，该病可在野生动物及其体外寄生虫之间循环传播形成自然疫源地，而家养反刍动物的发生和流行不依赖于野生动物的传播周期，因此成为人类和其他动物非常重要的传染源。感染动物可通过乳汁、胎盘、阴道分泌物排出大量的病原体，健康动物经消化道和呼吸道感染；蜱通过叮吮感染动物的血液使病原在其体腔、消化道上皮细胞和唾液腺繁殖，再经过叮咬经由破损的皮肤使健康动物感染。人主要在管理和诊治动物，以及动物产品加工过程中感染，也可通过摄入未经消毒的患病动物乳产品感染。动物感染后多呈隐性过程，妊娠牛羊可发生流产和死胎。人感染后通常出现弛张热、畏寒、出虚汗、剧烈而持续的头痛和肌肉痛,四环素、利福平药物治疗有效。患病动物的乳汁或其他产品,需经过无害化处理方可使用。

羊传染性脓疱病,俗名羊口疮,是由传染性脓疱病毒感染引起的羊和人的一种急性接触性和嗜上皮性的人兽共患病,以在患羊的口唇、蹄、乳房、外阴等处皮肤和黏膜形成红斑、丘疹、脓疮、溃疡和疣状厚痂为特征。该病在世界上广泛分布,我国东北、西北和内蒙古不断有该病的发生和流行。由于该病毒具有较强的抵抗力,羊群一旦感染不易清除。病毒可通过直接接触感染人,尤其是牧民、兽医及从事屠宰、饲养和皮毛加工的人员,是公共卫生安全的一个重要隐患。近年来,该病在我国的发生呈不断上升的趋势,已成为危害养羊业的主要疫病之一。

六、几个需要关注和思考的问题

(一)布病和牛结核的防控策略

近年来,随着牛羊养殖业的快速发展,各地区之间的牛羊调运频繁而疏于检疫和移动限制,布病和牛结核疫情明显回升。控制两病的发生和流行,不仅关系到牛羊养殖业的发展,更关系到牛奶和牛羊肉的食品安全和人的身体健康。通过分析不难发现,不论是牛结核还是布病的防控,发达国家的成功经验有两个基本点,一是等价补偿,二是严格执法。在 20 世纪 80 年代,我国的牛羊基本上归国家或集体所有,无补偿的清群计划在当时是行得通的,可是现在的牛羊产权基本上归私人所有, 无补偿的清群计划就难以实现。在技术层面,对于布病感染率较高的牛羊群可先实施疫苗接种计划,前提是疫苗对于人和动物是安全的,并且具有分子标记可满足疫苗接种动物与感染动物鉴别诊断的要求;至于两病清群计划所采用的检测技术,常规方法即可满足要求,如果使用新技术进行确证试验,可提高准确性从而缩短清群的时间。

牛结核尚无疫苗可用,唯一行之有效的防控措施是检疫和淘汰。然而,布病的情形有所不同。2012 年国务院出台的《国家中长期动物疫病防治规划(2012－2020)》将布病作为重要人兽共患病纳入规划,并提出明确的防控目标。在此规划指导下,农业部会同卫生部制订了《全国布病防治计划 2012－2020》。目前主导性的布病防控策略似乎倾向于实施高密度免疫,以尽快压低布病的流行率。然而,国内外现有的布病疫苗均存在缺陷,难以有效地控制疾病的发生。最近,丁家波和冯忠武对我国现存的布病疫苗进行了评述[7]:① 他们对我国保存的不同国家来源的 S19 菌株(《中国药典》称 A19)进行鉴定,发现这些菌株均是 1956 年之前使用的对牛残存毒力并能传染人的 S19,在美国已禁用,现在国外使用的是世界动物卫生组织(OIE)认可的安全性改进的 ery 基因缺失 S19 菌株;② 羊种 Rev1 株,对羊种布病免疫效果好,但毒力偏强;③ 猪种 S2 株,是中国兽药监察所培育的对猪牛羊均能产生免疫的菌株,安全性较高,但免疫原性较弱;④ 上述 3 种疫苗株使用时的一个共同缺点是,干扰免疫动物的临床诊断,而粗糙型牛种 RB51 株则弥补了这一缺陷,其保护效果与改良的 S19 相近,但安全性有争议,已被美国、墨西哥、智利等国家作为替代 S19 的官方疫苗,用于野生动物。由于知识产权方面的原因,我国尚未成功引进 RB51 疫苗株。在没有条件使用疫苗的情况下,不妨先采用检疫 - 隔离 - 淘汰的方法,待群感染率降低到合适的水平再采用检疫 - 扑杀策略。

(二) 野生动物作为人兽共患病的储存宿主应引起重视

人兽共患病已经成为影响全球的重大公共卫生问题,野生动物作为许多人兽共患病原体的储存宿主自然越来越多地得到重视[8]。野生动物携带病原体或其传播媒介,向其他野生动物、饲养动物及人类传播,如埃博拉、西尼罗河热、SARS 和高致病性禽流感,均是以野生动物为主要储库的人兽共患病。1983 年发现的人艾滋病很可能也是一种人兽共患病,其自然宿主基本认定是生活在非洲中部和东部的绿猴或黑猩猩。1976 年,埃博拉病毒发现于非洲的刚果和苏丹,之后数以万计的人死于该病,人群中埃博拉病毒的暴发就是当地居民食用附近森林中的灵长类动物所致。1994 年,澳大利亚赛马发生亨德拉病毒引起的急性呼吸道综合征,人接触感染也导致死亡,感染狐蝠污染牧草是可能的传播途径。1998 年尼帕病毒在马来西亚暴发,导致猪和人感染、发病和死亡;狐蝠是该病毒的自然宿主,狐蝠污染的果实掉落到地上被猪吃掉,将这种致命的病毒传播给猪,继而感染人类,但是尼帕病毒在人与人之间不能传播。西尼罗病毒通过蚊子叮咬或输血传播给人类或马、禽等易感动物,在鸟类之间病毒不需蚊子作为载体而直接传播,北美至少从 110 种鸟、30 种蚊子的体内分离到西尼罗病毒。流感是至今世界上人和动物发病最多、传染最快和传播最广的一种病毒性传染病,经常不定期地暴发流行。1918 年西班牙暴发的流感导致 2500 万 ~ 4000 万人死亡,比第一次世界大战死亡的人数还多;野生鸟类特别是迁徙鸟在禽流感的传播中十分重要,专家们担心,候鸟极有可能在迁徙过程中将所携带的病毒通过粪便散播给当地的留鸟、水禽,再由它们将该病毒传播给家养动物和人类。目前,已经从蝙蝠、猴、果子狸和蛇等数种野生动物体内检测到 SARS 病毒基因,纤突基因的差异表明感染果子狸和人类的 SARS 病毒之间差异更小,由此推测,果子狸只是病毒从其他野生动物迁移到人类的一个中介。

（三）蝙蝠作为最重要的人兽共患病储存宿主值得深入研究

蝙蝠是多种人兽共患病病毒的储存宿主[9]。迄今为止，在蝙蝠体内已分离到80多种病毒，其中有许多引起人兽共患病，包括弹状病毒科、披膜病毒科、黄病毒科、布尼病毒科、嵌沙样病毒科、呼肠孤病毒科、副黏病毒科和疱疹病毒科的一些成员。因此，蝙蝠在新发传染病的流行和传播中具有重要的生态流行病学地位。调查表明，携带享德拉、尼帕和SARS等病毒的蝙蝠在临床上是健康的，但从咽拭子可检出病毒。在众多的蝙蝠中，狐蝠科蝙蝠（又称果蝠）携带的病毒种类最多，包括西尼罗病毒、Kysanaur森林病毒、副流感病毒2型和Mapuera病毒、亨得拉热病毒、尼帕病毒以及SARS病毒。实验室研究还发现，果蝠对日本森林脑炎病毒和埃博拉病毒易感，可保持带毒状态而不发病。果蝠因喜食水果与人类的生活关系密切，给人类健康造成巨大威胁；其他种类的蝙蝠通过吸食动物血液传播病毒。蝙蝠作为多种人兽共患病病毒的储存宿主，值得深入研究。

（四）人兽共患病原体与生物恐怖

9·11事件发生后，美国专门成立了国土安全部，以应对来自多方面的恐怖威胁，包括生物恐怖的威胁。生物恐怖是指用生物武器进行战争或伤害人群、破坏动植物的活动，目的是造成人和动植物的死亡或重患、破坏经济、扰乱社会秩序、导致民众恐慌[10]。生物恐怖事件大体有几种类型，包括在大规模战争中由国家实施的细菌战，由组织或个人实施的恐怖事件如美国的炭疽事件和美国俄勒冈州发生的751人沙门氏菌感染，还有不带政治因素的一般性恐怖事件。

生物恐怖活动具有悠久的历史。1763年英国人把带有天花病毒的毯子和手帕送给北美印第安人，引起天花流行。第一次世界大战，法军使用生物武器炭疽和马鼻疽病菌袭击协约国的军队和马匹。日本从1935年开始在我国东北生产鼠疫杆菌、炭疽杆菌、霍乱弧菌、伤寒沙门氏菌、痢疾杆菌，1940年用这些病菌在宁波散布，1941年在湖南常德投掷染有鼠疫菌的跳蚤，1943年在华中地区散布炭疽杆菌和染菌跳蚤。美国从1941年开始制造生物武器，1950年在朝鲜投掷染有霍乱弧菌的蛤蜊，1952年在朝鲜北部和我国东北使用细菌武器。最令人关注的是美国2001年发生的9·11炭疽邮件，造成22人受到感染，其中5人死亡。

针对人类的生物战剂有两类，包括人兽共患病的病原体及其毒素。天花是最危险的生物战剂，在潜伏期内即可传播到广大的地域，而且不受寒冷和干燥的影响。炭疽杆菌抵抗力强、容易取得，是最方便的生物威胁。鼠疫杆菌是被广泛使用的生物战剂。近年来新出现的埃博拉出血热、疯牛病、新型大肠杆菌和禽流感,都具备生物武器的条件,应该特别警惕。肉毒梭菌毒素是毒力最强的毒素,成年人的致死量仅为 0.0001 mg。A 型产气荚膜梭菌产生的 α 毒素是主要的致病因子,第二次世界大战期间由于伤后感染 A 型产气荚膜梭菌导致气性坏疽,常需要截肢以保存生命;该菌产生的致死性肠毒素可引起人类细菌性食物中毒,在美国食物中毒中名列第三位,每年约有 25 万人由此导致食物中毒,在我国也是最常见的食物中毒病因之一。

(五) 禽流感的困惑

流感大流行是人类历史上最恐怖的传染病大流行之一。20 世纪共发生 3 次人流感的大暴发,包括 1918 年"西班牙流感"、1957 年"亚洲流感"和 1968 年"香港流感"。1997 年,香港发生了高致病性 H5N1 亚型禽流感病毒(AIV)感染人类的疫情,导致 6 人死亡,随后在东南亚、北非和欧洲等地区陆续有人类散发性感染 H5N1 亚型禽流感病毒的报道。2009 年,由猪流感病毒、AIV 和人季节性流感病毒重配产生的 H1N1 甲型流感病毒在墨西哥被首先发现,之后在全球范围内大流行。该 H1N1 病毒既不像传统的 1957 年和 1968 年全球大流行流感病毒那样通过 AIV 与人流感病毒发生重配(人流行毒株通过基因重配的方式引入了 AIV 的 HA、PB1 及 NA 基因片段)产生新型流感病毒,也不像高致病性 H5N1 亚型 AIV 那样直接感染人类,而是猪流感病毒与 AIV 和人流感病毒发生重配的新型重配体(其 NA 和 M 节段来自 1979 年以来流行于欧亚大陆的猪流感病毒,HA、NP 和 NS 节段来自北美普通猪流感病毒,PB2 和 PA 节段来自 AIV,而 PB1 节段则来自人季节性 H3N2 亚型流感病毒)[11]。从 2013 年 2 月开始,在我国东南部发生了人感染禽源甲型流感病毒 H7N9 事件,至 7 月 4 号已发生 133 例感染,其中 43 人死亡,致死率为 32.3%,可见其对人的致病力低于 H5N1,但这两种病毒对人群的感染同样是散发性的。最近的一系列研究表明,感染人类的 H7N9 病毒也是一种新型重配体,但与 1957 年"亚洲流感"病毒、1968 年"香港流感"病毒以及 2009 年全球大流行的 H1N1 病毒不同,新型 H7N9 病毒的所有节段都是禽源的,其中 H7 来自家鸭 H7N3、N9 来自沿东亚路径迁徙的候鸟,而内部 6 个节段来自鸡源的 H9N2[12-14]。用小鼠、雪貂和非人灵长类进行的一系列致病性研究表明,该 H7N9 病毒同 1997 年开始感染人的高致病性 H5N1 亚型一样,对这些实验动物是高度致病的,有的毒株甚至在雪貂之间具有传播性[15-17]。

1997 年开始发生的高致病性 H5N1 禽流感病毒感染人事件以及 2013 年发生的 H7N9 禽流感病毒感染人事件,是严重的禽流感病毒跨种传播感染人的公共卫生事件;而 2009 年发生的 H1N1 流感全球大流行,是猪/禽/人流感病毒重排导致新毒株产生引起的大流行。鉴于 1918 – 1919 年 H1N1 流感对人类致病的恐怖性，H5N1 和 H7N9 禽流感病毒的跨种传播以及重排 H1N1 流感病毒的全球大流行已引起学术界、媒体和公众的高度关注。然而，因为上述事件引起过度的恐慌也是没有必要的，理由是：① H5N1 和 H7N9 感染人的致死率虽然高达 30% ~50%，可感染比率很低属于散发，而且感染者不能将病毒传播给他人；② 2009 年猪/禽/人流感病毒发生重排产生的 H1N1 病毒虽然导致大流行，可是致死率很低，死亡多发生于年老多病的长者；③ 病毒具有复杂的生活周期，包括吸附、穿入和脱壳、转录和翻译、组装和释放等，某种特定病毒突破宿主嗜性的限制，实现感染的种间跨越，绝不是一件容易的事，这是由病毒与宿主复杂的相互作用决定的；④ 理论上，H5N1 和 H7N9 禽流感病毒如果获得容易从禽传播给人的能力，特别是获得在人与人之间传播的能力，2009 年 H1N1 流感病毒如果获得高致病力，那么这些病毒对人类将是毁灭性的。然而，多节段的流感病毒其毒力和跨种传播的分子决定因素是多元的，在自然条件下演化成如上我们所担心的病毒是极其困难的。虽然个别人工重配的病毒在实验动物之间实现了传播，这并不能代表人群中的情形；⑤ 事实也表明，H5N1 自 1997 年感染人以来，虽然对哺乳动物的易感性有增强的趋势，但其从禽传播给人的能力，特别是在人与人之间传播的能力，未见任何增长的趋势。

总之，当前禽流感的危害主要还是媒体的关注、公众的恐慌以及学术界对未来的担忧。据官方报道，2013 年上半年的 H7N9 感染人事件，已给养禽业造成 500 亿元的直接经济损失。未来呼唤科学家提高警惕，防止让一些骇人的科学预测见诸报端引起恐慌，政府应及时实时发布新闻给予疏导，以避免 H7N9 类似事件的发生。

（六）未来的严重威胁

疯牛病是由朊病毒引起的牛海绵状脑病的俗称，以神经症状为主，其传播媒介是食物。该病不仅在动物间传播，还可传染给人，引起人的新型变异型克雅病，给畜牧业生产和人类健康带来严重危害。首例疯牛病是 1986 年 11 月在英国发现的，在短短的几年里就由英国传到法国、德国等西欧全境，20 世纪 90 年代传遍整个欧洲，新世纪该病已传到亚洲的日本和韩国。2000 年 10 月新一轮疯牛病在欧洲暴发，2003 年 5 月加拿大在本土牛群中发现疯牛病，更加剧了全世界对疯牛病的恐慌，再度引发了人们对公共卫生问题的不安与忧虑。疯牛病的传入，对于一个国家的肉牛产业和奶业来说均是毁灭性的打击。我国尚未发现疯牛病病例，严把口岸关防止疯牛病的传入，是我国今后不能松懈的艰巨任务。

参考文献

[1] 夏咸柱. 关口前移、从源头防控人兽共患病. 兽医导刊，2012(9)：12 -15.

[2] 张喜悦,等. 发达国家牛结核的防控措施及对我国的启示. 中国人兽共患病学报,2009,25(5):473 -476.

[3] 范伟兴,等. 当前家畜布鲁氏菌病防控策略与措施的思考. 中国动物检疫,2013,30(3):64 -71.

[4] 金鑫,等. 人兽共患病的现状与防制(十一)——炭疽. 动物保健,2005(9):14 -15.

[5] 金鑫,等. 人兽共患病的现状与防制(八)——莱姆病. 兽医导刊,2005(5):32 -33.

[6] 金鑫,等. 人兽共患病的现状与防制(十三)——Q 热. 动物保健,2005(11):22.

[7] 丁家波. 等. 动物布鲁氏菌病疫苗应用现状及研究进展. 生命科学,2013,25(1):91 -149.

[8] 李永成,等. 野生动物在人兽共患病发生、传播中的作用. 林业科学,2006,42(5):120 -125.

[9] 于恩庶,等. 蝙蝠对人兽共患病的传播作用. 中国人兽共患病杂志,2006,22(5):450 -455.

[10] 于恩庶,等. 生物恐怖主义与人兽共患病. 中国人兽共患病杂志,2003,19(1):1 -3.

[11] 李彦芳,等. H5N1 亚型禽流感病毒进化的研究进展. 中国家禽,2013,35(8):40 -44.

[12] Chen Y,et al. Human infections with the emerging avian influenza A H7N9 virus from wet market poultry: clinical analysis and characterisation of viral genome. Lancet, 2013, 381(9881):1916 -1925.

[13] Gao R B,et al. Human infection with a novel avian-origin influenza A (H7N9) virus. New Engl J Med, 2013, 368(20):1888 -1897.

[14] Watanabe T, et al. Characterization of H7N9 influenza A viruses isolated from humans. Nature, 2013,501(7468):551 -555.

[15] Belser J A, et al. Pathogenesis and transmission of avian influenza A (H7N9) virus in ferrets and mice. Nature,501(7468):556 -559.

[16] Zhou J, et al. Biological features of novel avian influenza A (H7N9) virus. Nature, 2013, 499(7459):500 -503.

[17] Zhang Q, et al. H7N9 influenza viruses are transmissible in ferrets by respiratory droplet. Science, 2013, 341(6144):410 -414.

于力 博士,研究员,中国生物化学与分子生物学学会黑龙江分会副理事长。1986.8－1998.7年任职于中国农业科学院哈尔滨兽医研究所,1998.7－2005.4任职于新加坡国立大学Temasek生命科学研究所,2005.5应聘回国、在哈尔滨兽医研究所组建大动物传染病研究室,2013年组建中国农业科学院牛羊传染病研究创新团队,主要研究方向是牛羊传染病和口蹄疫,现任大动物传染病研究室主任、牛羊传染病研究创新团队首席科学家。近5年以通讯作者发表SCI收录论文16篇,获得中国发明专利10项,转让成果1项(中牧集团);5年以前,以第1作者发表SCI论文4篇,出版学术专著《慢病毒和相关疾病》1部。

调控蛋白 RfaH 调控相关基因表达及对肠道外致病性大肠杆菌毒力的影响

高清清,许慧卿,王小波,张德宝,叶正琴,高崧
扬州大学兽医学院,农业部禽用生物制剂创制重点实验室,江苏扬州

摘要:RfaH 是在大肠杆菌和鼠伤寒沙门氏菌中一种重要的调控蛋白,能够增强某些细菌相关毒力因子的表达,如荚膜、脂多糖、溶血素、铁摄取系统等。但它对 APEC 毒力的直接影响至今还未见报道。本研究发现 *rfaH* 基因的缺失能显著降低 APEC E058 和 UPEC U17 的致病力。1 日龄雏鸡致病性试验结果显示,*rfaH* 基因缺失株 E058Δ*rfaH* 和 U17Δ*rfaH* 对鸡失去致病力,35 日龄 SPF 鸡体内动态分布和竞争试验显示,E058Δ*rfaH* 和 U17Δ*rfaH* 突变株在鸡体内脏器中定植和竞争性生长能力显著下降;血清杀菌试验表明,突变株抗血清补体杀菌能力显著下降;鸡巨噬细胞 HD-11 吞噬和细菌胞内定植试验结果显示,突变株抗吞噬和胞内生存能力显著下降。对突变株进行,*rfaH* 基因回复能够使其恢复到野生株的毒力水平。同时,荧光定量 PCR 试验结果显示,*rfaH* 基因缺失能显著降低荚膜转运相关基因 *kpsM* 和 *kpsE*、血红素受体基因 *chuA*、血清抗性相关基因 *traT* 和 *iss*,及肠菌素 ColicinV 合成基因 *cvaC* 的表达量。上述结果表明,RfaH 是肠道外致病性大肠杆菌中一种重要的毒力因子,对其致病性起着关键的作用。

关键词:APEC;UPEC;RfaH;调控蛋白;毒力因子;突变株;致病性

一、引言

RfaH 蛋白作为一种转录调节因子在大肠杆菌、鼠伤寒沙门氏菌或者其他革兰氏阴性菌中发挥作用[1-3]。研究发现,RfaH 具有抗转录终止活性,能够抑制编码细胞组分的长操纵子的极性作用[3,4]。起初,RfaH 被发现能作为一种调节因子调控肠炎沙门氏菌[2]和大肠杆菌[5]中脂多糖的合成,随后又发现它对于大肠杆菌中编码在长操纵子上的其他细胞组分的表达是必需的,包括 F 因子质粒[6]、不同组群的荚膜[7-9]和血红素受体[10],还包括 α-溶血素(α-hemolysin)[11,12]和 1 型细胞毒性坏死因子(CNF1)[13]。RfaH 依赖性的操纵子共有一个短的被称为操纵子极性抑制子(operon polarity suppressor, *ops*)的 *cis*-作用区

域，它对于 RfaH 功能的发挥是必需的[14]。

关于 RfaH 依赖性的调控单个操纵子的研究，都是在属于不同致病群的大肠杆菌和鼠伤寒沙门氏菌中进行的。由于 *rfaH* 基因在多类细菌中都是保守的，它对于肠道外致病性大肠杆菌的毒力的调控作用还有待研究。本研究的目的是明确 RfaH 对于 APEC E058 和 UPEC U17 毒力是否起着关键的作用。

二、材料

（一）菌株和质粒

本试验所用菌株和质粒见表 1。

表 1　本试验中使用的菌株和质粒

Strain or plasmid	Characteristics	Source or reference
Strains		
E058	Wild-type APEC serotype O2	[15]
U17	Wild-type UPEC serotype nontypable	[16]
E058Δ*rfaH*	E058Δ*rfaH*::*cat*	This study
U17Δ*rfaH*	U17Δ*rfaH*::*cat*	This study
ReE058Δ*rfaH*	complementation of E058Δ*rfaH*	This study
ReU17Δ*rfaH*	complementation of U17Δ*rfaH*	This study
DH5α	endA1 hsdR17(rk − mk +) supE44 thi − 1 recA1 gyrA (NalR) RelA1Δ(lacIZYA − argF) U169deoR (φ80d lac Δ(lacZ) M15)	Invitrogen
Plasmids		
pMD®18 − T Vector	TA Cloning Vector, Amp	Takara
pGEM − T Easy Vector	TA Cloning Vector, Amp	Promega
pMD − *rfaH*	*rfaH* cloned into pMD®18 − T Vector	This study
pMD − *rfaH-cat*	*cat*-resistant gene inserted into pMD-*rfaH*	This study
pT − P_{native}*rfaH*	pGEM − T easy carrying *rfaH* ORF and its putative promoter	This study
pKD46	Amp; expresses λ Red recombinase	[17]
pKD3	*cat* gene, template plasmid	[17]

(二)主要试剂

dNTP、DNA 限制性内切酶、DNA marker 购自大连 TaKaRa 公司;PCR clean up kit、Agarose Gel DNA Purification Kit 购自杭州 Axygen 公司;*Taq* DNA Polymerase 购自深圳 Fermentas 公司;L－阿拉伯糖购自 Bio Basic 公司;DMEM 细胞培养基、胎牛血清购自 Gibco 公司;庆大霉素静脉注射液购自山东鲁抗辰欣药业有限公司;抗生素使用浓度为:氨苄青霉素(Ampicillin)60 μg/mL、氯霉素(chloramphenicol)30 μg/mL。

(三)引物设计

引物 HF 和 HR 为 *rfaH* 开放阅读框上下游序列,SHF 和 SHR 为反向扩增 pMD－*rfaH* 引物;引物 RHF 和 RHR 用于互补试验;根据质粒 pKD3 序列设计引物 CF 和 CR,扩增氯霉素基因;根据 E058 和 U17 的毒力基因序列设计荧光定量 PCR 引物。引物序列见表 2。

表 2 本试验中所使用的引物

Primer	Primer sequence 5'－3'	Target gene, plasmid, or region
Targets of primers for gene mutagenesis		
HF	CTCGGATCCTTAGAGTTTGCGGAACTC *Bam*HI	rfaH
HR	CTCAAGCTTTTACTGTACTGCAAGCGC *Hin*dIII	rfaH
SHF	CTCGATATCGCCGTATCCTGGTGATAA *Eco*RV	pMD-rfaH
SHR	CTCGATATCGTGGTATGAATCACTTCC *Eco*RV	pMD-rfaH
CF	CTCGATATCTTGTGTAGGCTGGAGCTGCT *Eco*RV	pKD3
CR	CTCGATATCATGGGAATTAGCCATGGTCC *Eco*RV	pKD3
RHF	CTGCGGCAGTTTATCAAACAG	Upstream region of rfaH
RHR	GAAGCGATTATTGAGCTGGCC	Downstream region of rfaH
TF	ATGGGCTACTCATCACCG	tatD

续表

Primer	Primer sequence 5' -3'	Target gene, plasmid, or region
TR	CACCAGGCAGTTTATCCAG	tatD
UF	CGAAAACCCTAAAGGCTACT	ubiD
UR	CCACTCCTGATAATCCAACG	ubiD
Targets of primers for real-time PCR		
chuA RT - F	TACCGACCCAACCAACAG	chuA
chuA RT - R	GTCCCGAACGCCAAAAT	chuA
kpsM RT - F	TGCCAGACATCTCGTTCC	kpsM
kpsM RT - R	TCGCTTCAATAGCACCAAT	kpsM
kpsE RT - F	AACCGTATGGCAGTGGAT	kpsE
kpsE RT - R	CTTTTCAATGGAGGTCAGG	kpsE
traT RT - F	CAGCAATCAAGAAGCGTAAC	traT
traT RT - R	TTCGCCTGAATCCAGTAGTA	traT
iutA RT - F	CGATGCCACCTTGCTTGA	iutA
iutA RT - R	CAGCCCGTTACTGACGAATG	iutA
iucD RT - F	AACAACCTTATTTACCACCCTG	iucD
iucD RT - R	TCTGTCCTCCACCAACCAC	iucD
iroN RT - F	GGCGATACGCAAAACAGT	iroN
iroN RT - R	CCCAGTCCCAGATACCATT	iroN
iss RT - F	AACACCAAAGGAAACCATCA	iss
iss RT - R	CCGAGCAATCCATTTACGA	iss
tsh RT - F	GGCGCTTACTTTGATGTGAT	tsh
tsh RT - R	GCTGTTACGACGCATTGAGA	tsh
vat RT - F	GCTTTGGTTCGCTCGTGTT	vat
vat RT - R	ATCTGCCTGGATGGTTGTGTT	vat
cvaC RT - F	AATGTCTCCATCCGGTTTA	cvaC
cvaC RT - R	TCTTCCCGCAGCATAGTT	cvaC
astA RT - F	AAA AGTCGGCTGGTGGAA	astA
astA RT - R	CTGCGTGGCATTTGAGGA	astA

(四) 分子生物学及数据分析软件

DNAstar 7.0 序列分析软件;Primer Premier 5.0 引物设计软件;SPSS 13.0 数据分析软件。

(五) 试验鸡及试验鸡胚

SPF 鸡购自济南斯帕法斯家禽有限公司;1 日龄罗曼商品代蛋鸡购自江苏省扬州市高邮种鸡场。

三、方法

(一) 突变株的构建

利用 λ Red 重组系统构建突变株 E058Δ*rfaH* 和 U17Δ*rfaH*,具体方法参照高清清等发表论文[18]。

(二) RT - PCR

野生株及突变株的 RNA 提取和反转录反应具体方法参照 Prime Script RT reagent kit with gDNA Eraser (TakaRa)说明书。以反转录产物 cDNA 为模板,分别以各引物扩增相应的目的基因。

rfaH 基因的上下游基因分别为 *tatD* 和 *ubiD*,引物序列见表 2。

(三) 回复株的构建

利用在线软件(http://www.fruitfly.org/seq_tools/promoter.html)预测 *rfaH* 基因的启动子。根据预测结果,设计引物 RHF、RHR,扩增包括 *rfaH* ORF 及其启动子在内的序列。采用高保真 DNA 聚合酶进行 PCR 扩增,回收 PCR 产物并连接 pGEM - T Easy 载体,构建回复质粒 pT - P_{native} *rfaH*。将回复质粒 pT - P_{native} *rfaH* 分别电转化入缺失株 E058Δ*rfaH* 和 U17Δ*rfaH* 中,构建缺失回复株。

(四) 遗传稳定性分析及生长曲线测定

1. 遗传稳定性分析

将获得的缺失株 E058Δ*rfaH* 和 U17Δ*rfaH* 及其回复株 ReE058Δ*rfaH* 和 ReU17Δ*rfaH* 进行连续传代,然后通过 PCR 鉴定缺失株、回复株,以分析其遗传稳定性。

2. 生长曲线测定

具体方法见高清清等发表论文[18]。

（五）血清杀菌试验

具体方法见高清清等发表论文[18]。

（六）1 日龄 SPF 鸡致死性试验

将野生株 E058 和 U17、突变株 E058Δ*rfaH* 和 U17Δ*rfaH* 及其回复株 ReE058Δ*rfaH* 和 ReU17Δ*rfaH* 分别接种于 LB 液体培养基中，37℃培养至对数生长期，4℃离心，沉淀的细菌用 PBS 洗涤三次，将重悬细菌浓度调至 10^8 CFU/mL。每株菌取 0.1 mL 菌液气囊接种 1 日龄 SPF 鸡 10 只，并以平板计数确定实际攻毒量，攻毒后观察 7 天，并记录雏鸡存活情况。7 天后仍存活的鸡进行扑杀，观察病变并作细菌分离鉴定。

（七）细胞感染试验

1. HD－11 细胞的吞噬试验

具体方法见高清清等发表论文[18]。细胞对细菌的内吞率 =（吞入细胞的细菌数 ÷ 每孔接种的细菌数）×100%。

2. 胞内存活试验

具体方法见高清清等发表论文[18]。细菌在胞内的存活率 =（在一定时间内胞内计数的细菌数 ÷ 每孔接种的细菌数）×100%。

（八）35 日龄 SPF 鸡感染试验

1. 体内动态分布试验

具体方法见高清清等发表论文[18]。

2. 体内竞争试验

具体方法见高清清等发表论文[18]。

（九）细菌 RNA 提取及荧光定量 PCR

野生株及突变株的 RNA 提取和反转录反应具体方法参照 Prime Script RT reagent kit with gDNA Eraser（TakaRa）说明书。根据 NCBI 比对毒力基因序列，利用 Prime 5.0 软件设计荧光定量 PCR 引物（表 2）。以管家基因 *gapA* 为内参，利用荧光定量 PCR 对野生株 E058 和 U17、突变株 E058Δ*rfaH* 和 U17Δ*rfaH* 及其回复株 ReE058Δ*rfaH* 和 ReU17Δ*rfaH* 的相关毒力基因的转录水平进行分析。

四、结果

(一) 突变株的构建及鉴定

结果表明,E058Δ*rfaH* 和 U17Δ*rfaH* 突变株经引物 HF/HR PCR 扩增出 1400 bp 的条带(图 1,2 道和 4 道),而亲本株 E058 和 U17 出现 480 bp 的条带(图 1,1 道和 3 道),表明突变株构建成功。

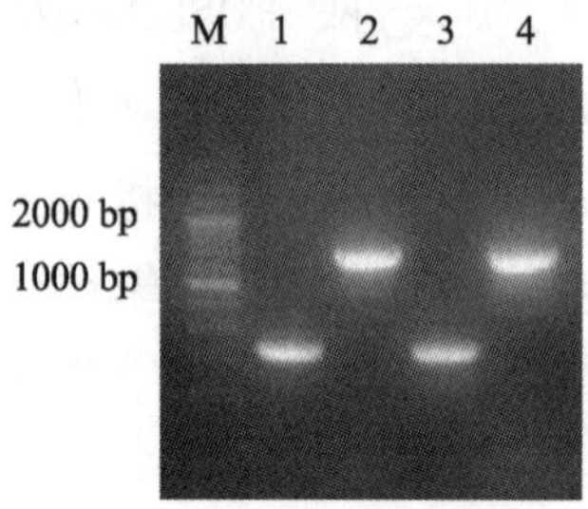

图 1 E058Δ*rfaH* 和 U17Δ*rfaH* 基因缺失突变株 PCR 鉴定

(二) RT - PCR 结果

RT - PCR 结果显示,E058Δ*rfaH* 和 U17Δ*rfaH* 突变株只有 *rfaH* 基因的转录受到影响(图 2A 和 2B,4b),而 *rfaH* 的上游基因 *tatD*(图 2A 和 2B,4a)、下游基因 *ubiD* 的转录并未受到影响(图 2A 和 2B,4c)。

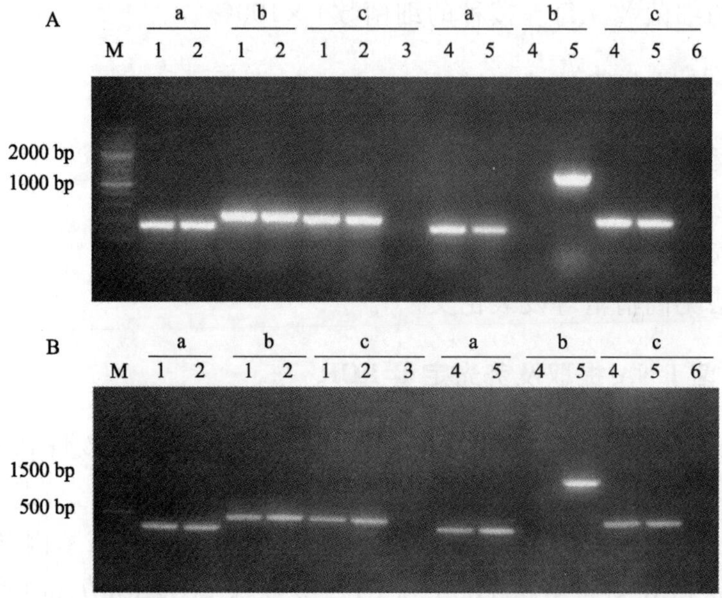

图 2 E058Δ*rfaH* 和 U17Δ*rfaH* 中 *tatD*、*rfaH*、*ubiD* 的 RT - PCR 结果

(三) 回复株的构建及鉴定

根据 *rfaH* 基因的启动子预测结果,设计引物 RHF、RHR,扩增包括 *rfaH* ORF 及其启动子在内的序列,大小为 1500 bp,将该片段克隆入 pGEM - T Easy 载体,通过 PCR 及酶切鉴定,并测序,结果表明重组质粒 pT - P_{native} *rfaH* 构建正确(图 3)。将回复质粒 pT - P_{native} *rfaH* 电转化入突变株 E058Δ*rfaH* 和 U17Δ*rfaH* 中,成功构建回复株,分别命名为 ReE058Δ*rfaH* 和 ReU17Δ*rfaH*。

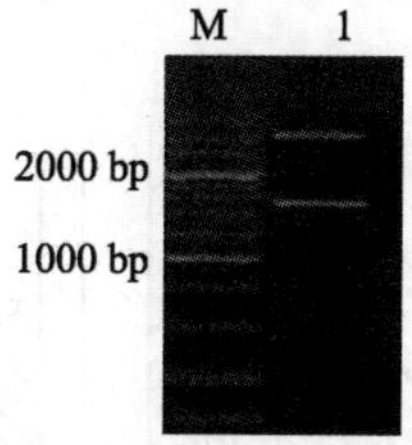

图 3　回复质粒 pT - P_{native} *rfaH* 酶切鉴定结果

M, 200bp marker; 1, Plasmid pT - P_{native} *rfaH plus EcoR* I

(四) 突变株及其回复株的生物学特性

1. 遗传稳定性分析

将突变株及其回复株连续传 10 代后,PCR 鉴定未发生回复突变,序列测序结果正确,表明其具有良好的遗传稳定性。

2. 生长曲线测定

通过生长曲线测定,结果表明突变株和回复株的生长速度与亲本株基本一致(图 4)。

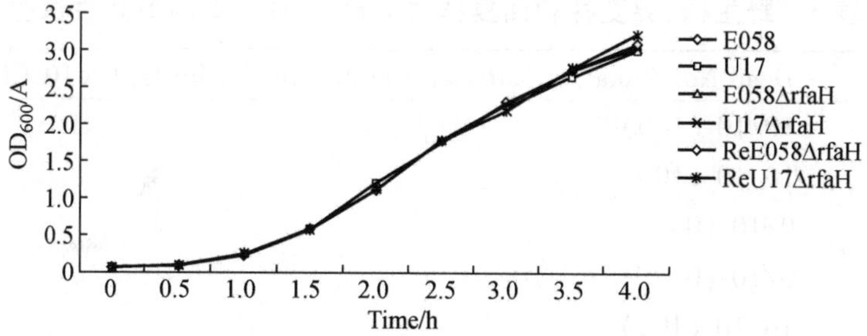

图 4　野生株、突变株及回复株在 LB 中的生长曲线

3. SPF 鸡血清杀菌试验结果

rfaH 突变株 E058Δ*rfaH* 和 U17Δ*rfaH* 抵抗血清补体杀菌的能力显著下降,而回复株抗血清杀菌能力恢复至野生株水平(图 5)。

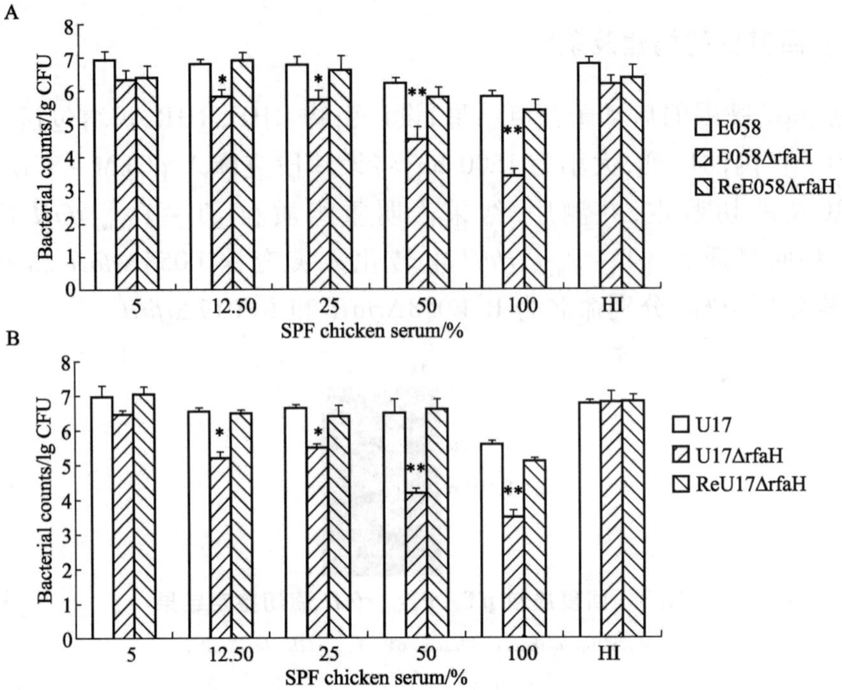

图 5 野生株和突变株血清杀菌学试验

Fig. 5 Bactericidal activity of SPF chicken serum against wild type strains E058 (A) and U17 (B), isogenic mutants and complementation strains (A and B). HI represents 100% of heat - inactivats SPF chicken serum

4. 1 日龄 SPF 鸡致死性试验

利用 1 日龄 SPF 鸡感染模型评价野生株、突变株和回复株的毒力。结果显示,与野生株相比,突变株的毒力基本丧失,而回复株的毒力恢复到野生株的水平,结果见表 3。

表 3 野生株、突变株和回复株对 1 日龄 SPF 鸡的致死性试验

Strain	Dead No. /total no. after air sac infection of birds(1×10^7 CFU/bird) (%)
E058	10/10 (100)
U17	10/10 (100)
E058Δ*rfaH*	0/10 (0)
U17Δ*rfaH*	0/10 (0)
ReE058Δ*rfaH*	10/10 (100)
ReU17Δ*rfaH*	10/10 (100)

5. 细胞感染试验结果

1) HD - 11 细胞吞噬试验

HD - 11 细胞吞噬试验结果显示,E058Δ*rfaH* 和 U17Δ*rfaH* 突变株的巨噬细胞内吞率显著高于野生株和回复株,说明 *rfaH* 缺失株抗巨噬细胞内吞能力显著下降(图 6)。

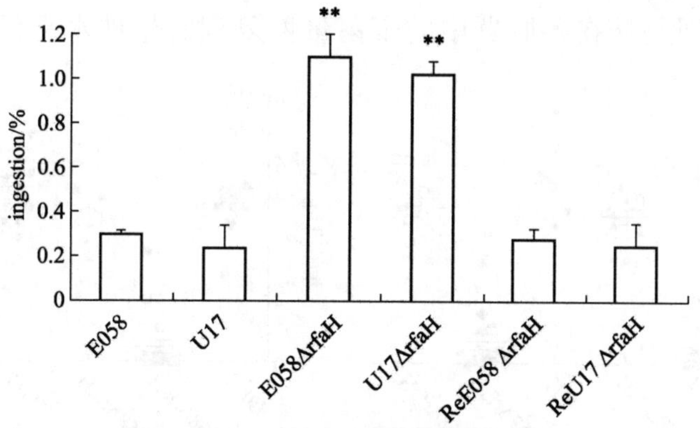

图 6 HD-11 细胞吞噬试验结果

2)细菌胞内存活试验

细菌胞内存活试验结果显示,与接种细胞的细菌量相比,在感染 6 h、12 h、24 h 后,野生株 E058 细菌存活率分别为 1.47%,1.75% 和 2.45%,而 U17 分别为 1.34%,1.65% 和 2.15%。相比而言,*rfaH* 缺失株在胞内存活能力显著下降,E058Δ*rfaH* 在感染 6 h 后,存活率为 2.15%,而在感染 12 h 和 24 h 后分别下降至 0.36% 和 0.11%;U17Δ*rfaH* 在感染 6 h 后,存活率为 1.8%,而在 12 h 和 24 h 后分别下降至 0.28% 和 0.09%。回复株在胞内存活能力恢复至野生株水平(图 7)。

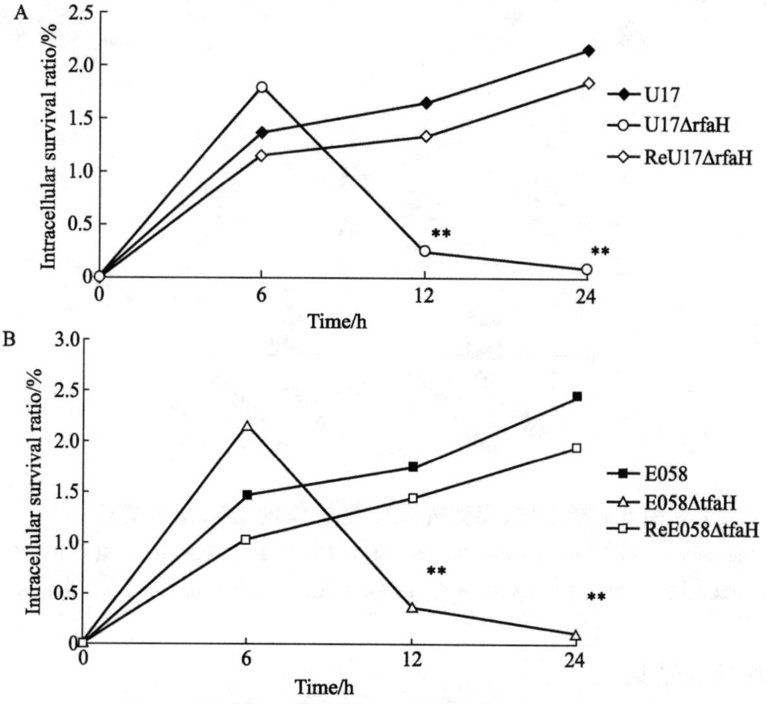

图 7 野生株、突变株及回复株胞内存活试验

6. SPF 鸡体内动态分布试验

体内动态分布试验结果表明,*rfaH* 缺失株定植及侵袭各个组织的能力显著低于野生株,而回复株在各脏器中的带菌量恢复到野生株水平(图 8)。

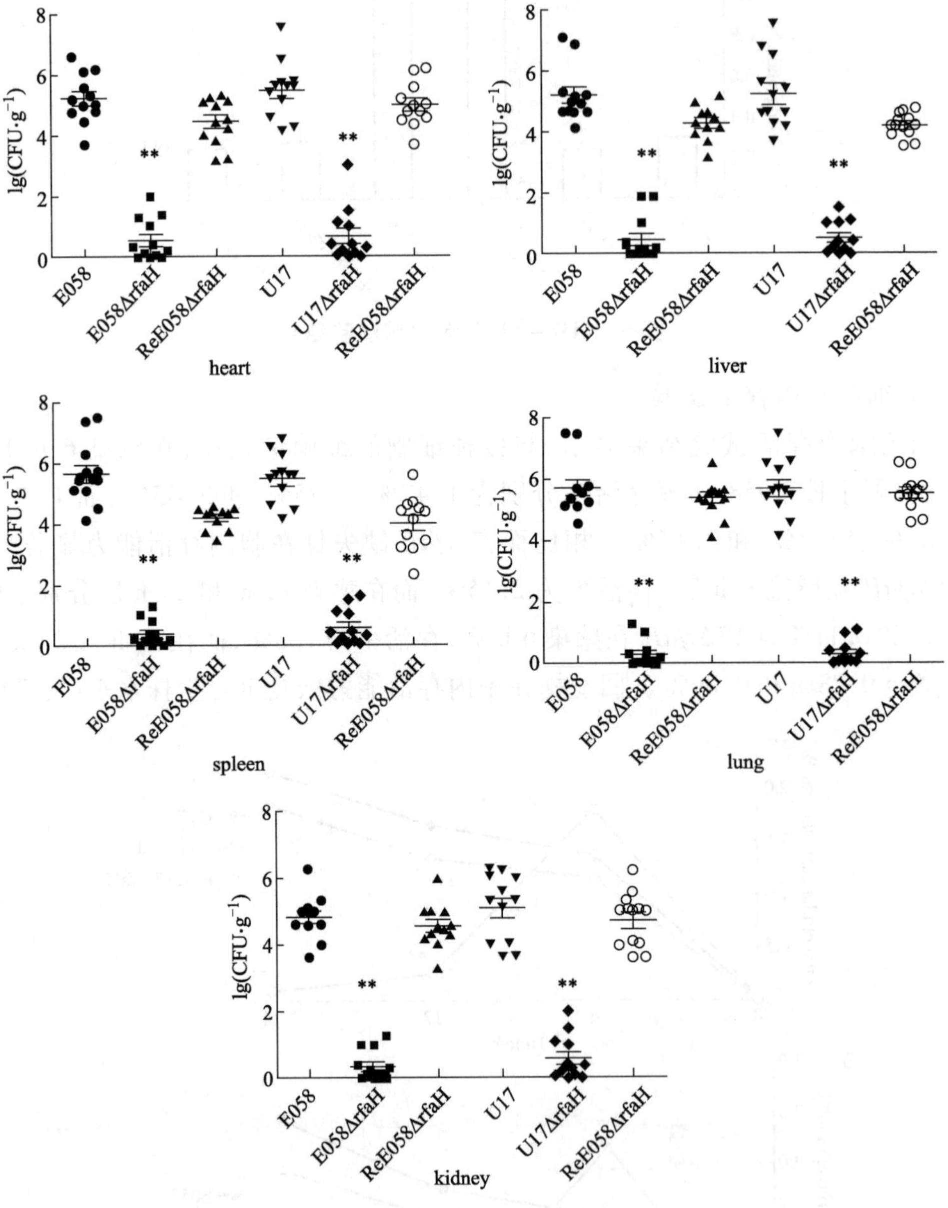

图 8　野生株、突变株及回复株体内动态分布试验

Fig. 8　Colonization and persistence of the wild - type strain E058 (●), E058Δ*rfaH* (■), ReE058Δ*rfaH* (▲), U17 (▼), U17Δ*rfaH* (◆), and ReU17Δ*rfaH* (○) during systemic infection

7. 体内竞争结果

24 h 体内竞争结果显示,*rfaH* 缺失株与野生株竞争生长能力显著下降,毒力致弱明显(图 9)。

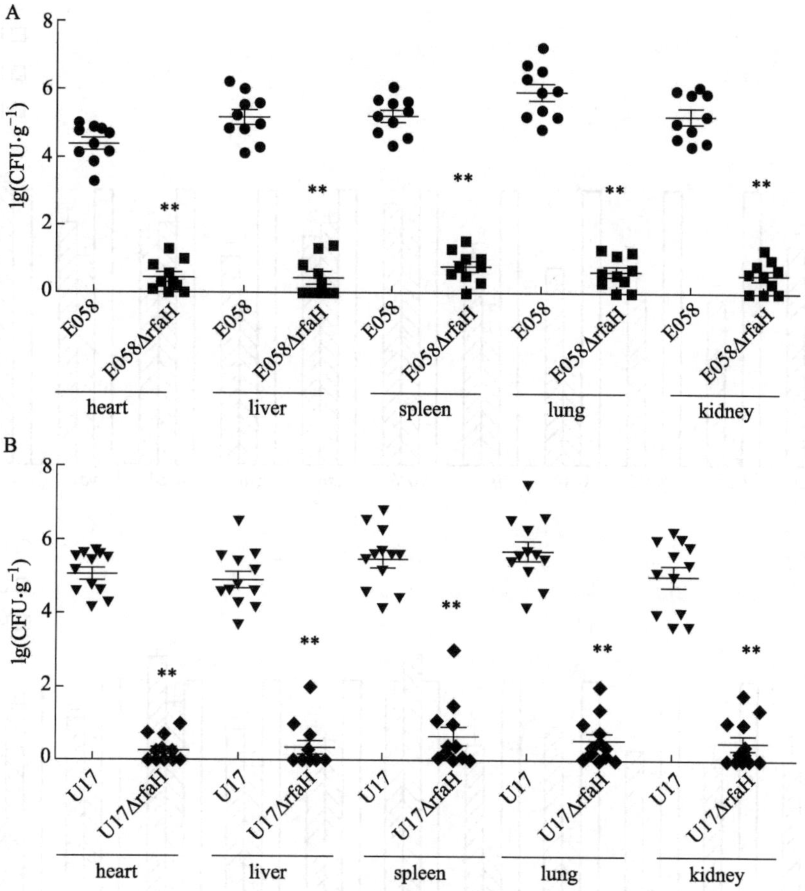

图 9　野生株和突变株体内竞争试验

Fig. 9　*In vivo* competition assays. E058 (●) and mutant E058Δ*rfaH* (■), U17 (▼) and mutant U17Δ*rfaH* (◆) were inoculated simultaneously. Data are presented as lg (CFU · g^{-1}) of tissues. Horizontal bars indicate the mean lg (CFU · g^{-1}) values

(五) 荧光定量 PCR 结果

通过荧光定量 PCR 分析野生株、突变株和回复株的各个毒力基因的转录水平,结果表明,E058Δ*rfaH* 突变株中 *kpsM*、*kpsE*、*chuA*、*traT*、*iss* 和 *cvaC* 毒力基因的表达水平显著下降,分别为野生株 E058 的 0.05,0.36,0.06,0.02,0.49 和 0.56 倍($P<0.01$),而其他毒力因子 *iucD*、*iutA*、*tsh*、*iroN*、*vat* 和 *astA* 的表达水平则无明显变化($P>0.05$)。类似地,U17Δ*rfaH* 突变株中 *kpsM*、*kpsE*、*chuA*、*traT*、*iss* 和 *cvaC* 的毒力表达水平也显著下降,分别为野生株 U17 的 0.12,0.4,0.14,0.03,0.38 和 0.68 倍,而其他毒力因子表达水平无明显变化($P>0.05$)。两者回复株

中各个毒力基因的表达水平均有所恢复(图 10)。

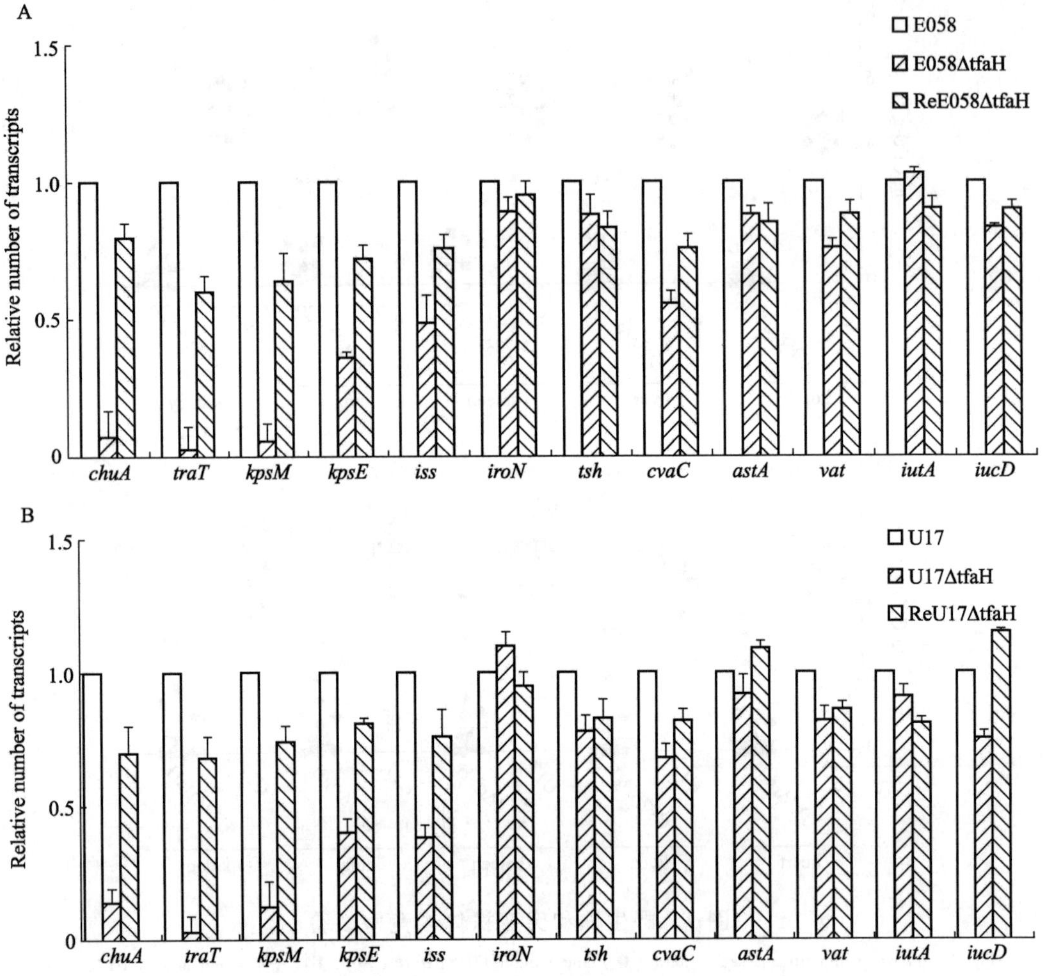

图 10　野生株、突变株及回复株中不同毒力基因的表达水平

Fig. 10　Quantitative RT－PCR analysis of associated virulence genes' transcription levels in wild type strains E058 (A) and U17 (B), isogenic mutants E058Δ*rfaH* (A) and U17Δ*rfaH* (B), complementation strains ReE058Δ*rfaH* (A) and ReU17Δ*rfaH* (B)

五、讨论

在面对宿主不同环境和压力时，细菌病原体能够利用特定或者全局性的调节因子来介导适应性反应[19]。细菌在感染过程中通过改变基因表达对宿主环境做出快速适应。RfaH 作为一种抗转录终止子，能够降低编码分泌型和细胞膜表面相关组分的长操纵子的极性作用，这些组分主要包括脂多糖、荚膜、外毒素、血红素受体 ChuA、F 菌毛，它们参与病原性大肠杆菌的致病作用。

既然所有受 RfaH 影响表达的结构都是潜在的毒力因子，我们推断对 *rfaH*

基因的突变能够导致肠道外致病性大肠杆菌毒力的致弱。的确,在鸡感染模型中,野生株 E058 和 U17 在缺失 RfaH 调控蛋白的情况下毒力几乎丧失。生长曲线结果显示,*rfaH* 突变株并未表现生长方面的缺陷,表明毒力的致弱并非是因为生长缺陷造成的。

病原菌在宿主体内定植是一个复杂的过程,需要有效的黏附机制和通过竞争利用有限营养的快速繁殖的机制。宿主在抗侵染中的第一道防线就是补体系统的作用。与共生性革兰氏阴性菌不同,肠道外致病性大肠杆菌往往能够抵抗血清的杀伤作用,表明细菌的致病作用与其抗血清补体的杀菌作用有很大的关联[19,20]。因此,血清抵抗作用对于许多病原菌来说,是一种重要的毒力参数,包括肠道外致病性大肠杆菌分离株。抗血清杀菌是一种多因子协同作用,涉及脂多糖、1 型菌毛、荚膜、O 抗原和外膜蛋白[19,21-23],包括 OmpA、TraT 和 Iss[24-26]。APEC 菌株通常含有 ColV 毒力质粒,其中含有编码血清抗性的基因[27]。我们的研究表明,*rfaH* 缺失株 E058Δ*rfaH* 和 U17Δ*rfaH* 对于鸡血清表现出高度敏感性,根据定量 PCR 试验结果,这可能是由于 *rfaH* 基因的缺失所导致的荚膜、外膜蛋白 TraT 和 Iss 表达量降低所造成的。

禽病原性大肠杆菌造成家禽的感染通常是先通过呼吸道定植,随后通过全身性传播进入到身体的其他部位。禽的气囊没有细胞性防御机制,主要依赖异嗜性白细胞的汇入和巨噬细胞的防御作用[28,29]。在巨噬细胞内的定植对于肠道外病原性大肠杆菌的生存提供有利条件,细菌能够躲避宿主免疫反应的清除作用。而且,与低致病性菌株相比,高致病性肠道外病原菌更能抵抗鸡巨噬细胞的杀伤作用[30]。因此,利用 HD-11 鸡巨噬细胞系,我们研究了 *rfaH* 基因的缺失对于细菌在巨噬细胞内存活作用的影响。HD-11 细胞吞噬试验结果显示,*rfaH* 突变株能够被巨噬细胞快速地吞入,而野生株和回复株能够抵抗吞噬细胞的吞入作用。同时,RfaH 的缺失导致病原菌在巨噬细胞内的存活显著下降。由于在巨噬细胞内存活,对于肠道外致病性大肠杆菌来说是一种生存优势,缺失株的这种表型缺陷或许正是导致其毒力下降的原因。

鸡体内动态分布试验结果显示,与野生株相比,*rfaH* 突变株 E058Δ*rfaH* 和 U17Δ*rfaH* 在受检脏器中定植能力均显著下降,表明 RfaH 对于 E058 和 U17 菌株的毒力起着关键的作用。鸡体内竞争模型在评价突变株相比野生株毒力变化方面更为敏感,结果同样证明,*rfaH* 突变株毒力被高度致弱。这些结果证明,RfaH 对于 APEC E058 和 UPEC U17 在体内定植方面发挥着关键的作用。

肠道外致病性大肠杆菌的致病作用是一个复杂的机制,涉及一系列毒力因子的协调作用。单个毒力基因的缺失可能会通过影响其他毒力因子的表达水平,从而使致病力显著下降。因此,我们采用荧光定量 PCR 的方法研究 *rfaH* 基因缺失对其他毒力因子表达的影响，结果显示，*rfaH* 基因的缺失能显著降低荚膜相关转运基因 *kpsM* 和 *kpsE*、血红素受体基因 *chuA*、抗血清杀菌相关基因 *traT* 和 *iss*，及肠菌素 ColicinV 合成基因 *cvaC* 的表达量，进一步阐明了 RfaH 在调控肠道外致病性大肠杆菌致病作用方面的机制。

参考文献

[1] Harel J, et al. Virulence gene regulation in pathogenic *Escherichia coli*. Vet Res, 1999, 30: 131 - 155.

[2] Lindberg A A, et al. Rough mutants of *Salmonella typhimurium*: immunochemical and structural analysis of lipopolysaccharides from *rfaH* mutants. J Gen Microbiol, 1980, 116: 25 - 32.

[3] Bailey M J, et al. RfaH and the *ops* element, components of a novel system controlling bacterial transcription elongation. Mol Microbiol, 1997, 26: 845 - 851.

[4] Artsimovitch I, et al. The transcriptional regulator RfaH stimulates RNA chain synthesis after recruitment to elongation complexes by the exposed nontemplate DNA strand. Cell, 2002, 109: 193 - 203.

[5] Creeger E S, et al. Regulation of membrane glycosyltransferases by the *sfrB* and *rfaH* genes of *Escherichia coli* and *Salmonella typhimurium*. J Biol Chem, 1984, 259: 3064 - 3069.

[6] Sanderson K E, et al. Gene *rfaH*, which affects lipopolysaccharide core structure in *Salmonella typhimurium*, is required also for expression of F - factor functions. J Bacteriol, 1981, 146: 535 - 541.

[7] Gao Q, et al. Roles of iron acquisition systems in virulence of extraintestinal pathogenic *Escherichia coli*: salmochelin and aerobactin contribute more to virulence than heme in a chicken infection model. BMC Microbiol, 2012, 12: 143.

不同养殖环境对肉鸡健康、福利和免疫功能的比较研究

秦 梅,张红双,黄 蓉,柴同杰
山东农业大学动物医学院,山东泰安

摘要:为了比较不同养殖环境对肉鸡健康和生产性能的影响,本研究选用1日龄健康AA(Arbor Acres)雏鸡320只,随机分成试验组和对照组,每个组四个重复,进行了为期7周的饲养试验。在不同的鸡舍环境卫生管理条件下,定期测定环境参数:气载需氧菌、气载真菌和气载内毒素浓度,与此同时对鸡只的生产性能、胴体性状、外观步态、免疫器官指数进行测定,并对环境参数与鸡只生产性能及免疫功能等指标的关系予以分析评估。整个生长周期,试验组的气载需氧菌浓度和气载真菌浓度分别达到$(2.76 \sim 10.99) \times 10^6$ CFU/m^{3}空气和$(2.8 \sim 5.6) \times 10^5$CFU/m^{3}空气;对照组分别为$(0.86 \sim 1.74) \times 10^6$ CFU/m^{3}空气和$(0.72 \sim 1.1) \times 10^5$ CFU/m^{3}空气。生长后期(30日龄起)气载需氧菌和真菌浓度试验组都显著高于对照组($P<0.05$)。试验组和对照组气载内毒素含量分别为$(0.8 \sim 17.07) \times 10^3$ EU/m^{3}和$(0.4 \sim 2.13) \times 10^3$ EU/m^{3}空气($P>0.05$)。经统计分析,气载微生物和内毒素含量较低的肉鸡舍可以显著提高肉鸡平均体重($P<0.01$)、全净膛率($P<0.05$)、屠宰重($P<0.05$)、胸肌重($P<0.05$),降低鸡群死亡率($P>0.05$),改善外观步态($P<0.05$),两轮试验中的胸腺指数在35日龄时,对照组均高于试验组($P<0.05$),且49日龄时差异均极显著($P<0.01$)。不同养殖环境对肉鸡的生长、健康具有很大影响,空气中微生物含量较低的养殖环境有助于肉鸡健康、生产性能以及免疫功能的提高。

关键词:肉鸡;养殖环境;微生物气溶胶; 免疫功能;生产性能;健康福利

一、引言

随着规模化畜禽生产的发展,畜禽的健康和福利问题引起人们的广泛关注。影响动物健康和福利的因素很多,其中畜禽舍内环境质量是重要因素之一,空气质量是环境质量的重要指征,而微生物气溶胶的种类与含量是其主要指标[1-2]。现代规模化养殖密度高,空间相对狭窄,使畜禽舍微生物气溶胶浓度升高,造成

较重的生物污染，并易于病原体的传播扩散，对整个群造成传染威胁[3]。动物舍空气中的细菌包括致病菌、条件性致病菌和非病原菌，它们在一定程度上均可导致动物或饲养员的感染[3-4]；甚至极少量的致病菌就可直接导致呼吸道感染，特别是下呼吸道感染[5]，畜禽舍内高浓度的气载微生物可能会影响畜禽的生产性能、健康福利以及免疫功能[6]。

然而，迄今为止，对影响畜禽生产性能和健康福利指标的研究限于畜禽舍内氨气、饲养密度、笼养方式对其影响等，如 Quarles 和 Caveny（1979）开展了空气污染物对肉鸡行为和肌肉品质的影响研究；Feddes 等（1995），Al Homidan 等（1998）进行了环境因子氨气和尘埃对肉鸡行为的影响研究；Dawkins 等（2004）对比研究了几家商品肉鸡场不同的舍饲条件，尤其不同饲养密度对肉鸡福利的影响[7]；Kristensen 等（2000）对蛋鸡舍内氨气浓度对蛋鸡行为的影响进行了探讨；Appleby 等（1989）开展了蛋鸡在笼养条件下饲养，对蛋鸡福利影响的探讨；Banhazi 等指出，畜舍地面的卫生措施与空气质量状况密切相关，研究显示，地面清洁程度、通风类型等对空气中细菌浓度有显著影响[8]。然而，以气载微生物和气载内毒素为环境空气质量指标，对动物生产性能、健康与福利以及免疫器官指数的影响的研究尚未见报道。

二、材料和方法

（一）试验动物及其管理

试验于 2009 年 4 月 30 日到 2009 年 6 月 14 日在山东农业大学畜牧兽医试验站进行。试验选用 320 只 1 日龄健康商品代 AA 肉鸡作为试验动物，随机分为两组：试验组和对照组，每组 4 个重复，每组 160 只，每个重复 40 只。两组饲喂相同的饲料并且制定了相同的免疫程序，两组均为公母混养，自由采食和饮水，试验持续 49 d。

试验中鸡舍建筑结构完全相同，舍长 4 m、宽 3 m、高 3 m，各有一个窗户（宽 1.5 m、高 2 m）向阳；对照组鸡舍装备有一个排风扇。两个处理都采用地面平养。试验组鸡舍是完全封闭式管理，垫料不清除，定期撒磷酸、磷酸钙、生石灰，以便吸收一定量的有害气体，舍内不消毒。对照组舍自然通风和排气扇通风结合，每天撒垫料，隔三天清除一次粪便垫料，每两天消毒一次。

（二）样品采集与细菌、真菌培养

1. 空气样品收集

采用国际标准 Andersen -6 级空气样品收集器，标准流量为 28.3 L/min，驱动时间根据不同卫生条件和不同细菌在 1 ~ 10 min。收集器设置于鸡舍中央，收集时尽可能减少打扰鸡群，高度为 0.5 m。于 10,20,30,40,49 日龄分别检测气载需氧菌和气载真菌，分别以普通营养琼脂和沙堡弱琼脂(杭州天和微生物试剂有限公司，中国杭州)为介质。

2. 气载细菌、真菌的培养

将采集的细菌空气样品置于 37℃ 恒温箱中培养 24 h；将采集的真菌样品在 25℃ 恒温箱培养 72 h。然后，菌落计数，根据采样时间和气流速率计算出气载细菌和真菌浓度。

3. 气载内毒素空气样品收集及测定

于 15,30 和 45 日龄采用 AGI - 30 收集器(Brachmann and Ehrlich, 1964)，以 50 mL 的无热源水为采样介质，气流速率为 12.5 L/min，驱动时间为 30 min。采样在正常工作时间进行，尽量避免打扰鸡群。通过 LAL 实验(Limulus amebocyte lysate, QLC2100 Bio Whittaker, Walkersvile, MD)测得内毒素含量。然后根据采样时间和气流速率，计算出气载内毒素含量(EU/m^3)。

(三) 动物福利指标的检测

1. 肉鸡生产性能指标测定

每周分别称量和统计每个处理组的死亡率。试验结束时，肉鸡空腹 12 h 后称重，每个处理取 12 只放血宰杀，分割胸肌、腹脂，计算屠宰率、全净膛率、胸肌率和腹脂率。

2. 肉鸡的健康评分

参考 Dawkins 等的方法对肉鸡进行步态评分[7]。肉鸡外观和步态评分方法见表 1。在每组鸡舍根据各自朝向和布局，按照“W”形确定 5 个位点，各位点处随机取出一只肉鸡，对其进行外观评分，观察其羽毛状况和头部转动是否灵活等，然后将其放于地面上进行步态评分(至少走 10 步，由专门人员评定)。

表 1　肉鸡的健康评分标准[7]

项目	0 分	1 分	2 分
肉鸡外观	羽毛光亮、完整，眼睛、头部转动灵活	羽毛有缺损现象(缺损面积占 1/3 以下)，眼睛头部转动一般	羽毛有严重缺损现象(缺损面积占 1/3 以上)，眼睛暗淡无光，头部转动缓慢
肉鸡步态	走路很轻松，步态规则甚至是大步走，平衡良好	走路带有不规则，不均匀地大步走，似乎很不平衡	很犹豫地挪动，几乎没走几步就蹲卧下

（四）试验鸡免疫功能指标检测

1. 抗体效价检测

分别于14,21,28,35,42,49日龄早晨饲喂前,每组随机抽取鸡20羽,翅静脉采血,分离血清,采用血凝和血凝抑制试验(HA－HI)检测新城疫抗体效价(Newcastle Disease Antibody, ND－Ab)。

2. 免疫器官指数测定

分别于21,35,49日龄时每组随机抽取鸡12羽,空腹称重后,按照相关要求屠宰后,摘取胸腺、脾脏、法氏囊。剔除脏器表面的脂肪组织和结缔组织,用滤纸吸去血渍,用电子天平(上海精天电子仪器有限公司,0504006)称重,分别计算胸腺、脾脏、法氏囊指数。免疫器官指数＝免疫器官质量(g)/鸡体体重(kg)。

（五）统计分析

气载细菌、真菌、内毒素的浓度采用中间值(median)表示,同时用最大值与最小值反映数值的波动范围。其他试验数据以平均值±标准差表示,所有数据用SPSS11.5统计软件(SPSS公司,美国芝加哥)进行分析。

三、结果

（一）不同清洁卫生条件下气载需氧菌和真菌浓度的比较

在整个生长周期中,试验组气载需氧菌浓度和气载真菌浓度都随日龄增长不断上升,而对照组变化不大。试验组和对照组气载需氧菌浓度分别为$(2.76\sim10.99)\times10^6$ CFU/m^{3}空气和$(0.86\sim1.74)\times10^6$ CFU/m^3;试验组和对照组气载真菌浓度分别为$(2.8\sim5.6)\times10^5$ CFU/m^{3}和$(0.72\sim1.1)\times10^5$ CFU/m^{3}空气。统计分析显示,试验生长前期1～20 d气载需氧菌、真菌浓度差异不显著($P>0.05$),生长后期(>30 d)差异显著($P<0.05$)(图1,图2)。

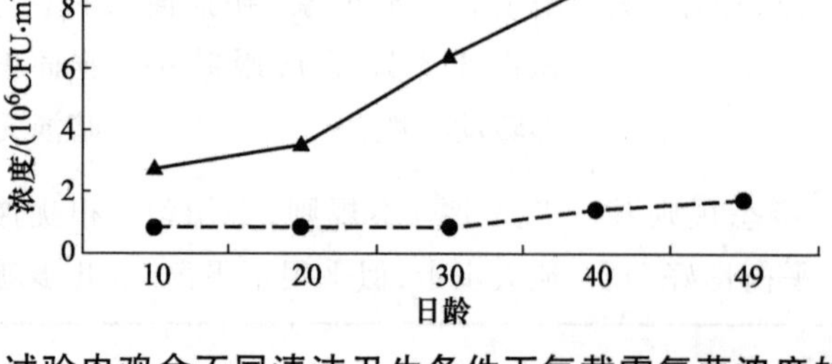

图1　试验肉鸡舍不同清洁卫生条件下气载需氧菌浓度的比较

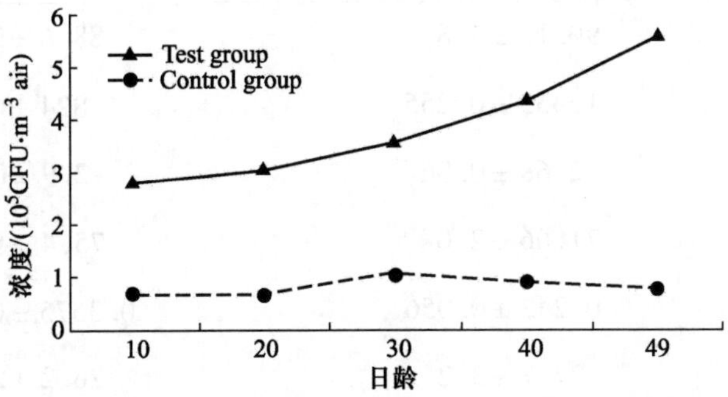

图 2　试验肉鸡舍不同清洁卫生条件下气载真菌浓度的比较

（二）气载内毒素浓度比较

在试验过程中，试验组气载内毒素浓度都随日龄增长大幅度地升高，而对照组变化不大。试验组和对照组浓度分别为$(0.8\sim17.07)\times10^3$ EU/m^{3}和$(0.4\sim2.13)\times10^3$ EU/m^{3}空气($P>0.05$)(图 3)。

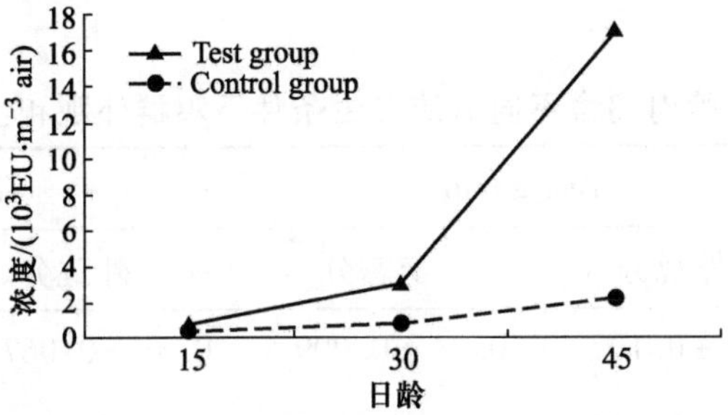

图 3　试验肉鸡舍不同清洁卫生条件下气载内毒素浓度的比较

（三）鸡只胴体性状和死亡率的比较

试验组和对照组的全净膛率分别为 71.66% 和 75.4%($P<0.05$)，胸肌率分别为 22.7% 和 26.2%($P>0.05$)，但胸肌重差异极显著($P<0.01$)。两组的死亡率分别为 23.4% 和 12.9%，试验组是对照组的 1.8 倍($P>0.05$)(表 2)。

表 2　试验肉鸡舍不同清洁卫生条件下鸡群胴体性状和死亡率比较

	Test group	Control group
屠宰率/%	90.15 ±3.8	88.6 ±2.9
屠宰重/kg	1.333 ±0.255	1.824 ±0.253**
腹脂率/%	2.68 ±0.86	2.9 ±0.87
全净膛率/%	71.66 ±2.0	75.4 ±5.4*
胸肌重/kg	0.242 ±0.056	0.3575 ±0.051**
胸肌率/%	22.7 ±3.2	26.2 ±2.4
死亡率/%	23.4 ±17.8	12.9 ±5.9

注：$n = 12$，* $P < 0.05$；** $P < 0.01$

（四）鸡群外观和步态比较

在 1 ~3 周时肉鸡外观和步态评分差异不显著（$P > 0.05$）；在 4 ~5 周，养殖环境对外观和步态的影响差异极显著（$P < 0.01$）；在 6 ~7 周时，试验组外观和步态评分分别为 1.89 ±0.076 和 1.41 ±0.121，对照组外观和步态评分分别为 0.89 ±0.054（$P < 0.01$）和 0.78 ±0.106（$P < 0.05$）（表 3）。

表 3　试验肉鸡舍不同清洁卫生条件下鸡群外观和步态比较

	Test group		Control group	
	外观分	步态分	外观分	步态分
1 ~3 周（$n = 50$）	0.65 ±0.107	0.74 ±0.009	0.58 ±0.067	0.66 ±0.111
4 ~5 周（$n = 35$）	0.79 ±0.113	0.85 ±0.009	0.30 ±0.145**	0.32 ±0.156**
6 ~7 周（$n = 35$）	1.89 ±0.076	1.41 ±0.121	0.89 ±0.054**	0.78 ±0.106*

注：* $P < 0.05$；** $P < 0.01$

（五）试验鸡新城疫抗体效价比较

试验鸡只在 14，21，28 日龄，抗体效价对照组逐渐高于试验组，但是两组差异都不显著（$P > 0.05$）。在 28 日龄时达到最高值，分别为 6.1 ±1.20 与 5.3 ±0.67。然而，在 35，42，49 日龄时，对照组抗体效价显著高于试验组（$P < 0.05$），49 日龄时，分别为 4.8 ±1.03 与 3.6 ±1.26（见表 4）。

表 4 两种养殖环境下肉鸡抗新城疫疫苗抗体效价的比较(lg2)

组别	日龄					
	14	21	28	35	42	49
试验组	3.7 ±0.67	4.8 ±0.79	5.3 ±0.67	4.9 ±0.88	4.4 ±0.97	3.6 ±1.26
对照组	3.7 ±0.95	5.1 ±1.20	6.1 ±1.20	6.1 ±1.52*	5.6 ±1.35*	4.8 ±1.03*

注: $n=20$, * $P<0.05$; ** $P<0.01$

(六) 试验鸡免疫器官指数的比较

结果显示,21 日龄时,试验鸡的脾脏指数、法氏囊指数、胸腺指数差异甚小;35 日龄时,试验组与对照组的胸腺指数为 2.31 ±0.51($P<0.05$);49 日龄时,试验组和对照组的脾脏指数为 1.06 ±0.28($P<0.05$),而胸腺指数为 1.79 ±0.25,差异极显著($P<0.01$)。而两组的法氏囊指数差异不显著($P>0.05$)(表 5)。

表 5 两种养殖环境下肉鸡脏器指数的比较

日龄	组别	脾脏指数	法氏囊指数	胸腺指数
21	试验组	1.05 ±0.33	1.49 ±0.87	3.78 ±0.79
	对照组	1.10 ±0.36	1.82 ±0.90	3.90 ±0.90
35	试验组	0.93 ±0.29	0.72 ±0.38	2.60 ±0.89
	对照组	1.10 ±0.27	0.80 ±0.30	3.39 ±0.81*
49	试验组	1.07 ±0.34	0.69 ±0.34	1.25 ±0.42

注: $n=12$, * $P<0.05$; ** $P<0.01$

四、讨论

动物福利(Animal Welfare)是 1976 年休斯(Hughes)提出的,是指农场中饲养的畜禽与其环境协调一致,保持其精神与生理的完全健康状态。空气中的微生物及其代谢产物(内毒素、外毒素、真菌毒素等)是影响动物健康的主要生物因素。许多致病真菌都可产生毒素,引起禽类真菌毒素中毒症,可引起发育迟缓、免疫力低下、器官机能障碍及中毒死亡等。尽管健康的禽类能够抵挡自然条件下发生的霉菌孢子的侵袭,但在病原霉菌浓度超过一定限度时,尤其是对那些由环境应激因素、营养不良及广谱抗生素的广泛应用等引发免疫力低下的禽类,极易造成真菌病的流行[9]。Zuker 和 Mueller (2000)指出,内毒素可以导致禽类的呼吸道疾病,如恶性肺炎、呼吸道阻塞等。Donham (1991)对瑞典南部28个猪场猪只健康与空气质量的关系进行研究时发现,猪场的内毒素含量与猪的肺炎、胸膜肺炎以及新生仔猪疾病有一定的协同性[10]。由微生物气溶胶造成的疾病反映了动物舍的环境质量低下,使机体免疫负荷增大,生理反应改变。免疫系统的负荷能够导致饲料的吸收率、生产性能下降[11]。在本研究中,从整个生长周期来看,试验组气载需氧菌浓度最高达到了(2.76 ~ 10.99) $\times 10^6$ CFU/m^3空气,对照组为(0.86 ~1.74) $\times 10^6$ CFU/m^3空气;试验组气载真菌最高浓度为(2.8 ~5.6) $\times 10^5$ CFU/m^3空气,对照组为(0.72 ~1.1) $\times 10^5$ CFU/m^3空气;试验组气载内毒素浓度为(0.8 ~17.07) $\times 10^3$ EU/m^3。经统计分析,说明了对照组空气质量比试验组好。可见禽舍环境高浓度的微生物气溶胶对动物的健康产生危害,严重影响肉鸡的福利水平。

动物舍环境中的微生物及其代谢产物形成的气溶胶能够导致环境污染,影响动物的健康及生产能力。较差的卫生条件可以使动物的生长速度降低15%,使饲料的转化率降低10%[12]。在本研究中,对照组屠宰重比试验组提高了36.83% ($P<0.05$),试验中虽胸肌率不显著,但对照组胸肌重比试验组提高47.73% ($P<0.05$)。显示了环境条件对动物的生产性能能产生直接影响,好的环境质量能产生较好的经济效益。虽然没有统计数据直接表明气载需氧菌含量与疾病的发生存在相关性,但是很多研究表明,微生物气溶胶含量的增高能够导致动物免疫力下降,生长缓慢及生产性能降低[13],本研究结果与其一致。

福利是通过行为及健康状况、生产性能、死亡率等评估的,健康通过动物的外观和步态展现(表1)。本研究观察了两种环境中饲养的肉鸡的外观和步态,试验组环境6 ~7 周对肉鸡的外观评分达到了1.89 分,步态评分达到了1.41分,而对照组外观评分为0.89 分($P<0.01$),步态分为0.78 分($P<0.05$)。结果表明,试验组环境对试验鸡的福利及健康状况影响是非常严重的,这个结果与Dawkins 等对肉鸡福利的影响因素研究报道一致[7]。本研究中,试验鸡从30 日龄起,试验组和对照组气载微生物浓度差异显著($P<0.05$),此时两组肉鸡的外观和步态差异显著,说明鸡舍气载微生物浓度与肉鸡的步态状况有一定的相关性。造成此结果的原因可能是生物应激因素抑制了机体免疫组织的功能,神经体液平衡和生理代谢受到不良影响,鸡只的全身状况不佳,从而运动量减少。

胸腺、脾脏、法氏囊作为禽类的主要免疫器官,其生长发育势必与其免疫功能密切相关。免疫器官指数能很好地反映机体免疫器官的重量变化,且能将对个体差异的影响降低到最低限度。Rivas 等(1985)认为胸腺、法氏囊及脾脏的重量可用于评价鸡的免疫状态,免疫器官的发育状况直接影响机体免疫应答的水平和抵抗外来微生物的感染和侵入的能力,其绝对重量和相对重量的增加,说明机体的细胞免疫和体液免疫机能增强。免疫器官指数是反映免疫器官发育的指标。试验组和对照组的胸腺指数在21日龄时差异均不显著($P>0.05$),此后,试验组低于对照组,35日龄时差异均显著($P<0.05$),49日龄差异均极显著($P<0.01$)。试验组脾脏指数普遍低于对照组,在49日龄时,差异显著($P<0.05$)。可见随着气载微生物浓度的逐渐上升,鸡只摄入的量加大,免疫组织负担加重,导致抵抗力下降。

研究结果表明,试验组舍由于饲养环境污浊,大量的生物应激因素的积聚,对免疫器官的发育产生不利的影响。环境质量对动物健康和生产性能产生直接的影响,做好动物舍饲养卫生管理,动物体保持良好的免疫抵抗力,是健康养殖的关键。集约化畜禽生产应当特别注意其舍栏的环境生态控制,保障其清洁卫生,给动物创造一个舒适的生存条件,才能够达到应有的生产效益。

参考文献

[1] Zucker B A, et al. Aniamal microorganisms in animals stables. Relationship between inhaled endotoxins, dust and airborne bacteria in a poultry housing unit. Berliner und Munchener Tierarztliche Wochenschrift, 2000, 113:7 - 8, 279 - 283; 21 ref.

[2] Kaliste E, et al. Airborne contaminants in conventional laboratory rabbit rooms. Laboratory Animals, 2002, 36(1): 43 - 50.

[3] Brachmann P S, et al. Standard sampler for assay of airborne microorganisms. Science, 1964, 3264(144):1295.

[3] Douwes J, et al. Bioaerosol health effects and exposure assessment: progress and prospects. Ann Occup Hyg, 2003, 47(3): 187 - 200.

[4] Fiegel J, et al. Airborne infectious disease and the suppression of pulmonary bioaerosols. DDT, 2006, 11(1/2):51 - 57.

[5] Duan H Y, et al. Transmission identification of *Escherichia coli* aerosol in chicken houses to their environments using ERIC - PCR. Sci China, 2008 (2):164 - 173.

[6] Banhazi T M, et al. Identification of the risk factors for high airborne particle concentrations in broiler buildings using statistical modeling. Biosystems Engineering, 2008, 101: 100 - 110.

[7] Dawkins M S, et al. Chicken welfare is influenced more by housing condition than by stocking density. Nature, 2004, 427(22):342 - 344.

[8] Banhazi T M, et al. Identifiation of risk factors for sub - optimal housing conditions in Australian piggeries - part II: airborne pollutants. J Agr Saf Health, 2008, 14:21 - 39.

[9] 王雅玲. 养殖环境真菌气溶胶及相关真菌毒素的检测. 山东农业大学, 2006.

[10] Donham K J. Association of environmental air contaminants with disease and productivity in swine. Am - J - Vet - Res. Schaumburg, Ⅲ, American Veterinary Medicine Association.

1991, 53(10):1723 - 1730.

[11] Kemeny D M. The effects of pollutants on the allergic immune response. Toxicology, 2000, 152:3 - 12.

[12] Libby D A, et al. Observations on growth response to antibiotics and arsenic acids in poultry feeds. Science (Washington, DC),1955,121: 733 - 734.

[13] Wolinsky S M. Public health: Chicken monster or chicken little. Science, 2006, 311 (5762): 780 - 781.

宠物临床人兽共患疾病的现状简介

林德贵

中国农业大学动物医学院，北京

一、引言

从20世纪80年代末开始于中国大陆的宠物饲养，经历了不同的阶段，政府也出台了各种政策和管理措施。狂犬病的控制在人与动物共患疾病中始终占有第一的地位，农业部、各省市兽医主管部门、执业兽医师和犬猫饲养者均予以了高度的重视，进口和国产的狂犬病疫苗使用区域逐年扩大，使得城市中饲养的犬和猫患狂犬病的数量极少。同时，一些可以经过犬或猫传染给人但是没有狂犬病影响大的疾病，依然不少！对于这些疾病的研究、监控、预防和治疗，均需要大量的工作。

二、“犬窝咳”

幼犬窝咳（博代氏菌感染）是非常常见的幼犬呼吸道疾病，引起喉气管炎，以“咳－咳－咔”的咳嗽声音为特征；主要出现在气候突变的季节，或者昼夜温差大的时候；幼犬由于呼吸道黏膜调节冷热空气变化的能力不及成年犬，窝咳的出现在所难免。本病以传染给家庭的儿童和临床宠物医师（嗓子痒、轻咳）为主，病灶一般局限在喉部。给犬以“强力咳喘宁”（强力霉素＋鱼腥草片剂）治疗7天，有很好的效果。

三、“犬流感”

犬的流感近年来越来越引起宠物饲养者和各级政府的重视。从中国农业大学近5年犬的临床病例上看，与人流感发生的时间相重叠。问诊的结果显示，犬主首先患流感，之后家养犬有发生的可能。尚无临床病例显示犬患有流感后传染给人。犬流感的治疗，目前缺乏抗体；一般常用犬干扰素－α、胸腺肽、阿昔洛韦、利巴韦林、鱼腥草、双黄连等药物。

四、虫媒性疾病

通过吸血昆虫传播的人与动物共患疾病一直是发达国家十分重视的人与动

物共患疾病，因为引起血液中丝虫病、埃里克氏体病、巴贝斯原虫病、利氏曼焦虫病，并且可以传播细菌病和病毒病，引起贫血；由于宠物犬与人类生活密切，预防虫媒性疾病有着十分重要的意义。目前，预防吸血昆虫（以跳蚤、蜱、蚊子和白蛉）传播的虫媒性疾病，主要是依靠药物（体虫清片剂、拜宠爽滴剂、福来恩滴剂和大宠爱滴剂等）定期口服或外用来完成，效果确实。治疗则采用对症的方法。

五、布病

犬布病的病例在临床上依然有发生，以配种的公犬和农场的家犬为主。表现为阴囊肿大。这样的病例要做临床鉴别诊断，以区分非布病性睾丸炎、阴囊疝和单侧隐睾。

六、结核病

结核病的病例在城市不常见，但是在农牧区不容忽视。尤其是牧区的放牧犬，与牛、羊、鹿等放牧的家畜接触密切，有一定的发病率。

七、猫癣

猫的皮肤真菌主要是犬小孢子菌，以断毛、少毛、无毛和皮屑为主要临床症状。皮脂分泌不足的猫，尤其是幼猫和 2 岁之前的一些名猫（波斯猫、异短、美短、虎斑和折耳猫等）猫癣的发生率更高。患部拔毛镜检，可以确诊猫癣的病例。

猫癣可以传染给人，尤其是儿童。治疗猫癣可以首选特比萘芬片剂，一般以一个月为一个疗程；外用抗真菌药物有一定辅助效果。全身感染的猫，可以用抗真菌的香波。预防幼猫猫癣，给予增强皮肤皮脂层的营养品有一定的效果。

八、钩端螺旋体病

钩端螺旋体病是发生于犬、人和其他多种动物的一种世界范围内重要的临床疾病及人畜共患病。目前发现了钩端螺旋体的多种血清型，其中至少 8 种对犬来说很重要。钩端螺旋体感染多发生于户外成年犬。根据犬的年龄、环境及钩端螺旋体血清型的不同而感染力不同。急性感染以发热及肌肉触痛为特征。呕吐、衰弱、凝血、吐血、便血、黑粪、鼻出血、有瘀斑是弥散性血管内凝血（DIC）的特征性症状。钩端螺旋体感染最常见的症状包括昏睡、精神沉郁、食欲减退、呕吐。另外还有其他各种症状如体重下降、不定位的疼痛、关节疼痛、局部麻痹、后肢瘫痪、呼吸困难。在急性感染犬中，黄疸也很常见。被钩端螺旋体感染并表现临床症状的犬需要住院进行加强的支持性治疗。静脉输液以补充由于呕吐及腹泻丢失的水分。对于自发流血的动物，应输血浆或全血。可能出现 DIC 的犬应配给少量肝素。尿少的病犬（尿量少于 2.0mL/(h·kg)）根据需要使用渗透性利尿剂，如甘露醇。使用渗透性利尿剂无效的可使用多巴胺[5 μg /(kg·min)]。另外，抗生素治疗应立即开始。青霉素和四环素衍生物可用于治疗以终止钩端螺旋体感染：如强力霉素，5 mg/kg，口服或肌注。建议：阿莫西林，2 mg/kg，口服，每 8 ~ 12 h 1 次，用药两周；青霉素 G 25 000 ~ 40 000u/kg，s/c 或肌注，每 12 h 1 次，用药 2 周。但是青霉素 G 无法消除带菌状态。附加 2 周强力霉素和红霉素的治疗可消除带菌状态。预防本病可以选择含有钩端螺旋体抗原的犬多联疫苗。

九、猫弓形体病

猫弓形体病是由细胞内球虫属寄生虫鼠弓形体感染而引起，全世界各地都有染病案例，估计约 30% 的感染猫以血液途径染病。鼠弓形体能使所有种类的温血动物受感染，包括人类在内，但猫是最终的宿主。猫之间的传染包括由受感染母猫的先天性感染或在吞食受感染的卵囊后受传染。住在户外的猫在捕猎和吞食带有鼠弓形体的中间宿主或机械性媒介物如甲虫、蚯蚓和啮齿动物等时有受感染的危险。此外，幼猫吃生肉也可令其感染。

进食受感染组织囊或卵囊后出现临床疾病相对较少见。部分猫出现明显的临床症状，部分猫不发病，原因不明。受感染猫不发病并且健康生活可能有赖于有效的免疫反应。由于使用皮质类固醇疗法和 FeLV、FIV 感染引起的免疫抑制与复发性鼠弓形体感染有关。弓形体病的临床症状包括：肺炎、不同程度的神经性缺损、肝炎（偶有黄疸）、胰腺炎、心肌炎和其引起的心律不齐和不同程度的眼部症状，如葡萄膜炎、脉络膜视网膜炎、青光眼和视网膜脱落。心律不齐可引发猫的突发死亡。对幼猫而言，经胎盘的感染常引起幼猫衰弱和死亡。由于受感染猫会终生带有弓形虫囊，因此在猫血清中可测出 IgM、IgG 和 IgA 抗体，但“阳性”抗体效价与弓形体引起的临床疾病并没有关系。

治疗：患有弓形体病的猫可用克林霉素治疗（每千克体重 10 ~ 15 mg，口服相隔 12 h，持续 2 ~ 4 周）。开始治疗后 24 ~ 48 h 之内病情出现改善。神经性病症尤其是下肢运动神经元缺陷和肌肉萎缩等，需要几周时间才减退消失。患有弓形体病引起的眼色素层炎的猫可以用皮质类固醇局部性或全身性治疗，无须担心皮质类固醇会加重病情。同时患有 FeLV 或 FIV 的弓形体受感染猫治疗预后较差。

预防：虽然一种口服用的疫苗已证实可减少受感染猫散播卵囊，但目前仍未有商业性疫苗。这种口服疫苗的目的是减少环境被弓形体卵囊污染，而不是尝试预防临床弓形体病。避免让幼猫或成年猫猎食并且只喂饲没有生肉的成品猫粮是最有效的预防方法，即使是喂食前被冷冻过的肉仍可能有受感染的组织囊。

公共卫生：由于猫是弓形体的最终宿主并可排泄散播卵囊，因此对人类有一定威胁，但在排泄卵囊初期，病猫一般不出现任何临床症状，被排出的卵囊在孵化前没有感染性。孵化需要的时间因温度而定，有时被病猫排出后一天内可孵化。在低温情况下（11℃以下），孵囊需要至少 3 周才能孵化。病猫主人可以采取预防措施以避免受感染。

每天清理猫便盆可减少已孵化弓形虫的感染机会。由于卵囊在不同环境温度和湿度下都有很强适应力（可存活 18 个月以上），在接触或工作于泥土中时应避开猫排便的地方或应戴手套，这样可以减少受感染的机会。

在少数情况下如需要清理污染的便盆时，使用沸水比液体消毒液更有效。可用蒸汽消毒方法清理不渗水的坚硬表面。

食用生肉和处理生肉的人比畜主更易感染弓形体病。虽有很多医师建议免疫机能障碍的人不应接触猫，但据统计免疫抑制的猫主人很少听从兽医的嘱咐。

BPIV3 NM09 株全长感染性 cDNA 克隆的构建及重组病毒的拯救

王凤雪[1],师新川[2],曹　丽[3],黄　双[3],武　华[2],温永俊[1]

1 中国农业科学院特产研究所,特种经济动物分子生物学国家重点实验室,吉林长春

2 华威特(北京)生物科技有限公司,北京

3 沈阳农业大学,辽宁沈阳

摘要:根据牛副流感病毒 3 型(BPIV3)内蒙古分离株(NM09 株)的全基因组序列(GenBank No. JQ063064)设计 7 对引物,以 BPIV3 NM09 株提取的 RNA 为模板,通过 RT - PCR 分段扩增出病毒全长基因组,各个基因片段克隆到 PCR - Blunt 载体并测序,利用生物信息学软件 DNAstar 中的 SeqMan 对各片段进行拼接,获得 BPIV3 NM09 全基因序列。利用 DNAstar 软件中的 SeqBuilder 和在线分析软件 NEBcutter,对 BPIV3 NM09 株全基因组序列进行酶切位点分析,找到合适的酶切位点进行连接,并分别在基因组 N 端和 C 端分别引入锤头状核酶结构(HamRz)和丁肝病毒核酶结构(HdvRz)。同时根据 pCR - Blunt 载体和 pcDNA3.1(+)载体上的多克隆位点次序,将各个 BPIV3 NM09 株基因片段按照一定的先后顺序依次亚克隆至真核表达载体 pcDNA3.1(+)上,构建获得 BPIV3 NM09 株全长 cDNA 克隆 pcDNA3.1 - NM09。利用脂质体转染法将纯化的全长质粒 pcDNA3.1 - NM09 及辅助质粒 pcDNA3.1 - NP、pcDNA3.1 - P 和 pcDNA3.1 - L 共转染 BSR 细胞,在 MDBK 细胞上盲传,经 RT - PCR、FA 或 IFA 鉴定,成功获得重组 BPIV3 病毒。本研究为进一步开发基因工程重组疫苗和研究该病毒毒力因子以及分子致病机理奠定了基础。

关键词:牛副流感病毒 3 型;感染性 cDNA 克隆;重组病毒

一、引言

副流感病毒(PIV)系单股负链 RNA 病毒目、副黏病毒科、副黏病毒亚科,是一类不分节段的单股负链 RNA 病毒,可感染多类哺乳动物(包括人在内)。牛副流感病毒 3 型(BPIV3)与人副流感病毒(HPIV)1 型、4 型同属呼吸道病毒属,20

世纪60年代末在美国首次被分离到。其基因组由5′和3′非编码区及6个不重叠的蛋白编码区组成，便于外源基因插入，利用基因工程重组DNA技术构建新型的重组病毒载体苗是当今基因工程疫苗的研究热点之一。PIV有许多作为疫苗载体的优良特性，牛副流感病毒（BPIV）和人副流感病毒（HPIV）一直是活疫苗病毒载体的研究热点，并经过全面的稳定性、安全性鉴定。利用BPIV3来预防HPIV3感染取得了很好的效果。以灵长类动物为试验对象对BPIV3作为一种减毒活疫苗进行评价，结果显示对恒河猴免疫BPIV3后，再用人副流感病毒进行攻击，机体表现出了极强的抵抗力，这说明BPIV3和HPIV3具有很好的抗原相关性，结果表明BPIV3可以用作活疫苗病毒载体[1]。

BPIV3 NM09株是从牛体内分离的一株副流感病毒。本研究以NM09株基因组为基础，成功构建其全长cDNA克隆pcDNA3.1－NM09及3个辅助质粒pcDNA3.1－NP、pcDNA3.1－P和pcDNA3.1－L，建立了牛副流感病毒3型NM09株反向遗传操作系统，并转染拯救获得重组病毒，本研究为进一步开发基因工程重组疫苗和研究该病毒毒力因子以及分子致病机理奠定了基础。

二、材料和方法

（一）细胞和毒株

MDBK、BSR细胞由本研究室购买并保存；2009年本研究室在内蒙古某牛场分离鉴定得到一株牛副流感3型病毒，命名为NM09；MDBK、BSR细胞在含有10% FBS（Gibco BRL）的DMEM（Gibco BRL）培养基中培养单层；病毒在2% FBS的DMEM维持液中增殖。

（二）引物的设计合成

依据GenBank数据库中报道的BPIV3 Kansas株（AF178654）、Q5592株（EU277658）、SD0835株（HQ530153）、SF株（AF178655）全基因序列，在保守区设计11对扩增覆盖BPIV3基因全长的引物（表1），引物设计软件为Primer Premier 5，引物由英潍捷基（上海）贸易有限公司合成。

（三）病毒RNA提取及RT－PCR反应获得cDNA片段

按Trizol试剂（Invitrogen）说明书提取病毒RNA，RNA以DEPC处理的灭菌去离子水溶解，保存于－70℃备用。参照SuperScript™ Ⅱ Reverse Transcriptase产品说明书，以OligdT为RT引物，合成cDNA第一链。以2 μL的RT产物作为模板，进行PCR反应。PCR扩增酶使用高保真酶AccuPrime Pfx DNA Polymerase

表 1 BPIV3 NM09 株全长 cDNA 克隆构建及辅助质粒构建引物

引物名称	引物序列
S1.1 – HamRz	**GCTAGC**TGTTAAGCGTCTGATGAGTCCGTGAGGACGAAACTATAGGAAAG GAATTCCTATAGTCACCAAACAAGAGAAGAGACTTG
S5.1 – HdvRz	**GCGGCCGC**CGCCCTCCCTTAGCCATCCGAGTGGACGTGCGTCCTCCT TCGGATGCCCAGGTCGGACCGCGAGGAGGTGGAGATGCCATGCCGAC- CCACCAAACAAGAGAAAAACTCTGTTTG
S1 – U	ACCAAACAAGAGAAGAGACTTGCTTG
S1 – L	TGAGGATGTTCCAGGATGTGAT
S2.1 – U	ATACAGGAGAACCAACAAGAGC
S2.1 – L	ACCCTTGTGATTTCAATTGATG
S2.2 – U	ATACAGGAGAACCAACAAGAGC
S2.2 – L	ACCCTTGTGATTTCAATTGATG
S3.1 – U	TCTTATTACCCAGGGCTGTCAA
S3.1 – L	TCCTATGAAGCTCTTATAATAA
S3.2 – U	GTACGGATCAAATTCTGCCATA
S3.2 – L	CTTTCATCCGTAACTGATCCAA
S4.1 – U	GACAGGAATAGCATCATTAAGG
S4.1 – L	CAGATACTTAATTGCAGTTTTC
S4.2 – U	TCAAATCATTCCCATCAACTGT
S4.2 – L	ACCAAACAAGAGAAAAACTCTG
AgeI – F	TCACCGGTATGCATCGAATCAAACG
AgeI – R	CATACCGGTGATCTCTGATTGATTGTC
N – F	GCCTGCTAGCATGCTGAGTCTATTTGACAC
N – R	GGGCGGCCGCTTAGTTGTTTCCGAATGCAC
P – F	AGAAGCTAGCCACAACTCAATCAACCCAAG
P – R	TTGCGGCCGCTTGACCTTTGTCTGGTTGTT
L – F	GAGCGCTAGCCAGGAGAAATGGACACCGAATC
L – R	TCTGGCGGCCGCTGTTCTGTTTGTTGTATCTGTA
PIV3 – N1 – F	ACGGATCCAGTGCACGTAGACAGGAGAA
PIV3 – N2 – R	GAGTCGACGAACAAGATCCTCAA

注：黑色字体代表酶切位点 *Nhe* I 和 *Not* I，下划线字母为 HamRz 和 HdvRz 序列

(Invitrogen,USA)。PCR 扩增条件为:95℃ 5 min,94℃ 50 s,X℃ 50 s,68℃ 1 min/kb,运行30个循环;最后68℃孵育10 min,X 为退火温度,根据引物 T_m 值不同,在 50~60℃之间。用1%的琼脂糖凝胶鉴定 PCR 产物。DNA 条带纯化按照 PureLink™ Quick Gel Extraction Kit 产品说明书进行。

(四)病毒 cDNA 的克隆和测序

纯化的 RT-PCR 产物克隆到 pCR-Blunt 载体(Invitrogen, USA)中,用 PureLink™ Quick Plasmid Miniprep Kit (Invitrogen,USA)按照产品说明书抽提质粒,电泳、酶切和测序鉴定阳性克隆。限制性内切酶和其他修饰酶购自 New England Biolabs 和 TaKaRa 两个公司;序列测定由英维捷基(上海)贸易有限公司完成;测序结果使用 Lasergene Software Package (DNAstar Inc.,USA)软件包进行分析。

(五)全长 cDNA 克隆的构建策略

根据 BPIV3 NM09 株测序结果(GenBank 登录号:JQ063064),病毒基因组全长为 15456 个核苷酸,通过 DNAstar 软件中的 SeqBuilder 和 NEB 网站上的在线软件 NEBcutter,对 BPIV3NM09 株全基因组序列进行酶切位点分析,选择酶切位点 *Pas* I(2645 nt、7433 nt),*Nde* I(4672 nt、7845 nt、9960 nt、13656 nt),*San*D I (12273 nt)进行全长连接,具体连接策略如图 1 所示。全长分成 7 个片段,S1 的 5′端引入 HamRz 核酶序列和 *Nhe* I 限制性内切酶位点,S4.2 的 3′端引入 HdvRz 核酶序列和 *Not* I 限制性内切酶位点。分别将这 7 个片段克隆到 pCR-Blunt 载体(pBlunt-S1、pBlunt-S2.1、pBlunt-S2.2、pBlunt-S3.1、pBlunt-S3.2、pBlunt-S4.1、pBlunt-S4.2)。为了便于区分重组病毒和外源基因插入,在 BPIV3 的 P 和 M 基因之间(全长基因序列 3635 bp 处)引入 *Age* I 酶切位点,该位点位于 S2.1 片段上,通过定点突变的方法引入,突变引物为 AgeI-F/R,进一步通过片段亚克隆获得 pBlunt-S2、pBlunt-S3、pBlunt-S4。将 S1、S3 和 S4 通过 *Pas* I、*San*D I 依次连接构建获得 pBlunt-S1-S3-S4 克隆,通过 *Nhe* I 和 *Not* I 将 S1-S3-S4 片段亚克隆到 pcDNA3.1(+)载体上,利用 *Pas* I 将 S2 插入到 pcDNA3.1-S1-S3-S4 中,通过酶切鉴定正反向,获得正确的全长 cDNA 克隆 pcDNA3.1-NM09。

(六)辅助质粒的构建与鉴定

分别在 NP、P、L 基因的两端设计引物(见表 1),并在 5′端和 3′端分别引入 *Nhe* I 和 *Not* I 限制性酶切位点,通过 RT-PCR 获得目的片段,克隆到表达载体

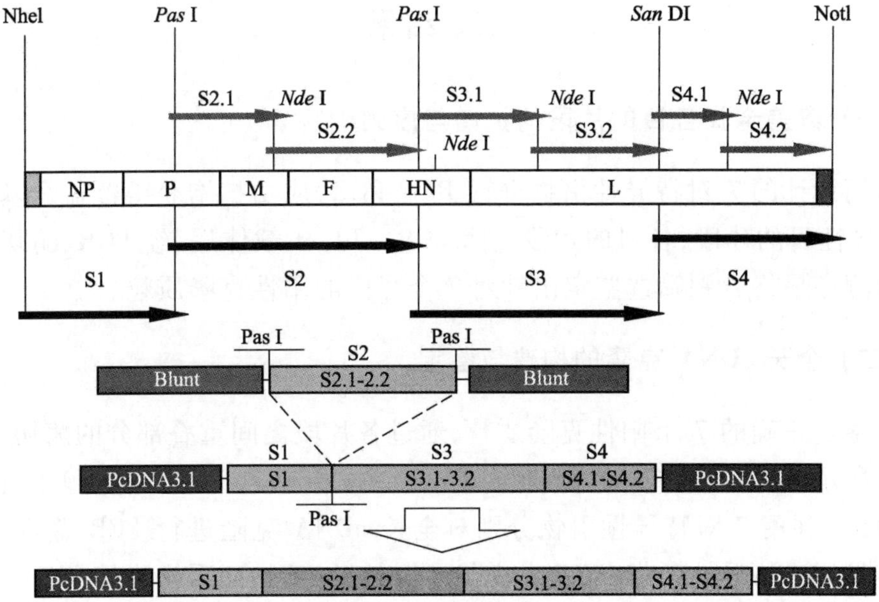

图 1　牛副流感病毒 3 型基因组全长 cDNA 构建策略

pcDNA3.1(+),经 PCR 和酶切及测序鉴定获得正确的克隆。

(七) 全长 cDNA 克隆的转染

用 PureLink™ HiPure Plasmid Midiprep kit (Invitrogen)纯化全长质粒和辅助质粒,紫外分光光度计测定质粒的浓度,根据 Lipofectamine™2000 Reagent (invitrogen)说明书,按照 pcDNA3.1 - NM09:pcDNA3.1 - NP:pcDNA3.1 - P:pcDNA3.1 - L 的质量比例转染 BSR 细胞单层,24 ~ 48 h 收集转染细胞和上清,冻融 3 次,接种 MDBK 细胞单层,进行重组病毒的盲传增殖。盲传 2 代,每代维持 6 ~ 9 天。每天观察细胞,记录病变产生情况。

(八) 重组病毒鉴定

免疫荧光检测:盲传 2 代的转染冻融液接种 MDBK 细胞单层 48 h 后,固定液室温固定 20 min,用 BPIV3 抗牛多抗和兔抗牛 IgG - FITC 二抗(LifeSpan Bioscience)进行间接免疫荧光检测,用 FITC 标记的 BPIV3 单抗(VMRD)进行直接荧光检测,在荧光显微镜下观察结果。

RT - PCR 检测:盲传 2 代的转染冻融液提取 RNA 后,用 Dnase I 处理 10 min,随后进入 RT - PCR,使用 BPIV3 的 NP 基因部分片段检测引物(PIV3 - N1 - F 和 PIV3 - N2 - R)进行鉴定。

三、结果

(一) 覆盖全长各目的片段的扩增与序列确定

利用设计的7对特异性引物进行 RT - PCR,成功扩增获得覆盖全基因组的7条特异性目的片段,各目的片段克隆 pCR - Blunt 载体后,经 PCR、酶切和3个克隆的测序最终分别筛选鉴定出针对7个片段的阳性克隆质粒。

(二) 全长 cDNA 克隆的构建与鉴定

将鉴定正确的7个阳性克隆质粒,通过各片段之间重叠部分的酶切位点,按照图1所示的构建策略进行系列亚克隆,最终构建获得 BPIV3 NM09 株全长 cDNA 克隆。利用7对特异性引物分别对全长 cDNA 克隆进行 PCR 鉴定,结果显示均能扩增出特异性条带,而且大小与预期结果相同,证明构建的全长 cDNA 克隆包含所有目的片段,同时用 *Nhe*I 和 *Not* I 对全长质粒进行酶切分析,均能获得大小和数目与预期一致的条带。说明成功构建 BPIV3 NM09 株全长 cDNA 克隆,命名为 pcDNA3.1 - NM09。

(三) BPIV3 全长 cDNA 克隆转染与拯救

为了鉴定全长 cDNA 克隆的感染性,将全长质粒与辅助质粒按比例共转染并进行盲传。结果在 MDBK 细胞上传代2次后,CPE 鉴定转染后的细胞冻融液接种于 MDBK 细胞后第二代出现典型病变,细胞融合变大,胞内有多核,折光率下降,从瓶壁上脱落,随后发生细胞破裂,低倍镜下细胞呈现拉网状病变。FA 和 IFA 鉴定均检测到特异性的黄绿色荧光细胞(图2A,2B),RT - PCR 检测有大小447 bp 的特异条带(图2C)。各个试验的鉴定结果说明重组 BPIV3 被成功拯救。

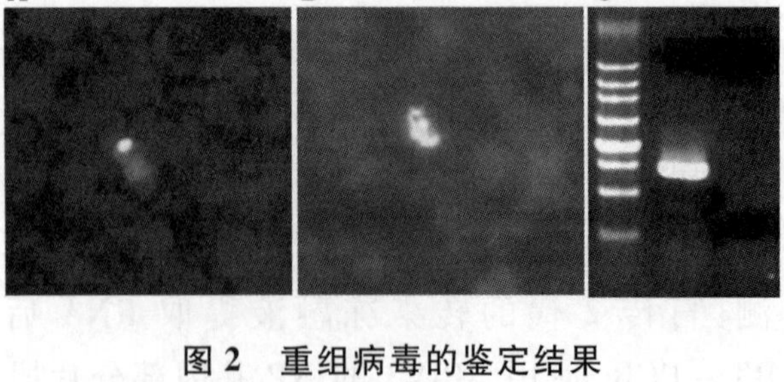

图2 重组病毒的鉴定结果

A,FA 结果; B,IFA 结果; C,RT - PCR 结果

四、讨论

BPIV3 作为病毒载体的研究在国内外包括美国匹兹堡大学 Greenberg 等通过Ⅱ期临床试验,多次鼻腔接种 BPIV3 疫苗评价其对幼婴的感染性、耐受性、安全性和免疫原性,结果表明该疫苗具有表型稳定、安全性高、免疫原性好等优点[2-3]。

由于自然宿主范围的限制性,副流感病毒对不同种类的动物而言,毒力是减弱的。利用这个特点可以将异源性病毒保护性抗原基因插入到减毒的副流感病毒中,以此为载体表达异源性病毒的保护性抗原。Haller 等以 BPIV3 为载体表达人呼吸道合胞体病毒的保护性抗原,既保持了 BPIV3 在人体内的弱毒性,又维持了人呼吸道合胞体病毒保护性抗原在人体内的免疫原性[4]。作为载体的副流感病毒感染宿主细胞后,只在细胞质中增殖,不会造成宿主细胞的死亡和损伤,其遗传物质也不会整合到宿主细胞基因组中,因此不会造成宿主细胞的变异[5]。副流感病毒的基因组为单股负链不分节段的 RNA,各基因片段相互间不重叠。其表达是以单个独立的 mRNA 单位进行。所以其基因间的区域便于外源基因的插入和调节,并有利于外源基因稳定性的维持。

副流感病毒作为病毒载体表达外源性抗原的关键是转录单元的构建,构建方法是将获得的完整外源基因开放式阅读框的 cDNA 片段两端分别加上副流感病毒基因片段间特有的 GS 和 GE 信号序列,在拯救的重组病毒中,外源基因像病毒本身的基因组一样作为独立的 mRNA 被表达[6]。外源基因片段必须插到基因间的非编码区,或第一个基因的引导序列之后,才能得到有效表达[7]。副流感病毒基因组像其他副黏病毒亚科的病毒基因组一样,长度必须是 6 的整数倍,才能高效复制[8-9]。插入外源基因片段的长度和组成必须符合"6 碱基原则",只有这样插入的基因才能得到有效表达[10-11]。埃博拉病毒(EBOV)的糖蛋白基因和呼吸道疱疹病毒(RSV)的 G 和 F 蛋白基因与 HPIV3 嵌合的病毒能够产生针对两种病毒的很强的免疫应答(Bukreyev et al., 2009; Vangeel et al., 2009)。本研究中在 P 和 M 蛋白基因之间的非编码区引入了 *Age* I 酶切位点,不仅用于鉴定重组病毒,还为今后构建重组外源抗原基因提供切入点。本研究建立的 BPIV3 反向遗传系统为开发以 BPIV3 为病毒载体的基因工程重组疫苗和研究该病毒毒力因子以及分子致病机理奠定了基础。

参考文献

[1] Bailly J E, et al, A recombinant human parainfluenza virus type 3 (PIV3) in which the nucleocapsid N protein has been replaced by that of bovine PIV3 is attenuated in primates. J

Virol,2000,74:3188 -3195.

[2] Lee M S,et al, Antibody responses to bovine parainfluenza virus type 3 (PIV3) vaccination and human PIV3 infection in young infants. J Infect Dis,2001,184:909 -913.

[3] Greenberg D P,et al, A bovine parainfluenza virus type 3 vaccine is safe and immunogenic in early infancy. J Infect Dis,2005,191:1116 -1122.

[4] Haller A A,et al, Bovine parainfluenza virus type 3 (PIV3) expressing the respiratory syncytial virus (RSV) attachment and fusion proteins protects hamsters from challenge with human PIV3 and RSV. J Gen Virol,2003,84:2153 -2162.

[5] Ambrose M R,et al. Molecular evolution of the F glycoprotein of human parainfluenza virus type 1. J Infect Dis,1995,171:851 -856.

[6] 王曲直,等.不分节段负股 RNA 病毒作为活疫苗载体研究进展.动物医学进展,2008,29(11):83 -88.

[7] Ammayappan A,et al. A vaccinia - virus - free reverse genetics system for infectious hematopoietic necrosis virus. J Virol Methods,2010,167:132 -139.

[8] Nagai Y,et al. Accessory genes of the paramyxoviridae, a large family of nonsegmented negative - strand RNA viruses, as a focus of active investigation by reverse genetics. Curr Top Microbiol Immunol,2004,283:197 -248.

[9] Skiadopoulos M H,et al, The genome length of human parainfluenza virus type 2 follows the rule of six, and recombinant viruses recovered from non - polyhexameric - length antigenomic cDNAs contain a biased distribution of correcting mutations. J Virol,2003,77:270 -279.

[10] Bukreyev A,et al. Chimeric human parainfluenza virus bearing the Ebola virus glycoprotein as the sole surface protein is immunogenic and highly protective against Ebola virus challenge. Virology,2009,383:348 -361.

[11] Vangeel I,et al. Efficacy of an intranasal modified live bovine respiratory syncytial virus and temperature - sensitive parainfluenza type 3 virus vaccine in 3 - week - old calves experimentally challenged with PI3V. Vet J,2009,179:101 -108.

H7N9 禽流感病毒检疫技术研究

王慧煜,武立伟,梅　琳,李　霆,林祥梅,韩雪清

中国检验检疫科学研究院,北京

摘要:通过对禽 H7N9 亚型流感病毒分子生物学信息的大量收集和分析,经过试验的反复筛选,成功地优化并合成了 2 对特异性引物,5 条特异性探针,3 条质控探针,通过优化引物浓度、退化温度等,建立了 RT - PCR 扩增体系;将扩增产物点制在芯片上,用 H7N9 亚型特异性探针与芯片杂交,建立了 H7N9 禽流感病毒高通量基因芯片检测方法,并进行芯片检测技术的有效性、敏感性、特异性试验与验证试验。经中国疾病预防控制中心提供的病毒 RNA 验证,能很好地检出人感染 H7N9 禽流感病毒,上述两种方法与常见禽病病原及流感病毒的其他亚型无交叉反应;分别最低可检测到 10^3 和 10^5 稀释的病毒株。本研究为及时应对疫情暴发提供了可靠的技术储备,以期为 H7N9 禽流感的有效防控提供可靠、快速和高通量的检测手段。

关键词:H7N9 禽流感病毒;多重 RT - PCR;基因芯片;检疫

一、引言

2013 年 3 月中国长江三角洲地区首次出现了人感染 H7N9 禽流感病例,截至 2013 年 6 月 30 日,我国内地共报告 132 例人感染 H7N9 禽流感确诊病例,其中死亡 43 人,分布于 10 个省市。H7N9 亚型流感病毒既往仅在禽间发现,在荷兰、日本及美国等地曾发生过禽间暴发疫情,但未发现过人的感染情况。目前,农业部已经在活禽经营场点的鸽子、家禽和环境中检出 H7N9 禽流感病毒。通过流行病学调查和分析,将污染源头主要定位在活禽交易市场。病毒对家禽呈低致病力,可以感染鸡、鸽子等禽鸟,感染后没有临床症状。虽然这一禽流感病毒在其目前形式下尚无法引发大规模的禽流感疫情,但无法保证它不会产生变异,从而导致大规模疫情暴发。因此,非常有必要建立快速、精准的检测技术和方法,用于 H7N9 禽流感的监控与预防,降低病毒扩散的风险。

本试验根据已发表的 H7N9 禽流感病毒的 HA、NA 基因的保守序列,优化了特异性引物 2 对,特异性探针 5 条,质控探针 3 条,通过优化引物浓度、退火温度等,建立了 RT－PCR 扩增体系;将扩增产物点制在芯片上,用 H7N9 亚型特异性探针与芯片杂交,建立了 H7N9 禽流感病毒高通量基因芯片检测方法,并对两种方法进行了敏感性、特异性试验与验证试验,以期为 H7N9 禽流感的有效防控提供可靠、快速和高通量的检测手段。

二、材料方法

(一) 毒株

H7N9 亚型流感病毒 RNA 由中国疾病预防控制中心(CDC)提供;传染性支气管炎病毒(IBV)AV10、禽呼肠孤病毒(ARV)AV2311 CEK3、禽痘病毒(FPV)102 株购自中国兽药监察所;马立克氏病病毒弱毒疫苗(MDV)Fc－126 株购自北京市动物总医院;新城疫病毒(NDV)由中国检验检疫科学研究院动物检疫研究所保存。

(二) 主要试剂

RNA 提取与反转录试剂盒均购自 QIAGEN 公司;DNA 回收纯化试剂盒与质粒提取试剂盒均购自 OMEGA 公司;感受态细胞和 PCR 扩增试剂均购自大连宝生物有限公司;PGEM－T 与 pET43.1a 载体分别购自 Promega 和 Invitrogen 公司;空白基片和杂交盒购自博奥生物有限公司。

(三) 分子生物信息学分析与引物、探针的设计

根据 GenBank 中收集已发表的近年来国内外禽 H7N9 亚型流感病毒主要流行毒株的 HA 和 NA 基因序列,利用 Bioedit 分子生物学分析软件对大量收集的序列进行分析比较,根据实验目的筛选各亚型病毒特异保守序列。

在对序列分析的基础上,根据筛选的每个亚型的保守序列,参照 GenBank(http://www.ncbi.nlm.nih.gov)中发表的禽流感病毒代表性的基因组序列(GenBank 登录号:H7 为 KC853766.1、N9 为 KC853765.1),应用 DNAStar、Bioedit、Primer5.0 和 OMIGA 软件分别对其进行初步分析筛选,设计了禽流感病毒 H7N9 亚型的特异性引物和探针。

(四) 一步法 RT－PCR 检测方法的建立

1. 构建阳性质粒

对于获得的 RNA 进行 RT－PCR 扩增,回收目的大小 DNA 片段连接 pGEM－T 载体,转化 JM109 感受态细胞,挑取单个转化菌落,进行 PCR、测序鉴定,

-20℃保存阳性质粒备用。

2. RT-PCR 扩增体系

以上文中构建的靶基因片段阳性质粒为模板，进行 RT-PCR 扩增。

3. 多重 RT-PCR 敏感性试验

以上文中构建的靶基因片段阳性质粒为模板，10 倍系列稀释后进行多重 RT-PCR 试验。

4. 多重 RT-PCR 特异性试验

按照 QIAamp 核酸提取试剂盒说明书提取 MDV、NDV、IBV、FPV、ARV 核酸，以 RT-PCR 中反应体系与程序进行 RT-PCR 特异性试验。

（五）芯片的制备与杂交

1. 基因芯片点制方案

理论上，每张玻片可以点制上万个样品点，具体点样阵列、检测结果不同。

2. 芯片点制后的预处理

在杂交盒的沟槽中加入约 200 μL 蒸馏水以防杂交体系蒸发，将芯片正面向上放入盒中。密封后放入 37℃温箱，过夜。取出芯片，烘干后，用紫外交联仪以 0.25 J/cm^2 的总能量进行交联，然后放入 60℃温箱烘烤 2 h。

3. 杂交反应体系

将探针、质控探针及杂交液加到 PCR 管中，涡旋振荡 3~4 次，离心 3~4 次。在杂交盒的沟槽中加入 200 μL 蒸馏水以防杂交体系蒸发，将芯片正面向上放入盒中。取 7 μL 杂交液加到芯片点样区，迅速盖上盖玻片，密封杂交盒，水平放到 95℃水浴中变性 10 min，取出后立即冰浴 3 min，迅速转移到 52℃水浴中杂交 2.5 h。杂交完毕后，将杂交盒水平拿出，立即将芯片取出，放入预热至 45℃的洗涤液Ⅰ(2×SSC,0.1% SDS)中，100 r/min 水平振荡洗涤 5 min，并重复一次。取出芯片放入预热至 45℃的洗涤液Ⅱ(0.2×SSC,0.1% SDS)中，100 r/min 水平振荡洗涤 5 min，并重复一次。取出芯片放入洗涤液Ⅲ(0.2×SSC)中，100 r/min 水平振荡洗涤 5 min。将芯片在无水乙醇中浸提若干次，然后放入芯片盒中，1000 r/min 离心 10 min 甩干，用 PerkinElmer ScanArray Gx plus 进行扫描，1~2 次。

4. 基因芯片的判读

当 QC 和 PC 位点都有绿色荧光信号，且 NC 位点没有荧光信号时，芯片检测结果为有效结果。根据芯片点样矩阵图的亚型分布进行读判，同一条探针出现 2 个阳性信号者判为阳性；1 个阳性信号判为可疑，进行重复试验再次读判；不出现阳性信号者判为阴性。当 H7 和 N9 位点同时出现荧光信号，则为禽流感

H7N9 亚型阳性,若只有 H7 或 N9 位点出现阳性,则分别为禽流感 H7 或 N9 亚型阳性。

5. 基因芯片验证试验

用 H7N9 特异性引物扩增从 CDC 获得的 RNA 后点制在芯片上,用特异性探针与之杂交,以验证禽流感 H7N9 亚型基因芯片方法可以检测到新发的 H7N9 禽流感病毒。

6. 基因芯片检测敏感性试验

分别取 H7 和 N9 的 PCR 扩增产物采用 E. Z. N. A. Cycle - Pure Kit 进行纯化回收,用 NanoDrop 测定回收产物浓度并对其进行 10 倍系列稀释,然后进行基因芯片检测。

7. 基因芯片检测特异性试验

按常规方法分别提取各亚型 AIV、传染性支气管炎病毒(IBV)AV10、禽呼肠孤病毒(ARV)AV2311 CEK3、新城疫病毒(NDV)等常见病毒核酸扩增后点制在芯片上,进行基因芯片检测,每个样品重复 3 次。

(六) 田间样品检测

采用本研究建立的两种方法对来自中国科学院动物研究所和解放军 304 医院的样品进行检测。

三、结果

(一) 通过进一步 RT - PCR 等试验的反复验证筛选,选定了进一步扩增靶基因片段的引物

即筛选出禽 H7N9 亚型流感病毒 HA 和 NA 亚型 2 对特异性引物,5 条特异性探针(见表 1 和表 2)。

表 1 H7N9 亚型禽流感病毒特异性引物

引物编号	序列(5′—3′)	参考序列	片段长度/bp
H7 - F	TCAGGWTCTTCWTTCTATGC	KC853766.1	664
H7 - R	TCYCCTTGTGCATTTTGATG		
N9 - F	TTCTATGCTCTCAGCCAAGG	KC853765.1	490
N9 - R	TGGCATACGCATTCAGATTC		

注:Y = (C,T),W = (A,T),R = (A,G)

表 2 禽 H7N9 亚型流感病毒基因芯片探针序列

型别	编号	探针序列(5′—3′)
质控探针 QCP	PBA－08001－ctr1	TAMRA－CCTCAACGGAAGCAAGTGAT
	PBA－08002－ctr2	NH_2－T15－ATCACTTGCTTCCGTTGAGG
	PBA－08003－ctr3	NH_2－GCTGCCTCGGCAAGGAGT－TAMRA
H7	PBA－08013－H7	TAMRA－CAGACCAAACTCTATGGAAGTGGA
	PBA－08014－H7	TAMRA－GTCAAACACAGACAATGCTGCTT
	PBA－08015－H7	TAMRA－CAAGGAAAGACCCAGCTCTGATAAT
N9	PBA－08062－N9	TAMRA－CATCACCACCCACAGTATACAA
	PBA－08063－N9	TAMRA－AGAGCCAGGATGTCGATATGTA

（二）H7N9 禽流感病毒目的基因片段的获得

利用表 1 中引物,对获得的病毒 RNA 进行 RT－PCR,结果得到预期大小的 DNA 产物,如图 1 所示。H7、N9 亚型 AIV 的目的片断大小分别为 664 bp 和 490 bp。

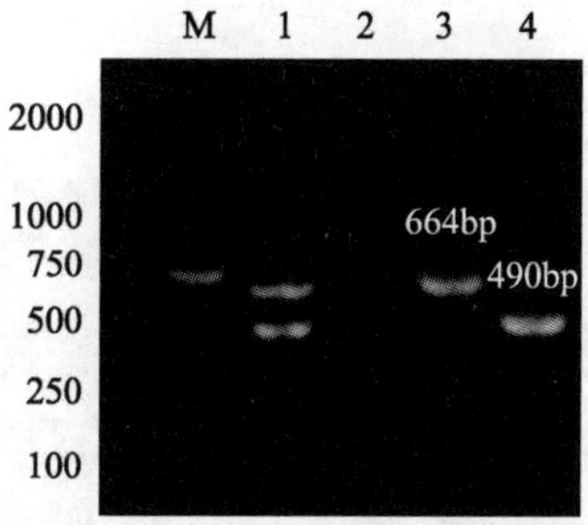

图 1 RT－PCR 扩增结果

M,Marker 2000;1,H7N9 病毒 RNA;2,单重扩增 N9;3,单重扩增 H7.

（三）目的基因片段阳性质粒的构建与鉴定

纯化回收各亚型 RT－PCR 产物,连接 pGEM－T Vector,转化扩增后,挑取单个菌落进行 PCR 鉴定和测序鉴定成功构建了 H7、H9 亚型目的基因片段的重组质粒。

测序结果同 GenBank 登录序列 BLAST 进行分析,同源性分别为 H7:A/turkey/Israel/Ramon/79（H7N2） 99%；N9：A/shorebird/DE/236/2003（H11N9） 98%。经以上同源性分析,2 个亚型的扩增片段均为特异性片段。

(四) RT－PCR 敏感性试验

对 RT－PCR 进行重组质粒定量敏感性试验,结果见图 2。所研究的 RT－PCR 对 H7、N9 亚型质粒检测的敏感性分别为 10^3 倍稀释。

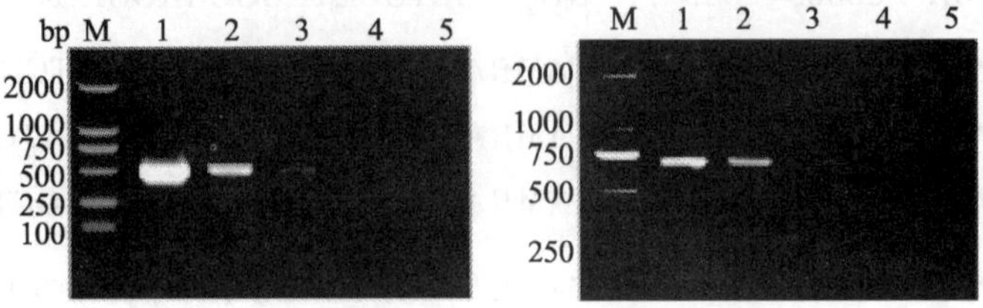

图 2　AIV N9 亚型 RT－PCR 敏感性试验

M,Marker DL 2000;1,10^{-1};2,10^{-2};3,10^{-3};4,10^{-4};5,10^{-5}

(五) RT－PCR 特异性试验结果

利用建立的 RT－PCR 方法对 MDV、NDV、IBV、FPV、ARV 以及禽流感病毒其他常见亚型的核酸进行多重 RT－PCR 特异性试验,结果如图 3 所示,MDV、NDV、IBV、FPV、ARV 以及禽流感病毒其他常见亚型均无扩增,表明多重 RT－PCR 具有良好的特异性。

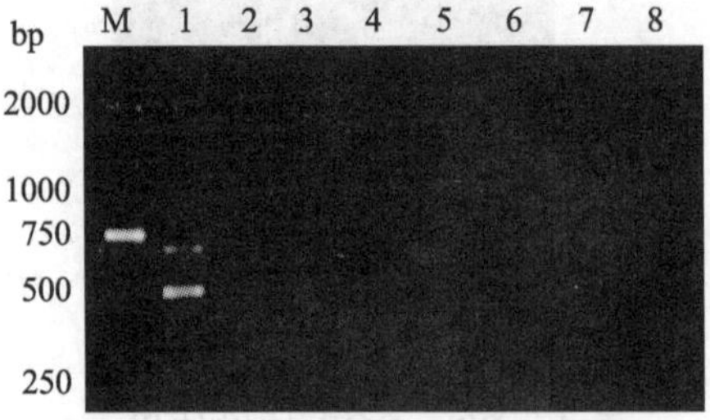

图 3　RT－PCR 特异性试验结果

M,Marker DL 2000;1,H7N9; 2,NDV;3,IBV;4,ARV;5,MDV;6,FPV;7,H5N1;8,H9N2

(六) 高通量基因芯片检测方法的建立

利用课题组保存的 H7 和 N9 阳性质粒随机组合后,扩增并将扩增产物点制在芯片上,然后用特异性探针与之杂交,建立了禽流感 H7N9 病毒基因芯片检测方法。从图 4 和 5 可以看出,H7 和 N9 亚型检测阳性结果为:1、2、5、7、10、11、15、19、20、21、26、27、28、30、34、36、37、38、40、42、44、45、48、49、50、53、56、62、65、71、72、74、76、79、80、83、85、86、89、91、92、94、97、99、101、104、105、106、108。

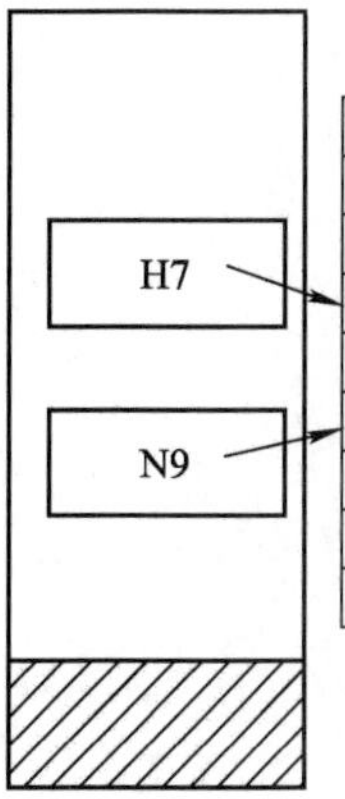

QC	QC	1	1	2	2	3	3	4	4	5	5	NC	NC	6	6	7	7	8	8	9	9	10	10	QC	QC
11	11	12	12	13	13	14	14	15	15	16	16	17	17	18	18	19	19	20	20	21	21	22	22	23	23
24	24	25	25	26	26	27	27	28	28	29	29	30	30	31	31	32	32	33	33	34	34	35	35	36	36
37	37	38	38	39	39	40	40	41	41	42	42	43	43	44	44	45	45	46	46	47	47	48	48	49	49
NC	NC	50	50	51	51	52	52	53	53	54	54	PC	PC	55	55	56	56	57	57	58	58	59	59	NC	NC
60	60	61	61	62	62	63	63	64	64	65	65	66	66	67	67	68	68	69	69	70	70	71	71	72	72
73	73	74	74	75	75	76	76	77	77	78	78	79	79	80	80	81	81	82	82	83	83	84	84	85	85
86	86	87	87	88	88	89	89	90	90	91	91	92	92	93	93	94	94	95	95	96	96	97	97	98	98
QC	QC	99	99	100	100	101	101	102	102	103	103	NC	NC	104	104	105	105	106	106	107	107	108	108	QC	QC

图 4　芯片排布图

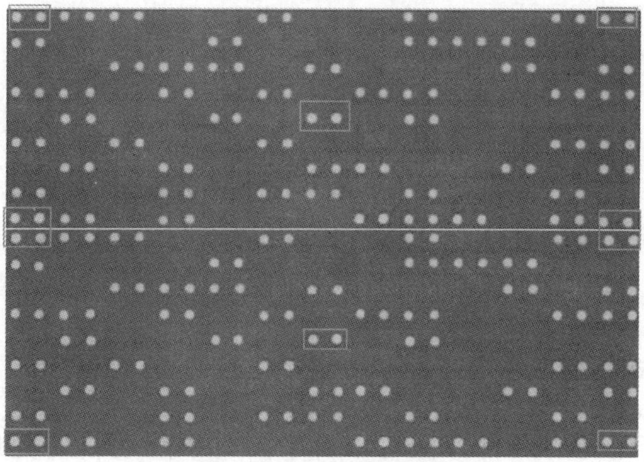

图 5　H7N9 杂交结果

（七）验证试验

将来自 CDC 的 H7N9 禽流感病毒 RNA，与本研究室保存的 H1N1、H3N2、H5N1、H7N1、H9N2、H7 质粒和 N9 质粒，MDV、IBV 等禽类常见病毒同时采用基因芯片方法检测，芯片排布图及结果见图 6 和图 7。

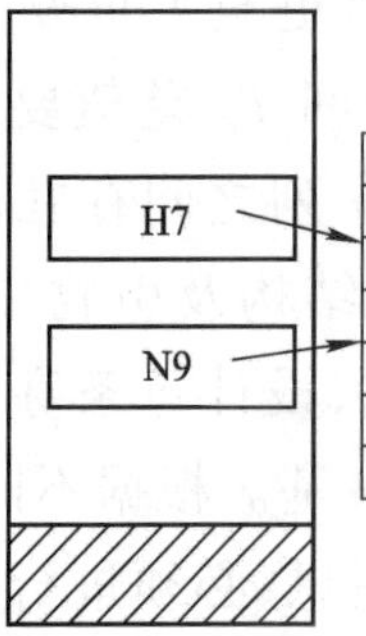

QC	QC	CDC	CDC	QC	QC
H1N1	H1N1	H3N2	H3N2	H5N1	H5N1
H7N1	H7N1	H9N2	H9N2	MDV	MDV
NC	NC	PC	PC	NC	NC
IBV	IBV	ARV	ARV	IBDV	IBDV
NDV	NDV	FPV	FPV	N9质粒	N9质粒
QC	QC	H7-质粒	H7-质粒	QC	QC

图 6　验证试验芯片排布图

H7 探针杂交结果　　N9 探针杂交结果

图 7　验证试验杂交结果

(八) 基因芯片检测敏感性试验

通过对 PCR 产物定量进行基因芯片敏感性试验，结果表明：利用基因芯片可检测到 10^5 稀释的 H7 和 N9 质粒；敏感性比常规 RT－PCR 高 100～1000 倍。

(九) 基因芯片检测特异性试验

特异性试验结果如图 7 和图 8 所示：IBV、ARV、NDV、FPV、MDV 等病原的基因芯片检测结果均为阴性，除 QC 和 PC 阳性参照有荧光信号外，其他位点均无杂交反应，为信号阴性；H1N1、H3N2、H5N1、H9N2 等其他流感病毒常见亚型检测结果也为阴性，表明该基因芯片具有良好的特异性。

(十) 田间样品检测结果

采用本研究建立的两种方法对来自中国科学院动物研究所和解放军 304 医院的样品进行检测，结果与样品实际感染情况完全相符。

四、讨论

尽管利用 Genstar、Bioedit、Primer 等分子生物学软件使得分子生物学信息的收集和分析比较快捷，但分子生物学信息的收集和分析仍是一个反复比较筛选的过程。在各条亚型特异性引物设计过程中，不仅要遵循普通引物的设计原则(特别是在多重引物的设计中，发卡结构、二聚体和 T_m 值更至关重要)，更重要的是要严格控制各引物的 T_m 值，在多重反应中各条引物间 T_m 差值要严格控制在小于 5℃。同时在引物的设计中，应尽量避免各片段序列之间存在较高的同源性，并且需要考虑对引物 T_m 值的控制，避免出现二级结构及引物二聚体等。本研究考虑到合成每个碱基的成本以及连续反应的次数，设计每条寡聚核苷酸链的长度在 50～59 bp，每条引物间有平均 20 bp 的互补碱基。根据不同的目的，利用软件设计出非常理想的引物，但在实际试验未必就理想，必须进行大量反复的研究试验来验证是否符合要求。要想得出理想的结果，还需要大量研究工作。

本研究是在用多种分子生物学软件进行大量分析之后,进行多次试验筛选才得出理想的分析结果,最后筛选出 2 对特异性引物进行 PCR 扩增,经 CDC 提供的病毒 RNA 验证,能很好地检出 H7N9 禽流感病毒。对禽流感病毒 H7N9 亚型进行了 RT-PCR 技术研究,首先是为进一步进行基因芯片技术研究提供了特异性引物序列和探针设计的靶序列及 PCR 产物,其次是为建立高通量的基因芯片检测方法提供了基础。

在基因芯片研究过程中,PCR 产物与探针常用正向点杂交和反向点杂交两种方式。正向点杂交是将 PCR 产物固定在膜等固相载体的表面,再与带有荧光标记的探针杂交;反向点杂交是将探针预先固定在膜等固相载体的表面,通过标记引物,对扩增产物进行荧光标记,然后再与固定好的探针杂交。本研究采用的是正向点杂交方式,即把扩增产物点制在醛基修饰的玻片上,紫外交联固定后,用荧光标记的探针与之杂交,成功制备特异性检测禽流感病毒 H7N9 亚型的正向基因芯片。

在基因芯片中常采用不同的处理,使玻片表面具有醛基或氨基等。醛基修饰玻片既可以用于制备大片段的 cDNA 芯片,又可以制备寡核苷酸芯片。它是利用 Schiff 碱结合的原理,即在中性室温条件下,醛基和氨基反应生成弱碱性的 Schiff 碱,它通过两种方式同 DNA 或寡核苷酸相连:一是与氨基修饰的 DNA 或寡核苷酸上的 5′-氨基反应生成 Schiff 碱;二是与 DNA 上的碱基 G、A、C 的芳香氨反应形成 Schiff 碱。在本研究中,为降低成本,我们没有对引物进行氨基修饰,为了加强扩增产物与醛基基片的结合,我们对点制后的芯片进行了水合、紫外交联和烘烤处理,使 DNA 牢固结合到醛基基片上,有利于杂交。

利用基因芯片检测病毒的杂交反应是关键而又复杂的过程,受很多因素影响。因此,基因芯片检测病毒反应的条件必须进行优化以获得最佳反应条件,同时增加实验结果的可比性与可靠性;影响较大的因素:如杂交温度、杂交时间、模板浓度及芯片洗涤等。本研究分别对芯片检测的芯片杂交检样量(△1 μL 试验)、杂交温度(△2℃试验)、杂交时间(△0.5 h 试验)和芯片洗涤进行了筛选试验;最后确定了检测样品杂交上样量为 5 μL,杂交温度为 52℃,杂交时间为 2~2.5 h,并获得了较好的重复性。本研究制备的基因芯片,具有很好的敏感性和特异性,其敏感度可达 10^5 稀释,比常规 PCR 的敏感度高 100~1000 倍;与禽类常见 5 种病毒病(IBV、ARV、NDV、FPV、MDV)无交叉反应。

应用研制的基因芯片对来自 CDC 的 H7N9 禽流感病毒 RNA 进行了检测,结果为阳性,说明本研究建立的基因芯片方法可以检测到新发的 H7N9 禽流感病毒,这进一步证明了所建立方法的可靠性。与目前文献报道的芯片比较,首先本方法快速、操作简单,从拿到样品到扫描结果仅需要 6~7h,而目前报道的方法一般需要12~24h；其次是该基因芯片成本低，在一张芯片上可筛查超大量的样品，因此，可迅速、准确定型分析禽流感病毒H7N9亚型，有助于禽流感疫情的有效监控，为及时应对新疫情暴发提供可靠的技术储备。

参考文献

[1] http://www.moh.gov.cn/yjb/s3578/201307/75a172fb9cf54ede8f96da5c3f72efd4.shtml

[2] Gao Rongbao, et al. Human infection with a novel avian - origin influenza A (H7N9) virus. New Engl J Med, 2013, 368(20): 1888 - 1897.

[3] 韩雪清，等. 禽流感病毒H1、H3、H5、N2亚型多重RT-PCR检测方法初步研究. 中国人兽共患病学报，2007，50(7)：993-996.

[4] Banks J, et al. Phylogenetic analysis of H7 haemagglutinin subtype influenza A viruses. Arch Virol, 2000, 145: 1047 - 1058.

[5] Han X Q, et al. Simultaneously subtyping of all influenza A viruses using DNA microarrays. J Virol Methods, 2008, 152(1-2): 117 - 121.

[6] 王秀荣，等. 在DNA芯片平台上探测AIV不同亚型cDNA. 中国农业科学，2005，38(2)：394-398.

[7] Tumpey T M, et al. Evaluation of a high - pathogenicity H5N1 avian influenza A virus isolated from duck meat. Avian Dis, 2003, 47(3 Suppl): 951 - 955.

[8] 王慧煜，等. 检测禽流感病毒H5、H7和H9亚型的正向基因芯片的制备. 检验检疫学刊，2009，19(4).

[9] Zhao J Q, et al. Rapid detection and differentiation of swine - origin influenza A virus (H1N1/2009) from other seasonal influenza A viruses. Viruses, 2012, 4: 3012 - 3019.

蝙蝠病毒研究进展

何 彪,涂长春

军事医学科学院军事兽医研究所,吉林省人兽共患病
预防与控制重点实验室,吉林长春

摘要:蝙蝠作为世界上哺乳动物中的第二大类,因其能携带多种人兽共患病毒而在病原生态学上具有重要的意义。蝙蝠种类多、分布广,具有长距离飞翔能力,这些特性使得蝙蝠易于将病毒传播给人类和其他动物,同时蝙蝠冬眠、种群数量大,使得蝙蝠可以淘汰病毒敏感个体而使得蝙蝠易于携带病毒;由于病毒宏基因组学技术引入到蝙蝠病毒的研究,近年发现的蝙蝠病毒种类和数量呈现快速增长的态势;自 2009 年以来,新发现的蝙蝠病毒就超过 53 种,几乎接近过去几十年发现的蝙蝠病毒之和,其中大多数为 RNA 病毒,包括狂犬病毒、亨尼帕病毒、甲型流感病毒、冠状病毒、A 型轮状病毒、星状病毒、博卡病毒等。本文主要从以上几个方面进行简要的综述。

一、引言

蝙蝠作为世界上仅次于啮齿类的第二大哺乳动物群体,其栖息环境多样,分布十分广泛,除南极洲以外的各大洲均有蝙蝠。作为全球生物圈中的一份子,蝙蝠在控制昆虫数量、散播植物种子方面有不可忽视的作用,它们的粪便还是自然界肥厚的肥料,蝙蝠的回声定位系统和信号处理方式更是为现代科技中的声纳系统提供了模型。然而近十几年来,随着越来越多新发致病病毒在蝙蝠体内发现,人们逐渐认识到蝙蝠在携带和传播病毒上具有十分重要的公共卫生意义,目前,蝙蝠病毒及其携带病毒的机制研究已经成为当前病毒学的科学热点。到目前为止,通过各种方法在蝙蝠体内已经检测到 137 种病毒,其中 61 种是人兽共患病毒[1]。本文将简要介绍蝙蝠与携带和传播病毒有关的生理特性、蝙蝠病毒检测方法以及 2009 年以来国内外发现的新的蝙蝠病毒。

二、蝙蝠的种类

全球已经鉴定的哺乳动物大约有 4600 种,而蝙蝠作为唯一能飞翔的哺乳动

物,目前已发现925种,约占哺乳动物种类的20%,仅次于啮齿动物居于第二位。蝙蝠属于翼手目(Chiroptera),可分为两个亚目:大蝙蝠亚目(Megachiroptera)——目前只有狐蝠科,包含42个属166种;小蝙蝠亚目(Microchiroptera),包括16科135属759种。我国蝙蝠资源丰富,有7科30属120种,占世界蝙蝠种类的13%,并分布在我国每个省(自治区、直辖市),但主要分布在长江以南气候温热,物产和物种丰富的地区。

三、与携带或传播病毒有关的生理特性

蝙蝠多是群居动物,多种蝙蝠居住在一起比较常见,群居蝙蝠密度往往很大,如墨西哥无尾蝠(*Tadarida brasiliensis mexicana*)每平方米个体数量达到3000只,一个洞穴总数甚至达到数百万只。这种高密度的种内或种间接触,能使得病毒在蝙蝠之间得以快速传播,同时种群数量大可以淘汰一些对病毒敏感的蝙蝠,使得存活的蝙蝠对携带的病毒具有耐受性,同时又可持续排毒。冬眠是许多蝙蝠重要的生理特性,在冬眠期,蝙蝠的许多生理机能显著下降,其中最重要的就是免疫系统比平时要迟钝得多,从而使得冬眠的蝙蝠对病毒感染不会发生剧烈的免疫反应,同时在冬眠蝙蝠体内病毒的增殖变得比较缓慢,此时,蝙蝠并不出现任何异常表现,但可以持续向外排毒。

蝙蝠是最古老的哺乳动物之一,在大约500万年的漫长进化过程中并没有发生太多的变化。据报道,有些蝙蝠病毒,如亨尼帕病毒、狂犬病毒等的起源可以推测到那个时候,这可能显示蝙蝠和这些病毒在刚出现时,便共同抗争共同进化,使得彼此之间有了很好的适应。同时很多病毒亲嗜蝙蝠细胞的受体在整个哺乳动物中都是最为保守和最古老的,这使得这些病毒很容易从蝙蝠传播到其他宿主。

蝙蝠有长距离飞翔的能力,能随着季节变换进行长途迁徙。这种长途迁徙使蝙蝠很容易将病毒传播到其他地方。蝙蝠的居住地和活动范围多是由其食物决定的,而人类居住地多是蚊虫丰富、瓜草茂盛的地方,这便驱使食虫蝙蝠和果蝠到人类居住地捕食昆虫和采食水果,从而增加了蝙蝠病毒跨种传播的机会。最直接的证据就是携带亨尼帕病毒的狐蝠在采食水果的时候,将病毒通过水果传播给马和猪,从而引起了澳大利亚和马来西亚的亨尼帕病毒暴发。此外,棕果蝠饮水时还可通过受污染的水将埃博拉病毒传播给人,造成加蓬和刚果的埃博拉出血热暴发。

为了从基因水平解释蝙蝠免疫系统应对各种病毒的机制,2013年,我国学者Zhang等采用高通量测序技术对一种果蝠和鼠耳蝠进行全基因组测定,分析结果显示,两种蝙蝠的*c-REL*、*NLRP3*等基因处在强烈的正向选择中,而这些基

因不仅在DNA损伤应答中起关键作用,而且在天然免疫和适应性免疫中都参与多个环节,而DNA损伤应答在宿主主动预防和与病毒相互作用过程中,具有重要作用,这说明蝙蝠在应对各种微生物时,自身的一些机制也在随时变换中;同时也发现,两种蝙蝠缺失了多种与侦测微生物和炎性体的形成相关的乃至直接参与免疫作用的基因,如PYHIN基因家族、自然杀伤细胞上的KIRs和KLRs基因[2]。这些基因水平上的改变直接影响蝙蝠的免疫机制,也许蝙蝠有自己独特的免疫方式,而这些方式我们目前还了解甚少。

四、蝙蝠病毒检测方法

传统上从蝙蝠体内检测病毒的方法主要有3种:核酸法、血清法和细胞培养分离法。采用这些方法在2006年以前,发现蝙蝠病毒已经达到了60多种,包括多种烈性的病毒,如埃博拉病毒、亨尼帕病毒、狂犬病毒等。核酸法中的PCR法可以很准确地鉴定出病毒,但也仅仅局限在已知病毒,如果不知道病毒的种类和突变较大的病毒,效果不太理想。核酸法中芯片法可以实现高通检测,这种方法可以快速地同时鉴定出几种甚至是几十种病毒,但芯片法灵敏度较低,用芯片法研究蝙蝠病毒目前较少。血清法主要是通过已知的抗原或抗体检测蝙蝠体内未知的抗体或抗原,这种方法的成功性比核酸法低,这不仅是因为很多病毒在蝙蝠体内不进入血液而呈现一过性感染,血清法本身存在的低灵敏性、交叉反应等也限制了它的有效性。目前从蝙蝠体内通过分离发现的病毒还是少数,这主要是缺乏敏感的细胞系。因为这些传统方法,只能低通量的发现单个病毒,因此我们称之为病毒生态学调查的“单刀单枪的铁器时代”。当然,尽管这些传统的方法在发现蝙蝠病毒的过程中显得有些“不堪重负”,但它们在研究蝙蝠病毒宿主范围、致病性、形态特征等方面,还是具有不可代替的作用。

随着第二代高通量测序技术的诞生,以此为基础的病毒宏基因组学技术也在蝙蝠病毒的研究中展现出无穷的能力,该技术突破了传统方法的缺陷,而直接以蝙蝠体内携带的总病毒基因序列为研究对象,通过高通量测序发现各种病毒甚至是痕量病毒的信号,这种方法不仅可以探知蝙蝠所携带病毒的种类,而且可以描绘出蝙蝠病毒的丰度图。2010年美国的Li和Donaldson等分别对蝙蝠粪便首次进行病毒组学的调查,结果发现了大量的动物病毒、植物病毒和昆虫病毒,乃至噬菌体,并发现很多新的病毒株。我国武汉病毒所和协和医科大学通过类似的研究对我国部分地区的蝙蝠病毒进行调查,初步得出了我国部分地区蝙蝠携带病毒的情况。作者实验室通过改进的病毒宏基因组学方法对邻近云南省的缅甸蝙蝠进行了系统研究,发现缅甸的亚洲长翼蝠和马铁菊头蝠携带的病毒种类最多,同时全球首次从蝙蝠体内发现了肝炎病毒[3]。由于病毒宏基因组学具有高通量特征，我们称之为病毒生态学调查的"集团式信息化时代"。病毒宏基因组学在发现新病毒上具有不可比拟的优势，但是病毒发现后的鉴定还须依靠传统的病毒研究方法。现在对蝙蝠进行病毒生态学调查，已经形成了一种定式，即先通过病毒宏基因组学了解蝙蝠携带病毒的多样性，再根据病毒宏基因组学的结果挑选重要的病毒，结合传统的病毒研究方法进行分离或其他实验。

五、2009 年以来新发现的重要蝙蝠病毒

在 2006 年前，人们通过各种传统的病毒检测手段，在蝙蝠体内发现了 60 多种病毒，2006 年之后，尤其是病毒宏基因组学引入蝙蝠病毒的检测，到目前为止，已发现约 140 种蝙蝠病毒，而仅仅 2009 年以后，新发现的蝙蝠病毒多达 53 种（包括昆虫病毒 Iflavirus 和 Totivirus），堪比 2006 年以前发现的所有病毒。这些病毒涉及 21 个科 23 个属（见表 1），其中一些新病毒只归到了科还没有明确属的归类。这些病毒中不乏一些老的蝙蝠病毒，如狂犬病毒属、亨尼帕病毒属、冠状病毒属的成员等，还发现了若干以前未从蝙蝠体内发现的病毒，甚至是新病毒，如蝙蝠肝炎病毒、逆转录病毒、瘟病毒、轮状病毒、流感病毒等。

从本文总结的部分数据来看，从蝙蝠体内检测到的 RNA 病毒占 66.0%（35/53），绝大部分都是单链 RNA 病毒，余下 34%（18/53）的 DNA 病毒中，单链和双链 DNA 病毒各占一半。而从地域和宿主来看，这些病毒涉及亚洲、欧洲、美洲、大洋洲和非洲的 17 个国家 30 种蝙蝠（见表 1）。在这些病毒中，有 22 种病毒在中国报道，占 41.5%，紧接着是德国 6 种病毒，这主要是因为自 SARS 样冠状病毒在我国蝙蝠体内发现以来，我国高度关注蝙蝠病毒，同时病毒宏基因组学技术在蝙蝠病毒检测上得到了成功的运用，也加快了我国蝙蝠病毒检测发现的进程。在这些宿主蝙蝠当中，食虫蝠占 87%（26/30），而果蝠只占 13%（4/30），这可能与食虫蝠种类和数量多有关。从蝙蝠"科"来看，长翼蝠科的蝙蝠携带的病毒最多，达到 14 种，其中亚洲长翼蝠体内检测到 8 种病毒，其次是普通长翼蝠有 5 种；菊头蝠科蝙蝠携带病毒 12 种，最多的是马铁菊头蝠有 6 种；鼠耳蝠科也检测到了 11 种病毒，最多的是大足鼠耳蝠检测到 5 种病毒；食果的狐蝠科蝙蝠也检测到 6 种病毒，其中黄毛果蝠检测到 2 种病毒。这些病毒发现的方法涉及细胞培养分离法、PCR 法、血清学法和病毒宏基因组学法，其中由病毒宏基因组学法发现的病毒达到 26 种，占 49%；其次是 PCR 法发现了 19 种病毒，占 36%；细胞培养分离法发现的病毒有 7 种，占 13%；而血清学方法只发现了一种病毒。近年来随着病毒宏基因组学应用到蝙蝠病毒组的研究，我们对蝙蝠病毒有了更新的认识，一种蝙蝠不仅能携带多种病毒，而且一种病毒可以存在于多种蝙蝠体内。

表 1 2009 年以来报道的蝙蝠病毒

Family	Genus	Genome	Virus	Time	Bat species	Diet	Method	Country	参考文献
Rhabdoviridae	*Lyssavirus*	ssRNA	Shimoni bat virus	2009	*Hipposideros commersoni*	I	SA	Kenya	Kuzmin et al. 2010
			Bokehoh bat lyssavirus	2009	*Myotis nattererii*	I	PCR	Germany	Freuling et al. 2011
			Lleida bat lyssavirus	2011	*Miniopterus schreibersii*	I	PCR	Spain	Ceballos et al. 2013
Astroviridae	*Mamastrovirus*	ssRNA	Mamastrovirus-related virus 1	2011	*Miniopterus fuliginosus*	I	ViralMeta	Myanmar	He et al. 2013
			Mamastrovirus-related virus 2	2011	*Miniopterus fuliginosus*	I	ViralMeta	Myanmar	He et al. 2013
					Rhinolophus ferrumequinum	I			
			Mamastrovirus	2010	*Myotis ricketti*	I	ViralMeta	China	Wu et al. 2013
					Rhinolophus sinicus	I			
					Miniopterus schreibersii	I			
					Tylonycteris robustula	I			
			Mamastrovirus	2010	*Myotis myotis*	I	PCR	Germany	Drexler et al. 2011
Picornaviridae	/	ssRNA	Ms picornavirus 1	2010	*Miniopterus schreibersii*	I	ViralMeta	China	Wu et al. 2013
	/		Ii picornavirus 1	2010	*Ia io*	I	ViralMeta	China	Wu et al. 2013
Flaviviridae	*Pestivirus*	ssRNA	Ra pestivirus – 1	2010	*Rhinolophus affinis*	I	ViralMeta	China	Wu et al. 2013

续表

Family	Genus	Genome	Virus	Time	Bat species	Diet	Method	Country	参考文献
Retroviridae	*Spumavirus*	ssRNA	Ra foamyvirus	2010	*Rhinolophus affinis*	I	ViralMeta	China	Wu et al. 2013
	/	ssRNA	Rf retrovirus	NA	*Rhinolophus ferrumequinum*	I	ViralMeta	China	Cui et al. 2012
Reoviridae	*Rotavirus*	dsRNA	RVA/Bat/KE4852/07	2007	*Eidolon helvum*	F	PCR	Kenya	Esona et al. 2010
	Orthoreovirus	dsRNA	Xi river virus	2008	*Rousettus leschenaultia*	F	Cell isolation	China	Du et al. 2010
Orthomyxoviridae	*Influenza A virus*	ssRNA	A/bat/Guat/09	2009	*Sturnira lilium*	I	PCR	Guatemala	Tong et al. 2012
Paramyxoviridae	*Henipavirus*	ssRNA	Cedar virus	2009	*Pteropus alecto*	F	Cell isolation	Australia	Marsh et al. 2012
	/	ssRNA	Tuhoko virus	2006	*Rousettus leschenaulti*	F	PCR	China	Lau et al. 2010
	/	ssRNA	Bat paramyxovirus	2009	*Myotis mystacinus*	I	PCR	Germany	Kurth et al. 2012
					Pipistrellus pipistrellus	I			
	Morbillivirus	ssRNA	*Morbillivirus-related*	NA	Miniopterus griveaudi	I	Cell isolation	Comoros	Wilkinson et al. 2012
			Morbillivirus-related	NA	*Mormopterus acetabulosus*	I	Cell isolation	Mauritius	Wilkinson et al. 2012
			Morbillivirus-related	NA	*Triaenops menamena*	I	Cell isolation	Madagascar	Wilkinson et al. 2012
	/	ssRNA	Achimota virus	2010	*Eidolon helvum*	F	Cell isolation	Ghana	Baker et al. 2013
Coronaviridae	*Betacoronavirus*	ssRNA	SARS-Like Covs	2008	*Rhinolophus hipposideros*	I	PCR	Slovenia	Rihtaric et al. 2010

续表

Family	Genus	Genome	Virus	Time	Bat species	Diet	Method	Country	参考文献
			Betacov 2c EMC/2012	2012	*Nycteris cf. gambiensis*	I	PCR	Ghana	Annan et al. 2013
			Betacov 2c EMC/2013	2012	*Pipistrellus nathusii*	I	PCR	Netherlands	Annan et al. 2013
	Alphacoronavirus	ssRNA	Alpha bat cov	2010	*Myotis myotis*	I	PCR	Germany	Drexler et al. 2012
Hepeviridae	*Hepevirus*	ssRNA	Hepatitis E virus	2009	*Hipposideros abae*	I	PCR	Ghana	Drexler et al. 2012
				2011	*Vampyrodes caraccioli*	I		Panama	Drexler et al. 2012
				2009	*Eptesicus serotinus*	I		Germany	Drexler et al. 2012
Caliciviridae	*Sapovirus*	ssRNA	bat sapovirus	NA	*Hipposideros pomona*	I	PCR	China	Tse et al. 2012
Bunyaviridae	*Hantavirus*	ssRNA	Magboi virus	2009	*Nycteridae hispida*	I	PCR	Sierra Leone	Weiss et al. 2012
			Hantavirus	2011	*Neoromicia nanus*	F	PCR	Cote d'Ivoire	Sumibcay et al. 2012
			Huangpi virus	2011	*Pipistrellus abramus*	I	PCR	China	Guo et al. 2013
			Longquan virus	2011	*Rhinolophus affinis*	I	PCR		
					Rhinolophus sinicus	I			
Hepadnaviridae	*Orthohepadnavirus*	dsDNA[b]	Bat hepatitis virus	2011	*Miniopterus fuliginosus*	I	ViralMeta	Myanmar	He et al. 2013
Parvoviridae	*Bocavirus*	ssDNA	Bat bocavirus XM30	2011	*Miniopterus fuliginosus*	I	ViralMeta	Myanmar	He et al. 2013
			Bat bocavirus WM40	2011	*Miniopterus fuliginosus*	I	ViralMeta	Myanmar	He et al. 2013

续表

Family	Genus	Genome	Virus	Time	Bat species	Diet	Method	Country	参考文献
			Mm bocavirus – 1	2010	*Myotis myotis*	I	ViralMeta	China	Wu et al. 2013
Circoviridae	*Circovirus*	ssDNA	Bat circovirus XOR1	2011	*Rhinolophus ferrumequinum*	I	ViralMeta	Myanmar	He et al. 2013
			Bat circovirus XOR7	2011	*Rhinolophus ferrumequinum*	I	ViralMeta	Myanmar	He et al. 2013
			Rf circovirus 1	2010	*Rhinolophus ferrumequinum*	I	ViralMeta	China	Wu et al. 2013
Adenoviridae	*Mastadenovirus*	ssDNA	Bat adenovirus WOR1	2011	*Miniopterus fuliginosus*	I	ViralMeta	Myanmar	He et al. 2013
			Bat adenovirus TJM	2007	*Myotis ricketti*	I	Cell isolation	China	Li et al. 2010
			Bat adenovirus	2010	*Myotis myotis*	I	PCR	Germany	Drexler et al. 2011
Herpesviridae	*Betaherpesvirus*	dsDNA	Rf Betaherpesvirus – 1	2010	*Rhinolophus ferrumequinum*	I	ViralMeta	China	Wu et al. 2013
			Tr Betaherpesvirus – 1	2010	Tylonycteris robustula	I	ViralMeta	China	Wu et al. 2013
	Gammaherpesvirus	dsDNA	Mr Gammaherpesvirus – 1	2010	*Myotis ricketti*	I	ViralMeta	China	Wu et al. 2013
			Mr Gammaherpesvirus – 2	2010	*Myotis ricketti*	I	ViralMeta	China	Wu et al. 2013
			Bat betaherpesvirus	2009	Miniopterus fuliginosus	I	Cell isolation	Japan	Watanabe et al. 2010

续表

Family	Genus	Genome	Virus	Time	Bat species	Diet	Method	Country	参考文献
Papillomaviridae	/	dsDNA	Mr papillomavirus – 1	2010	*Myotis ricketti*	I	ViralMeta	China	Wu et al. 2013
	/	dsDNA	Ms papillomavirus – 1	2010	*Miniopterus schreibersii*	I	ViralMeta	China	Wu et al. 2013
	/	dsDNA	Msc papillomavirus 1	2007	*Miniopterus schreibersii*	I	ViralMeta	China	
Poxviridae	/	dsDNA	Bat poxvirus	2009	*Eidolon helvum*	F	ViarlMeta	Ghana	Baker et al. 2013

NA: The identification time is not available; /: their genera have not yet been determined; I: insectivorous bat; F: frugivorous bat; SA and ViralMeta: virus identified by serological assay and metagenomic analysis respectively. b: Genome of bat hepatitis virus is partial double strand.

（一）狂犬病毒（Lyssavirus）

狂犬病是一种古老的人兽共患病，2012 年最新国际病毒分类委员会（International Committee on Taxonomy of Viruses，ICTV）报告称，狂犬病毒属有 12 种，除蒙哥拉病毒（Mokola virus，MOKV）外，其余 11 种的自然宿主是蝙蝠。2009 年，Kuzmin 等从肯尼亚的一种蹄蝠脑内分离到狂犬病毒属的第 12 个成员史莫尼蝙蝠病毒（Shimoni bat virus，SBV），它属于狂犬病毒属的第二进化群（Phylogroup II），同拉格斯蝙蝠病毒（Lagos bat virus，LBV）核酸同源性最高，达 78%。同年 9 月，Freuling 等从德国 Bokeloh 的一只濒死的鼠耳蝠脑内分离到一株新的狂犬病毒，该病毒与库坚德病毒（Khujand virus）有 80% 的同源性，并命名为伯克洛蝙蝠病毒（Bokeloh bat lyssavirus，BBLV）。2011 年，西班牙的 Ceballos 等从内达市（Lleida）的长翼蝠脑组织检测到新的狂犬病毒，并命名为内达蝙蝠病毒（Lleida bat virus），其基因同另一种新的狂犬病毒——伊克马狂犬病毒（Ikoma lyssavirus，IKOV），具有 71% 的同源性，遗憾的是，该病毒没有通过分离获得。目前伯克洛蝙蝠病毒和内达蝙蝠病毒的分类地位尚未确定，但有可能是狂犬病毒属的新成员。

尽管世界上蝙蝠体内携带的狂犬病毒种类越来越多，但我国乃至东南亚主要流行的狂犬病毒（Rabies virus，RABV）都是由犬类传播的。自 1967 年泰国的一只果蝠脑内分离到一株 RABV 以来，到目前为止还没有从亚洲的蝙蝠体内分离到 RABV，尽管作者实验室长期监测我国蝙蝠体内的狂犬病流行情况，但仅仅是棕果蝠、菊头蝠的血清呈现阳性，总的阳性率在 2.2% 左右，而这些阳性的蝙蝠没有在核酸水平上得到证明。然而，2012 年刘烨等从我国东北的通化市的白腹管鼻蝠脑内分离到一株伊库提病毒（Irkut virus，IKV），该病毒与从俄罗斯境内分离到的 IKV 有 92.4% 以上的同源性，而在 2010 年该地区报道过由蝙蝠咬人后导致的人患狂犬病死亡的病例，这说明此病例可能是由 IKV 引起的。本研究说明，我国不仅存在 RABV，还存在其他种的狂犬病毒，同时从分子病毒学水平证明了我国的蝙蝠也携带狂犬病毒。

（二）冠状病毒（Coronavirus）

自从 2002—2003 年的重度急性呼吸系统综合征（SARS）暴发以来，冠状病毒尤其是蝙蝠冠状病毒便成为人们关注的焦点，尽管多株 SARS 样冠状病毒（SL－Cov）从蝙蝠体内检测到，但受体分析显示，蝙蝠源的 SL－Cov 不能结合人的血管紧张素转换酶 2（ACE－2）受体，使得目前发现的蝙蝠源的 SL－Cov 仅仅与 SARS Cov 近源，但不是真正的祖先病毒。基于这样的原因，人们还在继续寻找

SARS Cov 的真正来源。但伴随而来的是，大量的冠状病毒从蝙蝠体内检测到，如 2008 年从斯洛文尼亚的菊头蝠体内发现 SL - Cov、2010 从德国的鼠耳蝠体内和我国广东、香港的棕果蝠和蹄蝠体内发现 alpha 冠状病毒等。2012 年，中东地区暴发的新型冠状病毒肺炎被检出是由 MERS - Cov 造成的，该病毒与我国香港的 Bat - cov - HKU4 和 Bat - cov - HKU5 同源性超过 90%。随后的溯源调查显示，该病毒在加纳和西北欧的伏翼蝠和裂颜蝠中的阳性率为 15% 和 25%，且部分基因的同源性高达 93% 以上。这些研究结果提示，蝙蝠很可能是最近中东地区流行的冠状病毒病的传播来源。

（三）蝙蝠肝炎病毒（Bat hepatitis virus）

嗜肝病毒科（Hepadnaviridae）有两个属，分别为正嗜肝病毒属（*Orthohepadnavirus*）和禽嗜肝病毒属（*Avihepadnavirus*），其中前者有赫赫有名的感染人类的乙肝病毒（hepatitis B virus, HBV）。目前肝炎病毒的宿主主要有灵长类、啮齿类和禽类，且每一种新宿主的发现都推动了人类对乙肝病毒防控和感染机理的研究。作者近年来对缅甸蝙蝠进行病毒组学的调查，通过病毒宏基因组学发现了一种新的肝炎病毒，并命名为蝙蝠肝炎病毒（Bat hepatitis virus, BtHV）。该病毒在两个地方的亚洲长翼蝠中的感染率为 2% 和 5%。基因组测序发现，该病毒与已知的人类乙肝病毒和土拨鼠肝炎病毒（Woodchuck hepatitis virus, WHV）同源性为 64% 左右。本研究结果不仅增加了蝙蝠病毒的种类和扩大了肝炎病毒的宿主范围，更重要的是蝙蝠作为肝炎病毒的一个自然宿主，其对肝炎病毒的免疫机制值得研究[4]。

（四）A 型流感病毒（Influenza A virus）

A 型流感病毒一直是人们关注的焦点，其宿主多归咎于野生的水禽类，蝙蝠携带流感病毒的报道少见。2009 年，Tong 等在中美洲的一次流感普查中，从危地马拉的一种食果的黄肩蝠（*Sturnira lilium*）体内检测到了一种新型的流感病毒。该病毒的 HA 基因与已知的 A 型流感病毒氨基酸同源性仅为 45%，因此暂定为一种新的亚型 H17；同时 NA 基因只有 24% 的同源性，低于 A 型和 B 型流感之间的同源性，因此暂时无法确定其归属；而其他基因或结构域，如 PB1、PB2、PA、NP、M 和 NS 均介于 A 型和 B 型之间。尽管此病毒无法通过鸡胚接种和细胞分离法获得，但通过基因表达分析显示，该病毒的聚合酶复合物在人的肺细胞中能够高效地识别人流感（A/WSN/33）的受体，显示该病毒与普通流感病毒在受体上具有兼容性。本研究拓展了流感病毒的宿主范围，使得蝙蝠在流感传播中的作用成为人们关注的焦点[5]。

(五) 汉坦病毒(Hantavirus)

汉坦病毒是一种重要的人兽共患病毒,能引起人出血热肾综合征(Hemorrhagic fever with renal syndrome, HFRS)和汉坦病毒肺综合征(Hantavirus pulmonary syndrome, HPS),啮齿类被认为是其自然宿主和传播媒介,并且传统研究认为,汉坦病毒源自啮齿类。2009 年和 2011 年从西非的塞拉利昂和科特迪瓦的果蝠中检测到汉坦病毒,引起了人们对蝙蝠是否传播汉坦病毒的担忧。汉坦病毒具有丰富的遗传多样性,其原因却一直没有弄清楚。2011—2012 年,我国的张永振研究团队从云南、内蒙古、浙江和湖北 4 个地区捕获了树鼩、东北鼩鼱、菊头蝠和伏翼蝠,并从中检测到了汉坦病毒。他们分析发现,蝙蝠源和食虫动物源的汉坦病毒处于祖先支的地位,并且亚洲汉坦病毒的多样性最复杂,也先于其他洲汉坦病毒出现,这说明汉坦病毒有可能源自于蝙蝠类或者食虫目的动物,并且可能起源于亚洲;他们进一步分析发现,汉坦病毒的跨种传播导致了它的遗传多样性,也致使汉坦病毒的宿主范围不断扩大[1]。

(六) 其他蝙蝠病毒

亨尼帕病毒是一种重要的人兽共患病病毒,狐蝠已经被证实是其自然宿主,目前该属病毒包含亨德拉病毒和尼帕病毒。2012 年,澳大利亚的 Marsh 等报道从一只狐蝠体内分离到一株新型的亨尼帕病毒,命名为雪松病毒(Ceder virus),该病毒与其他两种亨尼帕病毒有 60% 左右的同源性,但能与它们进行血清学交叉反应。进一步的致病性研究表明,该病毒对雪貂和几内亚猪具有致病性,该研究丰富了亨尼帕病毒的遗传多样性。

轮状病毒作为全球最重要的婴幼儿腹泻病原体,能感染多种动物,如猫、犬、牛、猪等,也是一种典型的人兽共患病毒。但蝙蝠没有报道过携带轮状病毒,直到 2010 年 Esona 等从肯尼亚的黄毛果蝠检测到了一株新型的轮状病毒,该轮状病毒与已知病毒有很大的遗传差异性,多个基因节段都形成了新的基因型。该研究将轮状病毒的宿主延伸到了蝙蝠,同时也扩大了蝙蝠携带病毒的种类。作者实验室通过病毒宏基因组学技术对云南蝙蝠进行研究时,也发现了轮状病毒的信号,通过细胞分离成功获得两株轮状病毒,这说明我国的食虫蝠也携带轮状病毒,这为轮状病毒的防控带来了新的挑战。

星状病毒作为一种常见的腹泻病原,2009 版的 ICTV 报告只有 6 种,包括一种蝙蝠星状病毒,然而到 2011 版增加到了 19 种,而蝙蝠星状病毒占了 7 种。这说明蝙蝠病毒发现的速度之快,蝙蝠病毒的种类之多,且其宿主范围也涉及多种蝙蝠,如菊头蝠、长翼蝠、鼠耳蝠等。

博卡病毒同样作为一种腹泻病原，2006 年发现能导致人腹泻，但还没有蝙蝠携带博卡病毒的报道。直到 2012 年我国的 Wu 等和作者实验室通过宏基因组学发现了新的蝙蝠博卡病毒，这些蝙蝠博卡病毒与已知的有很大的差异性，基因序列同源性不足 65%，可能是新的博卡病毒种。

六、讨论

蝙蝠作为自然界巨大的病毒储存库与公共卫生有着密切的关系，随着亨尼帕病毒、狂犬病毒、SARS 样冠状病毒等从蝙蝠体内找到，现在人们遇到新发传染病时都想到了蝙蝠，如 2009 年美国流感流行，从中美洲的黄肩蝠体内发现了甲型流感病毒；再如 2013 年初在中东地区暴发的新型冠状病毒感染，也从非洲、欧洲的蝙蝠体内发现了近源病毒。尽管我们能从蝙蝠体内找到这些相关病毒，但蝙蝠在这些病毒的传播和储存上所扮演的角色并不明确，换言之，对于很多病毒来说，如甲流病毒、轮状病毒、蝙蝠肝炎病毒等，蝙蝠是偶然感染的（中间宿主或者终末宿主）还是它自身就携带的（自然宿主）呢？这还不清楚，而唯一解答的方法就是，在更广泛的地域、对种类和数量更多的蝙蝠进行调查。目前，无论是传统的核酸法、血清法或细胞分离法，还是现在高通量的病毒宏基因组学方法，调查的蝙蝠病毒都是局限在一个地域数量和种类很少的蝙蝠，这不能反映蝙蝠携带病毒的真实情况，也不能体现蝙蝠病毒的地域性或宿主特异性，因此可以说，目前所发现的蝙蝠病毒仅仅是“冰山一角”。但是随着病毒宏基因组学技术引入到蝙蝠病毒的研究，蝙蝠病毒的数量和种类发现的速度都快于从前，因此相信，未来研究蝙蝠病毒生态学的手段将主要是依靠病毒宏基因组学，并且在未来短时间里，会有更多的蝙蝠病毒被发现。但是仅发现了病毒，并不明确它们的致病性以及传播到人类和其他动物的可能性。

总结以上病毒发现的方法，主要涉及传统的 PCR 法、细胞分离法和血清学方法，但这些方法发现的病毒总量才及病毒宏基因组学的方法。尤其是 2010 年以来，病毒宏基因组学所发现的病毒更是占了主导地位。但这些病毒宏基因组学研究都呈现出一些共同的模式，即先通过病毒宏基因组学获得蝙蝠携带病毒的信息，再根据这些信息采用各种传统的病毒检测方法进行针对性研究，因此，病毒宏基因组学方法使我们获得蝙蝠病毒的“广度”，而与传统方法相结合也获得了病毒的“深度”信息。

目前从蝙蝠体内发现的病毒越来越多，不仅“老病毒”依然存在，而且“新病毒”不断出现。一种蝙蝠不仅携带多种病毒，一种病毒也存在于多种蝙蝠。Luis 等将蝙蝠携带病毒的情况同另一种常见病毒宿主——啮齿动物，进行比较，发现每种病毒存在于 4.51 种蝙蝠，每种蝙蝠至少携带 2.71 种病毒，而这一数字在啮齿动物则分别为2.76和2.48。但是啮齿动物的种类和数量都远超蝙蝠。解释这种情况可能是因为人们对蝙蝠病毒的关注度高于啮齿动物病毒,使得蝙蝠病毒被更多地曝光出来。但另外一点,蝙蝠能携带如此之多的病毒,自身是如何应对的呢?目前关于蝙蝠与病毒之间关系的认识知之甚少,病毒在蝙蝠体内增殖、免疫与抗感染等情况基本不了解,这方面将是未来研究的一个重要方向,对蝙蝠病毒的防控以及对人类和其他动物疾病的研究将有重要的借鉴意义。

由于蝙蝠独特的生理特点使得蝙蝠可以携带多种病毒,而且很容易传播到外界,但是促进蝙蝠将病毒传播到人类和其他动物的原因却在于环境的破坏。很多蝙蝠的自然栖息地原本同人类距离较远,但是随着人口的增加,人类活动范围无限地向自然环境延伸,人类不断地探索和开发自然使得蝙蝠栖息地缩小,这些因素不断地迫使蝙蝠离开自然栖息地,向其他地方转移并逐渐融入人类活动范围内,甚至直接栖息到人类的居住环境。这种活动范围的融合和交叉,毫无疑问地增加了蝙蝠病毒散播的机会。此外,在非洲、东南亚和我国南部的一些省份,存在食用蝙蝠的习俗,人们在追求这种"野味"的同时,必然要将自己暴露在蝙蝠病毒里。据笔者了解,在我国云南的部分地区,有些居民为了捕杀蝙蝠而深入蝙蝠洞,结果有出现发热头痛的症状。因此,为了有效地防控蝙蝠源的人兽共患病,除了要调查清楚蝙蝠携带病毒的多样性和其致病性以外,更多地需要恢复自然环境的平衡,还给蝙蝠一片属于它们自己的空间;同时我们自身要远离这种动物,不要为了捕杀它们而把自己暴露在危险之中。其实作为自然界中的一份子,蝙蝠这种古老的动物已存在数百万年,其在生态平衡中所体现的作用是不可或缺的,我们不应该因为它携带了大量的病毒而对其进行捕杀,我们更应该做的是保护它们,让它们栖息在它们的自然环境里。

参考文献

[1] Luis A D, et al. A comparison of bats and rodents as reservoirs of zoonotic viruses: are bats special? Proc Biol Sci, 2013, 280: 2012 - 2753.

[2] Zhang G, et al. Comparative analysis of bat genomes provides insight into the evolution of flight and immunity. Science, 2013, 339: 456 - 460.

[3] He B, et al. Virome profiling of bats from Myanmar by metagenomic analysis of tissue samples reveals more novel Mammalian viruses. PLoS One, 2013, 8: e61950.

[4] He B, et al. Hepatitis virus in long - fingered bats, Myanmar. Emerg Infect Dis, 2013, 19: 638 - 640.

[5] Tong S, et al. A distinct lineage of influenza A virus from bats. Proc Natl Acad Sci U S A, 2012, 109: 4269 - 4274.

[6] Guo W P, et al. Phylogeny and origins of hantaviruses harbored by bats, insectivores, and rodents. PLoS Pathog, 2013, 9: e1003159.

蝙蝠轮状病毒分离与鉴定

夏乐乐[1,2],何 彪[2],杨凡力[2],徐 琳[2],涂长春[2]

1 吉林农业大学动物科技学院,吉林长春

2 军事医学科学院军事兽医研究所,吉林长春

摘要:蝙蝠因能携带和传播多种人兽共患病毒,在病原生态学上具有重要意义。为了了解我国蝙蝠携带病毒情况,本研究对采自云南省不同种类蝙蝠进行病毒宏基因组学研究,发现了轮状病毒序列。通过泛轮状病毒 RT-PCR 方法,检测到两份阳性蝙蝠肠道组织样品。通过细胞培养分离,成功从两份阳性样品中分离到病毒,并用电镜观察到典型的成熟轮状病毒颗粒。进一步基因分析发现来自小菊头蝠的毒株(MSLH14)为 G3P[3]型,来自三叶蹄蝠的毒株(MYAS33)为 G3P[10]型。本研究通过病毒宏基因组学从食虫蝙蝠体内检测到轮状病毒,结合传统的 RT-PCR、细胞分离、电镜观察等获得了两株轮状病毒形态和基因信息。本研究首次报道食虫蝙蝠携带轮状病毒,为今后人和动物轮状病毒病的防控提供了新的思考。

一、引言

A 群轮状病毒(Rotavirus,RVA)是导致婴幼儿及 5 岁以下儿童急性重症腹泻及胃肠炎的重要病原体,世界范围内每年引起 453 000 人死亡,特别是在发展中国家。RVA 为典型的人兽共患病毒,其宿主范围广泛,可以感染人及多种幼龄动物包括马、猫、狗、猪、牛等。RVA 属于呼肠孤病毒科轮状病毒属,基因组包含 11 个分节段的双链 RNA,除最后一个片段外每个片段单独编码一个多肽,病毒共表达 6 个非结构蛋白(NSPs)和 6 个结构蛋白(VPs)。成熟的病毒粒子形似轮子,具有轮辐及三层蛋白质衣壳。最外层衣壳由 VP7 和 VP4 蛋白组成,这两个蛋白可以诱导产生中和抗体。编码这两个蛋白的基因分别决定 G 基因型与 P 基因型,这两个基因型常用于轮状病毒的二命名法。

蝙蝠是重要的病毒储藏库,可以携带大约 130 种病毒[1],其中许多对人类具有致病性,包括埃博拉病毒、尼帕病毒、亨德拉病毒、狂犬病病毒等。随着第二代高通量测序技术的发展,病毒宏基因组学方法已经成功应用于蝙蝠携带病毒的

调查,在过去的4年时间里,发现了许多新的病毒,如蝙蝠圆环病毒、蝙蝠乳头瘤病毒、蝙蝠博卡病毒、蝙蝠星状病毒以及蝙蝠肝炎病毒。Esona及其同事于2010年首次报道了一株来自非洲黄毛果蝠的轮状病毒部分基因组序列[2],但没有进行病毒的分离培养。本研究从云南地区采集蝙蝠,进行病毒的宏基因组学研究,结果在芒市的小菊头蝠与勐远县的三叶蹄蝠肠道组织样品中各分离到一株轮状病毒。

二、材料和方法

(一)蝙蝠样品

芒市16只小菊头蝠(*Rhinolophus hipposideros*)及勐远县30只三叶蹄蝠(*Aselliscus stoliczkanus*)用网进行捕捉,然后在当地的疾控中心进行氯化钾静脉注射安乐死,每只蝙蝠收集肺脏和肠道及内容物,分别冻存于液氮罐中,运送到实验室后冻存于-80℃超低温冰箱中。病毒宏基因组学分析发现两种蝙蝠均携带有轮状病毒序列(结果另处发表)。

(二)轮状病毒RT-PCR方法检测

依据病毒宏基因组学分析获得的轮状病毒序列,利用Primer 5.0设计了针对轮状病毒NSP5基因的PCR引物,用于上述样品的筛查。每份组织取少许,用SM缓冲液(50 mmol/L Tris, 10 mmol/L $MgSO_4$, 0.1 mol/L NaCl, pH 7.5)研磨,然后用RNeasy Mini Kit(Qiagen,Hilden,Germany)在核酸自动提取仪QIAcube(Qiagen)上完成RNA的提取。利用1st cDNA synthesis kit(TaKaRa, Dalian,China)反转录RNA为cDNA,PCR扩增体系使用PCR Master Mix(Tiangen,Beijing,China),扩增步骤如下:94℃预变性30 s,54℃退火30 s,72℃延伸40 s,共40个循环。PCR阳性产物测序由ABI 3730测序仪完成(Invitrogen, Beijing,China)。

(三)病毒阳性样品分离培养

RT-PCR检测阳性的肠道组织样品用双无DMEM(Thermo,Beijing,China)研磨,研磨液4℃下12 000 *g* 离心10 min。上清通过0.22 μm(Sartorius, Göttingen, Germany)针头滤器过滤后,加入终浓度为20 μg/mL的胰酶37℃感作1 h后接种于铺满单层的Marc145细胞。接毒后的细胞放入5% CO_2,37℃温箱中吸附2 h,其间每0.5 h晃动一次细胞。吸附完成后,弃接毒液,换含有5 μg/mL胰酶的双无DMEM维持液,放入温箱中继续培养。每天观察接毒细胞是否出现

CPE,连续盲传 5 代,出现 CPE 的细胞培养物收集后冻存于 -80℃冰箱。

(四) 病变细胞电镜观察

出现明显 CPE 的 F4 代细胞培养物冻融 3 次后,取 1 mL 于 1.5 mL 离心管中,12 000 *g* 离心 30 min,留 50 μL 上清将沉淀悬浮,磷钨酸负染后进行电镜观察。

(五) 病毒 RNA PAGE 电泳银染鉴定

细胞培养获得的病毒提取 RNA,经 5% 聚丙烯酰胺分离胶电泳 30 min,12% 聚丙烯酰胺浓缩胶电泳 18 h 后,进行硝酸银染色。

(六) VP7、VP4 片段基因系统进化分析

为了确定这两株病毒的分型,利用 Primer 5.0 软件设计了针对 VP7 与 VP4 的扩增引物。病毒 cDNA 的获得同上描述,全序列 PCR 扩增使用 Fast HiFidelity PCR Kit(Tiangen),扩增产物连接 pZeroBack 载体(Tiangen),转化 TOP 10 感受态细胞(Tiangen),每个样品最少选取 5 个单克隆由 ABI 3730 测序仪完成测序(Invitrogen)。所获得的序列及下载的序列用 Clustal W 法完成比对,由 MEGA 5.0 软件以邻接法(Neighbor - joining)构建进化树,步展值检验(Bootstrap)1000 次重复。

三、结果

(一) 病毒宏基因组学结果及 RT - PCR 方法筛查阳性样品

病毒宏基因组学结果显示,有 100 条序列注释到了轮状病毒的 VP3 基因,同源性为 85%。通过 RT - PCR 方法对蝙蝠组织样品进行筛查,结果在小菊头蝠(1/16)及三叶蹄蝠(1/30)中各检测到一份阳性肠道样品,分别命名为 MSLH14 和 MYAS33。

(二) 病毒的分离与电镜观察

阳性肠道组织研磨物接种 Marc145 后,盲传至第 3 代 72 h 可以观察到轻微的细胞病变。培养至第四代 72 h 即可以观察到明显 CPE,细胞大面积圆缩脱落(图 1B)。MYAS33 毒株 F4 代培养物冻融三次后,经焦磷酸负染后,电镜下可以看到典型的轮状病毒样颗粒(图 1C)。

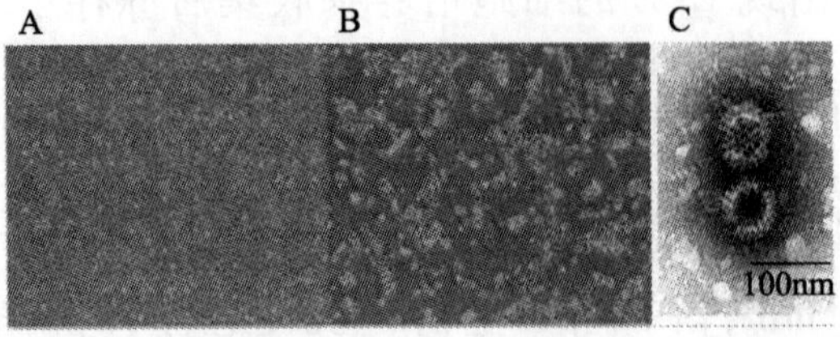

图 1　分离毒株 F4 代接种细胞 72 h 的细胞病变与病毒电镜观察

CPE of Marc - 145 cells after incubating MYAS33(B) F4 for 72 h, negative control(A) and morphological observation of MYAS33(C)

(三) 病毒核酸 PAGE 电泳分型

为了使病毒的 11 个核酸片段尽可能地分开,浓缩胶电泳时间为 18 h。从银染结果可以看出,所有条带都已分开。从图中可以看出两个毒株的核酸电泳分型都为典型的 A 群轮状病毒 4 - 2 - 3 - 2 型。(图略)

(四) VP7 与 VP4 系统进化分析

为了确定分离到毒株的基因分型及与其他毒株的亲缘关系,从 GenBank 中下载不同分型的毒株的 VP7 和 VP4 基因序列。下载的序列与 MLSH14 和 MYAS33 毒株测序获得的序列一起构建系统进化树(图 2)。从图中可以看出,两个毒株的基因型分别为 G3P[3] 与 G3P[10]。两个毒株的 VP7 基因的同源性达 89.6%,都是 G3 型,MLSH14 毒株 VP7 基因与一株来自印度的牛轮状病毒同源性最高达 93%,而 MYAS33 毒株 VP7 基因与一株来自阿根廷的马轮状病毒同源

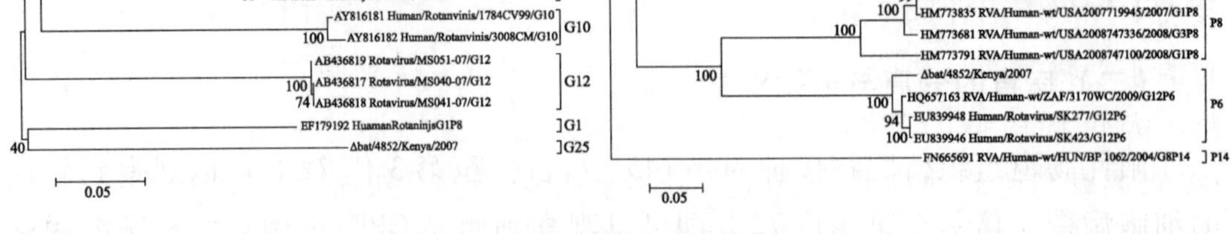

图 2　VP7、VP4 基因系统进化分析

A, VP7; B, VP4. "▲" indicates the sequence of bat rotavirus in this study, "△" indicates the sequence of prior bat rotavirus

性最高达93%。然而两个毒株的VP4基因差异较大,同源性只有76.8%。MLSH14毒株VP4基因型为P[3],与来自泰国的一株人轮状病毒同源性最高达88%;MYAS33毒株为P[10]型,与来自泰国的另一株人轮状病毒同源性最高达94.8%。本研究中发现的两株轮状病毒与之前报道的来自肯尼亚的蝙蝠轮状病毒亲缘性较低,VP4核酸同源性不足65.1%,VP7核酸同源性不足74.5%,为不同的基因型。

四、讨论

MA 104细胞常用于轮状病毒分离,本研究使用的Marc145细胞是从MA104细胞克隆而来,故两种细胞对轮状病毒同样易感。轮状病毒的分离需要胰酶的作用,因为胰酶可以裂解外层衣壳纤突蛋白VP4为膜穿透蛋白VP5和血凝素VP8、VP5介导病毒吸附细胞。本研究中,接毒前加入终浓度为20 μg/mL的胰酶37℃感作1 h后,再接种细胞,病毒吸附过程中每隔一段时间晃动一次细胞,最后加入含有5 μg/mL胰酶的无血清DMEM培养病毒。使用该方法成功地分离到两株蝙蝠轮状病毒MSLH14和MYAS33。从蝙蝠体内分离到轮状病毒为全球首次报道。

MSLH14与MYAS33毒株VP7基因分型一致,但同源性只有89.6%,分别与来自印度的牛轮状病毒和阿根廷的马轮状病毒同源性最高。VP4基因差异较大,MSLH14毒株为P[3]型,而MYAS33毒株为P[10]型,但与两株病毒VP4基因同源性最高的两个序列都是来自泰国的人轮状病毒。轮状病毒基因组分为11个节段,因此不同基因片段的重配经常发生。本研究中分离到病毒的蝙蝠均来自云南边境地区,所以推测这两株毒株有可能是不同地区不同宿主的轮状病毒感染蝙蝠后,在蝙蝠体内产生的新的重配毒株。这两株毒株的起源及致病性等还需要进一步的研究。

轮状病毒感染引起急性重症腹泻,严重威胁儿童的健康。据调查,中国48%的儿童腹泻是由RVAs引起的[3]。自1998年起,与WHO合作的定点医院开始执行人类RVA感染的监查,这些调查研究表明,中国人群中流行的主要毒株为G1P[8]、G3P[4]和G3P[8]基因型。此外,有证据表明,一些人轮状病毒起源于动物,如牛、猫、猪、狗等。动物的轮状病毒发生种间传播,进一步发生动物-人轮状病毒的基因片段重组。因此,为了更好地控制及预防人类感染RVA,调查与监测动物RVA流行情况是十分必要的。然而,国内动物RVA的监查工作执行的并不系统,致使动物感染轮状病毒的背景并不清楚。本研究从蝙蝠体内分离到轮状病毒,突显了蝙蝠作为轮状病毒宿主的潜在作用,具有重要的公共卫生学意义。

参考文献

[1] Luis A D, et al. A comparison of bats and rodents as reservoirs of zoonotic viruses: are bats special? Proc Biol Sci, 2013, 280: 2012 - 2753.

[2] Esona M D, et al. Reassortant group A rotavirus from straw - colored fruit bat (Eidolon helvum). Emerg Infect Dis, 2010, 16: 1844 - 1852.

[3] Duan Z J, et al. Hospital - Based Surveillance of Rotavirus Diarrhea in the People's Republic of China, August 2003 - July 2007. J Infect Dis, 2009, 200 Suppl 1: S167 - 173.

布鲁氏菌 SUMO -BCSP31 重组表达菌的构建及免疫原性分析

杨艳玲，郭 利，王建科，孙 娜，温永俊

中国农业科学院特产研究所，吉林省特种经济动物分子生物学重点实验室，吉林长春

摘要：本研究欲对布鲁氏菌 BCSP31 的免疫原性进行分析，为利用其作为诊断抗原研制布鲁氏菌病的新型诊断方法提供科学依据。利用原核表达的方法制备了布鲁氏菌 BCSP31 蛋白的可行性表达产物 SUMO - BCSP31，并将原核表达菌与自然感染布鲁氏菌病的牛血清、免疫制备的小鼠血清进行免疫印迹分析，同时利用该重组表达菌免疫小鼠，检测小鼠血清中抗体亚型 IgG1、IgG2a，以及细胞因子 IL - 2 和 IFN - γ 的表达水平。本研究成功地构建了布鲁氏菌 SUMO - BCSP31 原核表达载体，并在大肠杆菌 BL21 中成功诱导表达。该重组蛋白能够和牛血清和小鼠血清发生特异性免疫反应。小鼠血清中 IgG 亚型分析结果显示，该抗原刺激小鼠产生了以 IgG1 为主的体液免疫反应，然而却没有诱导小鼠产生以 IFN - γ 和 IL - 2 为主的细胞免疫反应。本研究成功地表达了布鲁氏菌 BCSP31 蛋白，该蛋白具有很强的反应原性，同时刺激小鼠产生了高水平的体液免疫反应，说明该蛋白具有高度的特异性，是布鲁氏菌很好的抗原物质，可以用其作为布鲁氏菌的检测抗原来研制布鲁氏菌病的新型诊断产品。

一、引言

布鲁氏菌病严重威胁着人和多种动物的生命健康，导致巨大的经济损失和严重的公共卫生危害。布鲁氏菌病的快速诊断对于当前防控人畜布鲁氏菌病具有重要意义。目前人畜布鲁氏菌病的诊断方法主要是虎红平板凝集试验和试管凝集试验，而这两种方法却存在着特异性差，检测结果假阳性高等缺陷[1-2]。鉴于 ELISA 诊断方法的优势，因此寻找特异性抗原，研制快速敏感的布鲁氏菌病 ELISA 诊断方法对当前动物布鲁氏菌病的净化清群具有十分重要的意义。

布鲁氏菌表面蛋白 31（Brucella cellsurface protein 31 ku，BCSP31）基因于 1988 年被克隆测序和体外表达，它编码大小为 31 ku 具有免疫原性的可溶性细

胞表面蛋白质[3],除绵羊附睾布鲁氏菌外,在其他 6 种布鲁氏菌中均可检测到 BCSP31 蛋白的表达。布鲁氏菌 BCSP31 基因在 8 株不同属来源的布鲁氏菌菌株中同源性达 99.3%,是布鲁氏菌种属特异性基因,具有高度保守性[4]。布鲁氏菌 BCSP31 蛋白也是布鲁氏菌重要的抗原,其能够分泌到胞浆外[5]。为此,本研究利用原核表达的方法表达了可溶性布鲁氏菌 BCSP31 蛋白,并对其免疫原性进行检测,为研制布鲁氏菌 ELISA 检测试剂盒提供科学依据。

二、材料

(一) 菌株与质粒

布鲁氏菌 M5 株、16M 株、544A 株基因组 DNA,大肠杆菌 DH5α、BL21、SUMO 表达载体由本室保存。

(二) 工具酶与试剂

Platinum ® PfxDNA 聚合酶,blunt 克隆载体(NEB 生物公司), DNA 限制性内切酶,T4 DNA ligenase, DNA Marker(TaKaRa 公司),质粒提取试剂盒、凝胶回收试剂盒(AXYGEN 公司);SUMO 表达载体(Invitrogen 公司),T riton X -100,溶菌酶(Promaga),蛋白酶抑制剂(MERK 公司),PVDF 膜(Milinpore 公司),脱脂牛乳(BD 公司),TMB 显色液(Sigma 公司),His 标签单抗(Protech 公司),山羊抗小鼠 IgG(北京中山公司),小鼠细胞因子检测试剂盒(武汉伊莱克斯公司)。

(三) 实验动物

4 ~6 周雄性 BALB /c 小鼠,购自吉林大学实验动物中心。

三、方法

(一) 布鲁氏菌 BCSP31 基因的克隆测序

根据 GenBank BCSP31 序列设计引物, 上游 5′ - TGACCTGCTAGTAGGTATGAAATTCGGAAGCA - 3′,下游 5′ - TGTCTAGATTATTTCAGCACGCCCGCT - 3′。由 Invitrogen 生物技术有限公司基因部合成。

分别以布鲁氏菌 16M 株、M5 株及 554A 株基因组 DNA 为模板, PCR 扩增 BCSP31 基因片段, 反应条件是, 94℃ 变性 5 min, 94℃ 变性 30 s,60℃ 退火 1 min, 72℃ 延伸 1 min,35 个 循环, 最后 72℃ 延伸 10 min。PCR 产物纯化后连于 Blunt 载体上, 送吉林省库美生物技术公司测序。

(二) BCSP31 /SUMO 重组表达质粒的构建及诱导表达

用BfuAI和XbaI分别酶切BCSP31、SUMO载体，T4连接酶16℃过夜连接，构建BCSP31 -SUMO重组表达质粒，将获得的质粒转入大肠杆菌DH5α，筛选阳性克隆，获得阳性重组菌。将阳性克隆质粒转入大肠杆菌BL21细胞进行诱导表达，待重组菌培养至A600 nm = 0. 4 ~ 0. 6时，加入终浓度1 mmol/L的IPTG，30℃诱导表达6 h，冰浴30 min后离心收集菌体。用冰PBS洗菌体2次，5000 r/min离心，收集菌体，加入20 mL Binding Buffer重悬菌体，分别加入1% Triton -100，100 mg/mL溶菌酶，37℃作用30 min，加入蛋白酶抑制剂1片，冰浴超声15 min（2 s/2 s），12 000 r/min离心30 min，收取上清和沉淀，分别进行SDS -PAGE分析，检测可溶性蛋白的表达。将表达正确的产物用0. 45 μm滤膜过滤，-80℃保存备用。同时表达SUMO空载体作为阴性对照。

(三) BCSP31 蛋白的 western -blotting 验证

利用半干转印法将目的蛋白经SDS -PAGE分离后转印到PVDF膜上，转印时间为20 V，15 min。转印完成后分别用抗HIS标签的单抗作为一抗（1∶8000），羊抗小鼠IgG作为二抗（1∶10 000）进行免疫印迹分析，检测目的蛋白的表达情况正确与否。

(四) SUMO -BCSP31 蛋白的纯化

采用GE -Healthcare 1 mL His trap PP纯化柱纯化BCSP31蛋白，按照产品说明书进行操作，过程如下：用5 mL binding buffer冲洗柱，按1 mL/min的流速加入上述制备的表达细胞上清产物，用5 mL elution buffer洗脱蛋白，SDS -PAGE检测蛋白的纯化结果，并进行蛋白定量，-80℃保存，备用。

(五) BCSP31 蛋白的免疫原性分析

1. BCSP31蛋白与牛布鲁氏菌阳性血清免疫印迹分析

将临床上检测的牛布鲁氏菌阳性血清（经虎红平板和试管凝集反应确诊为阳性）作为一抗，按照1∶400的浓度孵育PVDF膜，用山羊抗牛IgG作为二抗，以1∶5000的浓度孵育PVDF膜，经TMB显色，检测BCSP31蛋白与牛布鲁氏菌病阳性血清的特异性反应。

2. BCSP31免疫小鼠

20只雄性BALB/c分成4组，每组5只，组1每只小鼠免疫 5×10^7 SUMO -BCSP31表达菌BL21，组2每只鼠免疫 5×10^7 转化SUMO空载体BL21，组3每只

小鼠免疫 5×10^5 布鲁氏菌疫苗株 M5,组 4 每只小鼠免疫 200 μL PBS 作为对照。均采取腹腔注射,共免疫 3 次,每次间隔 21 天。最后一次免疫后 21 天拉颈处死小鼠,摘眼球采血,吸取血清,分别进行 Western - blotting、血清效价和细胞因子检测。

3. 小鼠血清 ELISA 检测特异性抗体

分别用纯化 rBCSP31 蛋白包被 96 孔板,采用间接 ELISA 方法检测待测免疫小鼠血清,加羊抗小鼠 IgG - HRP(1: 5000)反应,加底物 OPD 显色,置酶标仪测 490 nm 吸光度(A)值,测定抗体的滴度。

4. 小鼠血清 Western - blotting 分析

将最后一次免疫后 21 天的小鼠血清按照 1:400 的浓度作为一抗与 BCSP31 蛋白进行免疫印迹分析,检测小鼠血清特异性抗体的产生。

5. 小鼠血清抗体亚型的分类

利用 IgG1 和 IgG2a ELISA 检测试剂盒检测小鼠免疫 BCSP31 蛋白后血清 IgG1 和 IgG2a 产物的表达量,测定抗体的亚型。

6. 小鼠血清 IFN - γ 和 IL - 4 的检测

利用小鼠 IFN - γ 和 IL - 4 ELISA 检测试剂盒检测小鼠血清中 IFN - γ 和 IL - 2 的分泌水平,分析 BCSP31 蛋白诱导的免疫反应类型。

四、结果

(一) BCSP31 基因的扩增

分别以布鲁氏菌菌株 16M、M5 和 544A 基因组为模板,扩增 BCSP31 基因,并将 PCR 产物连接到 T 载体上进行测序。结果显示,布鲁氏菌 BSCP31 蛋白在布鲁氏菌菌株 16M、M5 和 544A 均得到特异性扩增,目的片段大小为 990 bp(如图 1 所示)。连接 T 载体后测序结果显示,扩增得到的 PCR 产物与 GenBank 上公布的牛布鲁氏菌 BCSP31 蛋白基因(GenBank:M20404.1)同源性为 100%。

(二) BCSP31 蛋白诱导表达及纯化

重组表达载体 SUMO - BCSP31 转入大肠杆菌 BL21,终浓度 1 mmol/L 的 IPTG 诱导 6 h 后,取菌液裂解后 SDS - PAGE 分析,如图 2A 所示,超声裂解菌体,离心收取上清和沉淀,SDS - PAGE 分析蛋白的表达情况,结果如图 2B 所示,所表达的 BCSP31 蛋白在细胞上清中。将上述细胞上清经镍柱纯化,如图 2C 所示,在 53 kDa 处得到单一目的条带。

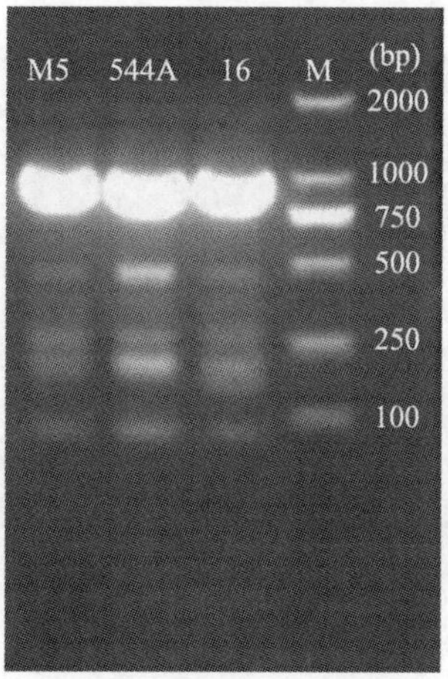

图 1 布鲁氏菌 BCSP31 基因的扩增

注:M5,布鲁氏菌疫苗株 M5 基因组 DNA;544A,牛布鲁氏菌标准株 544A 基因组 DNA;16,羊布鲁氏菌标准株 16M 基因组 DNA;M,DNA marker

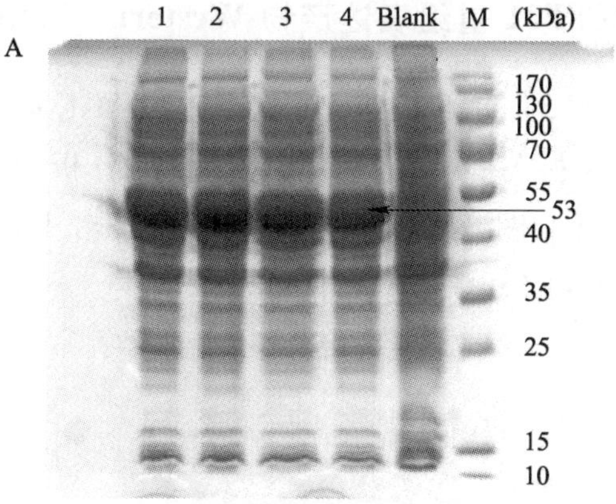

图 2A SUMO - BCSP31 重组质粒在大肠杆菌 BL21 中的诱导表达

注:1 - 4,重组质粒 1 - 4

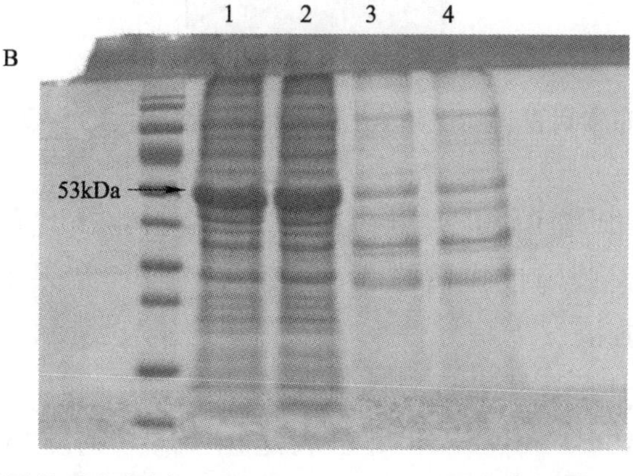

图 2B 诱导的重组蛋白 SUMO - BCSP31 蛋白在细胞上清中表达。

1 - 2,细胞上清产物;3 - 4,细胞沉淀产物

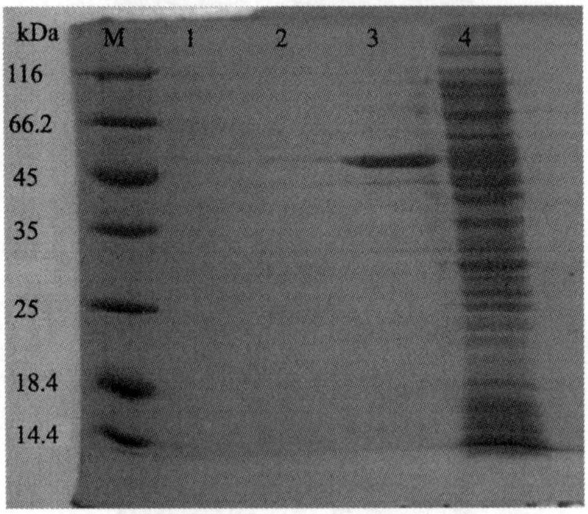

图 2C　重组蛋白 SUMO - BCSP31 经镍柱纯化结果

1 - 3，镍柱洗脱产物 1 - 3；4，镍柱结合后剩余产物

（三）布鲁氏菌 BCSP31 重组表达产物 Western - blotting 分析

1）将布鲁氏菌 BCSP31 重组表达产物 SDS - PAGE 凝胶经半干转印仪转印至 PVDF 膜上，用抗 His 标签的单抗进行免疫印迹分析，检测布鲁氏菌 BCSP31 蛋白是否正确表达，结果如图 3A 所示，在 53 kDa 左右出现特异性条带，说明带有组氨酸标签的 SUMO - BCSP31 蛋白正确表达。

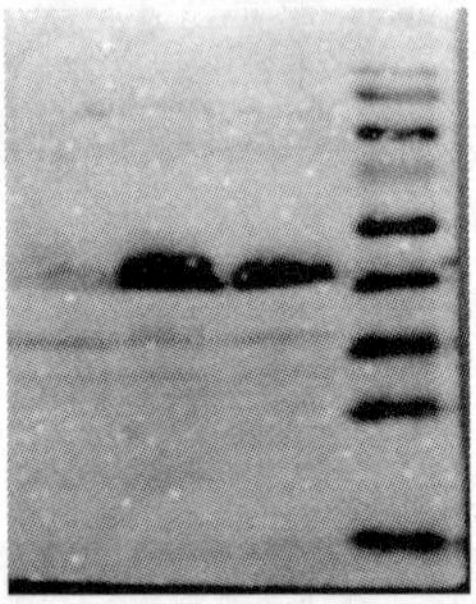

图 3A　布鲁氏菌 BCSP31 与抗组氨酸标签单抗的免疫印迹分析

2）为了进一步检测 BCSP31 蛋白的免疫原性，将表达的 BCSP31 蛋白与临床上采集的牛布鲁氏菌阳性血清进行免疫印迹分析，结果 BCSP31 蛋白能够与牛布鲁氏菌病阳性血清发生特异性反应，结果如图 3B 所示。说明该蛋白在布鲁氏菌阳性动物血清中能够产生特异性抗体。

3）为了检测 SUMO - BCSP31 重组表达菌 BL21 免疫小鼠后血清中是否产生 BCSP31 特异性抗体，将免疫重组菌 BL21 的小鼠血清作为一抗，与布鲁氏菌 BCSP31 蛋白可溶性表达产物和纯化产物进行 Western - blotting 分析，结果如图

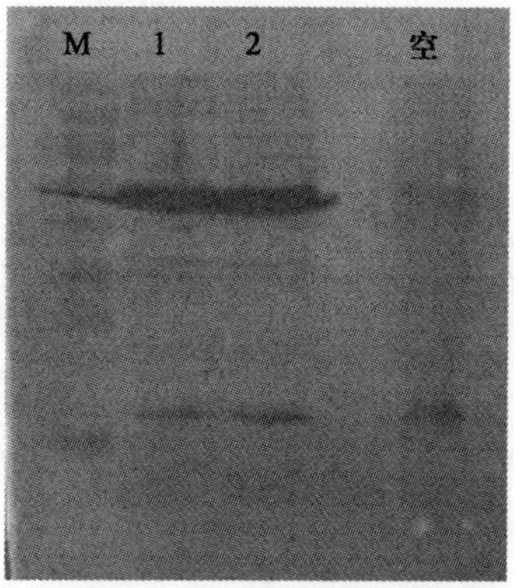

图 3B 布鲁氏菌 BCSP31 蛋白与牛布鲁氏菌病阳性血清的免疫印迹分析

3C 所示，免疫小鼠血清能够与 BCSP31 蛋白在 53 bp 处出现明显的免疫反应，说明该重组菌免疫小鼠后获得了 BCSP31 蛋白的特异性抗体。

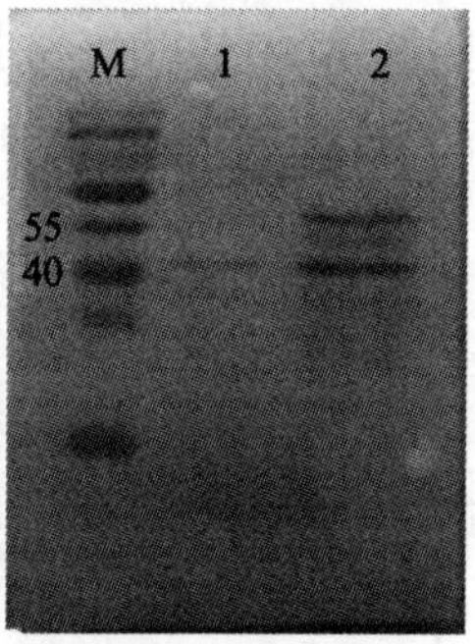

图 3C 布鲁氏菌 BCSP31 蛋白与免疫后小鼠血清的免疫印迹分析

（四）小鼠免疫试验

1. ELISA 检测小鼠血清 IgG

将免疫后小鼠每隔 7 天尾尖采血，直到免疫后第 8 周，收集血清，间接 ELISA 方法检测免疫后小鼠血清抗体效价，结果如图 4 所示。免疫表达重组质粒 SUMO－BCSP31 的大肠杆菌 BL21，从免疫后第 7 天开始，血清效价逐渐上升，直到免疫后第 8 周仍没有下降，最高血清效价为 1∶5600。

2. 小鼠血清 IgG 亚型的检测

利用 ELISA 检测试剂盒检测小鼠血清 IgG1 和 IgG2a 的表达量，结果如图 5 所示。免疫重组菌 SUMO－BCSP31 的小鼠诱导产生的 IgG 亚型是以 IgG1 为主，说明该重组菌诱导了 TH2 型免疫反应，以血清抗体免疫为主。布鲁氏菌疫苗株

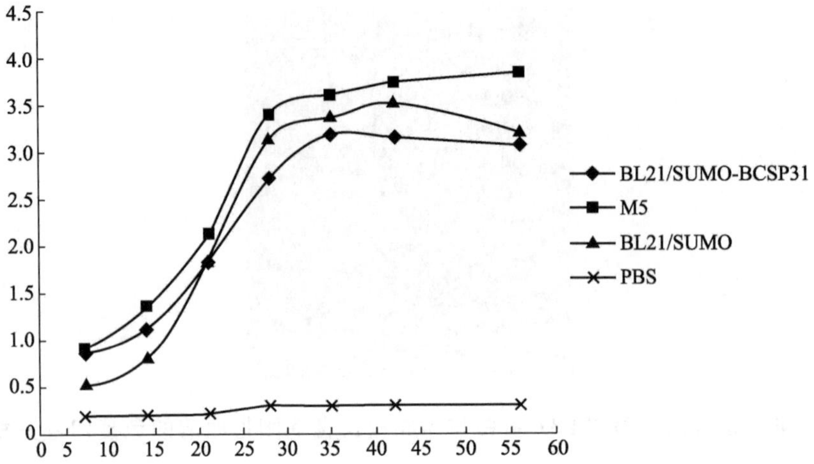

图4 小鼠血清抗体效价检测

M5株则同时诱导产生IgG1和IgG2a,说明布鲁氏菌弱毒疫苗株能够同时刺激机体产生细胞免疫反应和体液免疫反应,而PBS对照组则无明显的IgG1和IgG2a产生。

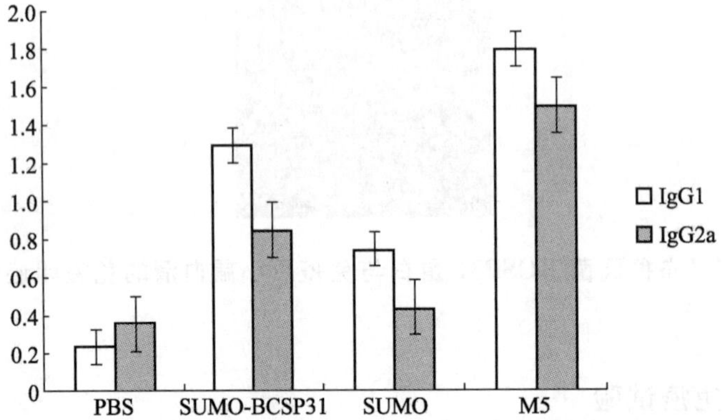

图5 小鼠血清亚型IgG1和IgG2a ELISA检测结果

3. 小鼠血清IFN-γ和IL-2的检测

利用小鼠IFN-γ和IL-2 ELISA检测试剂盒检测小鼠血清中特异性IFN-γ和IL-2的表达量,结果如图6所示,SUMO-BCSP31重组菌小鼠血清无明显的IFN-γ和IL-2产生。

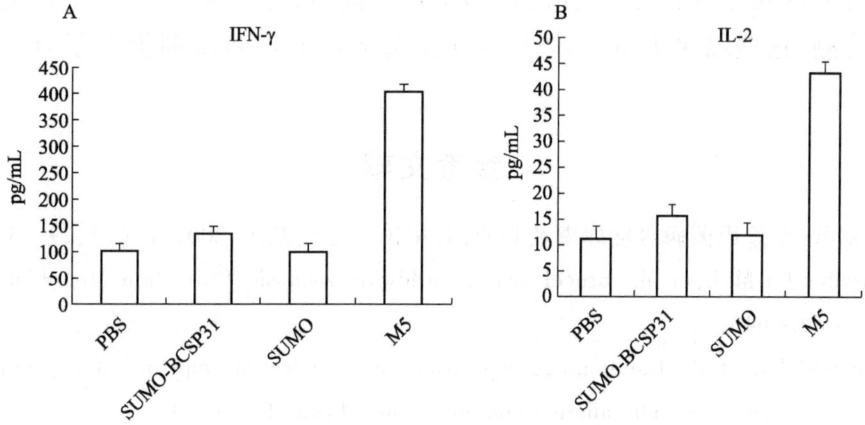

图 6 ELISA 检测小鼠血清细胞因子结果

A, IFN - γ; B, IL - 2

五、讨论

布鲁氏菌是一种兼性细胞内寄生菌,分为羊布鲁氏菌、牛布鲁氏菌、猪布鲁氏菌、犬布鲁氏菌、绵羊附睾布鲁氏菌和沙林鼠布鲁氏菌 6 个种,此外陆续有报道在海洋动物中发现新的种型出现[6]。布鲁氏菌各种间基因型具有高度的同源性,但其毒力、生物学性状、临床表现及流行特征等都有较大差别。其中羊布鲁氏菌致病力最强,危害最大。布鲁氏菌 BCSP31 蛋白具有高度的保守性和特异性,是布鲁氏菌重要的抗原之一[7]。本研究利用原核表达方法,构建了 SUMO - BCSP31 蛋白的重组表达菌,并分别利用抗 HIS 标签的单克隆抗体和自然感染的牛布鲁氏菌血清进行免疫印迹分析,同时利用该重组表达菌免疫小鼠,检测小鼠血清中重要的免疫分子。通过实验我们发现,所表达的 SUMO - BCSP31 蛋白能够和 His 单抗及自然感染的牛布鲁氏菌血清发生特异性的免疫反应,说明我们正确地构建并诱导表达了重组蛋白 SUMO - BCSP31。同时将临床上采集到的牛布鲁氏菌阳性血清与布鲁氏菌 BCSP31 蛋白进行了免疫印迹反应,结果发现 BC-SP31 蛋白能够与牛血清发生特异性免疫反应。这些研究结果说明我们成功地表达了 SUMO - BCSP31 重组蛋白,并且该蛋白可溶性表达,具有良好的反应原性,这与先前的研究结果一致[8]。

将重组表达菌免疫小鼠,小鼠血清效价可以持续到免疫后第 56 天,同时检测小鼠血清细胞因子发现,SUMO - BCSP31 蛋白能够刺激小鼠产生特异性的 IgG1 亚型,但不产生特异性的 IFN - γ 和 IL - 2。这些结果说明,BCSP31 蛋白能够诱导机体产生持续的特异的体液免疫反应,抗体亚型为 IgG1,但不能刺激机体产生明显的细胞免疫反应。这可能与免疫时没有加任何佐剂有关。

本研究成功地表达了布鲁氏菌 BCSP31 蛋白，并对其反应原性和免疫原性进行了检测，这些结果为进一步研制布鲁氏菌新型诊断试剂提供了有力的科学依据。

参考文献

[1] 尚德秋. 布鲁氏菌病再度肆虐及其原因. 中国地方病杂志，2001，16(1)：29 - 34.

[2] Boschirolia M L, et al. Brucellosis: a worldwide zoonosis. Curr Opin Microbiol. 2001, 4(1): 58 - 64.

[3] Mayfield J E, et al. The cloning, expression, and nucleotide sequence of a gene coding for an immunogenic brucella abortus protein. Gene, 1988, 63: 1 - 9.

[4] 丁家波，等. 8 株布氏杆菌 BCSP31 基因的序列分析. 中国兽药杂志，2006，13 - 16.

[5] Xie W. Cellular location and mode of export of three brucella abortus proteins expressed in Escherichia coli. M. S. Thesis. Ames: Iowa State University, 1988.

[6] EWalt D R, et al. Isolation of Brucella species from cetaceans, seals, and an otter. Vet Res, 1996, 138(24): 58 - 586.

[7] 曹小安，等. 流产布鲁氏菌 BCSP31 基因在大肠杆菌中的可溶性高效表达. 吉林农业大学学报，2007，29(6)：683 - 686.

[8] Slivia M, et al. The recombinant Omp31 from Brucel lamelitensis alone or associated with rough lipopolysaccharide induce protection against Brucel laovis infection in BALB/c mice. Microb Infect, 2003, 1: 85 - 93.

布鲁氏菌病及其防控策略

王兴龙

军事医学科学院军事兽医研究所,吉林长春

一、引言

布鲁氏菌病(简称布病)起源于公元前1600年埃及的第五次瘟疫时期。对公元前750年的古埃及人的骨骼研究显示,布病患者出现了骶髂关节炎以及其他骨关节损伤的痕迹,同时还具有布病常见的并发症。David Bruce 在1887年从驻守在 Malta 地区的一个死于热性病(Malta 热)的英国士兵脾脏分离到了羊布鲁氏菌(*Brucella melitensis*,当时被称为 *Micrococcus melitensis*)。在 *M. melitensis* 被分离后近20年的时间里,Malta 热病仍然被认为是一种病因不明确的传播性疾病。直到1905年 Themistocles Zammit 在羊奶里分离到 *B. melitensis* 后,人们才意识到该病具有人兽共患的特性。1897年,丹麦兽医 L. F. Benhard Bang 发现了导致 Bang 病的病原体——Bang 杆菌,亦即现在的牛种布鲁氏菌。美国科学家 Alice Evans 在对奶产品致病菌的研究过程中,发现 Bang 病和 Malta 热两种病的病原体有着必然的联系,遂根据 David Bruce 的名字统一命名为布鲁氏菌。1990年布鲁氏菌在海洋哺乳动物中被分离到,这改变了人们一直认为布病主要在陆地动物中分布的认识,同时也促使人们对布病的控制措施进行了相应的调整。

目前已经确认布鲁氏菌属有9个种,其中对陆生动物有致病性的有7个种,分别是 *B. abortus*、*B. melitensis*、*B. suis*、*B. ovis*、*B. canis*、*B. neotomae* 和 *B. microti*。对海洋动物有致病性的有2个种,分别是 *B. ceti* 和 *B. pinnipedialis*。前3个种被称为经典的布鲁氏菌种,其中 *B. abortus* 有7个生物型, *B. melitensis* 有3个生物型, *B. suis* 有5个生物型。其他的种还没有被分型。布鲁氏菌菌株的命名主要依据其优先感染的宿主动物而得名。目前5个布鲁氏菌种的基因组序列已经完成测序,大约还有25个布鲁氏菌菌株正在被测序。所有布鲁氏菌种的基因组大小和组成都十分相似。基因组的平均大小约为3.39 Mb,由2个环形的染色体组成。染色体I约2.11 Mb,G+C含量为57.2%。染色体II约1.18 Mb, G+C含量为57.3%。布鲁氏菌没有经典的编码荚膜、质粒、菌毛或内毒素的基因。

9个已知的布鲁氏菌种中有5个可以感染人类,对人最具致病性和侵袭力的是羊种布鲁氏菌(*B. melitensis*),其次是猪种布鲁氏菌(*B. suis*)、牛种布鲁氏菌(*B. abortus*)和犬种布鲁氏菌(*B. canis*)。已经证实海洋生物种布鲁氏菌(*B. ceti*)也可以传染给人。在布病流行的地方,人容易通过接触感染的动物或污染的动物产品而致病,尤其是食用未经灭菌的山羊和绵羊奶制成的奶酪。同时,一些职业的从业者,包括农场工人、兽医、牧场工人、肉制品包装工人等,都被认为是布病的高危人群。

由于布病还未发现在人与人之间进行传播,所以无需对感染布病的人有所恐慌和畏惧。只要动物布病得到控制,人布病的感染率就会明显降低。美国由于牛布病的根除,使得人布病的病例数由 1947 年的 6321 例下降到 1998 年的 100 例,并且大部分病例都是从国外感染的或者食用了墨西哥污染的奶制品。在丹麦,1931 年到 1939 年每年有 500 个人布病病例被报道,但是由于牛布病的根除,到 1962 年就没有人布病的报道。在法国,随着布病根除计划的实施,1976 年报道有 800 多人布病的病例,1983 年下降到 405 例,1990 年和 2000 年分别下降到 125 例和 44 例。

布鲁氏菌被认为是最常见的实验源性病原体,大约有 2% 的布病来自实验室感染。一份西班牙的调查显示,在 1999 年对 628 个临床微生物实验室的工作者调查发现,有 11.9% 的人在实验室工作过程中感染了布病。

二、布鲁氏菌病的世界流行趋势

布鲁氏菌自 1887 年 Bruce 首次从布病死亡士兵脾脏中分离到迄今已有百余年,目前该病已波及世界五大洲,170 多个国家和地区有人畜布病的存在和流行。同时,新的疫源地不断出现,尤其是在中亚。

布病于 20 世纪 30 ~ 60 年代在世界上有较严重流行,70 ~ 80 年代末疫情趋于下降,但自 90 年代疫情又有回升势头,现已有 40 ~ 50 个国家和地区的人畜布病疫情出现不同程度的波动。布病疫情回升的地区主要集中在非洲、亚洲、南美洲和欧洲部分地区。至少 5 年内没有布病报道的国家有澳大利亚、加拿大、塞浦路斯、丹麦、芬兰、荷兰、新西兰、挪威、瑞典以及英国。布病在一些国家已经被定为法定报告的传染病,一旦发病必须直接上报给当地的卫生局,仅是上报的数量仅是真实发病率的一部分。因此,人布病的真实发病率是不清楚的,估计每 100 000 人口中有 160 人感染布病。全世界 1/5 ~ 1/6 的人受布病威胁,目前全世界患病人数已经达到 500 万 ~ 600 万,年新发病例数约有 50 万。

日益严峻的疫情已经使布病受到了全世界的广泛重视。1998 年,世界卫生组织(WHO)召开会议,着重讨论了布鲁氏菌病疫苗的研究发展,就人和动物布病疫苗的研究方向达成了一致意见,同时提议加强国际合作,任何时候都要分享资源与经验,同时联合国粮农组织(FAO)和世界动物卫生组织(OIE)强调了防控人畜布病的重要性。布病成了直接危害公共安全、影响动物和动物产品贸易、阻碍社会经济发展的重要人兽共患传染病,尤其是对牧区经济的影响最大。

三、我国布鲁氏菌病的流行现状

(一)人间布鲁氏菌病

我国布病疫情基本上与世界疫情趋势是一致的。在我国31个省市区中,有30个省市区有人布病存在和流行。我国受布病威胁的人口约有3.5亿,有1200多个县是布病疫区,现有布病患者30万~50万,新发病例数2011年42 654人,2012年39 539人。从1993年开始我国人间布病疫情回升,以后逐年增加,1994年新发病例数仅为815人,到目前全国人间布病发病率上升了近50倍。发病率排在前10位的有内蒙古、黑龙江、山西、河北、新疆、吉林、河南、辽宁、山东、陕西等省区。

人间布病的发生有以下的特点:

(1)人间布病的发生与家畜布病的发生在地区分布上相一致,家畜布病发病率高的地区也是人间布病发病率高的地区,总体上是“北高南低”;

(2)发病率最高的职业人群是农民,占75%,其次是牧民,占13%;

(3)20~50岁是发病率高的年龄段,男性发病率显著高于女性;

(4)2-7月份是布病高发季节,与家畜生产季节相一致。

(二)动物布鲁氏菌病

新中国成立以来,我国家畜布病疫情经历了高发期、基本控制期和快速上升期3个阶段。20世纪50~70年代为高发期,部分省份疫情严重,在牧区,严重地区的家畜感染率达到50%以上。80~90年代为基本控制期,家畜布病总的阳性率控制在0.09%~0.28%。2000年以后疫情快速反弹,目前,我国各省、市、区均存在牛羊布病感染病例。东北、西北和华北地区阳性率高,华东、中南地区阳性率次之,南方省份阳性率相对较低。感染范围有扩大趋势,湖南、贵州等省2008年之前没有疫情,2009年之后陆续检出阳性畜;牧区、半农半牧区、农区、城区疫情依次下降,吉林、内蒙古等北方省份局部暴发、地方性流行现象均已出现。牛布病阳性率由2007年的3%增长到现在的5.71%,局部地区阳性率高达73%;羊布病阳性率由2008年的2.1%增长到现在的4.44%,局部地区阳性率最高可达80%以上。

家畜布病的流行有以下特点:

(1) 家畜布病分布范围广,总体表现“北高—南低”,疫情范围有进一步扩大的趋势。

(2) 我国牛羊布病感染率总体逐年上升,且上升幅度较大。

(3) 涉及的家畜种类多,除了牛羊疫情较重以外,其他家畜和野生动物也有感染现象。

(4) 我国家畜呈现多种布鲁氏菌感染并存现象,防控难度大。

(5) 犬布鲁氏菌感染率正在上升,局部地区感染率达到 12%。

四、布鲁氏菌病研究进展

(一) 布鲁氏菌的致病机制

1. 布鲁氏菌对宿主细胞的侵袭作用

布鲁氏菌致病过程的关键就在于它能侵入专业和非专业吞噬细胞。病原菌自皮肤或黏膜侵入机体,优先定植于肠黏膜的巨噬细胞。经黏膜上皮吞噬细胞的吞噬后再把细菌转移和运输到黏膜固有层和黏膜下层。

(1) 布鲁氏菌对吞噬细胞的侵袭作用

在调理状态下,巨噬细胞主要通过 Fc 受体或补体摄取布鲁氏菌。与其他细菌类似,调理作用似乎与布鲁氏菌在巨噬细胞内的生存和复制率成反比。也就是说,Fc 受体或补体介导的吞噬作用似乎更有利于宿主细胞而不是细菌。与之相反,在未受到调理状态下,巨噬细胞似乎通过外源凝集素受体和纤连蛋白受体摄取布鲁氏菌。受调理作用的布鲁氏菌能够激活巨噬细胞,在病原菌未到达胞内的复制部位就通过吞噬溶酶体将其溶解。相反,未受调理的细菌更容易在巨噬细胞内生存和复制。虽然布鲁氏菌的弱毒株能够黏附和侵入宿主细胞,但是它们不能在吞噬细胞内存活。尽管布鲁氏菌能够侵入上皮细胞和胎盘滋养层细胞,但是与其他诸如肠炎沙门氏菌这些胞内寄生菌的侵袭力相比相差甚远。

(2) 布鲁氏菌对非吞噬细胞的侵袭作用

尽管在非专业吞噬细胞中还没有发现相应的细胞受体和细菌配体的存在,但已有证据表明,某些特殊的分子参与了布鲁氏菌与细胞的结合。分子质量为 41 kDa 的外膜蛋白与布鲁氏菌对宿主细胞的黏附和侵袭作用有关。体外研究已经表明,布鲁氏菌对上皮细胞的侵袭作用需要适量肌动蛋白的参与。

布鲁氏菌对非专业吞噬细胞的侵袭作用需要 Rho 小 GTP 酶(如 Rho、Rac、Cdc42)的激活。该组 GTP 酶,主要是一些细胞骨架调控因子,参与多种胞内寄生菌的内在化过程。显然,Cdc42 激活的条件就是宿主细胞与细菌的直接接触。Rho 和 Rac 的激活条件却是宿主细胞与细菌的间接接触。另外,cyclic - GMP、

PIP3 激酶、酪氨酸激酶和 MAP 激酶均是第二信使转导调节因子,它们都能降低布鲁氏菌在上皮细胞的内化过程。

2. 布鲁氏菌的胞内生存机制

致病菌在宿主的吞噬细胞内长期居留可能是它们通过自身的基因改变来适应这个苛刻的 pH 环境、营养缺乏、有氧介导和有氮介导的反应以及遭遇吞噬体内溶酶体的溶解[12]。布鲁氏菌的内化过程能够改变布鲁氏菌在宿主细胞内的运输途径,改变吞噬体在宿主细胞内的正常成熟过程以及干扰吞噬溶酶体与布鲁氏菌的黏附。研究已表明,布鲁氏菌不能在中性粒细胞内生存和复制。这也说明,布鲁氏菌并非能在所有吞噬细胞内运输、生存和复制。但是布鲁氏菌却能在其他的吞噬细胞和非专业的吞噬细胞内进行正常的胞内运输。

(1) 布鲁氏菌在巨噬细胞内的生存

布鲁氏菌进入巨噬细胞后不久,会形成一个能够表达小 GTP - 结合蛋白 Rab5 和早期核内体抗原 1(early endosomal antigen 1,EEA - 1)吞噬体复合物。布鲁氏菌在宿主细胞内的运输也能够激活 GTP 酶,但是与布鲁氏菌在侵入宿主细胞过程中需要激活的其他化合物截然不同。这提示胞内运输和宿主细胞的侵入似乎是两个完全独立的过程。在布鲁氏菌感染巨噬细胞初始阶段,布氏小体(Brucella - containing vacuole,BCV)为其在胞内生存创造了一个酸性的环境,正是这个环境才使细菌的基因发生改变以逃避胞内溶酶体的降解。

(2) 布鲁氏菌在 Hela 细胞内的生存

体外感染 Hela 细胞 2 h 后,布鲁氏菌定居在含有溶酶体相关膜糖蛋白(lysosomal - associated membrane glycoprotein, LAMP - 1)的吞噬体内,然后经过布氏小体到达粗面内质网(RER)的标志物 Sec61β 和肌钙网蛋白上。这说明布鲁氏菌是通过布氏小体到达宿主细胞的粗面内质网上。早期的细菌感染细胞的显微结构已经证明,粗面内质网是布鲁氏菌的复制位点。实验研究表明,细菌在刚进入宿主细胞后会受到各种因素的影响,导致其不能在宿主细胞内生存和复制。而粗面内质网却为其胞内复制提供了一个相对有利的环境。

(3) 布鲁氏菌在胎盘滋养层细胞内的生存

布鲁氏菌在胎盘滋养层细胞内的复制主要发生在母牛的妊娠期,尤其在胎盘细胞分泌类固醇激素的妊娠晚期。细菌能够诱导滋养层细胞分泌和合成类固醇激素和前列腺素促进细菌的大量复制。另外,受感染的胎儿体内激素的改变能够提高前列腺素 F2α、雌二醇及皮质醇含量,降低孕酮的含量。从分娩的角度来说这些激素的变化是有利的。

3. 布鲁氏菌的毒力因子及毒力调控系统

布鲁氏菌具有的毒力因子不够典型,诸如外毒素、细胞溶血素、内毒素、脂多糖以及细胞凋亡诱素。但是这些毒力因子在细菌侵入宿主细胞、胞内寄生以及到达胞内的复制位点——粗面内质网是必不可少的。布鲁氏菌能够适应细胞内的不良环境(营养匮乏、低氧、酸度低、活性氧中间体),并能在细胞内生存和复制[16]。光滑型布鲁氏菌能够抑制细胞凋亡,并通过抑制宿主细胞的免疫监视而在细胞内生存和复制。而粗糙型布鲁氏菌(犬布鲁氏菌和羊布鲁氏菌除外)能够诱导巨噬细胞的凋亡。但布鲁氏菌是如何通过一系列反应在巨噬细胞内生存和复制的还不清楚。

(1) 脂多糖

脂多糖(lipopolysaccharide,LPS)是革兰氏阴性细菌外膜的主要组成部分,是内毒素的重要成分。当布鲁氏菌 LPS 的 O－多聚糖或 NH 多聚糖缺失时,细菌的毒力消失,同时该缺陷导致布鲁氏菌从光滑型转变为粗糙型。与粗糙型布鲁氏菌相比,光滑型布鲁氏菌抵抗专业吞噬细胞杀菌作用的能力更强。这些结果表明,细菌表面 LPS 分子的完整性决定了布鲁氏菌的胞内生存能力和毒力。由于布鲁氏菌 LPS 免疫原性差不能激活补体系统,所以最初都认为 LPS 是一种毒力因子。

据文献报道,*B. abortus* 的 O 链可以通过 C1Q,与宿主细胞外膜的靶蛋白相结合。这些靶蛋白包括防卫素 NP－2、乳铁蛋白、天蚕抗菌肽、溶菌酶和多黏菌素 B 等以及天然溶酶体提取物。此外,与肠杆菌属内毒素相比,布鲁氏菌 LPS 具有微弱的诱导免疫反应的能力。LPS 的 O 链能够阻碍细胞凋亡,避免激活细胞免疫反应。值得注意的是,布鲁氏菌的 LPS 与细菌的胞内寄生密切相关,而与细菌侵入宿主细胞的过程之间的联系相对较小。实验研究已表明,*B. abortus* 的粗糙型突变株在宿主细胞内很难存活,而光滑型 LPS 的 O 链不能被溶酶体降解,可以进入质膜,并在感染初期破坏吞噬小体和溶酶体的融合。LPS 对革兰氏阴性菌外膜的结构和功能的完整性起决定性的作用。光滑型布鲁氏菌的外膜存在一个完整的 LPS 结构,该结构是由脂质 A、核心多糖、O－链多糖构成。而粗糙型的不包含 O－链多糖。布鲁氏菌 LPS 与其他细菌 LPS 有很大差别。与大肠杆菌 LPS 相比,布鲁氏菌的具有很弱的毒性和活性。高纯度的布鲁氏菌的 LPS 也很难诱导巨噬细胞的呼吸爆发作用、活性氮中间体、分泌溶菌酶、几乎不能抵御巨噬细胞的凋亡作用。布鲁氏菌 LPS 通过抑制补体的活性破坏巨噬细胞的抗细菌通路、通过阻止细胞因子的合成抵御抗菌肽对其的杀灭作用。羊布鲁氏菌 LPS 不能激活巨噬细胞产生肿瘤坏死因子(IFN－α)和 NO。粗糙型牛布鲁氏菌很容易被免疫血清和补体所消灭。布鲁氏菌 LPS 在避免阳离子肽(防卫素 NP－2、乳铁蛋白、天蚕抗菌肽、溶菌酶、多黏菌素 B)对其的损害发挥巨大的作用。

光滑型猪布鲁氏菌通过巨噬细胞表面的一个未知受体与脂筏相互作用,通过一条逃避溶酶体黏附的通路而侵入细胞。反之，粗糙型的不能通过脂筏进入细胞、很快被溶酶体黏附。尽管天然粗糙型（羊和犬布鲁氏菌）LPS 不含 O－链多糖，但是在实验室条件下对羊和犬都有致病性，并产生持续性感染。光滑型布鲁氏菌 O－链多糖能够抑制宿主细胞凋亡。而粗糙型是通过抑制 IFN－α 释放来完成的。抑制宿主细胞凋亡的光滑型布鲁氏菌能够逃避宿主细胞的免疫监视、躲避由死亡细胞释放的细胞因子所激活的免疫系统和抗原递呈细胞对其的损坏。LPS 的这些性质表明，LPS 是布鲁氏菌在细胞内生存和复制的主要毒力因子。

（2）应激反应蛋白

为了适应巨噬细胞内的恶劣环境，大部分胞内细菌如军团杆菌和沙门氏菌，选择性地诱导大量的蛋白，其中大部分是应激反应蛋白，来适应胞内生存。布鲁氏菌也不例外。在布鲁氏菌中重要应激反应蛋白有胞质蛋白分子伴侣 DnaK、GroEL、周质蛋白酶 HtrA、超氧化物歧化酶 SOD、H_2O_2 酶、重组调节蛋白 RecA 等。这些蛋白都成为布鲁氏菌重要的毒力分子。DnaK 是一种热休克蛋白和分子伴侣，布鲁氏菌的 DnaK 作为蛋白修复系统的一部分，在保护细菌抵抗吞噬体内环境中发挥重要的作用，而且，DnaK 可能直接参与毒力因子的折叠和正确定位。GorEL 参与布鲁氏菌在胞内环境中生长所需要因子的折叠、装配和转运。HtrA 是位于周质的压力反应蛋白，属于丝氨酸蛋白酶家族，其主要功能是降解暴露于环境压力（如高温、高氧）的异常表达的蛋白，防止毒性蛋白的积累。迄今已发现有 3 种 SOD，即 Mn－SOD、Fe－SOD 和 Cu/Zn－SOD。前两种在细菌中多见，后一种 SOD 少见。布鲁氏菌是具有 Cu/Zn－SOD 的少数几种细菌之一。超氧歧化酶与需氧细胞代谢中出现的 H_2O_2、O_2、OH－的歧化有关。这些含氧基团对布鲁氏菌的胞内生存是不利的，它们可损害 DNA、RNA、蛋白和磷脂，从而导致细胞结构和活性破坏。细菌为保护自身不受这些基团的损害，利用抗氧化物酶，如 SOD、H_2O_2 酶等，可在氧化环境中生长。H_2O_2 酶在布鲁氏菌抵抗宿主细胞的氧化作用中发挥作用。RecA 是一种重组调节基因，它与提高细菌毒力和抵抗宿主的防御机制有关。

（3）virB 操纵子

virB 域是由 12 个基因组成一个操纵子，分别为 virB1—virB12，当布鲁氏菌在细胞中被吞噬后经吞噬溶解小体酸化诱导产生，在实验感染和天然感染过程中都被发现，是细菌在细胞内复制和形成持续感染所必需的。virB12 可作为一种布鲁氏菌血清学检测标记抗原。布鲁氏菌被宿主细胞吞噬后形成吞噬小体，吞噬细胞内溶酶体与吞噬小体融合，进而消化布鲁氏菌，而 virB 能有效地防止两个小体的融合，使布鲁氏菌能在吞噬细胞中寄生。由 virB 域编码的 IV 型分泌系统(T4SS)是布鲁氏菌的主要毒力因子,与其在宿主细胞内生存、复制有关。组成 virB 域的 12 个分子是相互关联并协同发挥作用的。经研究显示,virB5 和 virB8 促使吞噬细胞产生酸性吞噬空泡,主要调节布鲁氏菌的吞噬作用和细胞内的运输。virB1 是Ⅳ型分泌系统非必需的组件,具有溶解糖基转移酶的功能,它溶解糖基转移酶位点,从而使Ⅳ型分泌系统更容易装配和集合。在Ⅳ型分泌系统发生过程中, virB1 可能影响其他 virB 蛋白,因为蛋白间相互亲和力的分析发现,virB1 与 virB9 和 virB11 相近,而且 virB12 和 virB9 的 C 末端同源性很高。virB3 、virB6 、virB7 和 virB10 蛋白是细菌跨膜蛋白的传送信号,virB4 和 virB11 蛋白与 VirD4 蛋白偶联使 ATP 酶从表面跨膜进入细胞质,VirB2 和 VirB5 蛋白可能是细菌表面菌毛结构蛋白,VirB8 在Ⅳ型分泌系统中主要作用,主要是与 VirB9 和 VirB10 在细胞膜上形成群体。virB 域是 *B. m elitensis*、*B. abortus* 和 *B. su is* 的胞内生存和复制所必需的, virB 突变株不能在内质网内复制, 而是遭到溶酶体溶解被清除,同时 virB 操纵子对维持布氏小体和内质网之间的相互作用也起到很重要的作用。已经证实,IV 型分泌系统能够将多分子复合物从菌膜向胞外间隙传递, 进入宿主胞质溶胶或其他细胞。布鲁氏菌就是利用 IV 型分泌系统向宿主胞质溶胶分泌效应子(目前为止还没有效应子被鉴定出来)。Andreas B 等构建了流产布鲁氏菌 virB1 和 virB2 缺失变异株,研究表明,virB1 和 virB2 基因影响细菌在吞噬细胞 J 774 内的复制,virB2 缺失后细菌不能对小鼠持续感染,证明该基因在感染过程中主要发挥Ⅳ型分泌系统组装功能,而 virB1 缺失后细菌的感染能力与野生型相当,说明 virB1 在小鼠持续感染中是非必需的。

(4) 其他毒力因子

环 β-1, 2 葡聚糖合成酶基因 *cgs* 编码 *B. abortus* 一个高分子量内膜蛋白, *cgs* 缺失后在小鼠体内毒力下降, 在 Hela 细胞内复制发生缺陷。此外,由于环的形成, 环 β-1, 2 葡聚糖与环糊精相比,可能充当了疏水分子。一些合成的环糊精能充当破坏膜分子传送和选择提取胆固醇。胆固醇具鞘氨基醇,是吞噬溶解小体中脂筏的主要组成。已证实 *cgs* 突变后不能阻止吞噬-溶解小体融合而不能复制。然而, 当 Hela 细胞用纯的环 β-1, 2 葡聚糖或 β-甲基环糊精处理后, cgs 突变体控制空泡成熟避免溶酶体的溶解,使 *Brucella* spp. 可以在胞内生存且能到达其复制生境。缺失突变 *cgs* 后 *B. abortus* S_{19}在体内和体外毒力都减弱,但 S_{2308}减毒很小,表明有菌株差异。保护性试验表明,突变 S_{19}的 cgs,其保护效果和 S_{19}相似,但能诱导更多的免疫球蛋白 IgG2a。

Omp25 基因是 *B. abortus* 重要的毒力基因。Edmonds 等构建了 *B. abortus* 缺失 Omp25 蛋白基因的突变株,与野毒株比较后发现,突变株的体内外存活能力及激发体液免疫能力均明显低于野毒株。

致病菌在宿主体内生长时,热休克蛋白在帮助致病菌改变自身的环境来适应酸碱环境、营养缺乏和溶解因子作用的过程中起到关键作用。热休克蛋白和环2β(1－2)葡聚糖基因均突变才能使布鲁氏菌致弱。Delory M 等对 *B. meliten－sis* 16M 染色体上的6个与热休克相关的σ因子(rpoD、rpo H1、rpo H2、rpo E1、rpo E2 和 rpoN)进行基因突变分析,研究表明,rpoH2 基因突变株失去了细菌在21℃和42℃生长时的损伤修复作用,而且细菌对氧化作用的敏感性提高,与野生株比较变异株的毒力减弱。rpo H1、rpo E1 和 rpo E2 基因的突变影响细菌低温下的存活力。

磷酸卵磷脂被认为是细菌用来逃避宿主识别的模拟分子,是一种典型的真核磷脂,在原核生物中缺乏。突变 *B. abortus* 磷酸卵磷脂中一个关键酶,将导致细菌在营养丰富的培养条件下仍不能很好生长。在巨噬细胞中,胆固醇硫酸脂(PCS)突变后其逃避溶酶体溶解能力下降。在体内 PCS 突变株毒力减弱,表明磷脂是布鲁氏菌的毒力因子。

(二)宿主细胞抵抗布鲁氏菌感染的免疫反应

1. Toll 样受体与免疫反应的识别作用

当布鲁氏菌感染宿主细胞后,不仅能够激活先天性免疫杀灭起初进入细胞内的细菌,而且能激活机体产生适应性免疫反应。布鲁氏菌最初是通过中性粒细胞、巨噬细胞和树突细胞对 Toll 样受体(Toll－like receptor, TLR)进行识别。研究表明,TLRs 是天然免疫中重要的模式识别受体(pattern recognize receptor, PRR),病原体的某些高度保守分子结构,即病原相关分子模式(pathogen associated molecule pattern,PAMP),是连接先天性免疫与获得性免疫的桥梁,在机体抵抗生物性致病因子感染中发挥重要作用。Toll 样受体既位于质膜的表面又居于吞噬溶酶体外膜的表面。目前确定的 TLR 共有 11 种(TLR1—TLR11),其配体各不相同,范围极其广泛。TLR2 能识别细菌的脂蛋白和其他胞壁结构;TLR4 识别 LPS;TLR5 识别鞭毛蛋白;TLR9 识别 DNA。

2. Toll 样受体激活免疫反应的途径

布鲁氏菌的 LPS 通过组成信号系统的跨膜结构域 CD14 与 TLR4 相互识别。虽然布鲁氏菌的 LPS 能够激活 TLR4,但是和肠道沙门氏菌相比,它具有较低的免疫刺激活性。因为肠道沙门氏菌能够诱导机体产生严重的炎症反应。TLR2 和 TLR9 都能与布鲁氏菌相识别并激活免疫反应。TLR 识别特异性配体后,通过 TLR 结构域传递信号,激发下游的级联效应。其主要的信号传导途径包括:髓样分化因子 88(myeloid differentiation factor 88)依赖途径,通过激活 MyD88 及相应的下游效应因子来磷酸化 NF－κB 的抑制单位 IκB,从而活化 NF－κB,启动相应的基因转录。MyD88 通过 NF－κB 诱导细胞炎症因子前体来抵抗布鲁氏菌。布鲁氏菌感染宿主细胞就会开启一条重要的调控通道,也就是激活树突细胞(DC)诱导 T 细胞产生 IFN－γ。MyD88 在 DC 细胞活化和成熟的过程中起着不可替代的作用。更重要的是,光滑型布鲁氏菌 LPS 激活 DC 细胞产生 IL－12,也能激活 $CD4^+$T 细胞。

3. 活性氧和 NO 对免疫反应的激活作用

氧化爆发反应和一氧化氮的产生有利于巨噬细胞杀灭细菌,有利于激活天然免疫反应产生 IFN－γ、TNF－α 等细胞因子。Ko 等研究发现,在鲁布氏菌感染巨噬细胞的早期阶段,活性氧能够控制细菌在细胞内生存和复制。

4. 自然抗药性对免疫反应的促进作用

牛布鲁氏菌的自然抗药性是天然免疫一个重要的因素。它的抗性表型与巨噬细胞阻碍布鲁氏菌在胞内生存的能力相关,还与 NRAMP1 基因的多态性相关。Qureshi 等研究发现,牛型 NRAMP1 的 3′端非翻译区多态性与布鲁氏菌在巨噬细胞内的生存和复制有密切的关系。最近 Poester 等发现,牛型 NRAMP1 的 3′端非翻译区多态性与布鲁氏菌在巨噬细胞内的生存和复制没有任何关联。

5. NK 细胞毒性对免疫反应的激活作用

自然杀伤性细胞(NK)毒素的活性也是激活天然免疫抵抗牛布鲁氏菌的一个重要的因素。牛的 NK 细胞通过分泌 IFN－γ 来激活巨噬细胞杀灭细菌。补体系统的蛋白家族能够调控并直接消除细胞内的布鲁氏菌。这就有助于激活初级天然免疫应答。

6. 胎盘滋养层细胞对布鲁氏菌的抗感染作用

大量的实验研究主要集中于布鲁氏菌与巨噬细胞、树突细胞及非吞噬细胞之间的相互作用。由于缺少合适的牛胎盘滋养层细胞系,使得有关牛布鲁氏菌是如何侵入机体的靶细胞——胎盘滋养层细胞的研究成果较少。Carvalho Neta 等研究表明,布鲁氏菌能够感染胎盘滋养层细胞。通过对绒毛尿囊膜移植模型的研究还发现,在牛布鲁氏菌感染巨噬细胞的初级阶段,牛胎盘滋养层细胞也有基因表达。有趣的是,在细菌感染细胞的早期,布鲁氏菌抑制炎症前体基因的表达和调控。尤其是 CXCL6 (GCP－2)和 CXCL8 (IL－8)这两类炎症趋化因子在细胞内的表达量明显降低。体内和体外实验研究表明,细胞炎症趋化因子的含量差异不大。

7. T 细胞对免疫反应的激活作用

一个有效的抵抗布鲁氏菌的获得性免疫反应需要由特异性的 T 细胞激活的细胞介导的免疫应答来启动。T 细胞通过 α/β 受体与布鲁氏菌识别,该受体与 $CD4^+$辅助性 T 细胞及 $CD8^+$细胞毒性 T 细胞的辅助性受体相关。由于在幼畜体

内含有大量的 γ/δ T 细胞，所以 Ko 等推测，含有 γ/δ 受体 T 细胞亚群可能在小牛受感染的过程中起非常重要的作用。据相关研究表明，γ/δT 细胞能够产生 TNF－α 和 IFN－γ 细胞因子，以至于它能够激活巨噬细胞和调控 γ/δ T 细胞的活性。$CD8^+T$ 细胞在保护机体免受细菌的侵害中起重要的作用，敲除 $CD8^+$ 基因的小鼠极易受到细菌的感染。另外，$CD8^+T$ 细胞分泌 IFN－γ 并提高吞噬细胞吞噬细菌的能力。

8. IL－12 对免疫反应的诱导作用

感染的巨噬细胞分泌的 IL－12 可激活 $CD4^+T$ 细胞。在 IL－12 刺激的作用下 Th0 细胞会分化成 Th1 细胞，Th1 细胞是一类引起宿主细胞免疫反应抵抗布鲁氏菌重要的免疫活性细胞。在获得性免疫反应过程中，IL－12 也能直接激活 $CD8^+T$ 细胞。

9. IFN－γ 对免疫反应的调控作用

IFN－γ 是由 Th1 细胞产生的细胞因子，能够激活巨噬细胞及限制布鲁氏菌在体内和体外的感染。Th1 细胞也能分泌 IL－2 激活 T 细胞增殖及有助于控制细菌在巨噬细胞内的无限繁殖。与 Th2 反应有关的细胞因子 IL－10 在细菌侵入细胞的过程中限制炎症反应，并为细菌在细胞内持续感染提供良好的环境。

（三）疫苗研究

布鲁氏菌病疫苗的种类较多，主要包括弱毒活菌苗、灭活疫苗、突变株疫苗、基因工程苗和抗独特型抗体苗等。由于一些弱毒疫苗、灭活疫苗都存在一些缺陷，一些新疫苗的研制又都处于实验室阶段，致使目前还没有更加理想的布鲁氏菌疫苗用于控制人畜布病。当前布鲁氏菌疫苗的研究主要集中在筛选弱毒株、构建突变株以及寻找亚单位疫苗等方面。

1. 弱毒疫苗

（1）牛布鲁氏菌 S19 疫苗

牛布鲁氏菌 S19 疫苗是目前广泛应用于预防牛布病的疫苗。该菌株于 1923 年从新西兰奶牛牛奶中分离得到，在实验室条件下自然致弱后因其在牛体内能够诱导免疫保护反应，1930 年牛布鲁氏菌 S19 疫苗开始用于牛布病的免疫，一直沿用至今。尽管 S19 对牛具有很低的毒性，但其免疫后可以导致 1%～2.5% 的孕畜流产。有时候 S19 菌株可以从流产产物中分离到，并在含有赤藓醇的培养基上生长。同时由于 S19 株是一株平滑型布鲁氏菌，LPS O 链的存在，会在一定程度上干扰血清学诊断，使得自然感染布鲁氏菌的动物和疫苗免疫的动物很难从血清学上进行区分，这样严重影响了布病的检疫。

（2）羊布鲁氏菌疫苗株 Rev. 1

Rev. 1 是一株弱毒的羊布鲁氏菌菌株，对牛、羊布鲁氏菌均有免疫保护力。该菌株是 Elberg 等于 1957 年将羊布鲁氏菌毒力株经链霉素培养筛选出来的一株耐链霉素的弱毒菌株，能够预防羊种布鲁氏菌感染绵羊、山羊，同时也能预防绵羊种布鲁氏菌的感染。此菌株作为疫苗仍具有一定的毒力，并且在适当的条件下，毒力可以完全恢复。Rev. 1 也是一株平滑型菌株，其诱导产生的抗体也会干扰诊断。Rev. 1 用于牛的免疫能够起到比 S19 更好的保护作用，但由 Rev. 1 引起的流产率比 S19 略高。

（3）其他弱毒疫苗

有几个弱毒疫苗虽然没有广泛使用，但在一些国家也得到了一些应用。如 BA219 和 104M，主要用于人的免疫预防。BA219 是 Bepmn noba 于 1947 年从美国引进 S19 株，经严格筛选获得的一株毒力低、菌落均一的弱毒菌株。而 104M 是 Kotlyarova 于 1950 年从牛流产胎儿中分离到 T 和 M 两株菌，经实验筛选发现 M 株菌毒力低、稳定、免疫力强，则被当作弱毒疫苗株使用。这两种疫苗只有少数国家和地区用来预防人的布病，但由于毒力返强，便很快停止使用。此外，在我国还有羊型 5 号（M5）弱毒菌苗和猪型 2 号（S2）弱毒菌苗。其中 M5 是 1962 年我国哈尔滨兽医研究所将羊布鲁氏菌强毒株 H28，连续通过鸡胚传代减毒制成。S2 是 1952 年我国农业部兽医药品监察所从猪胚筛选出猪布鲁氏菌自然减毒株。这两种疫苗均可以用于牛羊猪布病的预防。在免疫效果上，这两种疫苗的保护率与 S19 或 Rev. 1 接近。

弱毒苗造价便宜，免疫保护持续时间长，免疫保护效率较好，但弱毒疫苗也有共同的缺点，如毒力强、返祖现象严重、甚至引起免疫动物发病、不能区分动物是自然感染还是人工免疫等。

2. 灭活疫苗

先前使用的灭活疫苗主要有牛型 45/ 20 和羊型 H38 两种。光滑型牛布鲁氏菌 45/20 是 1922 年从奶牛中分离出来的，在豚鼠体内经 20 代传代，得到的一株减毒的粗糙型菌株，称为“牛布鲁氏菌 45/20 株”，它能保护豚鼠和牛免受布鲁氏菌的感染。羊型 H38 是 Renoux 等于 1964 年用强毒羊布鲁氏菌 H38 株的培养液，经福尔马林杀灭后与石蜡油及经特别处理过的甘露醇单油酸酯混合搅拌制成的乳化佐剂。用于山羊和绵羊的免疫。虽然灭活疫苗对人畜安全，但有局部副作用，可引起注射部位化脓，更重要的是免疫保护率较低，这些疫苗均不再使用。

3. 重组粗糙型疫苗

由于平滑型布鲁氏菌脂多糖 O－链的存在，使得布鲁氏菌感染和免疫后血清抗体大部分都是针对该成分的,致使布鲁氏菌在血清学检测上容易与其他细菌发生交叉反应,更重要的是难以区分布鲁氏菌自然感染和人工免疫的动物,阻碍了布病的根除工作。随着基因工程技术的成熟,对布鲁氏菌的部分基因进行各种修饰和敲除构建新的粗糙型疫苗成为近几年的研究热点,以期在现有疫苗的基础上筛选出能够克服一些缺陷、具有更强免疫保护力,且毒力稳定的弱毒株。

一般布鲁氏菌由平滑型转变为粗糙型,其毒力相对变弱,被视为弱毒株,可以考虑用作疫苗。O 多糖(O－PS)的缺失可以使平滑型布鲁氏菌(S)转变成粗糙型布鲁氏菌(R)。改变后的 R 型菌因缺失 O－PS 抗原,被其感染的动物体内也无抗 O－PS 的特异性抗体,与 O－PS 相关的其他生物表型与 S 型菌也不一样,根据这些特点可以将其与野毒感染相区分。因此粗糙型疫苗成为人们研究的热点。

RB51 是目前已经批准在美国、墨西哥和智利等国家取代 S19 而使用的粗糙型疫苗。该疫苗株是由光滑型牛布鲁氏菌 2308 株经体外反复传代而获得的一株具有利福平抗性的粗糙型疫苗株,该疫苗株经过动物和细胞多次传代后证明是稳定的,有明显的免疫记忆反应。当前应用十分广泛,其免疫力和保护力均优于 S19 ,并克服了以往疫苗的一些弱点,因其缺少 O 链,免疫动物后血清中基本检测不到抗 O 链抗体。通过对 500 万头牛皮下接种实验,验证 RB51 不会引起孕畜流产,不产生任何毒副作用,妊娠母牛静脉接种及未妊娠的成年牛全剂量接种是安全的,其免疫保护效果与 S19 弱毒疫苗相当。RB51 能在小鼠体内诱导细胞介导的保护性免疫反应,研究表明由 RB51 诱导的细胞毒性 T 细胞能够杀死感染了噬菌体的布鲁氏菌,小鼠保护性试验表明 RB51 可以保护小鼠抵抗 *B. abortus*, *B. melitensis*, *B. suis* 的感染。RB51 也可以通过口服途径进行免疫,小鼠和牛通过口服方式免疫后能诱导保护性免疫应答。RB51 的动物试验表明,在相对较短的时间内该菌苗毒力较弱,而且不引起流产。应用 RB51 免疫牛获得的保护率与 S19 相当。RB51 弱毒苗具有安全性较好,免疫接种动物后不排菌、无组织病理变化、不引起家畜流产等优点。多种动物实验都证明 RB51 保护效果好而且不干扰诊断结果,不论注射动物的年龄、注射剂量以及注射次数,通常不干扰布鲁氏菌血清学诊断,是一种优秀的布鲁氏菌疫苗。RB51 也存在一些缺点,主要是不同种动物免疫保护效果差别很大,实际防制效果不稳定。RB51 对绵羊并无免疫保护作用,其机理还不清楚。

VTRM1 和 VTRS1 是 1996 年利用 RB51 的研制技术,把羊布鲁氏菌 16M 和猪布鲁氏菌的 O 链进行断裂突变后,得到粗糙型突变株疫苗 VTRM1 和 VTRS1, VTRM1 和 VTRS1 诱导产生了较强的细胞介导免疫(CMI),同时并不产生抗 O

链抗体。而且 VTRM1 和 VTRS1 能够诱导保护性免疫，抵抗牛、羊、猪和犬布鲁氏菌的感染，实验还表明该疫苗所诱导的保护力高于 RB51。在小鼠模型上进行毒性残留实验（以腹腔攻毒后脾脏中细菌数为指标）表明，这两种疫苗的毒性低于它们的原始株，但是高于 RB51 疫苗。

虽然粗糙型突变株疫苗在田间试验中表现了较好的保护性和安全性，但人们还是担心其有毒性返强的现象，一旦毒力重新恢复或增强，则后果是很严重的。为了使 S 型菌从根本上变成 R 型菌，目前主要是利用分子生物学的方法，破坏或缺失 S－LPS 合成酶基因。现已发现与 S－LPS 合成相关的基因包括 *gmd*、*per*、*wbkA*、*wbkC*、*lpx*、*wzm*、*wzt* 等，破坏这些基因合成进而构建重组粗糙型疫苗将成为布鲁氏菌疫苗研究的新方向，目前根据上述基因而构建的粗糙型菌苗已经在一些实验室开始研究。

目前重组其他功能基因获得新的弱毒疫苗也正在被研究。美国学者 Vemulapall 等在 RB51 株的基础上，分别利用重组 *wboA* 基因和超量表达 Cu－Zn 超氧化物歧化酶，获得了重组菌 RB51Wboa 和 RB51SOD，这两株重组菌不仅保留了 R 型的培养特性，还能够表达 O 链抗原，明显增强免疫效果，结果也显示了比 RB51 更好的免疫保护能力。随着布鲁氏菌全基因组序列的完成，越来越多的基因功能将被发现，将会有更多可以修饰或改造的基因被利用。近年来采用基因组筛选技术、体内细菌成像技术和 IRF－1 KO 小鼠模型，加速了减毒疫苗的研制，为构建具有应用前景的重组布鲁氏菌疫苗株提供了更广泛的资源。

4. 布鲁氏菌新型疫苗的研究

（1）DNA 疫苗

DNA 疫苗因其可以克服常规疫苗的一些弱点（如残余毒力等）为研制人畜布病疫苗提供了一条可行的途径。DNA 疫苗是直接将带有目的抗原基因的重组质粒转染或注射到动物细胞中，使之在细胞内持续表达天然的抗原物质。DNA 免疫动物后，可以长期表达目的蛋白，MHC Ⅰ类分子接受相应的肽后，再激活抗原特异性 T 细胞，诱发特定的免疫反应。但是至今还没发现一种 DNA 疫苗可以完全代替弱毒疫苗。目前由于所选择的目的基因不够理想，选择的真核载体的表达量不大以及所选择的免疫接种方法不当等原因，使 DNA 疫苗的发展受到了限制。

布鲁氏菌 DNA 疫苗的研究在小动物模型上还是比较成功的，Kurar 和 Splitter 首次开始了布鲁氏菌 DNA 疫苗的研究，他们用 pCDNA3 和 p6 载体构建的 L7/L12 DNA 疫苗，不但能够诱导特异的体液免疫反应，而且也能够诱导高效的细胞免疫反应，并能保护小鼠抵抗强毒的感染。Al－Mariri 等用布鲁氏菌铁结合蛋白或 p39（公认的周质空间结合蛋白）构建的 DNA 疫苗，也得到了很好的免疫效果，在小鼠体内能够诱导以分泌 IFN - γ 和 IgG2 抗体为特征的 Th1 型免疫反应，并能够保护小鼠抗 *B. abortus* 544 的攻毒。Velikovsky 等用 pCDNA3 载体构建了布鲁氏菌 2,4 - 二氧四氢蝶啶合成酶（BLS）DNA 疫苗，能够诱导抗原特异性的免疫反应，即诱导了 IgG2a 为主的体液免疫反应以及分泌高水平 IFN - γ 的 Th1 型细胞免疫反应。重复免疫后可以起到显著的攻毒保护作用。但 Leclercq 等用布鲁氏菌 GroEL 构建的 DNA 疫苗，虽然能诱导 Th1 型免疫反应，但却不能提供免疫保护。目前除了上述这些基因外，还有其他的基因也被成功构建了布鲁氏菌 DNA 疫苗，如 PAL16.5 外膜脂蛋白、过氧化氢酶（catalase）、26 kDa 的周质蛋白、31 kDa 外膜蛋白、25 kDa 外膜蛋白、10 kDa 外膜脂蛋白等。

通过以上发表的几个关于布鲁氏菌 DNA 疫苗的研究结果，我们不难发现，DNA 疫苗因其能诱导高效的细胞免疫并提供免疫保护，这对预防胞内寄生菌是适用的。但是，DNA 疫苗免疫保护时间较短，需要重复的免疫才会起到很好的保护效果，而且目前，布鲁氏菌 DNA 疫苗仅在小动物模型上进行研究，还没有应用到临床大动物，因此能否达到预期结果还有待进一步研究。

（2）重组蛋白疫苗

随着布鲁氏菌全基因组测序的成功，人们开始利用已知保护性抗原分子的基因进行亚单位疫苗的研制。布鲁氏菌亚单位疫苗具有安全性高、质量容易控制、抗原成分明确、可以用多种途径进行免疫以及产量和纯度高等优点，成为布鲁氏菌新型疫苗的研究方向。将布鲁氏菌蛋白配以佐剂免疫动物，目前在多个实验室都有研究，所选的蛋白包括细菌核蛋白、外膜蛋白、布鲁氏菌可溶性抗原（BASA）、光滑型和粗糙型 LPS 等，但这些抗原仍不能诱导有效的保护性免疫反应。由于细胞介导的免疫应答在布鲁氏菌免疫中起主导作用，因此有效的亚单位疫苗应以 T 细胞抗原为基础，能够诱导出 Th1 型免疫反应。

到目前为止，已经有多个布鲁氏菌抗原分子被成功地用于构建亚单位疫苗，主要有 OMP10，OMP31，OMP25，OMP16，OMP19，OMP36，细菌表面蛋白 BSP31，超氧化物歧化酶 CU - Zn SOD，胞质结合蛋白 P39，铁结合蛋白 BFR，二氧四氢蝶啶合成酶 BLS，核糖体蛋白 L7/L12，热休克蛋白 GroEL、GroES，转运蛋白 YajC，DNA 修复蛋白 UvrA 等布鲁氏菌重组蛋白疫苗，这些重组亚单位疫苗在一定程度上都能够刺激机体产生特异性的免疫反应，但是保护效果不完全。为了提高其免疫应答能力，一些学者将重组蛋白配以不同佐剂，经过不同的给药途径免疫动物，然后检测其诱导的细胞免疫水平以及攻毒保护能力，进而对这些抗原分子免疫原性和保护能力进行评价。亚单位疫苗具有产量和纯度高、对人畜不感染以及无毒力扩散等安全性高的优点，但是如何发挥亚单位疫苗的效果，需要综合考虑几个关键问题，即有效抗原的选择、合理佐剂的使用以及适宜的给药途径，同时还要考虑多价疫苗的研制。

综上所述,布病的控制需要更加安全有效的疫苗。布鲁氏菌病疫苗的研究和开发伴随着新技术的应用,也正经历着常规疫苗、重组基因工程疫苗和DNA疫苗、重组亚单位疫苗等发展历程。寻找具有保护性的抗原也将成为新疫苗研究中最重要的目标,随着基因组和蛋白质组学技术的完善,大量抗原的获得也变得更加容易,因此对这些抗原的免疫原性和保护能力的评价以及合理制备将是研制安全有效布鲁氏菌疫苗的重要工作。

五、我国布鲁氏菌病防控存在的问题

我国布病防控工作仍存在很多问题。

一是对布病的再次暴发流行准备不足、认识不到位。20世纪90年代初我国人畜布病得到稳定控制后,各级防疫部门放松了对布病的防控工作,布病防控机构不复存在、科研人员相继转向,对2000年以后的布病疫情快速上升势头认识不到位,人力、物力、财力和防控措施、技术均准备不足。

二是防控经费不足。防控经费投入与疫情快速发展反差加大。加之布病流行区财政困难,市、县两级财政投入偏少,严重制约了免、检、杀、消、管等各项防控措施的落实。

三是地方防疫体系薄弱。实行高密度、常态化监测是做好布病防控的基础。部分地区县乡兽医管理体制改革进展缓慢,机构队伍不健全,承担大量的布病防控工作难度大。

四是宣传教育不到位、农牧民的认识不到位、防护意识淡薄。广大养殖户中,拒绝布病免疫、拒绝检疫,不报疫情、不杀病畜、接触病畜时不采取防护措施的情况十分普遍。许多情况下,人发病后才能发现畜间疫情。

五是养殖方式落后。我国广大牧区和半农半牧区,牛羊以散养或放牧饲养为主,病畜、健康畜和养殖者频繁密切接触,疫病容易在畜间和人间形成反复传播。

六是防控技术手段落后。目前我国采用的布病诊断、检疫方法敏感性不够、疫苗的免疫效果不理想。

六、我国布鲁氏菌病防控策略

(一)总体目标

认真贯彻落实《中华人民共和国动物防疫法》《中华人民共和国传染病防治法》等法律法规,加强源头控制措施,有效控制家畜布病疫情,减少或消除布病对人民身体健康和畜牧业发展的危害。

（二）防控原则

我国对人畜布病的防控应始终坚持“预防为主，综合防控；因地制宜，分类指导；依靠科学、依法防治”的原则。

（三）防控策略

一是抓好布病疫情本地调查工作。许多地方对本地布病疫情不清楚。给布病防控带来了困难。为了摸清疫情本底，2010年，农业部下发了布病流行病学调查专项方案，要求各地有关部门开展布病实验室监测，尽快摸清本地布病流行情况，为下一步有针对性地加强布病防控打下基础。

二是抓好综合防控。按照重度流行区以免疫和检疫为主，轻度流行区以监测和扑杀为主，日常管理以消毒和个人防护为主的总体要求，落实免疫、监测、流行病学调查等各项措施。免疫的范围主要集中在高度流行区，从畜种看主要对羊和牛进行免疫，种畜禁止免疫，阳性率高的奶牛群，要对奶犊牛进行免疫。加强疫情报告。按照同等风险区域间允许调运、低风险区域可向高风险区域调运的原则，加强活畜流动监管，防止疫情跨区域传播。

三是抓好防疫管理。加强养殖场综合防疫管理，进一步落实消毒、无害化处理等综合防控措施，对养殖企业和养殖小区实行封闭饲养，建立健全各项防疫制度，加强圈舍消毒，规范养殖行为，不断提高生物安全水平。尤其要加强动物流产和分娩环节消毒，净化环境。尽量做到牛羊马等家畜不混群饲养，防止布鲁氏菌跨种传播。

四是加强执法监督。严格落实档案管理，建立健全养殖场免疫档案。家畜要佩戴二维码标识。

五是加强宣传指导。农业部要充分发挥全国动物防疫专家委员会布病专家组的作用，加强宣传。各高度流行区省份均要建立布病防治专家小组，具体负责布病防治技术咨询、督查指导工作。

六是加强部门配合。布病防控涉及多部门、多环节。不断完善政府负责、部门合作、社会参与、区域联动的工作机制。特别要与卫生部门进一步完善合作机制，定期通报疫情，开展联合督导等。

七是要加强布病的基础和技术研究。基础研究重点包括免疫机理、致病机理、细胞内寄生机制等；技术研究重点包括监测、检测、检疫、诊断技术和新型疫苗的研究。

布鲁氏菌病流行趋势及预防控制策略

范 明[1],黄 飚[1],邓立权[1],赵庆龙[1],郭建华[2],卢欣荣[1]

1 吉林省疾病预防控制中心,吉林长春

2 吉林省卫生监测检验中心,吉林长春

摘要:布鲁氏菌病是一种人兽共患病,在世界广泛流行,给畜牧业及人类健康造成巨大损失。为了更好地了解布鲁氏菌病的流行趋势,制定防控策略,本文就部分研究内容做一综述,旨在为布鲁氏菌病的防控提供参考。

一、引言

布鲁氏菌病(以下简称布病)是由布鲁氏菌引起的、人畜共患的传染—变态反应性疾病,在世界广泛流行。世界动物卫生组织(OIE)将其列为多物种动物疫病,中国将其列为二类动物疫病。牲畜患布病后表现为流产、死胎、不孕、乳腺炎和睾丸炎等,可导致繁殖能力和出栏数下降。病畜流产率高达50%~80%,乳、肉产量减少10%~20%,并严重损害皮毛质量。《中华人民共和国传染病防治法》规定为乙类传染病。人感染布病后可引起全身多系统损害,表现为发热、全身乏力、关节疼痛、肝脾大、流产、睾丸炎、性功能减退或丧失等,严重者丧失劳动能力。人患布病病程可达数年甚至几十年,严重影响农牧民的身心健康、生产生活,也是导致农牧民因病致贫、因病返贫的主要原因之一。

二、历史与现状

1886年英国军医Bruce在马耳他岛,从死于马耳他热的士兵脾脏中用显微镜看到了一种微小的细菌,1887年又进一步对死亡士兵的脾脏进行细菌培养,分离培养到一种微小细菌,证明在士兵中传播的这种不明发热疾病是由该细菌引起,当时称其为马耳他微球菌(*Micrococcuss melitensis*)[1]。自首次分离到布氏菌迄今百余年内,在世界200多个国家和地区中已有160多个存在人畜布病,分布于世界各大洲。

1905年,我国重庆首次报告2例布病患者,1916年在福建也发现1例布病患者。1925年在河南发现4名印度侨民感染布病,并从患者血液中分离出羊种布鲁氏菌。1932年、1936年及1949年,谢少文先后在北京地区报告了29例布病患者。1936年在内蒙古王爷庙发现109头牛中有21头流产,从流产牛胎儿中分离出2株牛种布鲁氏菌。同年,日本人北野正次等在吉林白城对羊进行调查,发现羊感染率高达33%。1938年,日本人广木彦吉在白城也发现布病患者。这些资料表明,我国在新中国成立前已有布病存在和流行[2-3]。

中国人间布病疫情经历了20世纪50~70年代的流行高峰期,80年代到90年代初的基本控制期,1992年全国仅报告布病病例219例,发病率为0.02/10万,是中国历史上最低水平。但从1995年开始,由于多种因素,布病疫情又重新回升,2006年新发病人数为19 013例,已超过历史发病人数最多的1963年(12 097例),部分地区布病疫情回升形势尤为严峻。目前,我国有28个省(自治区、直辖市)有人、畜间布病存在和流行。受布病威胁的人口约有3.5亿,有1200多个布病疫区县,新发病例数正以每年万计的数量在增加。布病的再度肆虐不仅严重危害人民身体健康,同时也严重影响畜牧业、旅游业、国际贸易的发展。据我国新疆维吾尔自治区等10个省区统计,1982—1991年,10省区因家畜布病造成的经济损失就达3.8亿元。当时我国有各类布病患者达70余万,除给患者及家庭带来精神痛苦外,估算直接经济损失高达30亿~40亿元。目前,我国的布病疫情较那时升高10多倍,其直接、间接的经济损失更是难以估量。

布病是典型的人畜共患病,人布病主要是通过职业性或环境接触病畜或其产品而感染的,也可通过吸入含有布鲁氏菌的气溶胶或摄入未经巴氏消毒的乳制品或不熟的内脏而感染,人与人之间的传播非常罕见。我国的常见布病宿主为绵羊、山羊、奶牛和肉牛。我国的布病流行呈现出从牧区向半农半牧区,并进一步向城区扩散的趋势。近年来,我国畜牧业发展,牛羊存栏数上升,养殖地扩大,布病疫情也随之上升。患者除少部分为消费者或宠物消遣者外,绝大多数为从事畜牧养殖,畜产品加工、贩卖、运输等的从业人员,因此布病是一种“广义的”职业病。人患布病如果被及时发现并规范地足疗程治疗,均可治愈,并且医疗费用也不太高;但如果未被及时诊断和规范治疗,可出现病程迁延、复发、慢性化,其并发症难以治愈,有时致残,严重降低患者的生命质量,造成巨大的疾病负担。因此,防止布病慢性化应该是布病防治项目的另一个重要目标。

分析各地的布病流行因素,会发现归根到底是畜间布病的存在。但其影响因素各地却各有其特殊性,要从疫情的流行特征入手,从社会经济、文化因素、环境因素、行为与生活方式因素、卫生服务因素等多方面加以分析,要开展必要的定性或定量调查加以确定或量化。

人间布病流行程度主要取决于畜间流行情况,同时也与人和家畜及其产品接触机会的多少和密切程度有关。我国人群感染率,牧区高于半农半牧区、农区及城镇。年龄分布上，以青壮年感染率最高，儿童及老年人相对较低。一年四季均可发生，尤以2－4月发病最多，这种季节性高发与羊产羔季节密切相关，我国广大牧区羊的产羔季节多在春季，每年人群发病的高峰总是在羊产羔季节之后的2～3个月左右。

我国主要传染源是病羊，其次是病牛和病猪。1985年以来，在我国25个省（区）进行了犬种布鲁氏菌流行调查，证明畜间（犬）有犬种布鲁氏菌流行，人间有不同程度感染，但很少有临床表现。全国在病人中分离到的布鲁氏菌羊种菌占86.5%，其次是牛种和猪种菌。牲畜的流产胎儿及其附属物是最危险的传播因子。经皮肤和消化道感染是主要的，通过呼吸道等途径感染是次要的。

三、经验与教训

国内外都有成功控制与消除布病的经验，我国布病防治工作曾经取得过很大的成绩，积累了一定的经验。历史上我国对布病防治策略和措施已进行了三次调整：第一次（1964—1976年）是以免疫为主的综合性防治措施，第二次（1977—1988年）是以家畜免疫为主的综合性防治措施，第三次（1989年以后）是以检疫、免疫、淘汰病畜为主的综合性防治措施。20世纪90年代中期以后，畜牧业迅猛发展，由于家畜饲养方式改变，未检疫牲畜自由流动，综合性防治措施难以落实，布病自然疫源性的特征，专业人员待遇低、流失严重等多方面原因，“综合防治措施”不能得到有效落实。

分析我国布病再次肆虐主要有以下几方面的原因。

1．畜牧业快速发展，防疫体系没有得到相应的加强

改革开放以来，我国畜牧业得到快速发展，养殖牛、羊等家畜成为农牧区快速脱贫致富的普遍途径。全国羊只存栏数大幅增加，饲养方式也由以集体为单位的集中饲养变为以农户为单位的分户散养，养殖区域向农业区扩散。在畜牧业大发展的同时，作为其保障体系的防疫体系并没有得到相应的加强，对布病防治工作放松，基层疾病控制、畜牧兽医机构的布病防治专业科室被逐渐撤并，人员流失严重。由于投入减少，各级疾病预防控制和动物防疫机构仪器、设备陈旧落后，防治工作多处于停滞状态，部分疫区已无力开展布病检测及诊断等基础性的技术工作。

2．动物防疫措施未及时跟上，处置病畜难度大

在布病疫区，由于饲养者发现牲畜患病后不主动配合动物防疫机构淘汰传染源，而是将病畜卖掉，部分开展病畜淘汰的地区补偿经费不能及时兑现，所采取的捕杀病畜措施难以落实，染疫病畜无法得到彻底清除，致使传染源长期存在并四处扩散。由于受多种因素影响，一些地区畜间免疫覆盖率不高，甚至个别地

区畜间免疫处于空白状态，造成畜群免疫水平低下。一旦有传染源引入，畜间疫情迅速蔓延，并波及人间。

3. 养殖业生产、运输、加工、销售等多个环节生产方式的改变有利于布病传播

随着养殖业的迅速发展，个体养殖户逐年增多，牲畜自由交易普遍存在。在牲畜交易及运输、加工过程中，检疫工作落实不到位，病畜任意流动，造成传染源播散，疫区范围扩大。

4. 疫情漏报现象严重，对疫情危害的预测不足

由于布病防治队伍薄弱，临床医生欠缺相应的布病防治知识和意识，个别地方为“保护”畜牧业而不愿意报告疫情等原因，导致疫情漏报现象较为严重。近年来，华北两省开展的布病漏报调查资料显示，漏报率分别高达 71. 55% 和 78.9% 。

5. 家畜养殖、加工等职业人群缺乏布病防治知识

由于疫情范围不断扩大，布病控制经费投入有限，专业人员严重不足。各地开展了一些布病防治知识宣传教育工作，但是受布病威胁的农牧民人口众多，多数人对布病防治知识还缺乏了解，个人防护意识较差。

四、对策与建议

布病的防治是一项复杂的系统工程，国内外的经验证明，布病是可以被有效预防和控制的。当前，我国的经济实力、科技发展水平与 20 世纪 70 年代相比有了极大的提高，布病的防治也有比较成熟的经验和技术，只要我们各级政府认真贯彻以人为本、建设和谐社会的治国理念，拿出足够的政治意愿，投入一定的人力、物力，部门协作，科学防控，布病上升的势头一定会得到遏制并转为下降，保障社会经济和谐发展。

1. 加强组织领导和部门协作

充分认识布病在一些地区流行的严重性和危害性，切实加强组织领导，在人力、物力、财力上加大投入。建立政府主导的协调机制，明确农业、卫生、工商、宣传、企业等有关部门在布病防治中的职责。稳定、加强布病防治专业队伍，保障各项防控措施的落实。在高流行区将布病列为重点防治的传染病。加强卫生部门与畜牧兽医部门的沟通与协作。加强各级的疫情监测信息通报，共同进行疫区疫点的调查与处理，协作设计并开展干预项目。

2. 依法加强传染源管理 落实传染源管理措施

目前应加强暴发疫情传染源净化，严禁病畜流动，控制疫情的扩散牲畜管理，切实落实检疫、免疫和疫畜淘汰等清除畜间传染源的各项措施，科学养殖，避

免混养、流产物污染环境等危险因素，从而有效降低人间布病的发生。依法加强对畜产品加工企业的管理和监督，规范其加工场所卫生条件和操作流程，规范个人防护措施和卫生设施。同时，加强对个体畜产品加工从业人员的行为干预。

3. 广泛开展宣传教育 提高群众自我保护意识

开发有针对性的健康教育材料，开展多种形式的健康教育与行为干预活动，通过有效的、大量的媒体宣传，普及布病防治知识，提高自我保健意识，切断传播途径，重点是饲养、接羔和屠宰加工人员，以及其他易感人群，同时应加强从业人员职业道德教育，饲养的牲畜及时检疫，发现传染源及时报告、及时处理，减少传染源的流动。增强群众法制观念，使群众认识到转移传染源是违法行为，配合政府进行传染源的控制处理是公民的法律义务。

4. 规范布病治疗 减轻患者负担

我国布病患者 85% 左右为农牧民，多数患者由于经济上的原因，很难坚持按疗程治疗，致使大部分病人转为慢性。要采取有效措施，加强病例发现、诊疗和管理，有效预防布病慢性化，切实降低布病的危害。

参考文献

[1] Haerry T E, et al. Intron of themouseHoxa - 7 gene contains conserved home odomain binding sites that can function as an enhancer element in Drosophila. Proc Natl Acad Sci USA, 1996, 93 (24): 13884 - 138891.

[2] 卫生部地病司、农业部畜牧兽医司. 布鲁氏菌病防治手册. 1989.

[3] 中地办. 中国布鲁氏菌病及其防治(1950 - 1981)(上). 1983.

AIM2 炎症复合体在牛分枝杆菌引起的小鼠巨噬细胞 IL-1β 释放中的作用

周向梅,杨 杨,赵德明

中国农业大学动物医学院 国家动物海绵状脑病实验室,北京

一、引言

牛分枝杆菌可引起人和多种哺乳动物的结核病,长期以来在世界范围内对畜牧业造成严重的经济损失,并严重危害人类的健康[1]。牛分枝杆菌在机体内主要感染巨噬细胞,阻止巨噬小体和溶酶体的融合,从而有利于牛分枝杆菌在巨噬细胞中的复制。而被感染的巨噬细胞会分泌大量的促炎因子,以调节机体抵御牛分枝杆菌的感染。

大量文献报道指出,IL-1β 在机体抵抗结核杆菌感染中起重要的作用,可促使免疫细胞向结核感染部位的聚集,并调节肉芽肿的形成。IL-1β 缺失小鼠在感染结核杆菌后,与野生型相比死亡率明显升高。除了已多次报道的 NLRP3、NLRP4 等炎症复合体以外,近期发现一种新型的炎症复合体——AIM2 炎症复合体,可通过与细胞质双链 DNA 结合来促使细胞分泌 IL-1β。已有报道指出,土拉弗朗西斯菌和单核细胞增生性李斯特菌等可促使 AIM2 炎症复合体的激活[2-3]。本研究主要揭示了 AIM2 炎症复合体在牛分枝杆菌诱导小鼠巨噬细胞释放 IL-1β 的过程中所发挥的作用。

二、材料和方法

(一) 细胞培养

鼠巨噬细胞系 J774.1 购自协和医科大学细胞培养中心。培养于添加 10% FBS、100 mg/mL 链霉素和 100 U/mL 青霉素 (Gibco) 的 DMEM 培养液,置于 37℃、5% CO_2培养箱。

鼠骨髓来源的巨噬细胞的分离按文献中的方法进行,培养于 6 孔板中,培养基为添加 10 ng/mL 的 M-CSF、10% FBS、100 mg/mL 链霉素和 100 U/mL 青霉

素（Gibco）的 RPMI 1640 培养液。置于 37℃、5% CO_2培养箱中培养 7 天。

（二）siRNA 转染与处理

鼠 AIM2 siRNA 寡核苷酸以及对照 siRNA 均购自 Dharmacon 公司。鼠的 ASC siRNA 购自 Qiagen(GS66824)。首先,细胞以 1×10^5细胞/孔接种到 24 孔板上,然后用 3 μL HiperFect 转染试剂转染 siRNA（50 nmol/L）。通过实时定量 PCR 和 Western blot 来检测 AIM2 和 ASC 表达量的变化。

（三）实时定量 PCR

定量 PCR 采用 DNA Engine Option TM2 荧光检测系统 和 SYBR Green Master Mix(Bio-Rad)。各基因引物序列见表 1。定量 PCR 数据通过比较 CT 方法（2 - ΔΔCT）。所有的样品重复 3 次。

（四）免疫印迹检测

为了检测细胞上清中的 IL-1β p17 和 caspase-1 p10,细胞上清中的蛋白通过加入等量的甲醇和 0.25 倍的氯仿来沉淀。振荡,以 20 000 *g* 离心 10 min。丢弃上层,在中间相加入 500 μL 甲醇。将混合物以 20 000 *g* 离心 10 min,弃去上清,55 ℃干燥蛋白沉淀物,重悬于 Laemmli 缓冲液,99℃煮开 5 min。对于胞浆蛋白,首先使用蛋白提取试剂盒提取细胞总蛋白,然后与 SDS 样品缓冲液混合。蛋白通过 15% 的 SDS-PAGE 进行分离,之后转印到硝酸纤维素薄膜上。之后与抗鼠 caspase-1 p10 抗体或抗鼠 IL-1β 抗体孵育进行鉴定。

（五）乳酸脱氢酶释放试验

收集细胞培养上清和细胞沉淀物,使用 CytoTox 96 LDH 释放检测试剂盒对 LDH 的活性进行检测。

（六）透射电镜

以 MOI 为 10:1,用 M. bovis 感染 J774A.1 巨噬细胞。刮取细胞,1000 *g* 离心 5 min。细胞沉淀物用 2.5% 戊二醛固定。固定的细胞再用 2% 的四氧化锇固定,通过递增浓度的酒精脱水后,用树脂逐步渗透。超薄切片用乙酸双氧铀和柠檬酸铅染色，之后在透射电镜下观察。

（七）统计学分析

所有的检测重复 3 次。结果以 平均值 ± SD 来表示。数据的比对先用 one

－way ANOVA,接着使用 post hoc Turkey's test 或者 Student's *t* test 进行比对。$P<0.05$ 被认为是显著性差异。

表 1　定量 PCR 使用的引物

Gene	Forward primer (5′－3′)	Reverse primer (5′－3′)
AIM2	CTAACCACGAAGTCCCAAAT	TTCCCAGCACCAACACC
ASC	CTGGTCCACAAAGTGTCCTG	GCAACTGCGAGAAGGCTAT
TNF－α	CCCTTCCTCCGATGGCTAC	CGCCTCCTTCTTGTTCTGG
CCL－3	TCCCAGCCAGGTGTCATTT	GGCATTCAGTTCCAGGTCAG
IFN－β	AAGAGTTACACTGCCTTTGCCATC	CACTGTCTGCTGGTGGAGTTCATC
IL－1β	AGAGCATCCAGCTTCAAATC	TCATCTCGGAGCCTGTAGTG
β－actin	CCTTCTGACCCATTCCCACC	GCTTCTTTGCAGCTCCTTCG

三、结果

首先,为了研究 AIM2 炎症复合体在巨噬细胞产生 IL－1β 的作用,用牛分枝杆菌感染小鼠巨噬细胞。结果表明,与对照组 PBS 相比,牛分枝杆菌可促使原代及 J774a.1 细胞分泌 IL－1β,并且该过程具有 caspase－1 依赖性(图 1,图 2)。另外,牛分枝杆菌还可促使巨噬细胞中 AIM2 和 ASC mRNA 表达量显著升高,这种作用随着感染剂量的增加而增加(图 3 至图 5)。以上结果表明,AIM2 炎症复合体可能参与牛分枝杆菌引起的巨噬细胞激活的过程。

为了进一步研究 AIM2 炎症复合体是否参与牛分枝杆菌诱导的巨噬细胞产生 IL－1β 的过程,我们采用 siRNA 干扰技术,分别沉默 AIM2 和 ASC 基因表达。基因沉默后,用牛分枝杆菌刺激巨噬细胞,24 h 后取细胞上清进行 IL－1β 的 Western Blot 检测。结果显示,与对照组相比,干扰 AIM2 和 ASC 表达后,IL－1β 的产生显著地下降(图 6 至图 7)。说明 AIM2 炎症复合体在牛分枝杆菌引起巨噬细胞 IL－1β 产生过程中有一定的调控作用。此外,我们的研究还表明,牛分枝杆菌所引发的 AIM2 炎症复合体的激活,需要细胞内钾离子和细菌内吞作用,但与 ROS 和 IFN－β 无关。

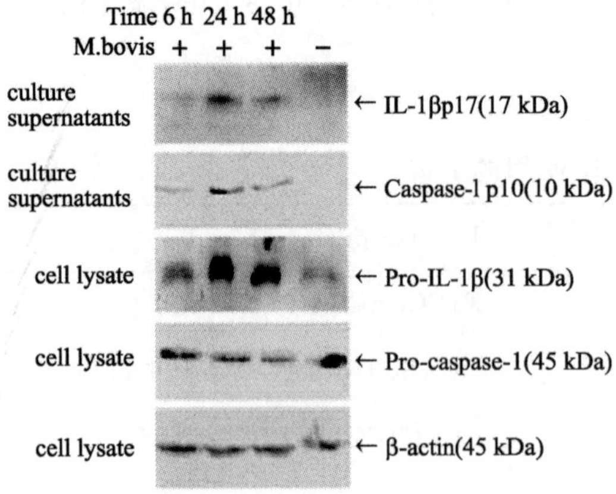

图 1　牛分枝杆菌感染小鼠巨噬细胞系 J774a.1 促进细胞分泌 IL－1β

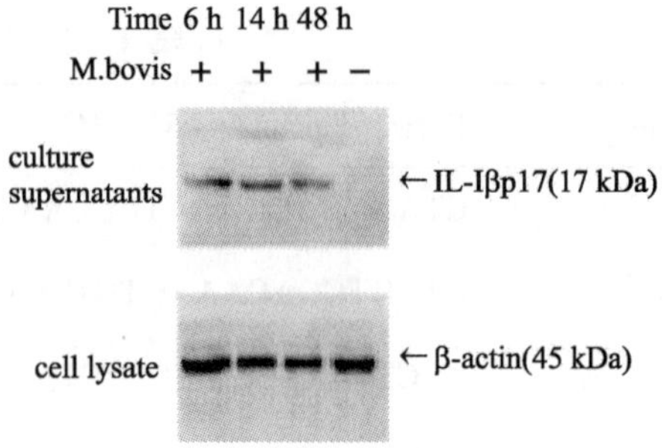

图 2　牛分枝杆菌感染小鼠骨髓来源巨噬细胞促进细胞分泌 IL－1β

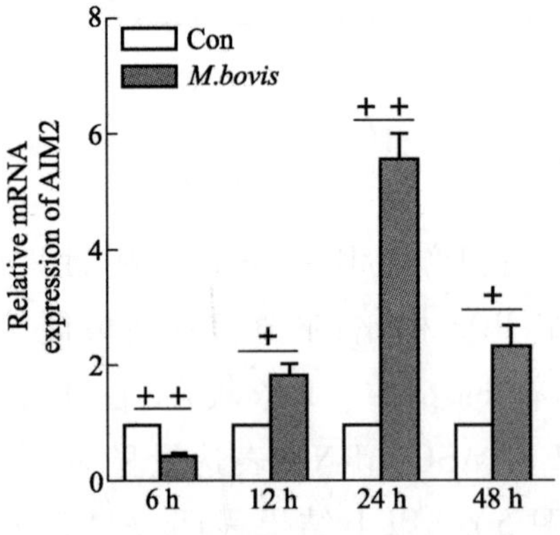

图 3　牛分枝杆菌促使巨噬细胞中 AIM2 mRNA 表达量显著升高

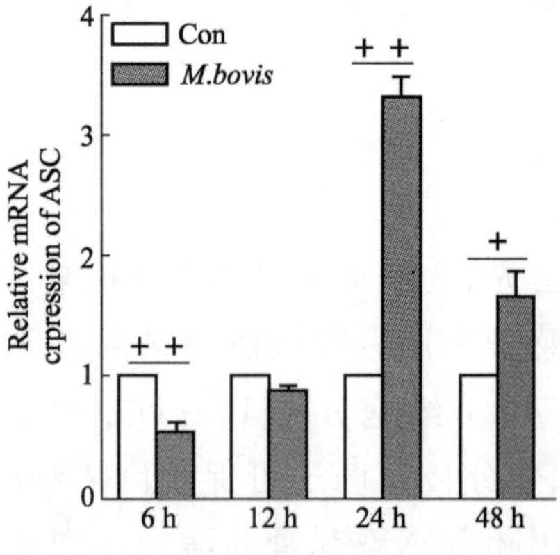

图 4　牛分枝杆菌促使巨噬细胞 ASC mRNA 表达量显著升高

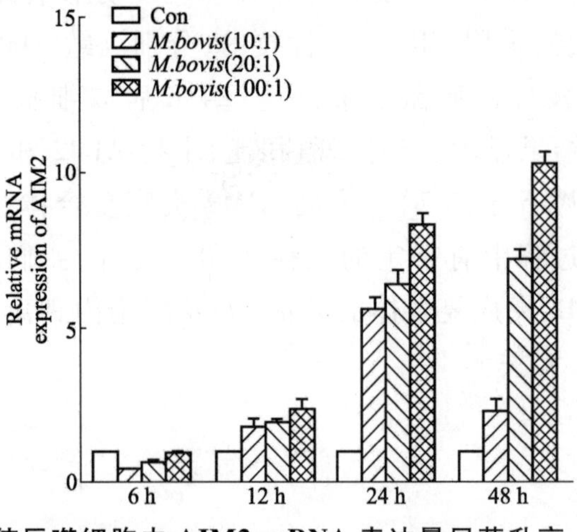

图 5　牛分枝杆菌促使巨噬细胞中 AIM2 mRNA 表达量显著升高,并具有剂量依赖关系

在感染后 24 h，通过透射电镜观察到牛分枝杆菌可从吞噬小体中转移到细胞质中（图 7），这也为牛分枝杆菌可激活 AIM2 炎症复合体提供了直观的依据。

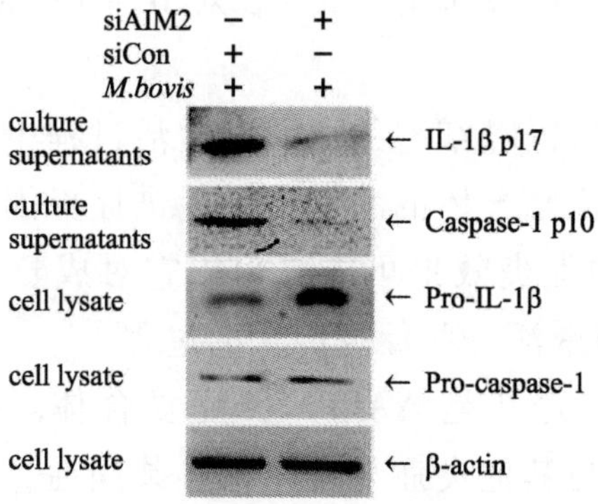

图 6　干扰 AIM2 表达后，小鼠巨噬细胞 J774a.1 产生 IL－1β 显著下降

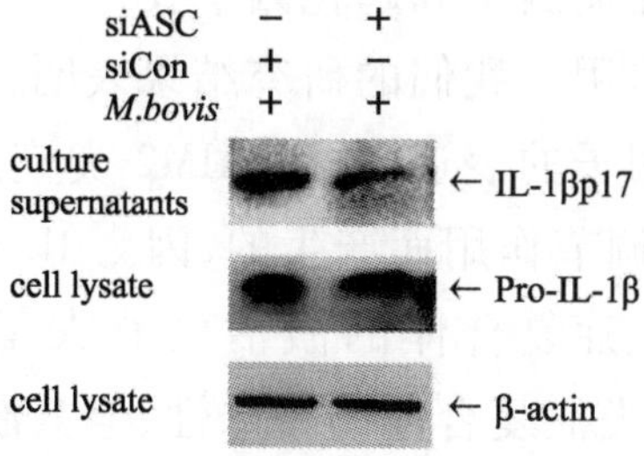

图 7　干扰 ASC 表达后，小鼠巨噬细胞 J774a.1 产生 IL－1β 显著下降

四、讨论

有毒力的分枝杆菌可以通过抑制巨噬细胞吞噬溶酶体的融合以及溶酶体的酸化而存活下来。最近的研究报道，结核杆菌和李斯特菌可以从髓系细胞的吞噬溶酶体进入胞浆[4]。因为 AIM2 炎症复合体可以被胞质 DNA 激活，所以我们猜想有毒力的牛分枝杆菌感染巨噬细胞后，当转移到细胞胞质时，有可能激活 AIM2 炎症复合体。为了验证这一假设，我们进行了以上研究，并证明了牛分枝杆菌感染小鼠巨噬细胞后，确实可以激活 AIM2 炎症复合体。这与最近的研究结果，即结核菌感染后 AIM2 扮演着重要的角色相一致。

siRNA 干扰 AIM2 或是 ASC 后，可以显著降低 caspase－1 的活性和 IL－1β 的分泌。并且显著降低由牛分枝杆菌引起的细胞死亡。但是从细胞上清还可以检测到 IL－1β，说明干扰 AIM2 或是 ASC 后不会完全阻止 IL－1β 的分泌。这有可能是由于用 siRNA 干扰不能完全沉默 AIM2 或 ASC 的表达，也有可能是由于还有其他的路径产生 IL－1β。

有报道表明，分枝杆菌感染巨噬细胞后，NALP3 参与 IL－1β 的释放[5]。但另有报道表明，体内开放性结核或慢性结核感染，NALP3 在机体的防御中没有重要作用[6]。综上所述，在结核感染过程中调节 IL－1β 的分泌和成熟可能不止单一的分子，而是多个炎症复合体共同参与，每种类型与结核感染的特定阶段相关。而 AIM2 炎症复合体可能在结核菌转移到胞浆时，对 IL－1β 的调节起关键作用。

AIM2 炎症复合体在 IL－1β 的调节中，不止调节 IL－1β 前体的成熟，而且对 IL-1β 的转录也有促进作用。在我们的研究中，siRNA 干扰 AIM2 表达可以显著增加 IFN-β 的表达，IFN-β 对于结核感染中 IL-1β 前体的转录有明显的抑制作用。这表明 AIM2 炎症复合体的激活可以缓解 IFN-β 对 IL-1β mRNA 转录水平的抑制效应。

促炎因子和趋化因子在结核感染组织后巨噬细胞的招募和激活过程中发挥重要作用。我们的研究结果表明，AIM2 炎症复合体的激活可以促进促炎因子和趋化因子的表达，这种 AIM2 炎症复合体的促炎效果可能是由于它对成熟 IL-1β 的调节作用而产生的，因为 IL-1β 参与激活一些促炎因子的过程。

炎症复合体的激活已有大量的报道，尤其是 NALP3 炎症复合体。尽管 AIM2 炎症复合体的特殊性，但其激活机制与其他炎症复合体也有共同性。细胞质钾离子外流对于激活其他类型炎症复合体，有很稳定的相关性。我们的研究表明，细胞外高钾处理可以显著降低牛分枝杆菌感染巨噬细胞 IL-1β 的分泌，使 AIM2 和 ASC 的 mRNA 表达下调。不同炎症复合体激活机制的相似性，可能是由于它们分享关键的分子元件，如 NALP3 和 AIM2 炎症复合体的激活都需要 ASC 的参与。另外，ROS 的产生似乎与 AIM2 的激活无关，但对 NALP3 炎症复合体的激活有重要作用，这种差异可能是由于 ROS 选择性地抑制 NALP3 炎症复合体激活所必需的引导作用。

最后，我们检测到牛分枝杆菌感染细胞后从吞噬体转移到胞质。有报道表明，结核菌和海洋分枝杆菌也有同样的转位。但是，我们的实验表明，牛分枝杆菌感染后 24 h 就转移到胞质中，这比结核菌感染人的树突细胞后 48 h 才观察到转移到细胞质要早 24 h[4]。这可能是由于这两种分枝杆菌不同的特性，或研究中使用不同类型的细胞所致。牛分枝杆菌 DNA 进入胞浆的具体机制还不清楚。激活 AIM2 炎症复合体的胞质 DNA 可能来源于两种途径：① 牛分枝杆菌进入巨噬细胞后不久由溶酶体水解酶降解和消化的死亡的牛分枝杆菌产生；② 活的牛分枝杆菌从吞噬体进入到胞质中释放的 DNA。我们的研究强有力地表明，分枝杆菌转位进入胞质对于激活 AIM2 炎症复合体起关键作用。

综上，本研究证明了牛分枝杆菌通过激活 AIM2 炎症复合体引起小鼠巨噬细胞分泌 IL-1β，并且这是由牛分枝杆菌由吞噬小体进入到细胞质中所引起的。本研究为机体固有免疫系统抵抗结核杆菌感染的机制提供了一定的理论基础 。

参考文献

[1] Waters W, et al. Tuberculosis immunity: opportunities from studies with cattle. Clin Dev Immunol, 2010, 2011: 1-9.

[2] Fernandes－Alnemri T, et al. The AIM2 inflammasome is critical for innate immunity to Francisella tularensis. Nat Immunol, 2010, 11:385－393.

[3] Belhocine K, Monack D M. Francisella infection triggers activation of the AIM2 inflammasome in murine dendritic cells. Cell Microbiol, 2012, 14:71－80.

[4] van der Wel N, et al. *M. tuberculosis* and *M. leprae* translocate from the phagolysosome to the cytosol in myeloid cells. Cell, 2007, 129:1287－1298.

[5] Mishra B B, et al. Mycobacterium tuberculosis protein ESAT－6 is a potent activator of the NLRP3/ASC inflammasome. Cell Microbiol, 2010, 12:1046－1063.

[6] Dorhoi A, et al. Activation of the NLRP3 inflammasome by Mycobacterium tuberculosis is uncoupled from susceptibility to active tuberculosis. Eur J Immunol, 2012, 42:374－384.

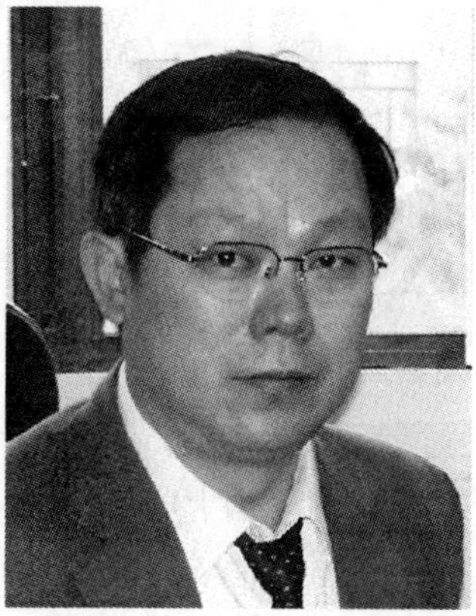

赵德明 1958 年生，现为中国农业大学动物医学院教授、博士生导师，国家动物传染性海绵状脑病实验室主任。

主要从事传染性海绵状脑病(Prion 疾病)和牛结核病的致病机制和诊断技术研究工作。先后主持承担和完成 50 余项国家及省部级科研课题。曾获国家级及省部级奖励 20 余项，获批(申请)专利 12 项。在国内外重要学术刊物上发表研究论文 300 余篇，其中 SCI 收录期刊论文 74 篇；主编《兽医病理学》(第一、二、三版)，《动物传染性海绵状脑病》等多部著作；主译《猪病学》第八、第九版，《奶牛疾病学》《绵羊和山羊疾病学》等著作，共计 13 部。

人兽共患单核细胞增生性李斯特菌致病力及其抗酸机制

程昌勇[1],陈健舜[1],方　春[1],夏　叶[1],
单　颖[1],宋厚辉[2],方维焕[1,2]
1 浙江大学动物预防医学研究所,杭州
2 浙江农林大学动物科技学院,杭州临安

摘要:单核细胞增生性李斯特菌是重要的食源性人兽共患病原,具有较强的环境抗性,易污染各类食品和青贮饲料,引发人和动物的李斯特菌病。本文结合本实验室的工作和国内外研究现状,概要叙述单增李斯特菌在食品中的污染、分子多样性与致病力以及抗酸应激机制等方面的研究进展。

一、引言

单核细胞增生性李斯特菌(*Listeria monocytogenes*,简称单增李斯特菌或Lm)是重要的食源性人兽共患病原菌,可引发败血症、脑膜炎与流产等,致死率高达30%,远高于其他食源性病原[1]。该菌对环境耐受性强,可在较高盐浓度(10% NaCl)、宽泛的pH(4.5~9)和温度范围(0~45℃)内生长。因此,该菌广泛存在于自然界,易污染肉、奶、海产品以及蔬菜水果等各种食品[2]。人的李斯特菌感染主要是因食用了被其污染的食品所致[3]。2011年9-12月,美国28个州的146人因为食用了受该菌污染的香瓜引起李斯特菌病,其中死亡30人[4]。2012年9月,美国有14个州共22人因食用被该菌污染的奶酪而发病,导致4人死亡。

单增李斯特菌分为4个谱系(I、II、III和IV),其中谱系I包括1/2b、3b、4ab、4b、4d、4e和7型血清型,谱系II包括1/2a、1/2c、3a和3c型,谱系III包括IIIA、IIIB和IIIC 3个亚型,绝大多数暴发或散发的人感染李斯特菌病由谱系I型中的1/2b和4b引起,谱系III很少引起人发病[5]。在食品加工环境以及感染宿主过程中,单增李斯特菌无可避免会遇到温度、pH、渗透压等不利环境的应激。而酸性环境是其最常遭受的应激,单增李斯特菌具备多种抵抗酸应激的机制,以保证其在酸性环境中存活。谷氨酸脱羧酶系统[6-7]、精氨酸脱亚胺酶系统[8-10]

以及鲱精胺脱亚胺酶系统[11]在该细菌抵抗酸应激过程中均发挥重要作用。单增李斯特菌作为侵袭性胞内菌,不仅可抵抗宿主胃酸应激,而且可以通过黏附、侵入细胞,穿过胎盘屏障和血脑屏障并在细胞内增殖及细胞间扩散,且感染的每一步均有特定毒力因子介导,主要包括李斯特菌溶血素(LLO)、磷脂酶(PlcA 和 PlcB)、肌动蛋白聚集因子(ActA)和金属蛋白酶(Mpl)等[12],这些毒力因子的表达均受到转录活化因子 PrfA 的调控[13]。

二、食品中单增李斯特菌污染以及动物和人的感染

综合分析我国学者 2000 - 2007 年间发表的有关论文,食品中李斯特菌的平均检出率为 3.7% (0.1% ~7.7%),其中单增李斯特菌所占的比例高达 25.3%,主要血清型为 1/2a、1/2b 和 4b[3]。也有报道,熟肉制品中的检出率在 6.8% ~ 9.2%[14]。对从 29 个国家进口的 1275 批次水产品中,有来自 8 个国家的 36 批次检出(检出率 2.8%),绝大部分为单增李斯特菌(33/36),高致病性 4b 和 4d 血清型占优势,包括流行克隆群 I 和 II[15]。

动物李斯特菌病局部地区流行的报道主要见于新疆地区的绵羊,1995 年后的 5 年间,新疆有 5 个地区的羊场先后暴发李斯特菌病,涉及羔羊 1300 余只。在饲喂的青贮饲料中分离到单增李斯特菌[16]。1997 年,云南某县曾 2 次暴发动物和人的不明原因疾病,羊、牛和猪的发病率高达 36% ~72%,病死率 100%。人群中的 2 次暴发共有 84 例,发病率达 8.2% (41/500) 和 8.6% (43/500)。疾病首发于动物,人的感染在后,感染途径不详。将动物中分离的李斯特菌与人发病后 8 天的 6 份血清进行凝集试验均呈强阳性[17]。冯延芳等(2011)分析了 2000 - 2009 年间我国内地 16 个省份的人李斯特菌病文献报道。根据临床与流行病学信息进行统计分析,共纳入 92 例李斯特菌病例,其中围产期病例 54 例、非围产期病例 38 例,李斯特菌病患者的临床表现以败血症(39%)最为多见,孕妇患者约 91% 有发热症状,平均病死率 21% (19/89),其中新生儿病死率高达 56% (14/25)[18]。

三、单增李斯特菌的谱系 III 菌株分子多样性及其分子进化

(一) 单增李斯特菌谱系 III 菌株的分子多样性

单增李斯特菌谱系 III 菌株也可在人或食品中分离到,包括 4a、4c 和非典型 4b 血清型。本研究通过对实验室保存的 13 株谱系 III 菌株的生化、内化素和多位点序列分型(MLST)以及 ascB - dapE 结构分析。综合分型结果,揭示了单增李斯特菌谱系 III 菌株的表型与基因型具有较高的多态性,13 株谱系 III 菌株可

分为 7 个亚群,即 IIIA1 - 3、IIIB1 - 2 和 IIIC1 - 2,其中弱毒株 M7 与 54006 属于 IIIA3(表 1)[19]。

表 1 单增李斯特菌谱系 III 菌株的致病力

Strain	Lineage	*actA* /bp	Relative size of plaque ± SD/%	Lg LD_{50}	
				Untreated mice	Immunocompromised mice[a]
M5	I	537	100 ± 0	3.86	0.90
10403S	II	537	92.3 ± 5.8	5.49	0.93
F2 - 525	IIIA - 1	537	97.5 ± 5.7	4.94	0.65
F2 - 695	IIIA - 2	537	98.9 ± 3.3	4.73	0.93
J1 - 168	IIIA - 2	537	96.5 ± 4.5	5.56	0.81
J2 - 071	IIIA - 2	537	98.2 ± 3.9	5.33	0.80
54006	IIIA - 3	432	0	8.35	7.68
M7	IIIA - 3	432	0	8.21	7.18
F2 - 407	IIIB - 1	432	92.1 ± 2.7	5.20	1.20
JI - 208	IIIB - 1	432	94.0 ± 6.1	4.14	0.64
JI - 158	IIIB - 1	432	90.9 ± 5.8	6.61	0.85
JI - 270	IIIB - 1	432	91.2 ± 3.3	5.25	0.90
F2 - 086	IIIB - 1	432	93.3 ± 6.2	5.15	0.65
F2 - 208	IIIC - 1	537	88.5 ± 3.7	6.50	1.50
W1 - 111	IIIC - 2	432	87.2 ± 3.3	5.68	1.93

[a] inoculated i. p. with 200 mg of carrageenan per kg at 24 h before challenge

(二) 单增李斯特菌谱系 IIIA 菌株在系统进化树中的进化地位

通过对 58 株 *L. monocytogenes*、34 株 *L. innocua*(Li)与 4 株 *L. marthii* 进行 16S RNA 序列分析,13 株谱系 III 菌株均位于 3 个种之间,具有特殊的进化位置(图 1A)。通过比较 Lm 谱系 IIIA 代表性菌株 M7[20],1/2a 型 Lm 菌株 EGD - e、08 - 5578 和 08 - 5923,4b 型 Lm 菌株 F2365,无害李斯特菌、威氏李斯特菌与塞氏李斯特菌的全基因组序列和系统进化分析:菌株 M7 位于 Lm 强毒株与无害李斯特菌(Li)之间,提示该谱系菌株可能为 Lm 强毒株与 Li 的进化中间体(图

1B)。同时在 M7 的 345 个特异性基因中,有 108 个基因亦存在于 Li 中。换而言之,IIIA - 3 代表菌株 M7 既含有 Lm 特异的毒力因子(如 LIPI - 1、InlAB、Bsh 等),又与 Li 具有相似的基因缺失(如 AgDI 基因簇[11]、rplS - infC 和 ascB - dapE 内化素岛等)与基因插入(108 个共有特异性基因),这类弱毒株可能为单增李斯特菌 - 无害李斯特菌进化枝的中间体[21]。

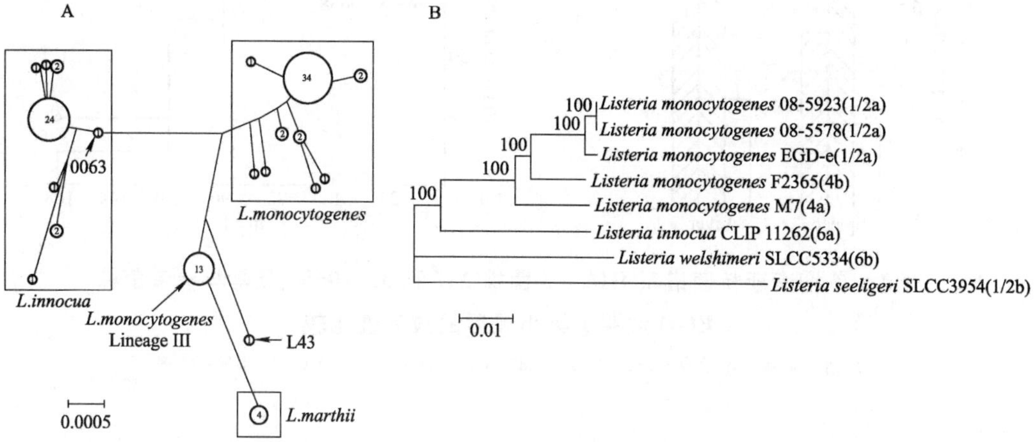

图 1 李斯特菌分子进化分析

A,基于 16S rRNA 李斯特菌分子进化分析(包括 45 株 *L. monocytogenes* 谱系 I 和 II, 13 株 *L. monocytogenes* 谱系 III, 34 株 *L. innocua* 和 4 株 *L. marthii*);B,基于 2168 个核心基因组的李斯特菌分子进化分析

四、单增李斯特菌分离株致病性差异的分子基础

(一) 单增李斯特菌不同谱系菌株致病性差异

绝大多数暴发或散发的人侵袭性李斯特菌病病例均由谱系 I(4b 型和 1/2b 型)和谱系 II(1/2a 型)引起,表明谱系 I 和 II 菌株具有很强致病力。谱系 III 菌株则很少引起人发病,但由于谱系 III 菌株存在基因型多样性,因此有必要对该谱系菌株的致病力差异进行分析。小鼠感染模型结果显示,在本实验室保存的 13 株谱系 III 菌株中,除 IIIA - 3 菌株 M7 和 54006 对小鼠毒力较弱($lgLD_{50}$为 8.21 ~ 8.35)外,其余菌株对 ICR 小鼠具有与谱系 I 和 II 菌株相似的致病力($lgLD_{50}$为 4.14 ~ 6.61)(表 1)[22]。

在免疫抑制小鼠模型中,除 2 个 IIIA - 3 菌株对免疫抑制小鼠呈现低致病性外($lgLD_{50}$为 7.18 ~ 7.68),其他谱系 III 菌株的致病力与谱系 I 和 II 相似。细胞空斑试验同样显示,除 IIIA - 3 菌株不形成可见空斑外,其余谱系 III 菌株的细胞间扩散能力与谱系 I 和 II 相似(空斑大小为 87.2% ~ 98.9%)(表 1)[22]。小鼠口服感染试验中,同样为谱系 IIIA - 3 菌株的 85 - 0658 的毒力却与 M7 完全相反，其致病力与谱系 II 强毒株 EGD 相当（图 2）。综合以上细胞与小鼠毒力试验可见，谱系 III 菌株不仅存在基因型的多样性，而且致病力亦存在明显差异。

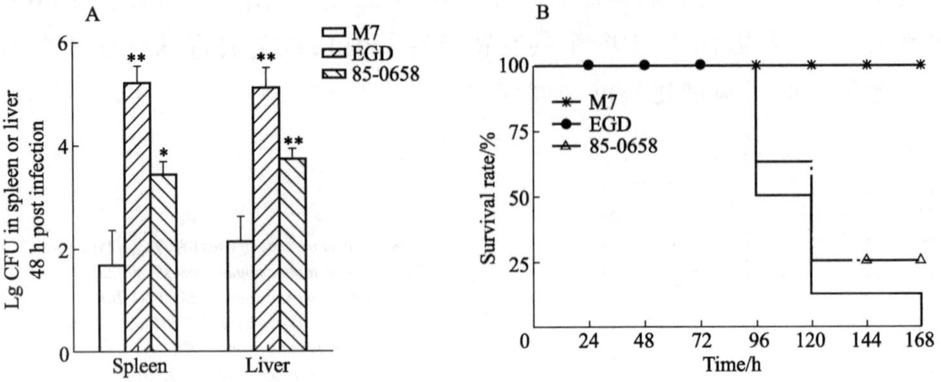

图 2　单增李斯特菌谱系 IIIA-3 菌株 M7 和 85-0658 及其与参考菌株 EGD 灌服感染小鼠后的致病性比较

A，脾和肝脏中细菌数比较，Relative to M7，* $P<0.05$，** $P<0.01$；B，小鼠存活率

（二）PrfA 活化型表达对细菌致病力的影响

PrfA 是单增李斯特菌重要的毒力调控因子，其活性水平直接决定着毒力基因的表达，进而调控致病力[23]，而 PrfA 关键氨基酸位点的变异直接影响其功能活性的差异[24, 25]。通过比较 EGD、85-0658 和 M7 的 PrfA 氨基酸序列发现，$PrfA_{M7}$第 145 位氨基酸由 G 天然突变成了 S（G145S），已有报道该位点的突变会导致 PrfA 的组成型活化[24]，即 M7 中的 PrfA 活性天然处于持续高水平状态，进而可能影响该菌株的毒力。将 EGD、85-0658 以及 M7 中的 PrfA 进行相互置换，以探索 PrfA 活性对细菌致病力的影响。

细胞黏附试验显示，EGD 和 85-0658 的黏附侵袭能力显著高于弱毒株 M7 及其突变株。强毒株的替换突变株（85-0658-prfAM7 和 EGD-prfAM7）的黏附和侵袭能力显著强于其对应亲本株，而弱毒株 M7 替换了 EGD 或 85-0658 的 PrfA 后其黏附侵袭能力并没有恢复至 EGD 或 85-0658 的水平，依然与亲本株 M7 无明显差异（图 3A、3B），小鼠毒力试验同样呈现了类似的结果（图 3C）。由此可见，单增李斯特菌 PrfA 的活化型表达可以显著增强细菌的毒力。然而对于 M7 菌株，尽管其 PrfA 处于天然持续活化型状态，但其却为弱毒菌株。而 M7 与 85-0658 同属于谱系 IIIA 菌株，但却表现出相反的毒力和致病力。谱系 III 菌株既存在基因型多样性，致病力亦表现出很大差异。可能与菌株间特异性基因差异或基因表达水平差异紧密相关。谱系不同菌株间致病力差异的机制有待进一步研究。

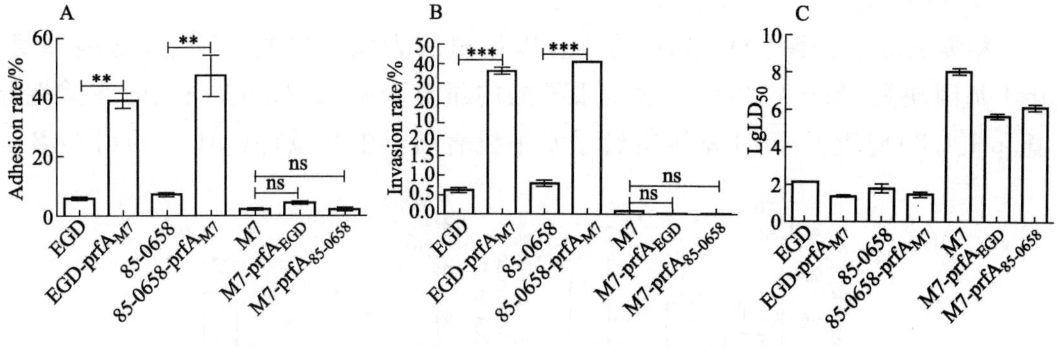

图 3 活化型和非活化型 PrfA 置换对单增李斯特菌致病力的影响

A, Caco - 2 细胞黏附; B, Caco - 2 侵袭; C, 小鼠 $lgLD_{50}$

五、单增李斯特菌抗酸应激的分子基础

(一) 谷氨酸脱羧酶系统及其抗酸应激

在单增李斯特菌 1/2a 型参考菌株 EGD - e 的全基因组中,谷氨酸脱羧酶(GAD)系统含有 3 个谷氨酸脱羧酶基因(*gadD*1、*gadD*2、*gadD*3),位于 3 个不同的基因区域。*gadD*1(*lmo*0447)与转运因子(*gadT*1, *lmo*0448)位于同一基因簇;*gadD*2(*lmo*2362)与转运因子(*gadT*2, *lmo*2363)位于另一基因簇;*gadD*3(*lmo*2434)单独存在,转录方向与前两者相反。gadD2 与 gadD3 在酸性环境中的转录水平显著提高,分别约为中性环境的 3.5 倍与 2.5 倍,介导李斯特菌的抗酸应激。gadD1 的转录水平在酸性环境与中性环境并无显著差异,只与温和酸应激(pH 5.1)相关[6, 7]。

(二) 精氨酸脱亚胺酶和鲱精胺脱亚胺酶系统的抗酸应激机制

1. 精氨酸脱亚胺酶和鲱精胺脱亚胺酶基因簇分析

单增李斯特菌 *lmo*0036 - *lmo*0043 基因簇含有 8 个基因,同时涵盖精氨酸脱亚胺酶和鲱精胺脱亚胺酶两个系统。其中包括 arc 家族成员 *arcABCD*: *arcA*(*lmo*0043)编码精氨酸脱亚胺酶(ADI), *arcB*(*lmo*0036), ArcB 同时具有鸟氨酸氨甲酰转移酶(OTC)和腐胺氨甲酰转移酶(PTC)的活性, *arcC*(*lmo*0039)编码氨甲酰激酶(CK), *arcD*(lmo0037)则编码转运因子(通透酶, AP)。ArcABCD 可能构成完整的精氨酸脱亚胺酶途径。此外, *lmo*0038 与 *lmo*0040 分别为 *agu* 家族成员 *aguA*1 与 *aguA*2,编码鲱精胺脱亚胺酶(AgDI)的两个拷贝; l*mo*0041 编码可能转录调控因子,属于 rpiR 家族[26]。

2. 精氨酸脱亚胺酶的抗酸应激功能

精氨酸脱亚胺酶(ADI,*arcA* 编码)以精氨酸为催化底物,生成瓜氨酸和氨,*arcA* 基因缺失(ΔarcA)后细菌生成瓜氨酸的量显著降低(图 4A);同时在酸性环境(pH 4.8)应激下,*arcA* 基因的转录水平显著高于中性条件(pH 7.0)(图 4B)。

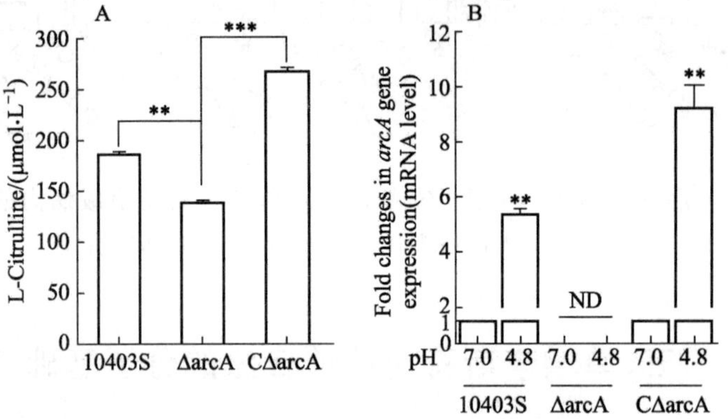

图 4 单增李斯特菌精氨酸脱亚胺酶催化底物生成瓜氨酸(A)和 *arcA* 转录水平(B)

10403S = 亲本菌株,ΔarcA = *arcA* 基因缺失株,CΔarcA = *arcA* 基因缺失株的互补菌株

缺失株 ΔarcA 在中性的 BHI 以及 MEM 培养基中的生长能力无显著差异,但在酸性环境(pH 5.5)中的生长速率显著低于亲本株 10403S(图 5A、5B)。在模拟胃肠道环境的人工胃液(pH 2.5)应激下,*arcA* 基因的缺失显著降低细菌的存活率(图 5C),同样,以小鼠口服灌胃作为模型,缺失 *arcA* 后细菌在胃液中的存活能力显著低于野生株(图 5D)。由此可见,精氨酸脱亚胺酶系统参与了细菌抵抗外界酸性环境的应激过程并发挥了一定作用。

单增李斯特菌进入宿主消化道,首先须耐受胃液的低 pH 环境。因此,抵抗酸应激的能力是单增李斯特菌建立感染的前提。以小鼠作为感染模型,同时感染相同量的野生株与 arcA 缺失株,48 h 和 72 h 后分离脾脏中的细菌,缺失株在脏器中的增值和迁移能力显著低于野生株(图 6),说明 arcA 不仅参与了细菌的抗酸应激,而且贡献了对细菌的致病力[10]。

3. 双拷贝鲱精氨脱亚胺酶与细菌抗酸应激

鲱精胺脱亚胺酶(AgDI)以鲱精胺作为催化底物,生成氨甲酰腐胺和氨,并启动整个 AgDI 途径,其参与抗酸应激机制与精氨酸脱亚胺酶系统类似。整个代谢途径催化 1 mol 底物共生成 2 mol 的氨,氨能够与细胞质中的 H^+ 结合为 NH_4^+,提高胞质中 pH,以减轻酸应激对细胞的伤害,从而增强细菌在酸性环境中的生存能力。单增李斯特菌具有双拷贝的鲱精胺脱亚胺酶(AguA1 和 AguA2),分别又由 *aguA1* 和 *aguA2* 编码,在酸性环境中(pH 5.0),*aguA1* 和 *aguA2* 的转录水平均显著高于中性环境($P < 0.05$)(图 7A),提示这两种基因均可能与细菌的抗酸

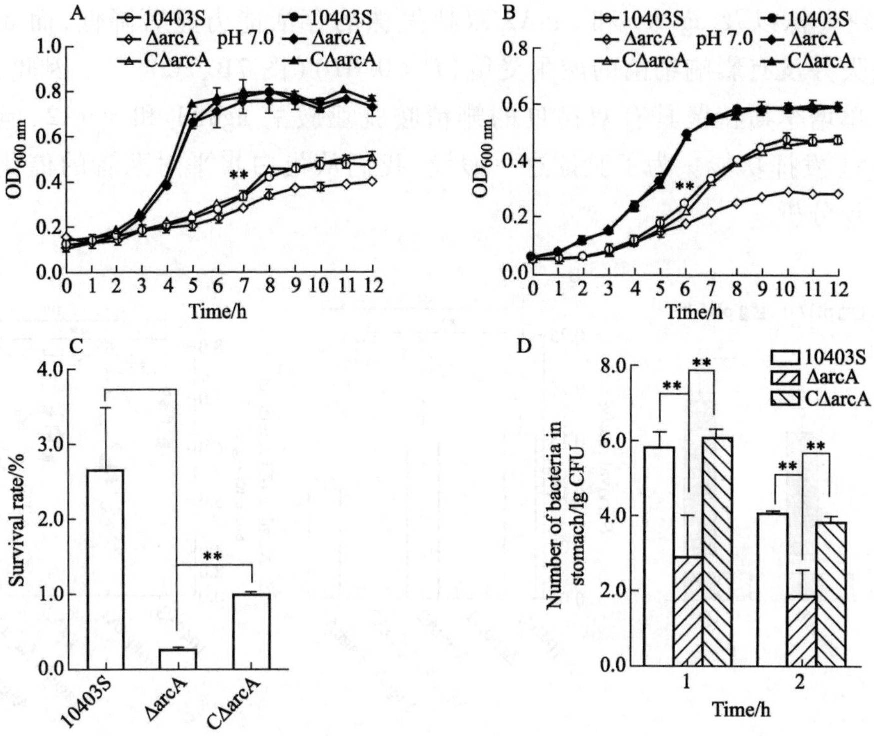

图 5　单增李斯特菌在不同 pH 的 BHI(A)和 MEM 培养基(B)的生长、pH 2.5 的人工胃液(C)和灌胃后小鼠胃内的存活(D)

10403S = 亲本菌株，ΔarcA = *arcA* 基因缺失株，CΔarcA = *arcA* 基因缺失株的互补菌株

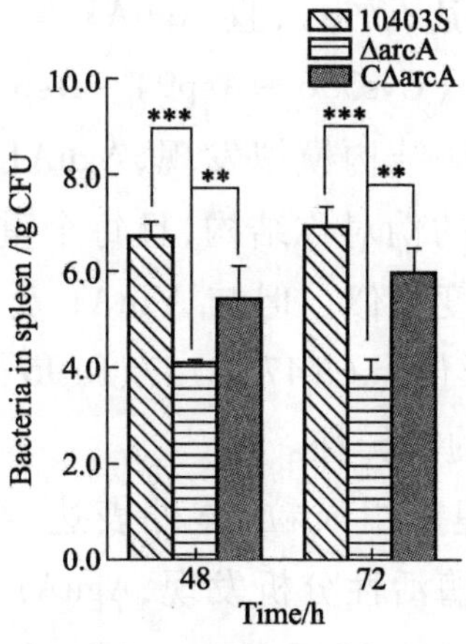

图 6　单增李斯特菌 ΔarcA 及其互补株 CΔarcA 和亲本株腹腔注射感染后脾脏中的细菌数比较

应激相关。但以人工胃液和小鼠灌胃作为酸应激模型发现,与野生株相比,只有 aguA1 缺失株以及 aguA1 和 aguA2 双缺失株的存活能力显著降低,而 aguA2 单基因缺失并没有影响细菌的酸耐受能($P<0.01$)(图 7B、7C)[11]。因此,我们推测尽管单增李斯特菌具有双拷贝的鲱精胺脱亚胺酶 aguA1 和 aguA2,但可能只有 AguA1 发挥功能。为了验证这一假设,我们从蛋白水平对两者的催化功能做了进一步分析。

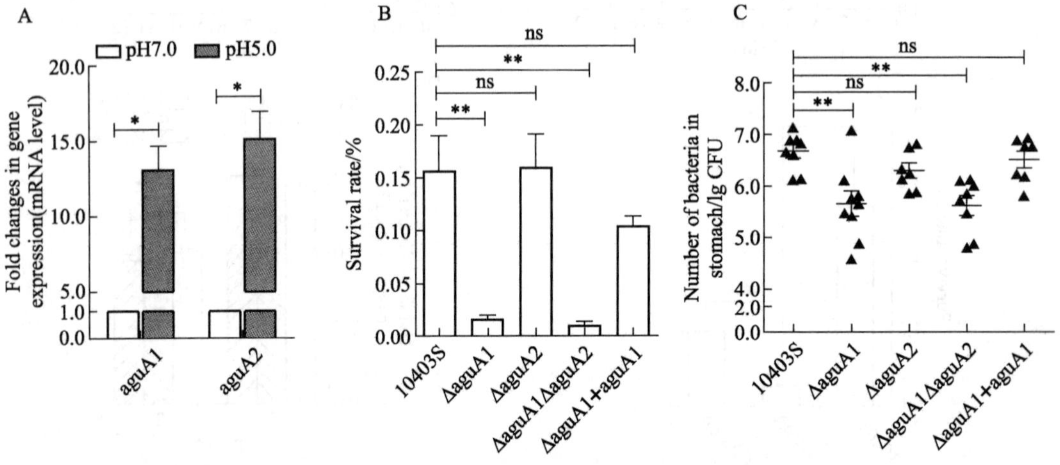

图 7　单增李斯特菌 AguA1 和 AguA2 在酸应激条件下的作用

A,*aguA1* 和 *aguA2* 在 pH 5.0 和 7.0 条件下的转录水平;B 和 C,10403S 亲本株及其 *aguA1* 和 *aguA2* 基因单缺失和双缺失株在人工胃液中的存活率(B)和灌胃后小鼠胃内的存活(C)

通过生物信息学分析,单增李斯特菌鲱精胺脱亚胺酶 AguA1 与 AguA2 的氨基酸序列具有很高同源性(达 67%),且 AguA1 与 AguA2 均具备与其催化活性相关的 5 个氨基酸活性位点(Cys356 - Asp94 - Asp - 218 - His216 - Glu155),通过 SWISS - MODEL 进行晶体结构模拟发现,AguA1 与 AguA2 具备 AgDI 的经典结构(由 5 个重复区域组成的伪对称结构,且每个重复区域包含 ββαβ 的排布),且 AguA1 与 AguA2 结构高度相似。但与 AguA1 及其他来源的 AgDI 比较发现,AguA2 存在 5 个特异性差异位点(Y47、C157、F196、N236 和 H360),可能决定了 AguA1 与 AguA2 在功能上的差异性。

运用定点突变技术构建重组质粒,体外表达、纯化后得到 AguA1 和 AguA2 及其氨基酸突变蛋白,通过酶活性分析发现,AguA1 能够特异性地以鲱精胺为底物高效催化其反应,比活力高达 2050 U/mg。AguA1 的第 94 位 Asp、155 位 Glu、216 位 His、218 位 Asp 和 356 位 Cys 均突变为 Ala 后,该酶活性完全丧失(表 2,图 8A),说明这些氨基酸为 AguA1 的关键活性位点[11]。

表 2 鲱精胺脱亚胺酶 AguA1 及其突变蛋白的酶促反应动力学参数

Enzyme	V_{max} /(μmol · L^{-1} · min^{-1})	k_{cat} /min^{-1}	K_m /(mmol · L^{-1})	k_{cat}/K_m /(L · min^{-1} · mol^{-1})
Wild type	85.69 ± 7.58	34.28 ± 3.03	0.65 ± 0.23	5.30 × 10^4
D94A			inactive	
E155A			inactive	
H216A			inactive	
D218A			inactive	
C356A			inactive	
D94E			inactive	
E155D			inactive	
H216R			inactive	
D218E			inactive	
G157C			inactive	

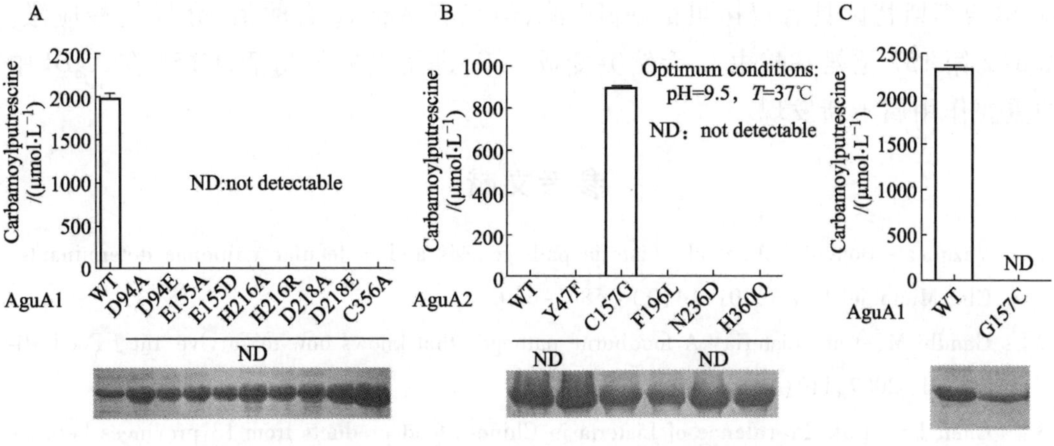

图 10 单增李斯特菌 aguA1 和 aguA2 及其突变蛋白的酶活性分析

A, aguA1 及其突变蛋白(D94A/D94E、E155A/E155D、H216A/H216R、D218A/D218E 和 C356A); B, aguA2 及其突变蛋白(Y47F、C157G、F196L、N236D 和 H360Q); C, aguA1 及其突变蛋白 G157C, ND = 未检出

然而,AguA2 无论在何种反应条件下,均不能催化该反应。因此,验证了单增李斯特菌中只有 AguA1 具备鲱精胺脱亚胺酶的功能。进一步将 AguA2 中 5 个特异性差异位点(Y47、C157、F196、N236 和 H360)分别突变成 AguA1 中相应的氨基酸后(Y47F、C157G、F196L、N236D 和 H360Q),惊奇地发现当第 157 位

Cys 突变成 Gly 后,AguA2 却可以检测到很高的酶活性。而其他几位氨基酸(Y47、F196、N236 以及 H360)分别突变成 AguA1 中对应的位点后,仍无酶活(图 8B)。为了进一步验证该位点的重要性,我们将 157 位 Cys 引入 AguA1 后(AguA1 - G157C)(图 8C),发现该酶活性消失。因此,进一步确定了该位点 Gly157 在维持 AguA1 脱亚胺酶功能中所起的关键作用,而 AguA2 正是因为该位点天然突变成 Cys 后丧失了鲱精胺脱亚胺酶的功能[11]。

六、结论

单增李斯特菌主要通过污染食品而引起人的李斯特菌病。① 虽然该病主要由单增李斯特菌谱系 I(4b 型和 1/2b 型)和谱系 II(1/2a 型)引起,但大部分谱系 III 菌株具有与谱系 I 和 II 菌株类似的致病性。而且谱系 III 菌株具有分子多样性,在进化上位于 3 致病性李斯特菌和非致病性李斯特菌之间,具有特殊的进化位置。② 弱毒菌株 M7 的毒力调控因子 PrfA 由于第 145 位氨基酸 G 天然突变成 S 而处于组成型活化状态,将该位点引入与 M7 同谱系的强毒菌株后,该突变菌株对细胞的黏附、侵袭能力及对小鼠的致病力均显著增强。③ 单增李斯特菌具备完善精致的抗酸应激系统,包括 GAD、ADI 以及 AgDI 代谢途径。ADI 与 AgDI 基因簇中关键基因缺失后,细菌的抗酸应激能力均受到显著削弱。④ 单增李斯特菌具有双拷贝的 AgDI 酶,但只有 AguA1 有酶活,介导抗酸应激。AguA2 第 157 位氨基酸由 G 天然突变成了 C,进而丧失了酶活,G157 在 AgDI 中的重要作用属于新发现。

参考文献

[1] Vazquez - Boland J A, et al. Listeria pathogenesis and molecular virulence determinants. Clin Microbiol Rev, 2001, 14(3): 584 - 640.

[2] Gandhi M, et al. Listeria: A foodborne pathogen that knows how to survive. Int J Food Microbiol, 2007, 113(1): 1 - 15.

[3] Chen J S, et al. Prevalence of Listeria in Chinese food products from 13 provinces between 2000 and 2007 and virulence characterization of Listeria monocytogenes isolates. Foodborne Pathog Dis, 2009, 6(1): 7 - 14.

[4] Laksanalamai P, et al. Genomic characterization of Listeria monocytogenes strains involved in a multistate Listeriosis outbreak associated with cantaloupe in US. PLoS ONE, 2012, 7(7): e42448.

[5] Orsi R H, et al. Listeria monocytogenes lineages: Genomics, evolution, ecology, and phenotypic characteristics. Int J Med Microbiol, 2011, 301(2): 79 - 96.

[6] Cotter P D, et al. Presence of GadD1 glutamate decarboxylase in selected Listeria monocy-

togenes strains is associated with an ability to grow at low pH. Appl Environ Microbiol, 2005,71(6): 2832 - 2839.

[7] Karatzas K A, et al. Characterization of the intracellular glutamate decarboxylase system: analysis of its function, transcription, and role in the acid resistance of various strains of Listeria monocytogenes. Appl Environ Microbiol, 2012, 78(10): 3571 - 3579.

[8] Chen J S, et al. Lmo0036, an ornithine and putrescine carbamoyltransferase in Listeria monocytogenes, participates in arginine deiminase and agmatine deiminase pathways and mediates acid tolerance. Microbiology, 2011,157(Pt 11): 3150 - 3561.

[9] Chen J S, et al. lmo0038 Is Involved in Acid and Heat Stress Responses and Specific for Listeria monocytogenes Lineages I and II, and Listeria ivanovii. Foodborne Pathog Dis, 2009,6(3): 365 - 376.

[10] Cheng C Y, et al. Listeria monocytogenes ArcA contributes to acid tolerance. J Med Microbiol, 2013,62(Pt 6): 813 - 821.

[11] Cheng C Y, et al. Listeria monocytogenes aguA1, but not aguA2, encodes a functional agmatine deiminase: Biochemical characterization of its catalytic properties and roles in acid tolerance. J Biol Chem, 2013,288(37):26606 - 26615.

[12] Dussurget O, et al. Molecular determinants of Listeria monocytogenes virulence. Annu Rev Microbiol, 2004,58: 587 - 610.

[13] Toledo - Arana A et al. The Listeria transcriptional landscape from saprophytism to virulence. Nature, 2009,459(7249): 950 - 956.

[14] Chen J S, et al. Serovar 4b complex predominates among Listeria monocytogenes isolates from imported aquatic products in China. Foodborne Pathog Dis, 2010,7(1): 31 - 41.

[15] 张加林,等.单增李斯特菌的食源性污染状况及检测方法. 医学理论与实践, 2012,25(8): 910 - 911.

[16] 剡根强, 等.新疆部分地区绵羊李氏杆菌病流行特点分析. 中国兽医科技, 2001,31(12): 41 - 42.

[17] 肖义泽, 等.云南省首次动物源性李斯特菌病爆发的流行病学调查. 中华流行病学杂志, 2000, 21(3): 236.

[18] 冯延芳,等.2000 - 2009 年中国李斯特菌病文献报告病例分析. 疾病监测, 2011,26(8): 20.

[19] Chen, J S, et al. Genetic diversity of internalin genes in the ascB - dapE locus among Listeria monocytogenes lineages III and IV strains. J Basic Microbiol, 2013,53(9):778 - 784.

[20] Chen J S, et al. Genome sequence of the nonpathogenic Listeria monocytogenes serovar 4a strain M7. J Bacteriol, 2011,193(18): 5019 - 5020.

[21] Chen J S, et al. Listeria monocytogenes serovar 4a is a possible evolutionary intermediate between L. monocytogenes serovars 1/2a and 4b and L. innocua. J Microbiol Biotechnol, 2009, 19(3): 238 - 249.

[22] Chen J S, et al. Molecular characteristics and virulence potential of Listeria monocytogenes isolates from Chinese food systems. Food Microbiol, 2009, 26(1): 103 - 111.

[23] Bai F, et al. A single substitution in 5′ - untranslated region of plcB is involved in enhanced broad - range phospholipase C activity in Listeria monocytogenes strain H4. Acta Biochim Biophys Sin (Shanghai), 2011, 43(4): 275 - 283.

[24] Eiting M, et al. The mutation G145S in PrfA, a key virulence regulator of Listeria monocytogenes, increases DNA - binding affinity by stabilizing the HTH motif. Mol Microbiol, 2005, 56(2): 433 - 446.

[25] Vega Y, et al. New Listeria monocytogenes prfA * mutants, transcriptional properties of PrfA * proteins and structure - function of the virulence regulator PrfA. Mol Microbiol, 2004, 52(6): 1553 - 1565.

[26] Chen J S, et al. Prevalence of the lmo0036 - 0043 gene cluster encoding arginine deiminase and agmatine deiminase systems in Listeria monocytogenes. New Microbiol, 2013, 36: 187 - 192.

方维焕 1959年5月生,博士。浙江大学动物科学学院教授、动物预防医学研究所所长、博士生导师。1982年1月和1985年1月毕业于浙江农业大学畜牧兽医系兽医专业,先后获学士和硕士学位;1985年2月留校任教至1993年9月,先后任助教、讲师和副教授。1993年9月赴芬兰留学,1996年6月毕业于赫尔辛基大学兽医学院,获哲学博士学位。1996年11月至1999年1月在美国田纳西大学从事博士后研究;1999年2月回国,任浙江大学教授。2001年6月至10月丹麦皇家兽医与农业大学(现更名为哥本赫根大学)访问学者,2006年9月至12月美国哈佛大学医学院微生物系访问学者。1999年6月 - 2009年6月任浙江大学动物科学学院副院长。现任International Committee of Food Microbiology and Hygiene执行委员、第三届全国兽医专业学位教育指导委员会委员、中国畜牧兽医学会常务理事、中国畜牧兽医学会兽医食品卫生学分会副会长、浙江省动物预防医学重点实验室主任、浙江省畜牧兽医学会常务副理事长,《畜牧兽医学报》《微生物学报》《中国兽医科学》《浙江大学学报》(农业与生命科学版)、*International Journal of Food Microbiology* 和 *Foodborne Pathogens and Disease* 编委。主要从事动物疫病和食源性病原生物学、致病机理、微生物性食品安全领域的教学与科研。主持国家“863”、十一五支撑计划、国家自然科学基金和省部级课题20余项;在国内外学术刊物上发表论文130余篇,其中SCI收录论文90余篇;获省部级科技成果奖6项;参编专著3部:《兽医公共卫生学》(副主编)、《食品检验检疫学》(副主编)、《动物性食品卫生学》(参编)。

川金丝猴感染柯萨奇 B3 病毒的研究进展

贺文琦[1],陆慧君[2],盖显英[3],赵 魁[1],宋德光[1],高 丰[1]

1 吉林大学 动物医学学院,吉林长春

2 吉林大学 人兽共患病研究所/人兽共患病研究教育部重点实验室,吉林长春

3 吉林大学 南岭校区医院,吉林长春

摘要:柯萨奇 B3 病毒感染与人类的多种疾病密切相关,且不同毒株对实验动物和人类的致病性存在较大差异,有的毒株可引起心肌炎、无菌性脑膜炎、糖尿病、手足口病等,也有部分毒株没有致病性。除人类外,该病毒还可自然感染并致死川金丝猴和西非黑猩猩。本研究前期通过系统的诊断分析,确诊该病毒对川金丝猴的感染,进而对所分离的病毒进行了分子特征和致病性等相关研究。本文就开展的相关研究工作进展做一综述。

关键词:柯萨奇 B3 病毒;川金丝猴;研究进展

一、引言

金丝猴被誉为我国的“第二国宝”,不仅具有重大的观赏和经济价值,还有很高的学术研究价值。原始森林的砍伐、生存环境的破坏、过度捕猎等因素导致金丝猴的种群数量大量减少,金丝猴的保护与研究已被国际自然保护联盟、国际野生生物基金会等多个国际、国内机构列为灵长类动物的重点。近年来,随着自然生态环境和人工圈养繁殖条件的不断改善,金丝猴的种群数量有所增多,同时又不断有其感染疾病死亡的案例发生,但未见有病毒感染致死的报道。2005 年,本研究对长春某动物园送检的死亡川金丝猴进行了系统的病理学、病原学和动物回归试验等检测分析,确定其死于柯萨奇 B3 病毒(Coxsackievirus B3,CVB3)感染。继而又从多个角度对该病原进行了系统深入的研究。本文就近几年来对川金丝猴感染 CVB3 相关的研究工作作一综述。

二、CVB3 感染川金丝猴的诊断

文献资料报道,除外伤和天敌等因素外,多种病原菌(如肺炎克雷伯氏菌、埃

希氏大肠杆菌、肺炎双球菌、链球菌等）感染是导致金丝猴死亡的一个重要原因，鲜见有病毒感染致死的相关资料；也有从病理学角度对死亡金丝猴做出的诊断，如心肌炎、实质性肝炎、肾盂肾炎等，但未对其真正的病原或病因进行研究。为了从病原角度阐明该起病例的死因，本研究进行了系统的诊断分析。

（一）临床特征

2004 年以来，长春某动物园饲养的 5 只川金丝猴陆续发病死亡，其临床症状基本相似。早期发病或死亡的金丝猴都送医院诊断，提供的资料仅为病理学诊断结果，如肾炎、肝炎等（动物园工作人员口述资料），均未从病原学方面进行系统的检测分析。2005 年 9 月 8 日，该园存活的最后 1 只 5 岁雌性金丝猴出现呼吸促迫、咳嗽、食欲减少、不愿活动等临床症状，使用大量的抗生素治疗无效后死亡。因此，根据发病特点分析，该动物园的金丝猴死于同一种病因。

（二）病理学检测

死亡川金丝猴被毛凌乱，腹部膨大。剖检后可见胃肠道内充满大量的气体。腹股沟淋巴结和肠系膜淋巴结肿大、出血。心包、胸腔内积有大量的淡黄色液体；心肌表面可见明显的条纹状或斑块状白色坏死灶，心包膜、心内膜和心外膜均可见出血斑点。肺脏膨胀，整个肺叶可见大片的充血、瘀血，部分区域呈现灰白色的气肿变化，切面可见大量的泡沫样液体流出。一侧性的肾脏显著肿大，肾盂充血、瘀血；肠壁潮红，黏膜面被覆半透明或灰白色黏稠渗出物，黏膜有轻度肿胀；用刀背刮取时可见大量的肠黏膜脱落使肠壁变薄。其他组织器官未见明显的异常变化。

病理组织学检测结果显示，心肌呈局灶性和弥漫性炎症，肌纤维间有大量的淋巴细胞和少量的浆细胞、单核细胞和中性粒细胞浸润；部分心肌纤维断裂、变性和坏死，心肌纤维间毛细血管高度扩张、充血。肺泡壁毛细血管扩张、充血，肺泡腔内充满粉红色的浆液性渗出物，且有少量的炎性细胞浸润，部分肺泡呈代偿性肺气肿变化。肝小叶中央静脉瘀血，肝细胞索紊乱，失去固有结构，窦状隙毛细血管高度扩张并充满大量的红细胞，肝细胞颗粒变性。脾小体增大，中心区淋巴细胞坏死，坏死区域的少数网状细胞和淋巴细胞胞核溶解消失，胞浆肿胀、崩解，脾红髓中有大量的红细胞；肾组织显示轻微的肾小球肾炎和轻微的肾盂肾炎，肾小球膜基质和肾小球毛细血管基底膜可见轻微的增厚；部分肾小管上皮细胞肿胀、脱落，甚至胞浆溶解，导致肾小管管腔狭窄或闭塞。小肠绒毛变短，部分肠绒毛断裂、崩解，黏膜固有层血管扩张、充血和轻微水肿，其中有少量的淋巴细胞浸润，黏膜下层也可见少量的炎性细胞浸润，呈卡他性肠炎变化。

根据各组织器官的病变特点综合分析，病毒性心肌炎是该金丝猴死亡的直接原因。

（三）病原学检测

将心肌组织研磨处理后接种 Vero 细胞，盲传到第 4 代后出现典型的细胞圆缩、脱落的细胞病变。电镜观察细胞培养液中有直径 25 ~ 30 nm 的病毒粒子，形态类似小 RNA 病毒或细小病毒样粒子。感染病毒的细胞超薄切片中可见细胞胞浆内有大量的空泡形成，其中有大量晶格状排列的病毒粒子。对病毒进行系统的鉴定后确定其为柯萨奇 B3 病毒，并命名为川金丝猴源柯萨奇 B3 病毒（Sichuan snub - nosed monkey - origin coxsackievirus B3，SSM - CVB3）。将该病毒纯化培养后接种 Vero 的毒力测定结果为每毫升含有 4.2×10^8 个 PFU，$TCID_{50}$ 为 0.1 mL $10^{-7.124}$ 稀释的病毒液。

用特异性的兔抗 CVB3 IgG 检测川金丝猴心肌组织切片中 CVB3 抗原的分布，结果在感染的心肌细胞胞浆内呈现强阳性的绿色荧光。肾脏组织切片中，同样有大量的病毒抗原阳性的细胞，绿色荧光主要分布在肾小球毛细血管基底膜和肾小管基膜细胞胞浆内。

病原学的检测结果进一步证实，心肌炎及其他组织的损伤起因于 CVB3 感染。

三、SSM - CVB3 的分子特征

柯萨奇 B 组病毒（CVB）的 6 个血清型中，以 CVB3 的危害性较大，是引起人类病毒性心肌炎等多种疾病的主要病原，在人群中的感染普遍存在。此外，其也对多种动物的健康造成一定的威胁。不同来源的分离毒株其基因组大小及结构有一定的差异。自 1987 年第一株 CVB3 基因组测序完成以来，研究人员对临床分离 CVB3 不同毒株的基因特征及其结构进行了系统的测定和分析，结果显示 CVB3 病毒基因组的结构及其核酸的变异与病毒的毒力、复制效率、致病性等均有一定的联系，所以针对该类病毒的基因组特性研究受到学者们的高度关注。本研究小组对 SSM - CVB3 的基因组特性进行了系统分析，对于阐明该病毒的致病机制具有重要的参考意义。

（一）基因组特征

应用 5′RACE 和 3′RACE 试剂盒，以及设计合成的 5 对引物完成了该毒株的全基因组测序，获得其全长基因组共 7397 bp 的序列，并提交 GenBank（登录号：GU109481）。其中 5′ - NTR 和 3′ - NTR 的长度分别为 742 和 100 个核苷酸，中

间部分为一个大的开放阅读框，共 6555 个核苷酸，除终止密码子 TAA 外，共编码一个长度为 2184 个氨基酸的多聚蛋白。该多聚蛋白在第 853/854 和第 1428/1429 个氨基酸处的 AF/GQ 和 FQ/GP 的蛋白切割位点，将其分为 P1、P2 和 P3 区。其中，P1 区为结构蛋白编码区，在编码蛋白的同时被切割为 VP4、VP2、VP3 和 VP1 四个蛋白，其大小分别为 69、262、238 和 284 个氨基酸。非结构蛋白编码区 P2 和 P3 区分别由 1725 和 2271 个核苷酸组成，分别编码 575 和 756 个氨基酸，在编码蛋白的同时分别被切割为 2A、2B、2C 和 3A、3B、3C、3D。

对 SSM - CVB3 全长基因组的分子特征分析发现，其与 GenBank 中公布的另外 12 株 CVB3 相比，在 VP2 区域有三个核苷酸缺失，即其他毒株的核酸均为 CT-TAGGCCGAACTGGG，而 SSM - CVB3 对应位置的核酸为 CTGGTCGGACTGG，同时该区域对应的编码氨基酸也由其他 CVB3 毒株的 LGRTG 变为 SSM - CVB3 毒株独有的 WSDW，其预测的二级结构也发生了较大的改变。这一特征性变化可以作为 SSM - CVB3 毒株的遗传特征。另外，分别位于 VP2 和 2A 区域的氨基酸序列 AAKEFAGEPI 和 RNKHFPVS 可作为 CVB3 中国分离株的两个遗传标志。

（二）遗传进化分析

序列比对结果显示，SSM - CVB3 的 5’ - NTR 与 CVB3 - Fuyang19 及 CVB3 - Beijing0811 同源性最高，分别为 93.5% 和 93.3%，其与另外一株中国分离株 CVB3 - GZ803 的同源性仅为 83.6%，与国外其他 CVB3 毒株的同源性均低于 80%。SSM - CVB3 编码区与广州分离株 CVB3 - GZ803 的同源性最高，达 97.2%，而与其他分离株的同源性均约为 80.6%；3’ - NTR 与广州分离株 CVB3 - GZ803 的同源性最高，为 98%，与其他毒株的同源性均低于 88%。

进化分析结果显示，13 株 CVB3 也明显地分为 2 个大的聚类分支，其中以 CVB3 - Nancy 标准毒株为代表株的国外分离株聚为一簇，4 株国内分离株聚为一簇，而且这 4 株病毒多聚蛋白的树根位于 CVB3 - Uzbekistan - 11059 - 99（CVB3U）毒株，即在 CVB3 进化过程中，国外分离株首先分化成独立的一支，而另一支先分化出 CVB3U，之后是我国分离株的分支。其中，SSM - CVB3 与广州分离株 CVB3 - GZ803 的遗传进化地位最近。由此推测 SSM - CVB3 可能为 CVB3 - GZ803 和 CVB3 - Fuyang19 或 CVB3 - Beijing0811 重组后的一个新的变种。

对该病毒的基因组和遗传进化分析数据，为我国流行 CVB3 的遗传学背景、种系进化关系及流行病学调查和预防研究提供了重要的基础。

四、SSM－CVB3 的致病性

大量的动物感染试验显示，不同的 CVB3 毒株对实验动物和人类的致病性有较大的差异。根据病原的基因组分析、临床病理变化及对患病机体的血清酶学指标检测结果确定，除具有嗜心肌性的 CVB3 毒株引起典型的心肌炎变化外，有的毒株与肾炎、胰腺炎、无菌性脑膜炎、神经系统损伤、肌炎、糖尿病、流产、手足口病等密切相关，但也有部分毒株没有致病性。由此可见，不同分离毒株的致病性不尽相同。

（一）SSM－CVB3 对小鼠的致病性

将 SSM－CVB3 毒株通过腹腔注射途径接种 BALB/c 小鼠，攻毒后 40 h 感染组小鼠均发病，表现为精神沉郁、聚堆、轻度弓背、哆嗦、嗜睡、被毛逆立且无光泽、结膜炎等临床症状。接毒后 60 h 开始死亡，发病小鼠均出现典型的结膜炎，96 h 内的死亡率高达 80% 以上。死亡小鼠最明显的眼观病变为腹腔内脂肪的大量坏死；肝脏明显肿大，表面可见针尖大灰白小点；部分小鼠的脾脏肿大、边缘与坏死的脂肪发生粘连。病理组织学显示，部分脂肪细胞萎缩、坏死，脂肪组织发生钙化，部分区域可见浅蓝色的钙盐沉着，坏死细胞内充满淡粉色的胞浆和脂肪空泡。心肌纤维间可见局灶性炎性细胞浸润；心肌纤维变性、肿胀、结构疏松，肌纤维间有局灶性的炎性细胞浸润。肝、肾等实质器官均有不同程度的细胞变性，肝细胞坏死严重；脑组织可见轻度瘀血；胃、肠黏膜上皮坏死、脱落。说明 SSM－CVB3 毒株感染 BALB/c 可引起多脏器的损伤。同时，以新生 BALB/c 小鼠的心脏为材料，分离培养其原代心肌细胞，进行 SSM－CVB3 毒株的感染试验。结果染毒细胞出现明显的细胞病变，并且失去心肌细胞特有的节律收缩现象。感染细胞制作超薄切片后电镜观察发现，在胞浆内有大量的 CVB3 病毒粒子形成的晶格状结构，进一步证明该病毒对心肌细胞的易感性。

荧光定量 PCR 检测结果显示，接种病毒小鼠的心、肝、肾、脾、肺、肠、脂肪、胰腺等组织中均可检测到 SSM－CVB3 病毒 mRNA。在感染后 5～7 天病毒 mRNA 含量达到峰值，随后开始缓慢下降。其中，在感染小鼠的心、肝、肾病毒分布含量较高。

将接种 SSM－CVB3 毒株的 BALB/c 小鼠于不同时间采集血液，分离血清后检测其中的心肌酶、肝功、肾功、血糖以及胰淀粉酶的变化。结果显示，血清中被检的酶类随着病程的发展呈现出一定的变化特点，如心肌相关的肌酸激酶（CK）于接毒后第 2 天即开始升高，7 天后可达到 3 倍以上，之后逐渐下降；而 α－羟丁酸脱氢酶（HBD）于接毒后第 2 天即升高到正常值的 4 倍以上。这些检测结果与

CVB3 标准毒株感染 BALB/c 小鼠后的血清酶学指标存在一定的差异，提示临床诊断 CVB3 感染时，除酶学指标外应综合分析。

该 SSM－CVB3 毒株以同样的方式和剂量接种昆明种小鼠后却没有造成死亡，仅表现轻微的心肌变性和肝瘀血脂变等，这些病变特点与 CVB3 标准毒株（Nancy 株）对昆明种小鼠的致病特点有较大差异。

（二）SSM－CVB3 对猕猴的致病性

SSM－CVB3 经腹腔注射途径感染猕猴后，第 2 天猕猴即出现体温升高（最高达 40.5℃）和一过性的精神沉郁。接种病毒 1 周内，猕猴排粥样粪便，之后逐渐恢复到正常状态。接毒后不同时间点的血常规检测结果显示，其白细胞和红细胞总数的检测值较正常值偏低，处于不同程度的贫血状态，临床诊断时有一定的参考价值。尿常规的定性结果显示，在感染后第 2 天即可检出血尿和蛋白尿，说明肾脏受到一定程度的损伤。血清酶学检测显示，在感染初期，与心肌炎相关的 CK 和 CK－MB 酶值水平均显著升高，证明此时的心肌细胞损伤较明显；感染的第 1 周内肝脏转氨酶 ALT 值和胰淀粉酶 AMY 均显著升高。接种病毒后第 1 天即出现病毒血症，6～10 天病毒滴度达到峰值并维持在较高水平，之后病毒滴度开始下降，但直到第 30 天仍持续存在。

分别于接种病毒后 15 天和 30 天剖杀猕猴进行病理组织学观察，其病变以病毒性心肌炎、间质性肾炎、神经系统非化脓性炎症及肝脏汇管区有细胞增生性反应为主要特征，其他组织器官也有不同程度的病理变化。说明 SSM－CVB3 感染猕猴可造成多系统的损伤。免疫荧光染色和 RT－PCR 检测结果证实，SSM－CVB3 在猕猴的心、肾、肺、脾、肝和脊髓等多个组织器官中分布，感染后第 15 天的病毒滴度明显高于感染后 30 天的水平，且在心、肝和肾组织中的病毒滴度明显高于其他组织。对感染猕猴各组织中的柯萨奇病毒受体 CAR 和 DAF 分布情况和变化规律的检测结果显示，CAR、DAF 的 mRNA 含量与 SSM－CVB3 mRNA 含量呈明显的正相关。将 CAR 和 DAF 抗体与 Vero 细胞孵育后，SSM－CVB3 对细胞的攻击机会减少，说明 SSM－CVB3 可在细胞膜表面病毒受体 CAR、DAF 的参与下，直接进入靶细胞并对靶组织和靶细胞造成损伤。

上述研究是国内外首次以猕猴为实验动物模型来研究 CVB3 的致病特点。这些结果为后期建立稳定的 CVB3 感染猕猴实验动物模型奠定了扎实的基础，具有重要的比较医学意义。

五、小结

CVB3 是可感染并致死人和多种动物（川金丝猴、西非黑猩猩等）的人兽共患病病原,其危害具有重要的公共卫生学意义。本文所述的 CVB3 致死川金丝猴为国内外首次报道。这一证据为临床上金丝猴及其他非人灵长类动物疾病的诊断和防治提供重要的参考依据。虽然推测该毒株可能来源于人类,但其是否能在这些被感染动物种群之间传播,目前没有直接的证据。然而,根据几起其他柯萨奇病毒对非人灵长类动物的感染和临床特征分析,不能排除这种可能性。

当前,人兽共患性传染病给人类和动物的生命造成极大的威胁,特别是一些动物源性传染病受到研究者的极大关注。相比而言,人源性传染病对动物的危害被人们所忽视。随着人类与野生动物近距离接触机会的增加(尤其是动物园饲养的观赏动物),人源性疫病对野生动物的感染率或潜在危害也不容忽视。一旦该类病原在自然保护区内感染野生动物或者其他灵长类动物并在其种群内传播,其危害将十分严重。因此,对该类病原所致疾病的防控,不仅是医学工作者的责任,同时也需要兽医工作者认真对待。

参考文献

[1] 贺文琦,等. 临床死亡川金丝猴心肌炎病例的诊断及病因分析. 兽类学报,2008, 28(1): 81 -86.

[2] 贺文琦,等. 川金丝猴柯萨奇病毒的分离鉴定. 病毒学报, 2008, 24(4): 312 -316.

[3] He W, et al. The evidence of Coxsackievirus B3 induced myocarditis as the cause of death in a Sichuan snub - nosed monkey (*Rhinopithecus roxellana*). J Med Primatol, 2009, 38(3): 192 -198.

[4] 贺文琦,等. 柯萨奇 B3 病毒的基因组结构及其功能. 病毒学报,2009, 25(5): 395 -400.

[5] He W, et al. Complete Genome Sequence of a coxsackievirus B3 isolated from Sichuan snub - nosed monkey. J Virol, 2012, 86(23): 13134 -13135.

[6] 盖显英,等. 柯萨奇 B3 病毒川金丝猴分离毒株实验性感染 BALB/c 小鼠的病理学研究. 吉林大学学报(医学版),2009, 35(1): 39 -42.

[7] Han T, et al. Experimental SSM - CVB3 infection in macaques. Exp Mol Pathol,2012, 92(1): 131 -139.

[8] Han T, et al. Viral kinetics are associated with changes in cytokines and chemokines in serum and target organs of SSM - CVB3 - infected macaques. Exp Mol Pathol,2013, 94(1): 174 -181.

[9] Nielsen S C, et al. Probable Transmission of Coxsackie B3 Virus from Human to Chimpanzee, Denmark. Emerg Infect Dis,2012, 18(7): 1163 -1165.

多重耐药基因 *cfr* 在大肠杆菌中的传播机制研究

张万江,王秀梅,刘思国

中国农业科学院哈尔滨兽医研究所,哈尔滨

摘要:葡萄球菌多重耐药基因 cfr 可以介导 5 类结构不同药物的耐药且多数定位于质粒上,该基因在人医和兽医临床的广泛传播给临床抗感染治疗带来了严峻的挑战。目前的多数研究都是在革兰氏阳性菌中发现该基因的存在,关于该基因在阴性菌中的流行情况及传播机制还知之甚少。因此本研究重点研究 cfr 基因在大肠杆菌中的流行情况及传播机制。

关键词:食品源动物;多重耐药;IncA/C 质粒;恶唑烷酮耐药

一、引言

cfr(chloramphenicol - florfenicol resistance, cfr)基因 2000 年首次由 Stefan Schwarz 教授从呼吸道感染的小牛鼻腔拭子中分离的松鼠葡萄球菌中发现[1],此后多个国家的学者对其作用机制做了大量的试验。目前,已经证实 *cfr* 基因编码的 Cfr 蛋白是一类作用于 23S rRNA V 区的甲基化转移酶,该甲基化酶能同时介导氯霉素类、恶唑烷酮类、林可胺类、截断侧耳素类和链阳菌素 A 类等 5 类化学结构不同的抗菌药耐药[2]。这些药物中既包含动物专用抗菌药物(氟苯尼考、泰妙菌素、沃尼妙林),也有人医临床专用的抗菌药物(喹奴普汀/达福普汀),甚至还包括近期开发上市的新药利奈唑胺,被认为是临床上治疗耐甲氧西林的金黄色葡萄球菌(MRSA)和耐万古霉素的肠球菌(VRE)最后一道防线的药物[3]。因此,研究 *cfr* 基因在动物源病原菌中的传播与扩散具有重要的公共卫生意义。

二、材料和方法

(一)菌株的分离培养

无菌采取猪鼻腔黏膜、肺、腋下淋巴结和心包液样本,在含 10 μg/mL 的氟苯尼考药物平板上划线分离,37℃培养 12 ~ 20 h,观察菌落生长情况。挑取不同形态菌落于普通肉汤分别培养,再划线麦康凯琼脂平板上。

(二) 形态观察

挑取单个菌落,涂片,进行革兰氏染色,光学显微镜镜检,观察形态结构。

(三) 待测菌株的种属鉴定

1. PCR 模板 DNA 的制备

菌株接种于 3 mL LB 液体培养基,37℃培养 18 h,参照分子克隆(萨布鲁克,2002)操作,提取待测菌株的基因组。

2. 16S rRNA 扩增

根据 GenBank 已发布的目的基因序列设计合成引物,序列如下:16S rRNA - F, AGAGTTTGATCCTGGCTCAG; 16S rRNA - R, ACGGCTACCTT GTTACGACTT,由上海英骏生物技术有限公司合成。以基因组为模板,PCR 扩增待测菌株的 23S rRNA 基因序列。PCR 反应条件为:94℃,5 min; 94℃,30 s, 55℃,1 min, 72℃,1 min; 30 个循环;72℃,7 min。PCR 产物纯化后,由英骏生物技术有限公司(北京)测序。登录 www. NCBI. nlm. nih. gov 网站,BLAST 进行序列比对。

(四) cfr 基因扩增

根据 GenBank 已发布的目的基因序列设计合成引物,序列如下:*cfr* - F,TAAGAAGTAATAATGAGC;*cfr* - R,TATAGAAAGTCTACGAGG,由上海英骏生物技术有限公司合成。PCR 反应条件为:94℃,5 min; 94℃,30 s, 45.3℃,30 min, 72℃,30 min; 30 个循环;72℃,7 min。扩增产物用 1% 的琼脂糖凝胶电泳检测 。

(五) 脉冲场凝胶电泳(Pulsed Field Gel Electrophoresis,PFGE)

参照文献[4]对获得的目的菌株进行 PFGE 分型,分析菌株间的亲缘关系。

(六) 质粒提取和酶切

按照德国 QIAGEN 公司 QIAGEN ® Plasmid Midi Kit 使用说明书进行操作。用 *Bgl* II、*Hin*d III 和 *EoR* I 等酶切质粒,确定提取的电转子质粒是否单一及估算质粒分子量。

(七) cfr 基因定位

采用 S1 - PFGE 和 Southern 杂交对 *cfr* 基因定位,S1 - PFGE 参考文献[5]进行,Southern 杂交按照美国 Roche 公司 DIG High Prime DNA Labeling and Detection Starter Kit I 试剂盒使用说明书进行操作。

(八) cfr 基因转移能力分析

1. 膜接合转移

供体菌 *E. coli* J53 和受体菌分别在含筛选药物浓度的叠氮钠和美罗培南的 LB 液体中振荡培养过夜。次日 1∶100 转接至新鲜培养基,37℃分别培养至 OD 约为 0.4 ~ 0.8,两种菌液各取 1 mL,5000 r/min 离心 4 min,分别漂洗 3 次后,用 100 μL 上述培养基重悬。将供体菌和受体菌按体积比 B 的比例充分混匀,离心,彻底去上清,加入 50 μL 新鲜的 LB 液体培养基重悬沉淀,然后点种于 LB 固体培养基平板上铺的无菌 NC 膜上,37℃接合培养 18 h。然后用无菌 PBS 将滤膜上生长的菌苔洗下,离心漂洗 3 次,用 100 μL LB 液体培养基重悬后涂布于含叠氮钠和美罗培南筛选平板培养 20 h。

2. 接合子的鉴定

随机挑取选择性平板上的白色小菌落 3 ~ 5 个,用 rmtB 特异性引物进行菌落 PCR 鉴定。

(九) 药物敏感性分析

选用人医和兽医临床常用的 12 种抗菌药物,按美国临床实验室标准委员会(Clinical and Laboratory Standards Institute,CLSI)推荐的肉汤微量稀释法进行。

(十) 携带 *cfr* 基因的质粒测序及基因环境分析

选取酶切谱型不同的一个质粒作为代表,采用 454 测序仪对 cfr 阳性质粒进行序列全测定,上海人类基因组研究中心完成。测序结果与 NCBI 数据库中的进行比对,用 Vector NTI Advance 10 软件分析并绘制 *cfr* 基因环境的物理图谱。

三、结果

(一) 目的菌株的分离鉴定

经菌落形态观察及 16S rRNA 测序鉴定,自四川省 4 个不同养殖场患病动物的肝脏及心血共分离大肠杆菌 210 株。对获得的菌株进行 *cfr* 基因筛查,经测序鉴定,共获得 4 株 *cfr* 阳性的大肠杆菌。

(二) 亲缘关系分析

大肠杆菌基因组 DNA 经限制性内切酶 *Xba* I 酶切后,利用脉冲场凝胶电泳

(PFGE)对 4 株 *cfr* 阳性菌的基因组进行亲缘关系分析,结果显示(图 1),4 株菌分为 2 个不同的 PFGE 谱型(p1 和 p3;p2 和 p4),每个谱型包括 2 个菌株,说明这 4 株菌来自两个不同的克隆,其中每个谱型的 2 株菌存在克隆传播或来自相同的克隆。

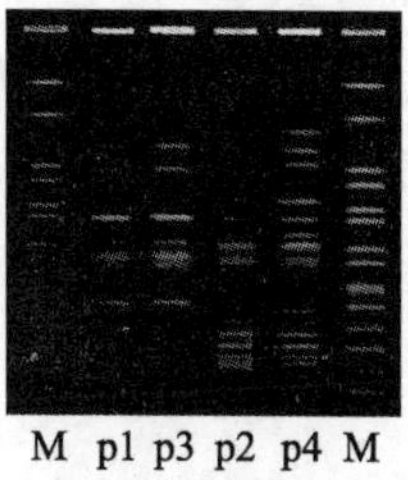

图 1　4 株 *cfr* 阳性菌的 PFGE 谱图

M, *Salmonella ser.* Braenderup H9812 为 marker; p1 – p4, *cfr* 阳性菌

(三) cfr 基因定位

利用 *E. coli* J53 为受体菌,野生菌 p1 和 p2 分别为供体菌,通过滤膜法接合转移,成功获得接合子 p1T、p2T。用 *cfr* 标记的特异性探针对提取的野生菌和接合子的质粒进行杂交,显色反应后在特异的位置出现阳性条带。S1 – PFGE 和 Southern blotting 结果显示 *cfr* 基因在 P1 和 P2 中有 2 个拷贝,分别位于大小约 130 kb 和 40 kb 的 2 个质粒上;虽然 P2 和 P3 的 PFGE 谱型完全相同,但 S1 – PFGE 结果显示两者的质粒谱型略有差异,杂交结果表明 *cfr* 位于约 130 kb 的 pSCEC2 质粒上(图 2)。

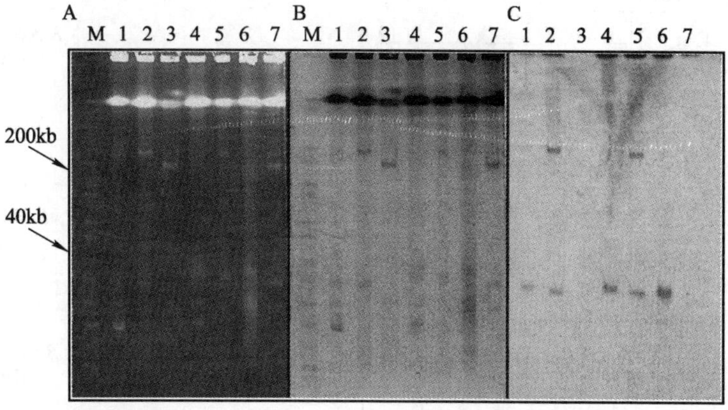

图 2　*cfr* 探针与野生菌和电转子中质粒的 Southern blotting 图

A, S1 – PFGE 谱图; B, S1 – PFGE 谱图反相图; C, *cfr* 基因杂交图

(四)质粒序列分析

通过序列测定获得了一个全长为 135 615 bp 的 *cfr* 基因阳性质粒 pSCEC2。复制子分型结果表明,该质粒为典型的 IncA/C 型家族质粒,该家族质粒都含有 3 个典型的功能区[6]:① 质粒复制区;② 接合 1 区;③ 接合 2 区。耐药基因/耐药基因簇常常位于接合 1 区和接合 2 区。pSCEC2 的平均 GC 含量为 51.4%,目前已报道的 IncA/C 型质粒的 GC 含量为46.0% ~53.1%。但是,pSCEC2 含有两个 GC 异常区:① *floR* 多重耐药区域(GC 含量 59.8%);② *cfr* 耐药区(GC 含量 33.7%)。

(五)cfr 基因环境分析

在 *cfr* 基因的上下游各存在一个转录方向相同的 IS256 插入元件,其作为一个传统的移动元件,广泛分布在葡萄球菌和肠球菌中[7]。目前为止,还没有在革兰氏阴性菌发现 IS*256* 元件,我们首次在大肠杆菌 pSCEC2 质粒中发现了该元件的存在。深入分析 IS*256* 的核酸序列发现,其两端各存在一个 26 bp 的不完全末端反向互补序列,该序列与芽孢杆菌 *cfr* 基因阳性质粒 pBS-02 中 IS*256* 的相应序列完全相同[8]。另外,在 IS*256* 元件末端不完全反向互补序列两端,还存在 8 bp 的正向重复序列(图 3),这是转座子进行转座的典型特征。结合上述分析,我们推测在 pPG010208 质粒的 AAAAAAAC 位点发生了转座事件,导致 *cfr* 和 IS*256* 元件的插入。*cfr* 基因核心区域与 pBS-02 中 cfr 下游的3036 bp 的核酸同源性 >99%,而且反向 PCR 的结果也证实可以获得一个由 IS*256* 和 *cfr* 基因组成

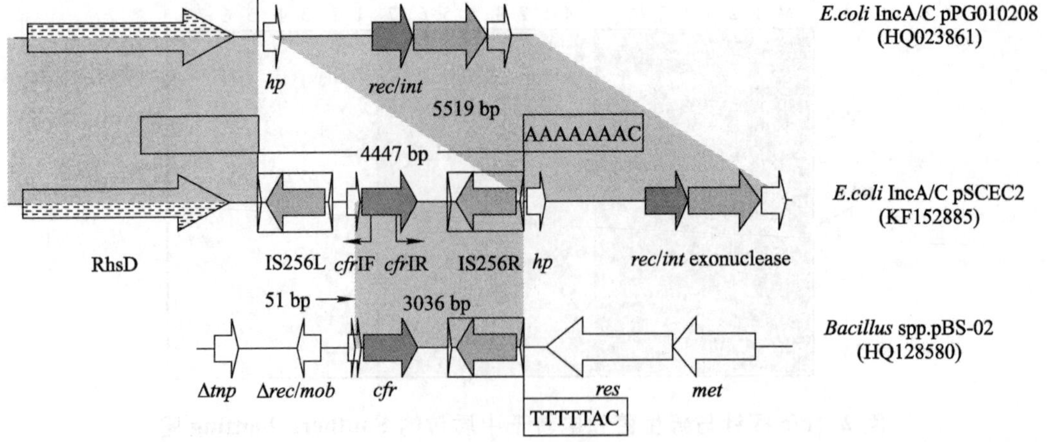

图 3 *cfr* 基因环境比较分析

的中间体。这些证据都充分表明，IS256 可以介导 *cfr* 基因的移动；这是继 IS*21* - *558*、IS*26*、ISenfa*4* 和 IS*1216* 之后，发现的第 5 个可以介导 *cfr* 基因转移的插入元件，进一步拓展了我们对 *cfr* 基因水平转移机制的了解。

四、讨论

由于 IncA/C 类型质粒具有宿主范围广、易于传播、能捕获新的耐药基因及存在稳定等特点，最近几年该种类型的质粒研究已成为耐药性领域研究的热点之一。如果这种类型的质粒在人医和兽医临床广泛传播，将会给临床的抗感染治疗带来严峻挑战。[9] 在本研究中，我们首次在猪源大肠杆菌 SCEC2 中发现携带 *cfr*、*floR*、*tet*(*A*) - *tetR*、*strA*/*strB* 和 *sul2* 的 pSCEC2 质粒，含有该质粒的菌株能介导氟苯尼考、利奈唑胺、链阳菌素 A 类、林克酰胺类、截断侧耳素、交叉霉素、四环素、链霉素、磺胺类等 9 类药物的耐药。与以前的研究结果一致，pSCEC2 中的 IS*256* 可能介导 *cfr* 基因的传播。*cfr* 基因位于这种具有高频接合转移型质粒上，该质粒可将携带的耐药基因转移给临床中的敏感菌，必须引起高度重视。因此，有必要继续深入研究该种质粒在人医和兽医临床中的流行特点。

参考文献

[1] Schwarz S, et al. Identification of a plasmid - borne chloramphenicol - florfenicol resistance gene in *Staphylococcus sciuri*. Antimicrob Agents Chemother, 2000, 44: 2530 - 253.

[2] Atkinson G C, et al. Distinction between the Cfr methyltransferase conferring antibiotic resistance and the housekeeping RlmN methyltransferase. Antimicrob Agents Chemother, 2013, 57(8): 4019 - 4026.

[3] LaMarre J, et al. The genetic environment of the *cfr* gene and the presence of other mechanisms account for the very high linezolid resistance of *Staphylococcus epidermidis* isolate 426 - 3147L. Antimicrob Agents Chemother, 2013, 57: 1173 - 1179.

[4] Tenover F C, et al. Interpreting chromosomal DNA restriction patterns produced by pulsed - field gel electrophoresis: criteria for bacterial strain typing. J Clin Microbiol, 1995, 33: 2233 - 2239.

[5] Wang Y, et al. First report of the multi - resistance gene *cfr* in *Streptococcus suis*. Antimicrob Agents Chemother, 2013, 57(8): 4061 - 4063.

[6] Fernandez - Alarcon C, et al. Comparative genomics of multidrug resistance - encoding IncA/C plasmids from commensal and pathogenic *Escherichia coli* from multiple animal sources. PloS One, 2011, 6: e23415.

[7] Hennig S, et al. Characterization of the transposase encoded by IS256, the prototype of a major family of bacterial insertion sequence elements. J Bacteriol, 2010, 192: 4153 - 4163.

[8] Zhang W J, et al. The new genetic environment of cfr on plasmid pBS - 02 in a *Bacillus*

strain. J Antimicrob Chemother, 2011, 66: 1174 - 1175.
[9] Fricke W F, et al. Comparative genomics of the IncA/C multidrug resistance plasmid family. J Bacteriol, 2009, 191: 4750 - 4757.

吉林省流行性出血热疫情概况

范 明,邓立权,赵庆龙,郭建华

吉林省疾病预防控制中心,吉林长春

摘要:通过描述吉林省流行性出血热的流行病学特征,探讨吉林省流行性出血热的发病变化趋势。使用法定传染病监测系统资料,采用描述流行病学方法对吉林省流行性出血热发病情况进行分析。吉林省出血热每7~10年出现流行高峰,2005年发病率达到最高(9.33/10万),之后呈现下降趋势;2012年报告发病率与2011年相比上升9.60%。90年代末期至目前发病率呈现两个季节高峰。农民病例所占比例多数年份波动在55%~70%之间。15~59周岁年龄组占90.94%;60岁以上所占比例从5.38%上升到14.09%。男女性别比波动在4:1左右。病例98.27%发生在东部山区和中部半山区、丘陵地带。松原、白城2000年无病例报告,2012年报告病例占所有病例的17.85%。吉林省出血热疫情最近一个高峰年出现在2005年,2012年出血热疫情出现回升。职业分布以农民为主。15~59周岁年龄组是发病主要人群,60岁以上人群比例近些年有增加趋势。男性多于女性。西部平原地区病例的比例近些年有增多趋势。

一、引言

肾综合征出血热(HFRS)是由汉坦病毒引起的一种自然疫源性疾病,啮齿类动物(主要是鼠类)作为传染源,以高热、低血压、出血、少尿或肾功能损害为特征。吉林省是姬鼠型肾综合征出血热的老疫区。近年来在流行型别、地域分布和流行特征等方面都发生了变化。为探讨吉林省出血热发生规律、制定科学的出血热防控策略提供依据,现对吉林省出血热疫情进行分析。

二、内容与方法

(一)资料来源

出血热疫情资料来源于《吉林省疫情资料汇编》(1950-1987年、1988-2003年)和《疾病监测信息报告管理系统》(2004-2012年)。

(二) 分析方法

对相关数据资料采用 Excel 2003 软件进行统计分析。

三、结果

(一) 流行概况

1955－2012 年吉林省出血热累计报告发病 44 650 例(不详地址除外),发病率波动较大,变化在 0.07/10 万～9.33/10 万之间(图 1),每 7～10 年出现流行高峰,1999 年以后吉林省发病率一直高于全国平均水平,2005 年发病率达到最高(9.33/10 万),之后呈现下降趋势。2012 年疫情又出现回升,2012 年报告发病率与 2011 年相比上升 9.60%。1955－2012 年出血热病例共死亡 1842 例,死亡率最高为 1974 年的 0.66/10 万,2012 年无死亡病例。

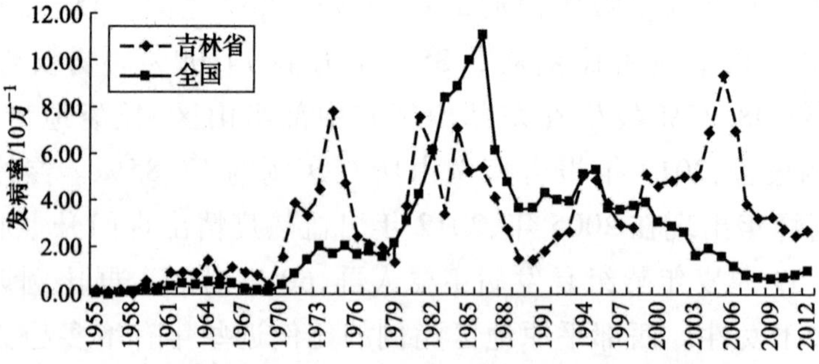

图 1　1955－2012 年吉林省与全国出血热发病情况

(二) 三间分布

1. 月份分布

吉林省 1988－2012 年全年均有病例发生。发病季节分布在 80 年代至 90 年代末期,呈单峰;从 90 年代末期出现两个高峰,第一个高峰从 3 月开始,一般 5 月份达到顶峰,6 月份开始下降,8－9 月份相对平稳;第二个高峰从 10 月份开始至次年 2 月,11 月份达到顶峰,12 月份开始下降(图 2)。

2. 人群分布

1988－2012 年不同职业人群均有病例发生,以农民(65.40%)、工人(10.81%)为主,家务待业 5.22%、其他 5.01%、学生 3.77%、公务人员及职员占 3.62%。病例中农民所占比例多数年份波动在 55%～70%之间;工人所占比例从 1988 年的 13.91%下降到 2012 年的 3.76%,其他职业从 4.48%上升到

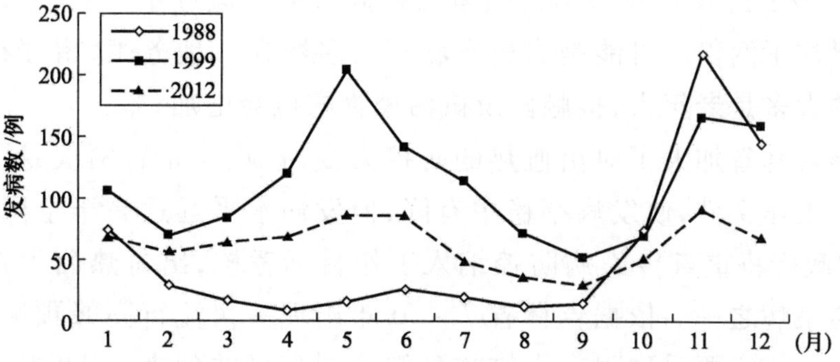

图 2 1988、1999 和 2012 年吉林省出血热发病月份分布情况

13.96%,家政家务及待业从 3.71% 上升到 8.72%。

2000－2012 年不同年龄组均有病例发生,15～59 周岁年龄组是主要人群(90.94%)。2000－2012 年,15～59 岁比例由 92.83% 下降至 84.83%;60 岁以上所占比例从 5.38% 上升到 14.09%。2000－2012 年男女性别比波动在 4∶1 左右。

3. 地区分布

1955－2012 年间报告的病例 98.27% 发生在东部山区和中部半山区、丘陵地带。近年来西部平原地区病例的比例有逐年增多的趋势,松原、白城 2000 年无病例报告,2012 年报告病例占所有病例的 17.85%。

四、讨论

吉林省自 1955 年开始有流行性出血热病例报告,从 1998 年开始家鼠型出血热在吉林省首次发生。吉林省流行性出血热流行规律是每 3～5 年出现一次流行小高峰,7～10 年出现大高峰。2000 年以来,吉林省出血热的发病率上升较为明显, 2005 年发病数与发病率均达到历史最高水平,此后全省流行性出血热报告病例从小幅波动中下降,近年因白城、松原等新疫区的出现,疫情又有所回升。

由于 1998 年吉林省发生首次家鼠型 HFRS 的流行,带毒鼠随货物运输等途径被夹带到非疫源地城市。1999 年吉林省长春、白山、吉林等大、中城市内 HFRS 病例比 1998 年前明显上升, 上升幅度在 1.3～19.8 倍之间[1]。从 1999 年开始,吉林省出血热的季节分布明显出现双峰。近年来吉林省肾综合征出血热的流行趋势由山区向平原、由农村向城市、由东向西逐渐扩延;流行型别由单一的姬鼠型向以家鼠型为主的混合型演变,呈现由逐变到突变的过程, 全省疫源地型别已趋向多元[1]。另外,可能有新型病原体普马拉病毒感染者存在[2]。

16～60岁始终是吉林省出血热重点发病人群。但近年来60岁以上老年人所占比例增加了两倍。可能是农村青壮年大多数在外地务工,留守在农村从事田间劳动的大多是老年人,接触鼠及鼠污染物的机会增加[3]。

近几年吉林省加大了对出血热的防控力度,省政府先后两次专题下发加强出血热防控工作文件,使发病率稳中有降,但发病水平远远高于全国平均水平。2011年,省政府将重点传染病防控纳入工作目标考核,出血热列为吉林省三个重点防控传染病之一。依据吉林省7～10年出现一次流行高峰预测,下一个高峰即将来临。一定要采取强有力措施延缓控制高峰的到来,最大限度保障人民群众身体健康和生命安全。

出血热预防策略一般包括以灭鼠防鼠、疫苗接种、宣传教育为主的综合性防控措施。灭鼠需要花费较大的人力、物力和财力,加之各地经济状况、生活水平的差异,真正落实灭鼠工作难度较大,所以HFRS疫苗接种是目前控制该病的主要措施之一[4]。大量的现场流行病学研究已证实双价出血热疫苗的安全性血清学效果和预防效果。对吉林省多年出血热疫情监测数据的分析表明:为了做到安全接种、有效接种、尽量减少偶合病例发生,最佳接种时间为8－9月份;目标接种人群为16～60周岁,根据需要可扩展到61～70周岁人群[5],但年幼儿童和老年人群接种禁忌征者较多,建议不宜再向小于15岁儿童和大于70岁老年人扩大疫苗接种范围[3]。重点防控县区(或乡镇)的重点职业(农民、工人),特别是男性人群,疫苗全程接种率应达到70%以上,高危人群(采伐工人、猎人、野菜野果采摘人员、林区野外作业人员、从事农业活动和农产品加工人员、接触鼠类污染食物果蔬人员、饲养及研究实验动物人员、从事现场调查处置和灭鼠人员)疫苗全程接种率应达到100%,才能有效控制出血热疫情[5]。

宣传教育对出血热防控工作起到关键性作用,充分利用各种媒体空间,全方位、多层次、多渠道进行宣传。要注意宣传效果,做到宣教结合,可以采取病人现身说法的方式进行正面宣传。除现代宣传媒体外,要将宣传册、单、挂图等送到家家户户,全面提高群众预防出血热的知识水平和能力,争取出血热防控工作做到群防群控[5]。

参考文献

[1] 吴燕平,等.吉林省肾综合症出血热流行趋势分析.中国地方病防治杂志,2004(3):164－165.

[2] 吴东林,等.普马拉病毒重组核蛋白用于流行性出血热病人IgG抗体检测.中国卫生检验杂志,2010(3):584－585.

[3] 蔡正华,等.西安市肾综合征出血热流行特征及疫苗接种策略探讨.中国人兽共患病学

报,2011(10):946 - 947.
[4] 韩占英,等.河北省肾综合征出血热高发乡镇疫苗接种效果评价.中国媒介生物学及控制杂志,2008(3):244 - 246.
[5] 姚来顺,等.吉林省流行性出血热疫情分析.中国卫生工程学,2011(6):504 - 506.

吉林省猪弓形虫病血清学调查

徐 鹏[1,2],穆国东[3],杨桂连[1],王 巍[2],蔡亚南[1],
王泽东[2],张莹光[1,2],刘 全[2*],赵 权[1]

1 吉林农业大学动物科技学院,吉林长春
2 军事医学科学院军事兽医研究所,吉林长春
3 吉林省动物疫病预防控制中心,吉林长春

摘要:弓形虫病是一种呈世界性分布、危害严重的人兽共患病,在人畜和野生动物中广泛传播,估计全球有5亿~10亿人感染。人可通过食入未煮熟含有弓形虫包囊的猪肉而感染,所以了解猪弓形虫的感染状况对防治本病具有重要意义。本试验采用间接凝集试验(IHA)对吉林省9个市县1235份猪血清样本进行检测,结果显示我省猪弓形虫血清阳性率为19.11%(236/1235),种母猪、种公猪血清阳性率高达32.02%、28.57%,且白山、白城地区猪血清阳性率分别高达32.73%、38.75%,显著高于全省其他地区。表明吉林省猪弓形虫感染严重,应引起有关部门的重视。

关键词:弓形虫;猪;吉林省;IHA

Seroprevalence of *Toxoplasma gondii* Infection in Pigs in Jilin Province, Northeastern China

Abstract: The seroprevalence of Toxoplasmosis in pigs was investigated in Jilin province, northeastern China during August to October 2011. A total of 1235 serum samples were collected from 9 counties and assayed for *Toxoplasma gondii* antibodies by indirect haemagglutination (IHA) test. Antibodies to *T. gondii* were found in 19.11% (236/1235) with breeding sows having the highest rate (32.02%), followed by breeding boars (28.57%). The results of the present survey indicated that infection with *T. gondii* in pigs is widely spread in northeastern China, including the Jilin province, and is of public health concern.

Keywords: *Toxoplasma gondii*; toxoplasmosis; pig; indirect haemagglutination

(IHA) test; seroprevalence; Jilin Province; China

1 Introduction

Toxoplasma gondii infection is widely prevalent in humans and animals in the world. Felids are the definitive hosts for the parasite, and almost all the animals, including pigs and humans are intermediate hosts (Dubey, 2009). In China, pork is the main meat source, accordingly, *T. gondii* in pigs is considered an important source for human toxoplasmosis. Understanding the epidemiology of toxoplasmosis in pig farms is thus important for control of the disease in humans (Tao et al., 2011). The purpose of the present study was to investigate the epizootiology of *T. gondii* infections in pig farms in northeastern China by assessing the seroprevalence of this disease.

The Jilin province has a human population of 27 millions, and is one of People's Republic of China's (PRC) major pig producers, and its pig industry is a major sector of the livestock industry, accounting for 70% of its livestock industry's total income. Pork is the main meat consumed by people in Jilin province. A recent review summarized worldwide prevalence of *T. gondii* infection in pigs, but had scant information from PRC. summarize seroprevalence of *T. gondii* infection in pigs from PRC. The aims of the present study were to determine the seroprevalence of *T. gondii* infections in pigs from pig farms in northeastern China and to provide valuable information on making suggestions for the prevention and control of toxoplasmosis on pig farms in China.

2 Materials and methods

2.1 Geography of study area

Jilin Province is located at northern latitude 40°52′ ~ 46°18′, eastern longitude 121°38′ ~ 131°19′. It is about 600 km from north to south and about 750 km from east to west. It is boarded by Liaoning Province on the south, Inner Mongolia Autonomous Region on the west, Heilongjiang Province on the north and Russian Federation on the east, and its southeast is on opposite side of Democratic People's Republic of Korea. Jilin is an inland and border province near the sea.

2.2 Sampling and serum preparation

Blood samples were collected from 1235 pigs from slaughter houses or farms, including 105 breeding boars, 178 breeding sows, 225 slaughter pigs, 376 fattening pigs and 351 other pigs (growing pig and piglets) from 9 counties of Jilin province (Table 2), during August to October 2011. Briefly, using sterile syringes, whole blood samples were collected randomly from the precaval vein or ear vein of pigs. Sera were separated from the collected blood by centrifugation at 1500 × *g* for 5 min and stored at −20°C until use.

2.3 Serological examination

Antibodies to *T. gondii* were detected in sera by an indirect hemagglutination antibody (IHA) test using a commercially available kit (Veterinary Research Institute, Jiangsu Academy of Agricultural Sciences, Nanjing, China) according to the manufacturer's instructions. Positive and negative control sera were provided in the kit. In brief, sera were added to 96-well V bottomed polystyrene plates, and diluted at 1:16, 1:32, 1:64, 1:128, 1:256, 1:512 and 1:1024. The plates were shaken gently for 2 min and then incubated at 37°C for 2 h without shaking. The test was considered positive when a layer of agglutinated erythrocytes was formed in wells at dilutions of 1:64 or higher, and positive and negative controls were included in each test.

2.4 Statistical analysis

Statistical analysis of *T. gondii* prevalence in different counties was performed by Chi-square ($\chi 2$) test, using the SAS 9.1.3 (SAS, Cary, North Carolina, USA) statistical analysis system and Excel (Microsoft Excel 2003). The differences were considered statistically significant when $P < 0.05$, and highly significant when $P < 0.01$.

3 Results

From a total of 1235 pig serum samples, 236 (19.11%) were positive, with the following distributions: 28.57% (30/105) in the breeding boars, 32.02% (57/178) in the breeding sows, 14.22% (32/225) in the slaughter pigs, 17.55% (66/376) in the fattening pigs, 16.29% (36/221) in the growing pigs, 12.94% (11/85) in the piglets, and 8.89% (4/45) in the weaners (Table 2). Breeding boars had the highest seroprevalence, which was significantly higher than that of the fattening pigs, slaughter pigs, growing pigs, piglets, and weaners ($P < 0.05$), but the difference was not significant from that of the breeding sows.

From origin of pigs, the prevalence ranged from 8.23% (in Liaoyuan) to 38.

75% (in Baicheng), in which 27 out of 185 in Changchun (14.59%) were positive, 33 out of 250 in Jilin (13.20%), 22 out of 120 in Siping (18.33%), 7 out of 85 in Liaoyuan (8.23%), 20 out of 90 in Tonghua (22.22%), 36 out of 110 in Baishan (32.73%), 26 out of 120 in Songyuan (21.67%), 31 out of 80 in Baicheng (38.75%) and 34 out of 195 in Yanbian (17.43%) (Table 2). Higher seroprevalence was found in Baishan and Baicheng counties, compared with the other counties ($P < 0.05$). The antibody titers were 1:64 in 103 pigs, 1:128 in 73 pigs, 1:256 in 38 pigs, 1:512 in 17 pigs, and 1:1024 in 5 pigs, respectively.

4 Discussion

In the present study, sows had the highest prevalence (32.02% versus 8.89% in weaners), breeding sows and boars had higher prevalence rates than fattening pigs, growing pigs, piglets and weaners. The higher *T. gondii* seroprevalence observed in sows compared to fattening pigs is in accordance with those previously reported as an indication of increased contact with age and to lifelong persistence of antibodies.

The presence of cats and rodents on the pig farms was the main risk factor for *T. gondii* seroprevalence. Epidemiologic observations suggest that cats are essential for the maintenance of *T. gondii* infection in pig farms through oocyst elimination and contamination of feed and/or water. In the present study, we did not examine cats or other rodents on the farms, but in a previous study, a high rate (50.4%) of *T. gon*dii infection was found in Microtus fortis from Baicheng (Yingguang et al., 2012), the main county of Jilin province.

Results of the present study indicate a lower seroprevalence of *T. gondii* compared with other surveys in pigs from PRC (Table 1). The reasons for differences in prevalence could be many. The feeding conditions and animal welfare for pigs in the 9 tested counties are different due to different socio-economic and ecological conditions. Also the serological tests used, types of pigs surveyed, and the management of pigs surveyed might be different from other surveys. Most surveys, including the present study, used IHA test at a cut-off titer of 1:64. The results of the present study and other surveys indicate that a significant population of pigs is exposed to T. gondii infection in PRC, and infected pork could be an important source of infection in humans in PRC.

In summary, the present study indicated widespread exposure to *T. gondii* among domestic pigs in Jilin province, with highly variable prevalence levels among farms and regions. Higher exposure was related to age of pigs, with the highest levels observed in sows, and to poor management practices related to lack of rodent control and to the presence of cats in the farms. Therefore, in order to reduce the risk of infection by *T. gondii* in pig farms in Jilin province, adequate rodent control programs, restriction of cats and management practices to limit within-farm propagation are recommended.

References

1 Dubey J P. History of the discovery of the life cycle of *Toxoplasma gondii*. Int J Parasitol, 2009,39: 877 -882.

2 Tao Q, et al. Seroprevalence and risk factors for *Toxoplasma gondii* infection on pig farms in central China. J Parasitol,2011,97: 262 -264.

3 Zhou D H, et al. Seroprevalence of *Toxoplasma gondii* in pigs from southern China. J Parasitol,2010, 96: 673 -674.

4 Zuo Z, et al. Development of large - scale farming of animal husbandry in Jilin. Jilin J Anim Sci Vet Med,2010, 4: 6 -10.

5 Zhang D C, et al. Serological survey of porcine toxoplasma infection in Liaoning province. Chin J Zoonoses,1991,5: 38 -39.

6 Ren J Y. Survey on serological distribution of animal toxoplasmosis in Shanxi Province. Chin J Vet Parasitol,1993,1:50 -52.

我国家畜血吸虫病防控

林矫矫

中国农业科学院上海兽医研究所，
农业部动物寄生虫学重点实验室，上海

一、引言

日本血吸虫病(*Schistosomiasis japonicum*)人畜共患，危害严重，是我国最重要的公共卫生问题之一，与艾滋病、肝炎、结核病一道被列为当前我国优先防治的重大传染病，近期颁发的《国家中长期动物疫病防治规划(2012—2020)》也把血吸虫病列为国内优先防治的16种动物疫病之一。牛等家畜是我国血吸虫病最重要的传染源，加强家畜血吸虫病防治工作，对保证规划任务的顺利完成，及早在我国控制和消灭血吸虫病具有重要意义。

二、我国血吸虫病的流行概况

血吸虫病在我国已至少流行2000多年。建国初期，日本血吸虫病曾在我国江苏、浙江、安徽、江西、湖南、湖北、四川、云南、福建、广东、广西和上海等12省(自治区、直辖市)454个县(市、区)流行，全国有血吸虫病人1100多万，其中晚期血吸虫病人50多万，有一亿人受该病威胁，有血吸虫病牛120万，钉螺面积148亿平方米，严重危害我国人民群众的身体健康和疫区的社会经济发展。经过几代人的不懈努力，我国血吸虫病防治工作取得了举世瞩目的成就。全国12个流行省(自治区、直辖市)中已有广东、上海、福建、广西、浙江5省(自治区、直辖市)在全省范围内阻断了血吸虫病的传播。至2011年底，全国454个流行县(市、区)中已有274个阻断了血吸虫病的传播，有103个控制了血吸虫病的传播。尚未控制血吸虫病流行的地区疫情也大大减轻。全国血吸虫病人数从解放初期的1100多万下降至29.01万，钉螺面积降至37.22亿平方米。全国以行政村为单位，都达到了血吸虫病疫情控制标准(人、畜感染率低于5%)，其中四川、云南和江苏三省先后达到传播控制标准(人、畜感染率低于1%)。血防工作取得的成果有效地保护了疫区人民群众的身体健康，推进了疫区的社会经济发展。

三、家畜血防在我国血防工作中的地位和作用

日本血吸虫可感染人、牛羊等家畜、野生动物等40余种哺乳动物。流行病学调查显示,大部分流行区90%以上的血吸虫阳性野粪都是家畜粪便,其中江湖洲滩地区85%以上阳性野粪为牛粪。调查还表明,牛血吸虫病感染率与人血吸虫病感染率呈正相关关系。郭家钢等在江西省永修县选取两个单元性强、环境条件相似、人群及耕牛感染率接近的行政村进行对比试验,连续3年对干预村所有人群和所有小牛都进行治疗,而对照村只对人群进行治疗,结果显示干预村比对照村人群血吸虫病感染率减少70%。说明患病家畜是我国血吸虫病最重要的传染源,家畜,特别是牛在我国血吸虫病传播中占有重要的地位。做好家畜血吸虫病防治工作,对尽早在我国控制和消灭血吸虫病具有重要意义。

四、我国家畜/农业血防历程

50多年来,我国的家畜/农业血防先后经历了4个阶段,采用了4种主要的防治对策:一是从20世纪50年代开始到80年代初期,结合农田水利基本建设,实施了以消灭钉螺为主的综合防治对策,包括药物灭螺和环境改造灭螺,查治病畜,加强粪便管理等技术措施,在水网型流行区有效地控制了血吸虫病流行,广东、上海、福建和广西4个省(自治区、直辖市)及一大批县(市、区)先后达到了传播控制和传播阻断血吸虫病的标准。湖南、湖北、江西、安徽、广东通过围垦和对低洼有螺地带的改造,大大地减少了钉螺面积。但这一策略无法在长江江滩、洞庭湖、鄱阳湖等江湖洲滩型流行区实施。二是80年代以后,随着高效、安全的血吸虫病治疗药物吡喹酮的问世和世界银行贷款中国血吸虫病防治项目的启动,实施了以化学药物治疗为主、结合易感地带灭螺的防治策略。通过这一策略的实施,全国病人总数从163.8万减少到2001年的82万,下降了48.74%,病牛数下降了47.08%。浙江省于1995年达到了血吸虫病传播阻断标准。防治实践也表明,以化疗为主的防治策略,虽可有效地控制疫情,但不能控制重复感染和难以巩固防治效果,不能在我国最终控制和消灭血吸虫病。三是20世纪90年代以来,农业部在湖北省潜江市等地设立试点,探讨提出了"围绕农业抓血防,送走瘟神奔小康"的农业血防工作新思路。探索了加强家畜查治、家畜圈养、限养易感动物牛和羊、发展非易感动物鸭、鹅等水禽、以机耕代牛耕、封洲禁牧、建沼气池等控制畜源性传染源的技术措施;同时结合农业产业结构调整,探索在有螺水田改种蔬菜、中草药、油菜、棉花等旱地作物,在有螺低洼地挖池养鱼、珍珠、黄鳝、螃蟹等,在有螺湖洲垦种翻耕,播种油菜、小麦等旱作物,改变钉螺孳生环境,消灭中间宿主钉螺的系列技术措施。实施后显著地降低了试点牛、羊等家畜及

人群和钉螺的血吸虫感染率,取得显著的灭螺和防病效果,同时发展了当地的农村经济,增加了农民收入,促进了疫区社会经济发展。四是2005年国务院提出了实施以控制传染源为主的综合防治策略。农业部在认真总结试点及几十年农业血防工作经验基础上,重点提出并实施了重疫区村综合治理、以机耕代牛耕、沼气池建设和畜源性传染源控制等"四大工程",结合农业血防项目的实施,在疫区因地制宜推广各种行之有效的畜源性传染源控制综合技术,使疫区疫情得到进一步下降。2012年底,全国以行政村为单位,都达到了血吸虫病疫情控制标准,其中四川、云南和江苏三省达到了传播控制标准。

五、我国血吸虫病防治科学研究取得的主要进展

20世纪50年代以前,国内外寄生虫学者通过现场调查,初步了解了我国部分地区血吸虫病的流行情况及感染宿主种类,并认识到我国血吸虫病流行及危害的严重性,但多数文献都为临床报告。

20世纪50年代以来,各级政府高度重视血防科研工作,组建了国家和各流行省血防专业科研机构,组织全国科研大协作,坚持科研为防治服务,科研与防治相结合,以科学研究指导防治实践,根据科学依据制定防治对策,为我国血防工作提供了有力的技术支撑,对我国血防工作取得巨大成就发挥了举足轻重的作用。

(一)流行病学调查及防治对策研究

在不同类型流行区设点,系统开展了血吸虫病流行病学调查和中间宿主钉螺的生物学、生态学等研究,查清了我国血吸虫病的流行范围、疫情、流行因素、特点和规律及钉螺的分布,并根据地理、地貌特征及流行特点将我国血吸虫病流行区分为水网型、山丘型和湖沼型三种不同类型流行区。阐述了家畜在血吸虫病传播中的作用和地位。开展了血吸虫病流行病学数据库和地理信息模型研究,为血吸虫病防控提供了重要基础。并根据社会经济的发展、科学技术的进步、防治进程的推进及世界卫生组织防治策略的调整,在不同时期提出和实施了不同的防治策略,为我国血吸虫病的有效控制发挥了积极的作用。

对三峡建坝、南水北调等国家大型水利工程建设,退田还湖、平垸行洪等水利措施的实施及气候变暖等可能对血吸虫病流行的影响进行调研,并提出了相应的对策。

90年代以来,在试点工作基础上,针对血防工作的主战场在农村、血吸虫病危害的主要对象是农民、血吸虫病的主要传染源是家畜,提出了"围绕农业抓血防,送走瘟神奔小康"的血防新思路,探索并提出了一系列把血防工作与农业产

业结构调整、社会主义新农村建设相结合的有效技术措施，并在不同类型流行区开展家畜血吸虫病防控示范工作，因地制宜地推广各种行之有效的防控技术措施，收到了消灭钉螺、降低人畜感染、增加农民收入、发展农村经济、保护生态环境的多重效果。

（二）诊断技术研究

几十年来，先后建立了沉淀集卵和尼龙绢集卵涂片检查法、粪便虫卵孵化法、尼龙绢集卵孵化法、粪便棉析毛蚴孵化法等技术，有效地提高了病原诊断的检出率。建立了检测特异性抗体的间接血凝试验、环卵沉淀试验、酶联免疫吸附试验、胶乳凝集试验、间接荧光抗体试验等技术，检测循环抗原和免疫复合物的双夹心－酶联免疫吸附试验、单抗－斑点酶联免疫吸附试验等技术及胶体金试纸条法等家畜血吸虫病免疫诊断技术，提高了诊断的敏感性。为准确了解掌握疫情，确定化疗对象和评估防治效果等提供了重要的技术支撑。其中粪便棉析毛蚴孵化法和间接血凝法已列为家畜血吸虫病诊断的国家标准，为目前国内家畜血吸虫病疫情考核、验收采用的技术方法。

近些年，一些实验室开展了特异性诊断抗原的筛选、鉴定等研究，同时积极探索血吸虫病的核酸检测技术，期望进一步提高诊断方法的敏感性和特异性。

（三）治疗

先后开展了二硫基丁二酸锑钠、青霉胺锑钠、锑－273、血防846、敌百虫、硝硫氰胺、硝硫氰醚和吡喹酮等家畜血吸虫病治疗药物的药效、制剂、治疗剂量、毒理、药理等研究，并在不同时期推广应用于家畜血吸虫病的治疗，对控制病情和疫情，保护人畜健康发挥了重要的作用，取得显著的社会经济效益。

应用吡喹酮治疗血吸虫病具有高效、低毒、价廉、使用方便等优点，是目前人畜血吸虫病的首选治疗药物。自20世纪80年代中期以来，该药已在我国广泛使用，无论在个体治疗，或是在群体化疗上，都发挥了极其重要的作用，极大地推进了我国血吸虫病防治进程。

（四）应用基础和基础研究

1. 疫苗的探索

虽然已有较理想的治疗药物吡喹酮，但由于重复感染现象严重，防治实践已表明，单靠药物治疗不能最终在我国控制和消灭血吸虫病。因此，发展高效、安全的抗血吸虫病疫苗一直是科学家们努力追求的目标。国内先后探索了日本血吸虫的死疫苗（不同发育时期的虫体抗原，单一分子的虫体抗原）、活疫苗（辐照或化学致弱的血吸虫尾蚴/童虫苗,异种虫体苗)、抗独特性抗体疫苗、基因工程疫苗、人工合成肽苗等。至今,在所有研制的疫苗中,辐照致弱的血吸虫尾蚴/童虫苗诱导的免疫保护效果最高,但由于虫体来源、保存运输、安全性等问题,该种苗难于在现场中应用。其他几种苗仍未能获得稳定的高保护效果。基因工程疫苗是今后一段时期血吸虫疫苗的研究重点,需继续加强新的保护性抗原基因的筛选,多价疫苗、免疫佐剂和免疫程序等研究,进一步提高基因工程苗的免疫保护效果,并争取早日在家畜中得到应用。

2. 基因组学、功能基因组学、血吸虫与宿主相互作用关系等防治基础研究

我国科学家已率先在日本血吸虫中国大陆株的基因组测序和基因功能注释等研究方面取得突破,为血吸虫病防治研究提供重要的基础信息。同时应用芯片技术、比较蛋白质组学、生物信息学技术等开展了血吸虫期别、性别差异表达基因和蛋白及不同适宜性宿主感染日本血吸虫后宿主和寄生虫在转录组、蛋白质组、miRNA 等的表达差异分析研究。应用 RNA 干扰技术、酵母双杂交技术、芯片技术、分子免疫学技术、基因敲除技术等开展了基因的功能、作用及调控机制、宿主抗血吸虫感染机制、免疫病理机制等研究,丰富了血吸虫发育生物学知识,为深入探讨血吸虫的生长发育机制及血吸虫与宿主相互作用机制,分离鉴定血吸虫生长发育关键分子,进而为筛选新的血吸虫疫苗候选分子、新药物靶标、新诊断抗原等提供基础。

六、我国血吸虫病防治面临的难点与挑战

我国血吸虫病防治工作已取得巨大成就,但要实现《国家中长期动物疫病防治规划(2012—2020)》提出的目标,即全国在 2015 年达到传播控制标准,2020 年达到传播阻断标准,任务仍十分艰巨。主要体现在以下几方面。

(一) 中间宿主钉螺难以消灭,且有扩散的趋势

钉螺是血吸虫的唯一中间宿主,钉螺未消除,血吸虫病传播的隐患就依然存在。目前我国血吸虫病流行区主要分布在长江中下游、洞庭湖、鄱阳湖等江湖洲滩地区及部分高原山区,由于受到环境、水位、社会、经济等因素的影响,在水网地区和山丘地区摸索出的一系列有效的灭螺措施在这一类地区无法实施,尽管这些年来国家每年都花费大量的人力和财力用于消灭钉螺,但全国钉螺面积未见明显的持续下降。同时,由于受洪涝灾害及退田还湖等的影响,钉螺还有扩散的趋势。

(二)保虫宿主种类多,传染源控制难

除人之外,我国还有40余种家畜、家养和野生哺乳动物可感染和传播血吸虫病。当前我国血吸虫病传染源控制的主要精力放在人群和牛血吸虫病的查病和治疗上,疫情也下降至历史最低水平。由于存在漏检、漏治,吡喹酮对早期童虫治疗效果差等问题,在达到传播控制标准后,人群和牛血吸虫病疫情继续下降难度大。同时目前对犬、猫、野生动物等其他传染源的控制仍缺乏有效的技术措施。一些地区家畜查病、治病经费不足,影响了整体防控进程。因而,要在几年内达到传播阻断标准任务仍十分艰巨。

(三)已控制或阻断血吸虫病传播的地区疫情不稳定

洪涝灾害导致钉螺扩散,流行区和传播阻断地区牛、羊等家畜交叉放牧等都有可能导致一些传播阻断地区出现疫情反复。三峡建坝、南水北调等国家重大水利工程的建设,全球气候变暖,血防机构、队伍削弱等都给血防工作带来新的挑战。

(四)血防技术滞后,影响了目标的实现

(1)目前,我国大部分流行区人群和牛都已达到了血吸虫病疫情控制标准,高效安全的治疗药物——吡喹酮的大规模应用在实现这一目标中发挥了重要作用。然而,要冲刺下一阶段的目标,即达到传播控制或传播阻断标准仍缺乏有效的技术措施支撑。

(2)现有的检测技术敏感性、特异性仍不够理想,同时不能区分现症感染和既往感染。随着感染度的逐步下降,漏检、漏治现象将更加突出。

(3)至今,还没有有效、安全的疫苗可应用于现场。

七、对今后血防工作的思考与建议

(一)继续坚持"政府领导、部门协作、社会参与"的血防工作机制

血防工作是一项系统的社会工程,要继续发挥政府的主导作用,将血防工作纳入当地的社会经济发展规划,把血防工作与当地的社会经济发展相结合,与新农村建设相结合。要进一步加强卫生、农业、水利、林业等部门之间的合作与协调,坚持人畜同步,综合治理,做到整体推进。

(二)继续坚持因地制宜、综合防治

我国血吸虫病流行区分布范围广,不同类型流行区血吸虫病的流行因素、流行特点及应采取的防治措施都不一致,应做到一村一策,因时因地制宜地采取适合各地的综合防治措施。

(三)加强监测、巩固工作,防止疫情死灰复燃

做好传播阻断地区、重大水利工程建设地区等的疫情监测、巩固工作,加强对来自疫区人群和家畜的检测及钉螺的监测,做好疫情风险评估,防止疫情反复。

(四)加强血防科研工作,为实现规划目标提供技术支撑

继续加强血防科研工作,研究提出防治新思路、新技术,研制开发防治新产品,为早日送走瘟神提供科技支撑。建立更为敏感、特异及能区分现症感染和既往感染的诊断监测技术及更完善的疫情监测体系。研制与开发有效、安全的家畜用疫苗、新治疗药物和有预防作用或对成虫、童虫都有效的药物新制剂。因地制宜探讨提出能有效控制各种传染源和消灭钉螺的技术措施,并在同类地区推广示范。加强血吸虫病原分子生物学、血吸虫与宿主相互作用关系等基础研究,为诊断、疫苗及新治疗药物研究取得突破提供新思路和新途径。

(五)坚持依法防治及血防工作的科学管理

国务院及各级政府十分重视血防工作,先后颁布了《血吸虫病防治条例》等一系列法律、法规,制定了《全国预防控制血吸虫病中长期规划纲要》,和《国家中长期动物疫病防治规划(2012—2020)》,有力地促进了血防工作,要加强宣传、贯彻、落实,加大执行力度,强化科学管理,为血防工作的顺利开展提供保证。

参考文献

[1] 李长友,等. 农业血防五十年. 中国农业科学技术出版社,2008.
[2] 王陇德. 中国血吸虫病防治历程与展望. 人民卫生出版社,2006.
[3] 郑江. 我国血吸虫病防治的成就及面临的问题. 中国寄生虫学与寄生虫病杂志,2009,27(5):398—401.

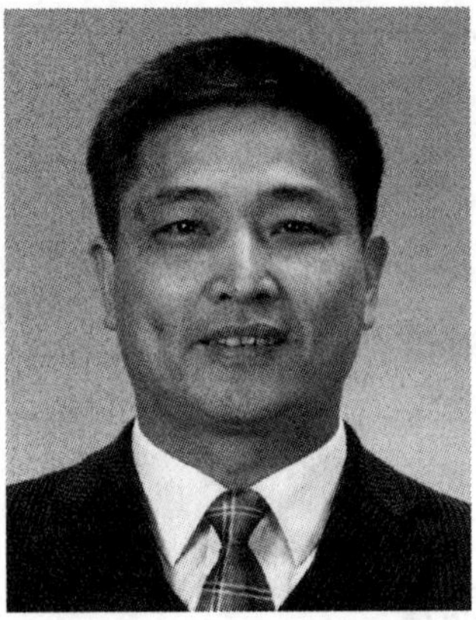

林矫矫 博士,中国农科院上海兽医研究所研究员

主要从事血吸虫功能基因组学和蛋白质组学、血吸虫与宿主相互作用关系、家畜血吸虫病免疫预防、诊断和综合防治等研究。先后主持了国家“973”课题、“863”计划、公益性行业(农业)科研专项等科研项目34项。获省、部级科研成果10项(第一完成人7项,第二完成人2项)。申报专利35个。获国家发明专利证书13个,实用专利证书2个,农业部新兽药证书1项,农业转基因生物安全证书4项,计算机软件著作登记证书2项。主编和参编科技著作14部。在 *Mol Cell Proteomics* 等国内外学术期刊上发表科研论文300篇,其中被SCI收录的78篇。被评为农业部有突出贡献的中青年专家,中国农业科学院学科带头人和上海市领军人才。享受政府特殊津贴。兼任农业部动物寄生虫学重点实验室主任、农业部血吸虫病专家咨询委员会主任委员、中国畜牧兽医学会寄生虫分会副理事长、上海市寄生虫学会副理事长,《中国血吸虫病防治杂志》副主编等职。

水源性病原微生物的污染源和感染源追踪

冯耀宇

华东理工大学资源与环境工程学院,上海

经水传播疾病的微生物可引起许多疾病,影响人类健康。所致疾病严重程度从轻度胃肠炎到严重甚至是致命的腹泻、痢疾、肝炎和伤寒。水源性病原微生物包括细菌、病毒和原生生物(隐孢子虫、贾第虫)等。其中,隐孢子虫为重要的水源性病原微生物之一,由于可借助污染水导致隐孢子虫病等疾病大暴发而备受关注。目前隐孢子虫是发达国家和我国饮用水标准中两个必检的病原之一。

家畜、人和野生动物都可是原水中隐孢子虫的主要来源,因此生活污水或养殖业污水如果处理不当会导致隐孢子虫对原水的污染,而每种动物对环境的污染程度取决于生态环境和卫生状况。隐孢子虫属的所有虫种都有污染水的可能性,但只有一小部分虫种能够感染人。由于大多数隐孢子虫虫种和基因型具有宿主特异性,因此基因分型工具可用于宿主来源的追踪,而传统的基于形态学检测的方法则无法做到这一点。

目前对于水中隐孢子虫卵囊的检测主要是依赖于美国国家环保局的 1623 标准方法,而 1623 方法的高设备成本(80 万元/套)和运行成本(高于 4000 RMB/样品)严重制约了它在我国水质检测中的实际应用。另一方面,1623 方法由于采用镜检的方法无法区分感染人和不感染人的虫种,因此无法用于隐孢子虫的污染源追踪。经过长期努力,我们建立了一种结合絮凝和 PCR 的方法。该方法可直接用于水中隐孢子虫的检测和污染源追踪,尤其重要的是该方法具有成本低(设备:8 万元,运行:500 元/样本)的优势,适合于我国和其他发展中国家使用。

我们采用建立的絮凝结合 PCR 方法,发现上海地区原水中隐孢子虫虫种主要包括:安氏隐孢子虫、猪隐孢子虫、贝氏隐孢子虫、火鸡隐孢子虫和人隐孢子虫。因此,家畜,尤其是牛和猪是上海原水中的主要污染源,并且在该区域原水中的大部分卵囊都不感染人。

进一步对上海 4 个生活污水处理厂中 90 个未经处理的生活污水样品进行研究。在 63 个隐孢子虫阳性样本中,发现 59 个样品(93.7%)中含有人隐孢子虫。由于人隐孢子虫只感染人,因此,上海生活污水如果处理不当,具有使隐孢子虫污染上海原水的可能性。

通过对来自上海3家医院的6284名住院儿童的研究,发现了102名隐孢子虫阳性儿童,并发现了4个隐孢子虫虫种:人隐孢子虫、火鸡隐孢子虫、猫隐孢子虫和犬隐孢子虫。因此,人到人的传播和动物到人的传播,尤其是宠物到人的传播在上海儿童中很重要。同时还发现在一家医院内存在院内暴发的情况:涉及儿童达60余人,暴发时间长达14个月。暴发由人隐孢子虫的两个亚型引起。

进一步对医院暴发的来源进行了详细追踪,发现暴发来自上海的一家儿童福利院,且主要来自人员流动较大的3个居住区。在该福利院内人隐孢子虫的亚型与儿童医院暴发的亚型完全一致。

因此,对隐孢子虫污染源和感染源的追踪,对于我们了解隐孢子虫病的传播特征和对民众健康的危害具有重要意义,并对疾病的预防、暴发和控制具有重要作用。同样策略可用于其他水源性病原微生物,如贾第虫等的污染源或感染源追踪。

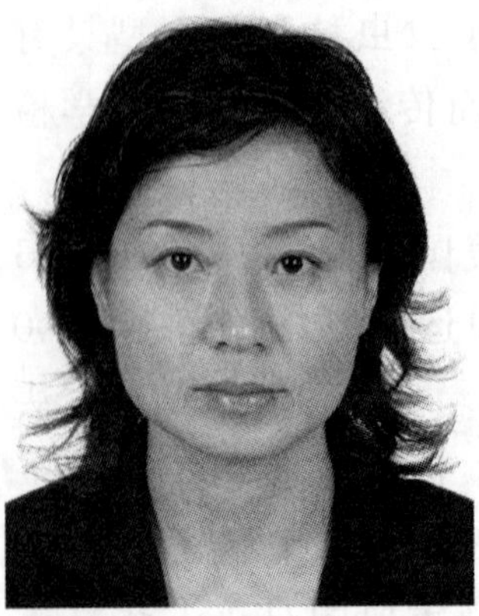

冯耀宇 华东理工大学资源与环境工程学院教授,生物反应器工程国家重点实验室固定人员。南开大学微生物学学士和硕士 天津大学生物化工博士,并在新加坡国立大学和美国疾病预防与控制中心做博士后。曾在天津大学和同济大学任教。

主要研究方向为人兽共患寄生虫的病原生物学和流行病学研究。目前主持国家自然科学基金委重大国际合作项目,并为国家自然科学基金海外及港澳学者合作研究基金延续资助项目的中方合作者。已发表SCI论文76篇,论文在SCI被引用1470次。为3个期刊编委,并于2005年入选教育部“新世纪优秀人才支持计划”。

江苏部分地区牛场产志贺毒素大肠杆菌的分离鉴定及其遗传相关性分析

高　崧，薛　涛，陈先亮，吴瑶瑶，刘秀梵
扬州大学农业部禽用生物制剂创制重点实验室，江苏扬州

一、引言

产志贺毒素大肠杆菌（STEC）是近年来出现的最重要的一群食源性致病菌。主要引起人类的胃肠炎，严重时并发出血性肠炎（HC）或溶血性尿毒综合征（HUS）。尽管许多血清型的 STEC 与人类疾病有关，但报道的 STEC 感染中，大多数暴发流行和散发病例都涉及 O157:H7。反刍动物，特别是牛，是 STEC 的主要宿主。典型的感染主要通过摄食污染的食物或水、与动物的直接接触或经由人 - 人传播造成。

我国自 1986 年徐州首次报道以来，山东、福建、甘肃、浙江、安徽等省市随后也有报道。1999—2006 年，徐州地区 O157:H7 引发人类 HUS 病例 131 例，病死率达 87.8%。近年来，非 O157 STEC 引起人类疾病的报道不断出现，2011 年德国 O104:H4 STEC 的肆虐，再次给人们敲响了警钟。我国目前零星散发时有发生，受此病的威胁从未停止。本实验室分别于 2008 年和 2011 年对江苏部分地区的牛场进行了 STEC 流行病学调查。

二、材料和方法

（一）菌株

大肠杆菌 K12、肠出血性大肠杆菌标准株 EHEC O157:H7 EDL933W 由扬州大学农业部禽用生物制剂创制重点实验室保存。各分离株为从江苏部分地区牛场健康奶牛的粪便中分离所得，由扬州大学农业部禽用生物制剂创制重点实验室保存。

（二）实验动物

清洁级 BALB/c 小鼠，雌性，3 周龄，由扬州大学实验动物中心提供。

(三) 培养基

山梨醇麦康凯琼脂(CT - SMAC)(蛋白胨 17.0 g,多价蛋白胨 3.0 g,山梨醇 10.0 g,牛胆盐 1.5 g,氯化钠 5.0 g,中性红 0.03 g,结晶紫 0.001 g,琼脂 13.5 g,加蒸馏水至 1 L,pH 7.1 ±0.2,灭菌后在培养基中添加 0.05 mg · L^{-1}头孢克肟,2.5 mg · L^{-1}亚碲酸钾);EC 肉汤 (*E. coli* Broth)(胰蛋白胨 20.0 g,乳糖 5.0 g,3 号胆盐 1.5 g,磷酸氢二钾 4.0 g,磷酸二氢钾 1.5 g,氯化钠 5.0 g,加蒸馏水至 1 L,pH 6.9 ±0.1)。麦康凯琼脂培养基(Mac)(蛋白胨 20.0 g,牛胆盐 5.0 g,乳糖 10.0 g,氯化钠 5.0 g,中性红 0.03 g,琼脂 14.0 g,加蒸馏水至 1 L,pH 7.0 ~ 7.4)购自上海中科昆虫生物技术开发有限公司。胰酶大豆肉汤 (tryptone soy broth, TSB) 培养基为 Sigma 公司生产。

(四) 引物的设计与合成

针对 EHEC O157:H7 EDL933W 株的 *stx1*、*stx2*、*eaeA*、*ehxA* 基因序列设计引物,由上海生工生物工程技术有限公司合成,如表 1。

表 1 多重 PCR 引物设计

Virulence factor	Primer code	Primer sequence (5′→3′)	Annealing Temp/ ℃	Product size/ bp	Source
stx1	Stx1(F)	TCTCAGTGGGCGTTCTTATG	57.80	338	M17358
	Stx1(R)	TACCCCCTCAACTGCTAATA	55.75		
stx2	Stx2(F)	TCGTCACTCACTGGTTTCATC	58.01	398	AB168110
	Stx2(R)	CAGTTATCTGACATTCTGGTTG	56.35		
eaeA	EaeA(F)	ATGCTTAGTGCTGGTTTAGG	55.75	248	EF079676
	EaeA(R)	GCCTTCATCATTTCGCTTTC	55.75		
ehxA	EhxA(F)	GCTTGGAATAGAAATACACCG	56.06	583	EF088504
	EhxA(R)	TTGTTCCTGTATGTGCGTC	55.41		

反应循环参数为:94℃ 预变性 4 min,前 5 个循环为 94℃ 变性 30 s,61℃ 退火 30 s,72℃ 延伸 45 s;其间每个循环递降 1℃,后 20 个循环为 94℃变性 30 s,56℃ 退火 30 s,72℃ 延伸 45 s,共进行 25 个循环,最后 72℃ 延伸 10 min。

（五）阳性 STEC 菌株的分离

对 stx1 和(或)stx2 阳性的样品涂布 SMAC 平板(添加 0.05 mg/L 头孢克肟，2.5 mg/L 亚碲酸钾)，37℃静置培养 18 ~ 24 h。

1. O157 - STEC 的分离与多重 PCR 的鉴定

挑取 SMAC 平板上无色半透明的 O157 可疑菌落于 3 ~ 5 mL 培养基中，37℃，220 r/min 过夜。同样方法制备的菌体 DNA 为模板，对基因 *stx1*、*stx2*、*eaeA*、*ehxA* 进行四重 PCR 检测，阳性样品加终浓度为 20% 的甘油于 -70℃保存。

2. 非-O157 STEC 的分离和多重 PCR 的鉴定

经 EC 肉汤 41℃水浴静置培养的增菌液涂布麦康凯培养基，37℃静置培养 18 ~ 24 h，平板菌落均为粉红色。因其无鉴别作用，所以仍用 SMAC 平板，挑选 10 个红色典型菌落，同样方法制备的菌体 DNA 为模板，对基因 *stx1*、*stx2*、*eaeA*、*ehxA* 进行四重 PCR 检测，若第一次未得到阳性菌株，继续挑选 80 ~ 100 个可疑菌落进行 PCR 鉴定。阳性样品加终浓度为 20% 的甘油于 -70℃保存。

（六）部分 STEC 分离株的致病性鉴定

挑选临床分离株 6 个作为受试菌株，阳性对照为 EDL933 株，分组及各组的处理情况见表 2。3 周龄清洁级 BALB/c 雌鼠以萘啶酮酸（Nal，50 mg/L）的灭菌水饮水 3 天，后禁食、禁水 18 ~ 24 h。实验组小鼠用灌胃针经口灌服活菌菌液 0.2 mL/只(每只小鼠灌服细菌浓度为 1×10^{10} CFU)，攻毒同时对实验组小鼠腹腔注射丝裂霉素(MMC，2.5 mg/kg)。

表 2　动物实验分组及攻毒剂量

Strain	Serotype	Virulence Factor	Challenge dose of STEC/CFU	No. of mice /group	Pre - treatment
EDL933W	O157:H7	*EaeA + Stx1 + Stx2 + EhxA*	1×10^{10}	10	Nal(50 mg · L^{-1})
H2	O157:H7	*EaeA + Stx1 + Stx2 + EhxA*			MMC(2.5 mg · kg^{-1})
85M - 1 - 2	O157:H7	*EaeA + Stx2 + EhxA*			
$H_2$66 - 1	O26:H11	*EaeA + Stx1 + EhxA*			
XTT - 5	O26:H11	*EaeA + Stx1 + EhxA*			
336W6 - 1	O109:HNT	Stx1 + Stx2 + EhxA			
PBS				5	Nal(50 mg · L^{-1}) MMC(2.5 mg · kg^{-1})

(七)脉冲场电泳

PFGE分型方法主要参考美国PulseNet和中国疾病预防控制中心产志贺毒素大肠杆菌标准化分型方法,并根据实验室实际情况做适当调整。

三、结果

(一)培养特性与生化鉴定结果

典型的O157 STEC分离株在CT-SMAC平板上形成圆形、光滑、湿润、边缘整齐、直径约1~2 mm的无色半透明菌落,经革兰氏染色镜检,观察个体形态为革兰氏阴性无芽孢短杆菌。

(二)样品*stx*基因两重检测结果及STEC分离率

2008年6-11月对江苏省某奶牛场116头健康奶牛进行连续6个月的定群定畜监测,共采集696份样品,PCR检测的初筛率为16.1%(112/696),分离率为11.1%(77/696)。该奶牛场分离到的77株STEC中*stx2*、*stx1*、*stx1* & *stx2*的检出率分别为68.8%,19.5%和11.7%。志贺毒素基因在各月份的检测情况如下:6月份检测出*stx1* 9.0%(1/11),*stx2* 54.5%(6/11),*stx1* & *stx2* 36.4%(4/11);7月份只检测出*stx2*(3/3);8月份检测出*stx1* 33.3%(3/9),*stx2* 44.4%(4/9),*stx1* & *stx2* 22.2%(2/9);9月份检测出*stx1* 30.4%(7/23),*stx2* 60.9%(14/23),*stx1* & *stx2* 8.7%(2/23);10月份检测出*stx1* 20.0%(3/15),*stx2* 73.3%(11/15),*stx1* & *stx2* 6.7%(1/15);11月份检测出*stx1* 6.3%(1/16),*stx2* 93.8%(15/16)。77个分离株中,只有9株(11.7%)含有*eaeA*,16株(20.8%)含有*ehxA*(表3)。

从多重基因分布来看,只有9%(7/77)的STEC分离株中同时含有*stx*、*eaeA*和*ehxA*,血清型包括(O4:H18,O18:H-,O26:H11,O89:H11,O157:H7)。在该奶牛场中所有*eaeA*或*ehxA*阳性的non-O157菌株,单独含*stx*1(10/16,62.5%)的比例似乎高于单独含*stx*2者(3/16,18.8%)(表3)。

2011年4—11月对江苏某地4个奶牛场、两个肉牛场共1315份样品进行STEC检测。不同牛场和同一牛场的不同月份的*stx*基因阳性率、分离率差异很大。A奶牛场4月、6月和11月的*stx*基因阳性率分别为11.0%(11/100),16.9%(43/254)和52.9%(83/157);5月份,F奶牛场*stx*基因阳性率为10.7%(21/196),C奶牛场为2.2%(1/45),D肉牛场为11.3%(18/160);6月份E肉牛场*stx*基因阳性率为7.3%(7/96);11月份B奶牛场*stx*基因阳性率为

17.9%(55/307)。总体上,肉牛 *stx* 基因阳性率为 9.8%(25/256),奶牛为 20.2%(214/1059)。

A 奶牛场 4 月、6 月和 11 月份 STEC 分离率分别为 4%(4/100)、1.6%(4/254)和 22.9%(36/157);5 月份,F 奶牛场 STEC 分离率为 0.5%(1/196),C 奶牛场 STEC 分离率为 0%(0/45),D 肉牛场为 0%(0/160);6 月份 E 肉牛场 STEC 分离率为 1.04%(1/96);11 月份 B 奶牛场的 STEC 分离率为 1.3%(4/307)。总体上,肉牛分离率为 0.4%(1/256),奶牛为 4.7%(50/1059)。

(三)血清型分布

2008 年 6—11 月对江苏省某奶牛场 116 头健康奶牛进行连续 6 个月的定群定畜监测,共采集 696 份样品,PCR 检测的初筛率为 16.1%(112/696),分离率为 11.1%(77/696)。分离株覆盖 35 种 O 血清型,60 种 O:H 血清型,O 未定型(ONT)5 株。其中,以 O2、O4、O15、O17、O26、O55、O66、O93、O157 等 9 个 O 血清型为主,占定型菌株的 50.6%(39/77)。经统计,本场的优势 O 血清型为 O4、O26 和 O93。O157 STEC 的分离率为 0.4%(3/696),而非 O157 STEC 的分离率为 10.6%(74/696)。该场分离到的血清型中,有 12 个血清型(O2:H29、O15:H-、O18:H-、O22:H-、O26:H11、O45:H-、O91:H-、O82:H8、O157:H7/H-、O163:H19、ONT:H2)据报道曾引起人类疾病的暴发,有 6 种血清型(O2:H29,O18:H-,O26:H11,O157:H7,O157:H-,O163:H19)与人类 HUS 患者体内分离的菌株血清型相符。

2011 年 4—11 月从 1315 份样品中共分离出 STEC 51 株,包含 O26、O49、O55、O65、O68、O74、O81、O109、O131、O136、O153、O157 等 12 个 O 血清型,16 个 O:H 血清型,ONT 一株。此次调查中,A 奶牛场共分离到 O109 血清型 STEC 33 株(stx2 型 31 株,Stx1 + EaeA + EhxA 型 2 株),分离率为 6.5%(33/511),为该场的优势血清型。最具公共卫生意义的 O157:H7(1 株)和 O26:H11(2 株)血清型的 STEC 均能分离到,其中 O26、O49、O55、O65、O68、O74、O109、O136、O153、O157 等血清型也曾引起人类肠道疾病的暴发。其余各奶、肉牛场分离的 STEC 数相对较少,但 O74:H29 血清型菌株从 A、B 奶牛场和 E 肉牛场均分离到(表 4)。

表3 2008年6-11月STEC分离株的血清型和基因型

Month	Genotype(number)	Serotype (number)
June	Stx2(6)	O2:H29(2), O26:H7(1), O26:H-(1), O100:H33(2)
	Stx1+Stx2+EhxA(2)	O81:H2(2)
	Stx1+EaeA+EhxA(1)	O26:H11(1)
	Stx1+Stx2+EaeA+EhxA(2)	O157:H7(2)
July	Stx2(3)	O93:H-(2), ONT:H2(1)
August	Stx2(4)	O15:H21(1), O55:H2(2), O156:H51(1)
	Stx1(2)	O2:H-(1), ONT:H2(1)
	Stx1+Stx2(1)	O88:H25(1)
	Stx1+EaeA(1)	O26:H11(1)
	Stx1+Stx2+EaeA+EhxA(1)	O89:H11(1)
September	Stx2(13)	O5:H2(1), O17:H-(1), O26:H-(1), O50:H8(1), O66:H-(1), O82:H8(1), O88:H45(1), O91:H-(1), O110:H8(1), O114:H-(2), O157:H-(1), ONT:H-(1)
	Stx1(3)	O20:H27(1), O95:H-(1), O120:H-(1)
	Stx1+EhxA(4)	O15:H-(1), O20:H-(1), O110:H-(1), ONT:H-(1)
	Stx1+Stx2(2)	O66:H-(1), O163:H19(1)
	Stx2+EaeA(1)	O45:H-(1)
October	Stx2(11)	O4:H5(1), O4:H2(2), O17:H18(1), O17:H11(1) O35:H2(1), O55:H28(1), O59:H2(1), O66:H7(1) O93:H18(1), O93:H2(1)
	Stx1+EhxA(3)	O22:H-(1), O63:H51(1), O93:H5(1)
	Stx1+Stx2(1)	ONT:H21(1)
November	Stx2(13)	O4:H18(1), O4:H16(1), O4:H-(3), O15:H2(1) O17:H2(1), O55:H12(1), O74:H40(1), O75:H56(1) O76:H2(1), O95:H29(1), O99:H2(1)
	Stx1+EaeA+EhxA(1)	O4:H18(1)
	Stx2+EaeA+EhxA(2)	O18:H-(2)

表 4　2011 年 4—11 月 STEC 分离株的血清型和基因型

Farm	Month	Genotype(number)	Serotype (number)
E	June	Stx2(1)	O74:H29(1)
F	May	Stx1 + EhxA(1)	O153:H21(1)
B	November	Stx1(1)	O55:H12(1)
		Stx2(1)	O74:H29(1)
		Stx2 + EhxA(1)	O131:H8(1)
		Stx2 + EaeA + EhxA(1)	O68:H -(1)
A	April	Stx1 + EaeA + EhxA(1)	O26:H11(1)
		Stx2(2)	O74:H29(2)
		Stx1 + Stx2 + EhxA(1)	O81:H2(1)
		Stx1 + EhxA(1)	O136:H3(1)
	June	Stx1 + EaeA + EhxA(1)	O65:H -(1) O26:H11(1)
		Stx2(1)	O74:H29(1)
		Stx2 + EaeA + EhxA(1)	O157:H7(1)
		Stx1 + EaeA + EhxA(3)	ONT:HNT (1) O109:HNT(2)
	November	Stx2(31)	O109:H6(31)
		Stx2 + EaeA + EhxA(2)	O49:H -(2)

(四) 小鼠攻毒剂量及死亡情况统计

小鼠及死亡情况见表 5。

表 5　经灌胃感染 2008 年 6—11 月的 STEC 分离株后 BALB/c 小鼠的死亡情况

Strain	Serotype	Virulence factors	Fatality
EDL933W	O157:H7	EaeA + Stx1 + Stx2 + EhxA	80%
XZ9L - 1	O157:H7	EaeA + Stx1 + Stx2 + EhxA	90%
XZ9L - 8	O157:H7	EaeA + Stx1 + Stx2 + EhxA	90%
XZ113	O18:H -	EaeA + Stx2 + EhxA	70%
XZH8	O26:H7	Stx2	20%
XZ266	O26:H11	EaeA + Stx1 + EhxA	30%

(五) 脉冲场电泳结果

图2所显示的菌株均是2008年采自同一地区同一牛场的分离株,血清型包括O157 STEC和非-O157 STEC(O4、O5、O18、O26、O93、O95)。STEC用*Xba*I酶切后产生13~19个电泳条带,酶切后的片段为20~700 kb,所有菌株均能被分型。从图中可以看出,第11、12、13泳道,第14、15泳道以及第17、18泳道,这些分离株虽然从不同的牛体内分离到,但获得了完全相同的酶切带型。F值为1,显然它们属于同一克隆株。

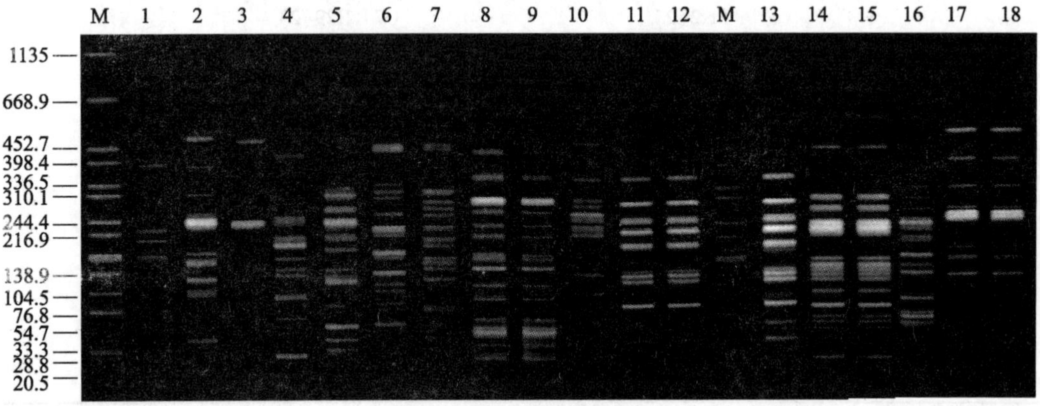

图2 牛源STEC的PFGE

M:沙门氏菌H9812;1:XZ113;2:XZH8;3:XZH15;4:XZ9R-27;5:XZ8R-10; 6:XZ6D-45;7:XZ266;8:XZ9L-1;9:XZ9L-8;10:XZ9L-10;11:XZ11R-21;12:XZ11R-20;13:XZ10C-4;14. XZ9L-2;15. XZ9L-14;16:XZ11R-47;17:XZ103;18:XZ73

将牛源分离株与人源、禽源、猪源血清型为O157的代表菌株以及本实验室从绵羊场分离到的血清型为O93的代表菌株,进行PFGE聚类分析。27株分离株进行XbaI-PFGE,产生了22种不同的酶切图谱。根据Dice相似指数,把具有85%以上相同条带的菌株划分为同一克隆群。我们把27个STEC分离株精确划分为16种克隆群(I-XVI,每个群含有1~4个菌株)。如果粗略地分,又可以把这16个群划分为5个克隆簇:A(I-IV)、B(V-VIII)、C(XI)、D(XII-XIII)及E(XIV-XVI)。

总体来看,不同来源的STEC相似值在72%~100%之间。有15株(56%)菌株聚集在A、B区域内,而且A和B的Dice相似系数大于79%。在B区中,牛源O157分离株与猪源及禽源O157菌株的相似度偏低,而与两株人源O157分离株的相似度很高,相似系数在83%~95%之间,它们有可能属于同一克隆株。牛源O26(VII、VIII)与人源O157的相似度也大于82%。本场分离的其他几株牛源O26(I、VII、XI)与血清型O93、O95的相似度大于86%(图3)。

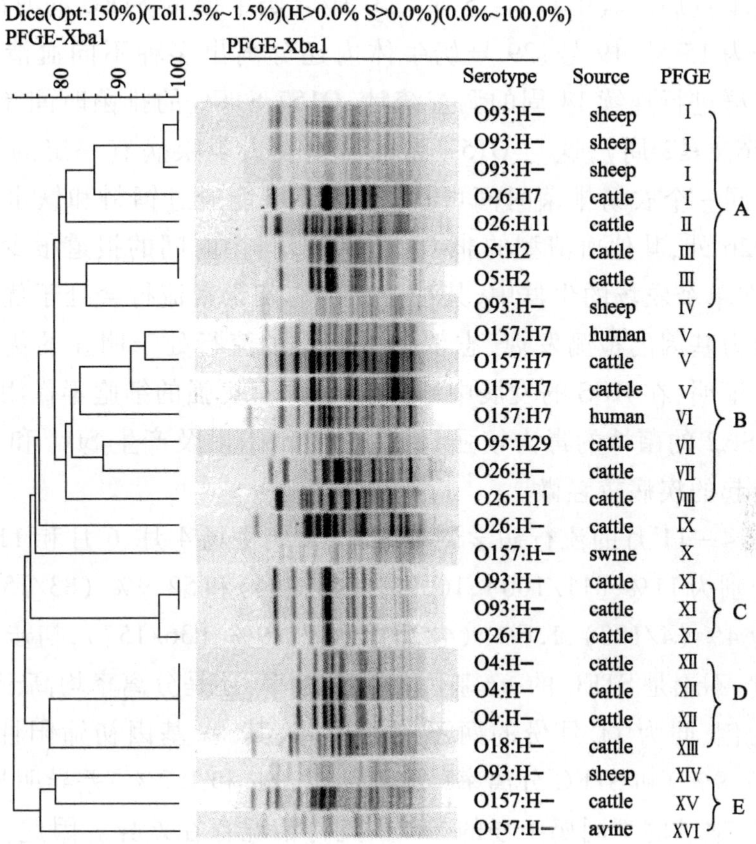

图 3　2008 年 6 - 11 月 STEC 的 PFGE 聚类分析

四、讨论

本文对江苏省某奶牛场 116 头奶牛进行连续 6 个月的定群定畜监测，以掌握 STEC 在同一牛群中的流行和带菌情况。粪便样品多重 PCR 检测的初筛率为 16.1%，而实际分离率为 11.1%。随后为扩大调查范围，同时又兼顾把握单一牛场群体情况，对本次流行病学调查在采样的方式上做了调整。对 STEC 的调查，PCR 是一种有效且灵敏的检测方法。我们改进粪便样品前增菌的方法，选用不加抗生素的 EC 肉汤，41℃水浴静置培养 24 h，以提高 STEC 的初筛率。然后在改良的山梨醇麦康凯培养基中添加亚碲酸钾和头孢克肟（CT - SMAC）用于抑制杂菌，从而达到有效地分离非-O157 STEC 的目的。此外粪便样品经增菌培养后，PCR 检测的 *stx* 基因的敏感性为 10 cfu/g 粪便，远大于我们的挑单菌落筛选能力。若同时使用免疫磁珠分离方法针对 O157 和 O26 等特异 O 血清 STEC 进行分离，可获得更高的 STEC 的分离率。

2008 年 6—11 月的流行病学调查表明，在该场有 45 头奶牛自然感染 STEC，健康携带但不致病。其中只有 15 头(33.3%)奶牛携带 STEC 的时间长达 2 ~ 4 个月。编号为 15 号、19 号、29 号奶牛体内还分离出多种不同血清型的 STEC。据日本对牛群进行连续 14 周的调查统计,O157 STEC 的排菌时间(≤10 周)长于 STEC O26(≤2 周),这与 O157 更容易引发人类疾病有一定的关联。STEC O26 有时在同一个农场排菌时间可达数年,还可能通过饲料和饮水引入新的流行株。除 O26 外,其他血清型的非-O157 STEC 排菌时间的报道很少。许多研究人员发现,在单个农场的牛群中,某种亚型的志贺毒素流行会处于优势地位。对该场四重毒力基因的检测发现,志贺毒素 2 型的流行处于明显的优势地位。流行病学统计证明,在 HUS 的发展中 Stx2 比 Stx1 有更强的细胞毒作用。多数情况下,只产生 Stx2 的菌株的毒力较强,而只产生 Stx1 以及产生 Stx1 和 Stx2 混合型的菌株所引起的疾病较轻微。

2011 年 4—11 月的流行病学调查显示,A 奶牛场 4 月、6 月和 11 月的 *stx* 基因阳性率分别为 11%(11/100),16.9%(43/254)和 52.9%(83/157);STEC 分离率分别为 4%(4/100),1.6%(4/254)和 22.9%(36/157),初步表明在该场的夏秋季节,不论是 STEC 的 *stx* 基因初筛阳性率,还是分离率均高于春季。以 A 场和 B 场为例,同为 11 月份的两不同奶牛场,其 *stx* 基因初筛阳性率(分别为 52.9% 和 17.9%)和 STEC 分离率(分别为 22.9% 和 1.3%)差异明显,一定程度上说明,同一地区的不同奶牛场的 STEC 流行情况存在差异。因此,若要找到该地区更客观的 STEC 流行规律,扩大采样牛场数量很重要。此外,本次调查发现,犊牛的 STEC 携带率高于成年牛只。

在全世界范围内,O157:H7 在目前报道的暴发和散发病例中都是最常见的。此外常见的非-O157 血清型 STEC 有 O26、O91、O103、O111、O113、O121、O145。德国暴发 O104:H4 并蔓延到欧洲其他部分国家和地区,提示我们应该更多地关注非-O157 血清型 STEC 在牛群中的流行。

PFGE 的分型结果阐述了我们分离到的部分牛源分离株与人源 O157 具有相近的遗传进化关系,这也与毒力基因排谱和小鼠致病性研究的结果相吻合,说明我们分离到的部分牛源分离株,虽然在牛群中健康带菌,但是对人类可能有较高的致病性。所以对牛源分离株致病力的评估及分离株间遗传进化关系的研究可以追踪感染来源,对防止 STEC 的传播和扩散有重要意义。

参考文献

[1] Willshaw G A, et al. Verocytotoxin - producing *Escherichia coli* (VTEC) O157 and other VTEC from human infections in England and Wales: 1995 to 1998. Med Microbiol, 2001, 50: 135 - 142.

[2] Bai J F, et al. A multiplex PCR procedure for the detection of six major virulence genes in Escherichia coli O157:H7. J Microbiol Meth, 2010, 82:85 - 89.

[3] Widiasih D A, et al. Duration and magnitude of faecal shedding of Shiga toxin - producing Escherichia coli from naturally infected cattle. Epidemiol Infect, 2003, 132: 67 - 75.

[4] Boerlin P, et al. Association between virulence factors of Shiga toxin - producing *Escherichia coli* and disease in humans. Clin Microbiol, 1999, 37: 497 - 503.

[5] World Health Organization. Zoonotic non - O157 Shiga toxin - producing *Escherichia coli* (STEC). Report of a WHO Scientific Working Group Meeting; Berlin, Germany; 22 - 23 June, 1998, WHO. 1999:1 - 30.

六种中国市售狂犬病灭活疫苗免疫效力评价

王晓虎[1],谢乐新[2],陈　晶[1],黄　元[1],谢志刚[2],
张健騑[1],宣　华[1],向　华[1]

1 广东省农业科学院动物卫生研究所,广东广州
2 广东省动物防疫物资储备中心,广东广州

摘要:取 6 个厂商生产的狂犬病灭活疫苗进行犬的免疫效力试验和鼠的免疫效力试验。6 个产品分别以 CV、TT、YK、ML、QL、TN 表示,其中 ML 为进口产品,其余为国产产品。犬在免疫后 2 周、1 月、2 月、3 月时采血进行狂犬病抗体效价检测,以评价各个疫苗产品的免疫效力。小鼠的免疫效力试验分别在免疫后第 4 天、1 周、2 周、3 周、1 月、2 月、4 月取血,制备血清,测定血清中抗狂犬病病毒抗体效价。犬试验结果表明:6 种疫苗在免疫犬后两周抗体效价均可达到保护水平;6 种疫苗在免疫持续 3 个月后抗体效价仍均可达到保护水平;6 种疫苗均在高抗体水平上存在一定差异。小鼠试验结果表明:5 种疫苗在免疫实验小鼠后 4 天即可出现抗体效价阳性;5 种疫苗在免疫第 7 天后抗体效价均可达到保护水平;5 种疫苗在免疫第 30 天抗体效价可达到峰值水平;5 种疫苗在免疫持续 4 个月后抗体效价仍可达到完全保护;6 种疫苗均在高抗体水平上存在一定差异,国产产品比进口产品稍高。

关键词:狂犬病;灭活疫苗;效力

一、引言

狂犬病(rabies)是由狂犬病病毒(rabies virus, RV)感染导致的致死性人兽共患传染病,俗称“疯狗病”,是由狂犬病病毒引起的人兽共患中枢神经系统传染病,临床表现以恐水、畏光、吞咽困难、狂躁等为主要特征,是迄今为止人类唯一病死率高达 100% 的急性传染病[1,2]。近年来,经过多部门配合和采取综合防控措施,死亡人数明显下降,2011 年,我国因感染狂犬病死亡人数降至 1879 人。但是,狂犬病仍在全国 20 多个省市流行,死亡人数仅次于艾滋病、结核病,仍列于我国传染病死亡人数的第三位,防控形势仍具有挑战性,狂犬病仍是严重危害我国公共卫生的重要人兽共患传染病之一[3]。

狂犬病疫苗的免疫效力是选择疫苗的关键,因此我们对市售的狂犬疫苗进行免疫效力的试验,以验证其免疫效果。本研究主要是通过疫苗免疫小鼠和犬后,在各个特定的时间获取免疫血清,采用世界动物卫生组织(OIE)认定的狂犬病病毒荧光抗体病毒中和试验(FAVN)方法,测定血清中抗狂犬病病毒中和抗体效价,以及病毒攻击试验来确定疫苗的保护效果。

二、材料与方法

(一) 疫苗

6 种狂犬病病毒灭活疫苗,包括 5 种国产灭活疫苗和 1 种进口产品。商品名称及生产厂商略过,分别以 CV、ML、QL、YK、TT、TN 表示,ML 为进口产品。

(二) 实验动物

健康 3 月龄家养犬 20 只,体况良好。饲喂两周后选取未见任何异常的 18 只犬使用。

体重 20 g 左右昆明系小鼠 120 只,健康、体况良好。

(三) 细胞株和毒株

标准攻击强毒细胞适应株 CVS-11、敏感细胞乳仓鼠肾细胞系 BHK-21。

(四) 实验总体设计

犬 20 只,分为 CV、ML、QL、YK、SA、TN 6 组,3 只/组,2 只备用。免疫参照疫苗说明书,1 头份/只。分别在免疫前取阴性血,免疫后第 2 周、1 月、2 月、3 月取血,制备血清,用于测定血清中抗狂犬病病毒抗体效价。

小鼠 100 只,分为 CV、ML、QL、YK、SA 5 组,20 只/组。疫苗免疫 50 μL/只。分别在免疫后第 4 天、1 周、2 周、3 周、1 月、2 月、3 月取血,制备血清,用于测定血清中抗狂犬病病毒抗体效价。

(五) 血清样品的制备

犬在小腿一侧静脉取血,分离血清,存放于新的 EP 管,标记,-20℃冻存,待测定。

小鼠在尾静脉或眼球取血,分离血清,存放于新的 EP 管,标记,-20℃冻存,待测定。

(六) 细胞培养

按文献[1]方法进行。

(七)狂犬病荧光抗体病毒中和试验(FAVN)

参考文献[4-6]进行。

三、结果

(一)犬血清效价检测结果

分别在免疫前取阴性血,免疫后第2周、1月、2月、3月取血,制备血清,用于测定血清中抗狂犬病病毒抗体效价。结果见表1。

表1 各组犬免疫后第0天、2周、1月、2月、3月血清中和抗体效价

0天		2周		1月		2月		3月	
组别	效价	疫苗	效价	疫苗	效价	疫苗	效价	疫苗	效价
CV1	0	CV1	17.77	CV1	17.77	CV2	10.26	CV2	10.26
CV2	0.06	CV2	17.77	CV3	23.38	CV3	13.5	CV3	4.5
CV3	0.07	CV3	23.38	CV2	17.77	CV1	10.26	CV1	2.6
ML1	0.07	ML1	1.97	ML1	10.26	ML2	0.5	ML2	0.5
ML2	0.07	ML3	13.5	ML2	13.5	ML3	1.14	ML3	1.14
ML3	0.07	ML2	23.38	ML3	23.38	ML1	13.5	ML1	13.5
QL1	0.07	QL1	17.77	QL1	4.5	QL2	4.5	QL2	3.42
QL2	0.04	QL3	5.92	QL2	2.6	QL3	1.5	QL3	0.5
QL3	0	QL2	17.77	QL3	13.5	QL1	1.97	QL1	1.5
TN4	0.04	TN2	23.38	TN2	7.79	TN2	0.1	TN2	0.04
TN2	0.07	TN3	4.5	TN3	0.17	TN3	2.6	TN3	0.5
TN3	0.07	TN4	4.5	TN4	5.92	TN4	5.92	TN4	2.6
TT1	0.1	TT1	10.26	TT1	23.38	TT2	2.6	TT2	10.26
TT2	0.77	TT3	10.26	TT3	17.77	TT1	5.92	TT1	2.6
TT3	0.04	TT2	5.92	TT2	17.77	TT3	5.92	TT3	4.5
YK1	0.06	YK1	10.26	YK1	10.26	YK2	7.79	YK2	4.5
YK2	0.5	YK2	4.5	YK2	5.92	YK1	4.5	YK1	2.6
YK3	0.07	YK3	10.26	YK3	23.38	YK3	23.38	YK3	10.26

注:产品代码后数字表示犬的编号

（二）六种狂犬病灭活疫苗在犬的免疫效力分析

数据分析结果见图1。6种疫苗之间的比较见图2。

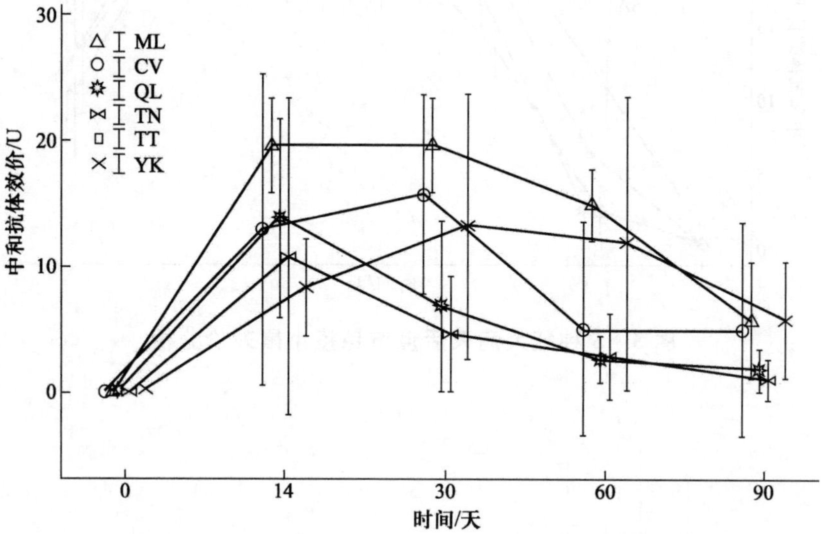

图1　6种狂犬病灭活疫苗在犬的免疫效力分析结果

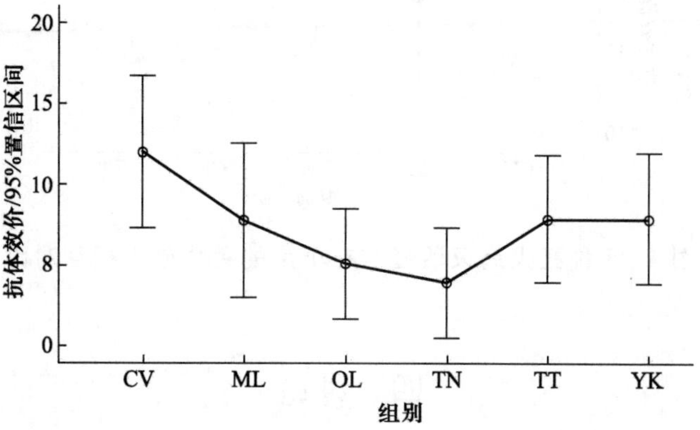

图2　6种狂犬病灭活疫苗在犬的免疫效力相互对比

（三）小鼠血清效价检测结果

分别在免疫前取阴性血，免疫后第2周、1月、2月、3月、4月取血，制备血清，用于测定血清中抗狂犬病病毒抗体效价。数据太多，略过。数据分析结果见图3。5种疫苗之间的比较见图4。

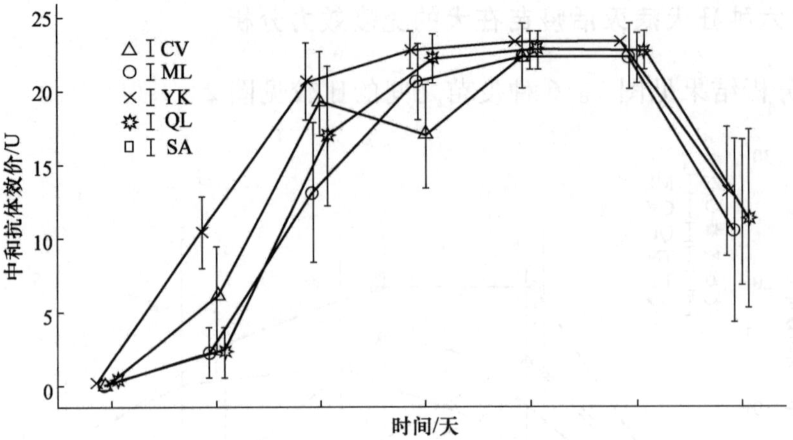

图3　5种狂犬病灭活疫苗免疫小鼠效价分析

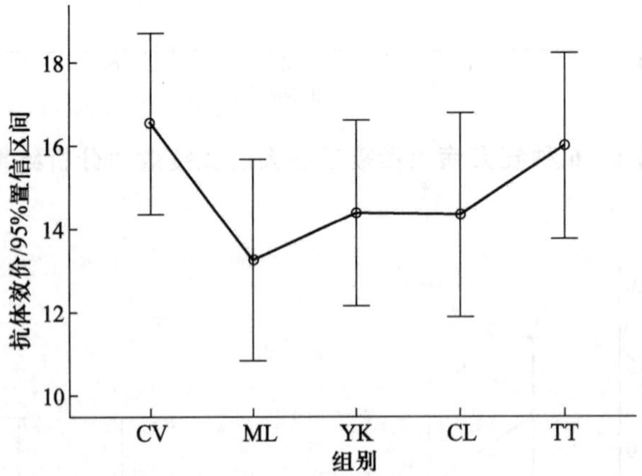

图4　5种狂犬病灭活疫苗在小鼠的免疫效力相互对比

四、讨论

在中国，为加强狂犬病防控工作，多部门、多学科参与合作与交流，积极促进并实现世界卫生组织“2020年消除狂犬病”的倡议[7]。专家建议，我国狂犬病消除应以消除犬间狂犬病为优先策略，并绘出了中国消除狂犬病路线图，即：2011—2015年为准备阶段；2016—2020年为控制阶段；2021—2025年为消除阶段[3]。要完成这个路线图，选择优秀的狂犬疫苗成为关键。著名狂犬病专家夏咸柱院士曾指出：加强犬的狂犬病免疫，是从源头上控制人类狂犬病的最有效措施[3]。免疫使用的武器是疫苗，以往中国主要依靠进口的疫苗和弱毒活疫苗对犬进行免疫，以控制狂犬病的发生和传播。然而，弱毒疫苗存在免疫效果差、散毒和毒力反强等缺点，而进口疫苗虽然效力很好，但相对价格昂贵，在整个中国推广比较困难[8,9]。中国的疫苗厂家也一直在研发安全、高效、价格适当的灭活疫苗以用于本国大范围的应用需求，2012 年有 5 家动物用狂犬疫苗获得批准生产。虽然生产厂家比较多，但其主要技术以及病毒毒株则只有 CVS - 11 株、Flury 株、SAD 株、CTN - a 株、G52 等数个病毒株。为了验证这些新批准的灭活狂犬病疫苗，我们进行了犬和鼠的免疫试验，同时与进口产品进行了平行比较。结果表明，所试验的 5 种国产疫苗均具有非常好的免疫效力，不比进口产品差。各种疫苗之间虽然存在一定的差异，但都是在高水平抗体之上的差别，这为我国狂犬疫苗的广泛应用奠定了基础。但是，本试验在犬的试验中只监测到了免疫后 3 个月，小鼠做了 4 个月，需要做更长时间的监测，才能更好地评价疫苗的持续期是否满足要求，因为我国犬群狂犬病疫苗的免疫通常是 1 年免疫 1 次。

另外，还有一个因素影响狂犬疫苗的应用和免疫普及率，即价格。根据我们对市场狂犬疫苗销售情况的了解，目前国产狂犬疫苗的价格并不低，招标价格都在 10 元以上，与弱毒疫苗低于 1 元的价格相比，高了很多倍；与进口疫苗相比，也没有明显的优势，只是稍微低一点，且进口疫苗有品牌和口碑好的优势。因此，我国狂犬病疫苗今后的发展还有很长的路要走。同时，从本实验的结果也能看到，我国狂犬病灭活疫苗研发和应用已经取得可喜的成果，当务之急是进一步提高疫苗质量，并大力推广应用，切实做到控制我国狂犬病的发生。

参考文献

[1] 殷震，等. 动物病毒学. 第 2 版. 北京：科学出版社，1996：525 - 529.

[2] Dietzschold B, et al. Pathogenesis of rabies. Curr Top Microbiol Immunol, 2005, 292:45 - 56.

[3] 2012 年中国狂犬病年会. 2012. 5. 17 - 18. http://www.moh.gov.cn/wsb

[4] Cliquet F, et al. Development of a fluorescent antibody virus neutralisation test (FAVN test) for the quantitation of rabies - neutralising antibody. J Immunol Methods, 1998, 212(1):79 - 87.

[5] WHO Expert Consultation on Rabies: First report. Geneva, 2004.

[6] 国际兽医局编著. 诊断试验与疫苗标准手册. 冯静兰，等，译. 农业部畜牧兽医局，1996：175 - 182.

[7] WHO Rabies 第 99 号，2012，http://www.who.int/mediacentre/factsheets/fs099/en/

[8] 李茂. 动物狂犬病弱毒疫苗生产工艺的建立及免疫试验研究. 吉林：吉林大学，2007

[9] 王真行. WHO 关于狂犬病疫苗的意见书. 国外医学，预防、诊断、治疗用生物制品分册，2002，25(6)：245 - 247.

H1N1 流感病毒 HA 基因真核表达载体构建、流感通用疫苗设计及研究

刘　焕,李桂梅,黄　娟,单　虎

青岛农业大学山东省预防兽医学重点实验室,山东青岛

摘要:流感,隶属于正黏病毒科的流感病毒,可引起急性高度传染性疾病,是目前危害全世界重要疫病之一。曾多次在世界上引起大的暴发和流行,最严重的一次是 1918 年西班牙大流感,全球有 2100 万人感染死亡;另外,2009 年墨西哥和北美暴发的大型甲型 H1N1 流感及每年均会发生的季节性流感,其传染性强,传播范围广;2013 年中国又再一次暴发新型 H7N9 流感,这也再次突显了流感病毒对人类社会造成的巨大危害。由于流感病毒亚型多,变异快,所以要定期更改疫苗株,这不仅消耗大量的人力和物力,并且还存在新疫苗研制滞后于病毒变异这一重大问题。因此,研制一种能够应对流感病毒快速变异,并具有广泛保护作用的“通用型”疫苗具有重要的应用价值。

基于目前对流感血凝素基因(HA 基因)研究的进一步深入,以及 DNA 疫苗在动物体内能够同时诱导机体产生特异性体液免疫应答和细胞免疫应答的优点,在查阅大量文献的基础上,本研究首先探讨了甲型 H1N1 流感病毒 A/Puerto Rico/8/1934(H1N1)的 HA 基因保守性及免疫原性较高的核苷酸序列,进而进行了基于 HA 基因共有序列的流感通用疫苗对异源流感病毒的保护效力的评估,同时也对 HA 基因不同部位的核苷酸序列的保护效力进行比较。通过对 HA 核苷酸序列比对后重组质粒的构建,可以显著增加基于流感 HA 基因 DNA 疫苗的免疫原性及免疫保护效果,基于重组 A/Puerto Rico/8/1934(H1N1) HA2 基因共有序列的 DNA 疫苗能够对异源流感病毒提供有效的交叉保护,作为通用疫苗具有广阔的应用前景。本试验为流感通用疫苗的研制探索了新的思路,提供了理论基础。

关键词: H1 亚型猪流感病毒;HA 基因;HA1 基因;HA2 基因;真核表达

一、引言

从古至今,世界各地均有流感(influenza)暴发的情况发生,不仅会出现人感

染流感的情况，还会发生动物感染流感的情况，其中常见的动物主要是禽、猪、雪貂等，波及的地区也十分广泛，其中包括西班牙、加拿大、美国等国家，大部分以突发、高热、咳嗽、呼吸困难、衰竭、高发病率、低死亡率为特征。纵观历史，世界上共发生过数次流感的大暴发和大流行，其前后还伴有猪流感和禽流感的暴发和流行。

流行性感冒病毒（Infuenza virus，IV），简称流感病毒，属于正黏病毒科（Orthomyxoviridae），目前已发现了 16 种 HA 亚型和 9 种 NA 亚型，人类感染流感一般局限在 H1、H2 和 H3 的 3 种亚型，主要是因为这些亚型与宿主细胞上的 α－2，6－唾液酸（仅在人类细胞中存在）受体有一定的亲和力，然而其他禽流感病毒则优先黏附于含有 α－2，3－唾液酸的禽宿主细胞受体上。

流感病毒的一个重要特点是能在自然界中不断发生抗原变异。变异主要发生在 HA 抗原和 NA 抗原上，变异率最高的抗原是 HA，其次是 NA。由于不同亚型之间只有部分交叉保护作用，这给疫苗研制和本病的防制带来极大的困难。

就目前的研究情况来看，HA 具有亚型和株的特异性，HA 基因及其蛋白的抗原特性是 A 型流感病毒亚型划分的主要依据之一，也是型和亚型内新变种判断的主要依据。研究已证实，流感病毒 HA 的 DNA 疫苗在动物模型上能够对同种病毒的攻击提供完全保护，故而研制 HA 基因工程疫苗已成为流感疫苗的研究热点。

流感的暴发和流行，不仅仅是指禽流感、猪流感、马流感等，还包括人流感，因此，监测动物及人群中的流感病毒流行情况，可为动物流感及人流感的预测及防制提供理论指导和重要依据。目前预防流感发生与传播的最有效方式是疫苗接种，目前临床使用的疫苗虽然具有同源保护性效果较好的优点，同时也具有交叉保护性效果较差、无法有效克服流感病毒表面蛋白的频繁变异的缺点，这给流感的防控造成了巨大的困难。因此，研制一种能够应对流感病毒快速变异，并具有广泛保护作用的“通用型”疫苗具有重要的应用价值。

本研究从流感病毒的 HA 基因出发，根据基因自身的保守序列设计引物，扩增出特异的核苷酸片段，制备出含有 HA 基因不同核苷酸序列的重组质粒，比对不同 HA 基因片段的免疫原性及小鼠免疫保护效力、攻毒保护效力，为 DNA 通用疫苗的研究奠定基础；并作为“通用疫苗”在小鼠上评价其免疫原性及异源保护效力，为基于 HA 基因的通用流感疫苗的研制奠定理论基础。

二、材料与方法

(一) 试验材料

1. 毒种、鸡胚、载体

H1N1(A/Puerto Rico/8/1934(H1N1))毒株;SPF 鸡胚;真核表达载体 pCAGGS;293T 细胞。

2. 主要试剂

RNase A,Rnase - Inhibitor,rTaq DNA polymerase(5 U/μL),限制性核酸内切酶 *Cla*I、*Bgl*II,Fastfilter Plasmid Maxi Kit 质粒快速大量提取试剂盒,胎牛血清(FBS),DMEM,Lipofectamine™ 2000,氯仿,异丙醇,75% 乙醇,琼脂粉,酵母提取物(yeast extract),蛋白胨(typtone),TAE 缓冲液。

3. 主要仪器设备

PCR 扩增仪,水平琼脂糖电泳仪,紫外凝胶成像系统;超净工作台,台式高速冷冻离心机,-20℃冰箱,超低温冰箱,微波炉,CO_2 培养箱,生物安全柜,荧光显微镜。

(二) 试验方法

1. 引物设计与合成

参照 GenBank 收录的 H1N1 流感病毒 HA 基因序列,参照 influenza A virus(登录号:HE802058)的基因序列,分别设计含有酶切位点 *Cla*I 和 *Bgl*II 的上下游引物。

HA1 - F: 5′ *CCATCGATGG*ATGGACACAATATGTATAGGCTACC3’;

HA1 - R: 5′ *GAAGATCTTC*TTAATGATGATGATGATGATGTCTGGATTGAATGGACG3’;

HA2 - F: 5′ *CCATCGATGG*ATGGGTCTATTTGGAGCCATTGCCGGT3’;

HA2 - R: 5′ *GAAGATCTTC*TTAGTGGTGGTGGTGGTGGATGCATATTCTACACTG3’。

引物由公司合成,用 ddH_2O 按 20 pmol/μL 稀释后,置 -20℃冻存。

2. 流感病毒的增殖

取 9 ~ 11 日龄的 SPF 鸡胚,于尿囊腔中接种 0.2 mL/胚的病毒液,37℃孵育,收集 24 ~ 48 h 自然死亡或未死亡鸡胚尿囊液。血凝试验(HA)测定病毒的滴度,将有血凝滴度的尿囊液保存于 -70℃备用。

3. 流感病毒总 RNA 的提取

利用常规方法提取病毒 RNA,最后用 20 μL 0.1% 的 DEPC 水溶解 RNA,-20℃保存备用。

4. HA、HA1、HA2 三种基因 PCR 扩增及电泳

以病毒 RNA 为模板，先将病毒进行反转录，采用常规 PCR 扩增的方法进行病毒 PCR 扩增，取 5 μL PCR 扩增产物，经 1% 琼脂糖凝胶电泳检测结果。

5. PCR 产物的纯化回收

取 125 μL PCR 产物经琼脂糖凝胶电泳，在紫外灯下切割目的基因，以 E. Z. N. A. Gel Extraction Kit 回收 PCR 产物，经 1% 琼脂糖凝胶电泳检测回收结果。

6. 目的基因与载体连接、转化及克隆

（1）根据将纯化回收的目的片段及 pCAGGS 载体的 DNA 浓度，轻弹混匀，低速瞬时离心，16℃ 连接 2 h；

（2）从 -70℃ 冰箱中取出感受态细胞，迅速置于冰上，待其融化后，加入连接产物；

（3）参照感受态转化说明进行连接产物的转化，并培养平板置单菌落长出；

（4）挑取单菌落至预先装有 7 mL 含 AMP 的 LB 液体培养基中，过夜摇床感作。

7. 试剂盒法小量提取重组质粒

利用质粒提取试剂盒进行重组质粒的提取，置 -20℃ 保存。

8. 重组质粒的鉴定

重组质粒 PCR 鉴定：取重组质粒 0.5 μL 作为模板，利用设计好的引物进行 PCR 扩增。

重组质粒的酶切鉴定：用限制性内切酶 *Cla*I 和 *Bgl*II 双酶切 PCR 鉴定为阳性的重组质粒，置 37℃ 水浴中反应 4 h，用 1% 琼脂糖凝胶电泳检测，在紫外凝胶成像系统下观察结果。

9. 测序及质粒命名

将 PCR 鉴定、酶切鉴定均为阳性的重组质粒送往上海生工生物工程股份有限公司进行基因测序，测序结果用 DNAStar 及 BLAST 与 GenBank 上公布的其他 H1N1 毒株 HA 基因比对。将测序正确的质粒命名为 pCAGGS - HA、pCAGGS - HA1、pCAGGS - HA2。

10. 重组质粒的细胞转染

将 293T 细胞以 0.5×10^5 个/孔的细胞密度接种于 12 孔板，过夜培养至细胞密度为 70% ~ 80%。根据 Lipofectamine™ 2000 DNA 转染试剂操作手册说明，进行重组质粒 pCAGGS - HA、pCAGGS - HA1 和 pCAGGS - HA2 的细胞转染，待细胞长至 48 h 即进行免疫荧光检测。

三、结果与分析

(一) PCR 扩增结果

HA 基因:以 H1N1 亚型流感病毒基因组 RNA 为模板,经 RT - PCR 扩增出一特异性基因片段,长约 1725 bp,与预期结果相符。见图 1A。

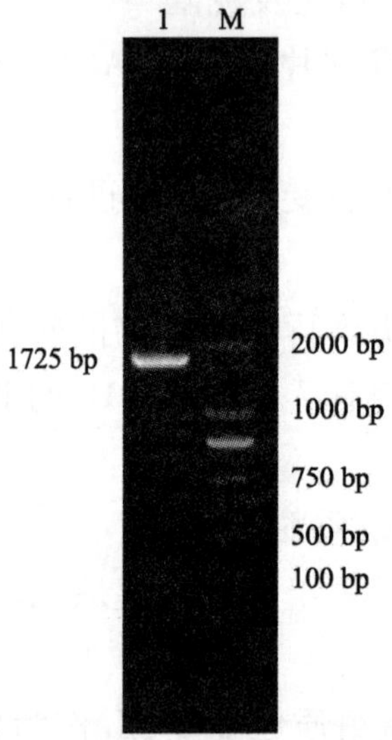

图 1A　H1N1 亚型流感病毒 HA 基因 PCR 扩增结果

M,DL2000 分子量标准;1,H1N1 亚型流感病毒 HA 基因

HA1 基因:以 H1N1 亚型流感病毒基因组 RNA 为模板,经 RT - PCR 扩增出一特异性基因片段,长约 1002 bp,与预期结果相符。见图 1B。

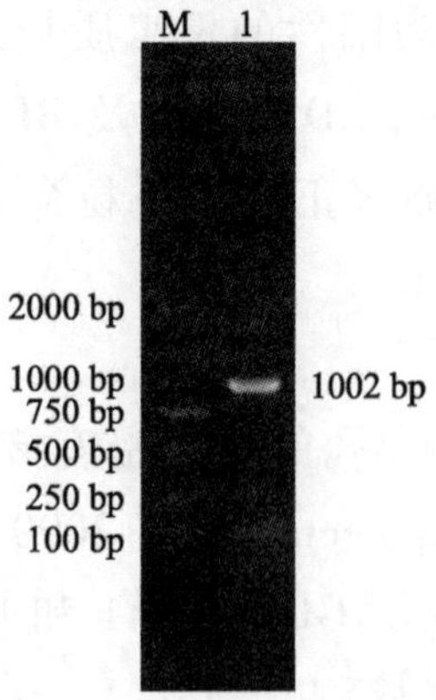

图 1B　H1N1 亚型流感病毒 HA1 基因 PCR 扩增结果

M,DL2000 分子量标准;1,H1N1 亚型流感病毒 HA1 基因

HA2 基因:以 H1N1 亚型流感病毒基因组 RNA 为模板,经 RT-PCR 扩增出一特异性基因片段,长约 687 bp,与预期结果相符。见图 1C。

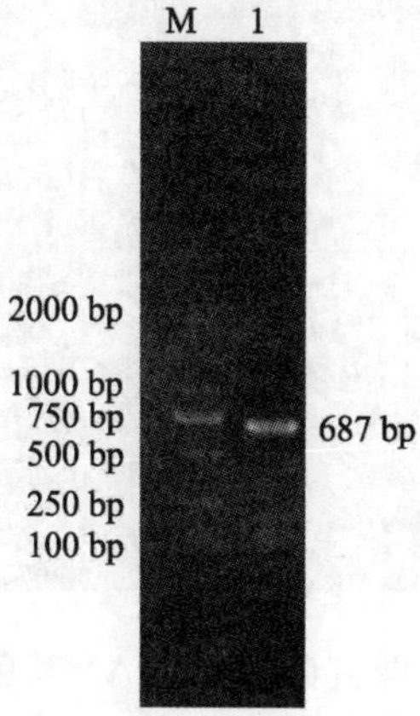

图 1C H1N1 亚型流感病毒 HA2 基因 PCR 扩增结果

M,DL2000 分子量标准;1,H1N1 亚型流感病毒 HA2 基因

(二)重组质粒 PCR 鉴定结果

HA 基因:以重组质粒 pCAGGS-HA 为模板,经 PCR 扩增出一特异性基因片段,长约 1725 bp,与预期结果相符。见图 1D。

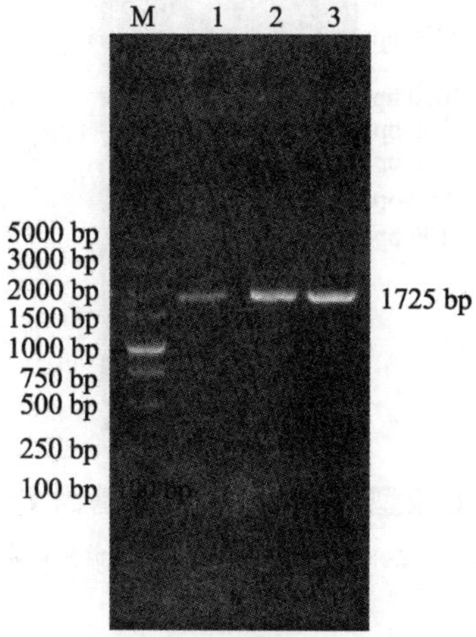

图 1D H1N1 亚型流感病毒 HA 基因 PCR 扩增结果

M,DL5000 分子量标准;1-3,H1N1 亚型流感病毒 HA 基因

HA1 基因:以重组质粒 pCAGGS-HA1 为模板,经 PCR 扩增出一特异性基因片段,长约 1002 bp,与预期结果相符。见图 1E。

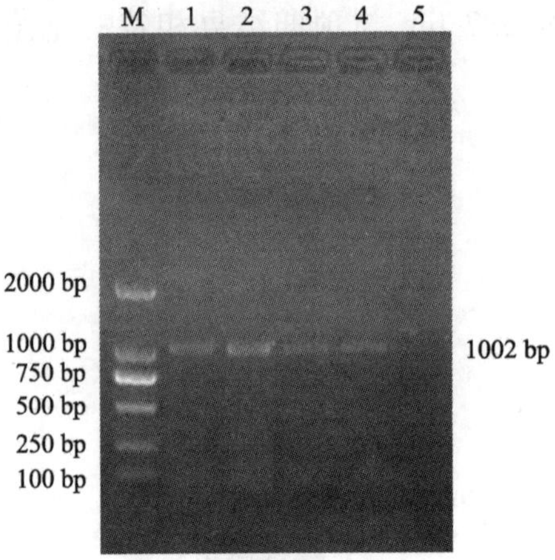

图 1E H1N1 亚型流感病毒 HA1 基因 PCR 扩增结果

M，DL2000 分子量标准；1－4，H1N1 亚型流感病毒 HA1 基因；5，阴性对照

HA2 基因：以重组质粒 pCAGGS－HA2 为模板，经 PCR 扩增出一特异性基因片段，长约 687 bp，与预期结果相符。见图 1F。

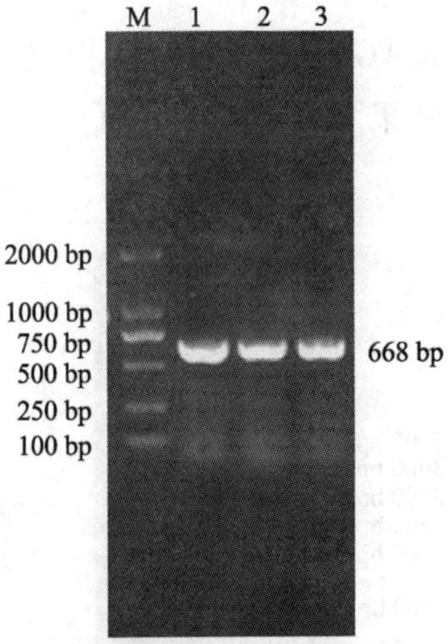

图 1F H1N1 亚型流感病毒 HA2 基因 PCR 扩增结果

M，DL2000 分子量标准；1－3，H1N1 亚型流感病毒 HA2 基因

（三）重组质粒酶切鉴定结果

HA 基因：以重组质粒 pCAGGS－HA 为模板，经双酶切、琼脂糖凝胶电泳分析结果表明，获得 1725 bp 和 4746 bp 的线状目的条带，与预期结果相符，由此证明，目的基因已插入 pCAGGS 载体中。见图 1G。

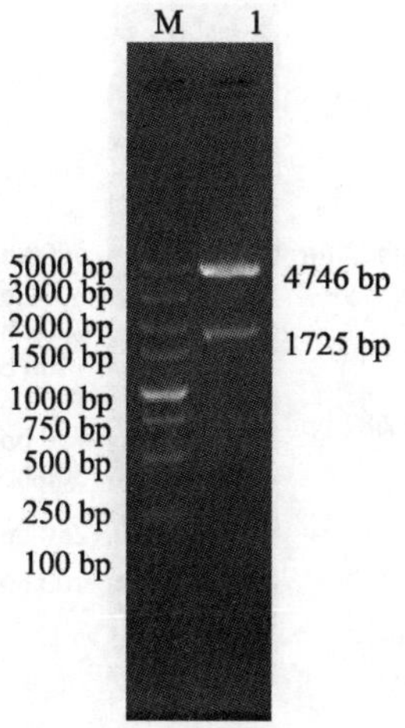

图 1G　H1N1 亚型流感病毒 HA 基因酶切鉴定结果

M,DL5000 分子量标准;1,H1N1 亚型流感病毒 HA 基因及载体

HA1 基因:以重组质粒 pCAGGS - HA1 为模板,经双酶切、琼脂糖凝胶电泳分析结果表明,获得 1002 bp 和 4746 bp 的线状目的条带,与预期结果相符,由此证明,目的基因已插入 pCAGGS 载体中。见图 1H。

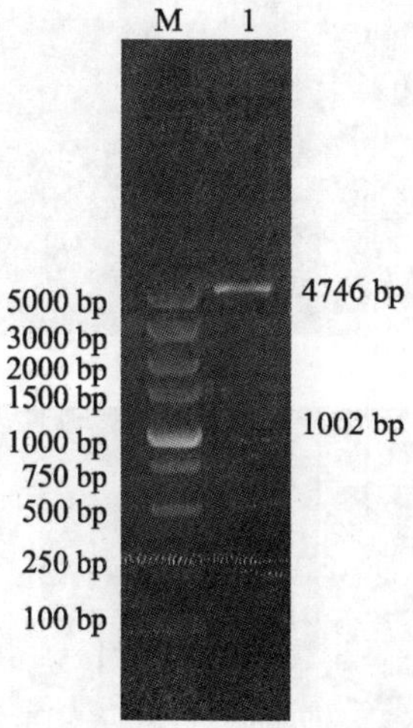

图 1H　H1N1 亚型流感病毒 HA1 基因酶切鉴定结果

M,DL5000 分子量标准;1,H1N1 亚型流感病毒 HA1 基因及载体

HA2 基因:以重组质粒 pCAGGS - HA2 为模板,经双酶切、琼脂糖凝胶电泳分析结果表明,获得 687 bp 和 4746 bp 的线状目的条带,与预期结果相符,由此证明,目的基因已插入 pCAGGS 载体中。见图 1I。

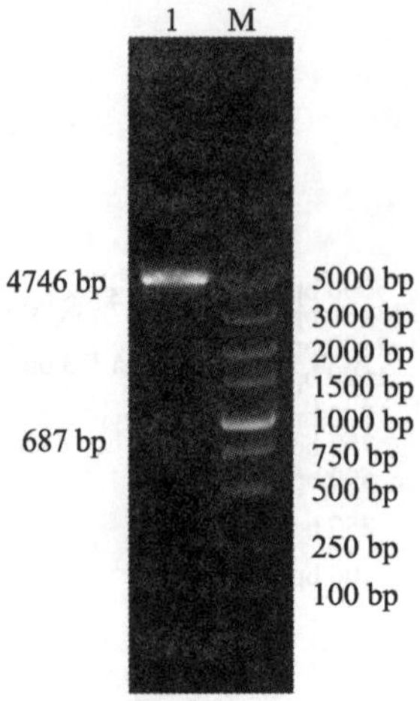

图 1I H1N1 亚型流感病毒 HA2 基因酶切鉴定结果

M, DL5000 分子量标准;1,H1N1 亚型流感病毒 HA2 基因及载体

(四) 免疫荧光观察结果

免疫荧光检测结果见图 1J.

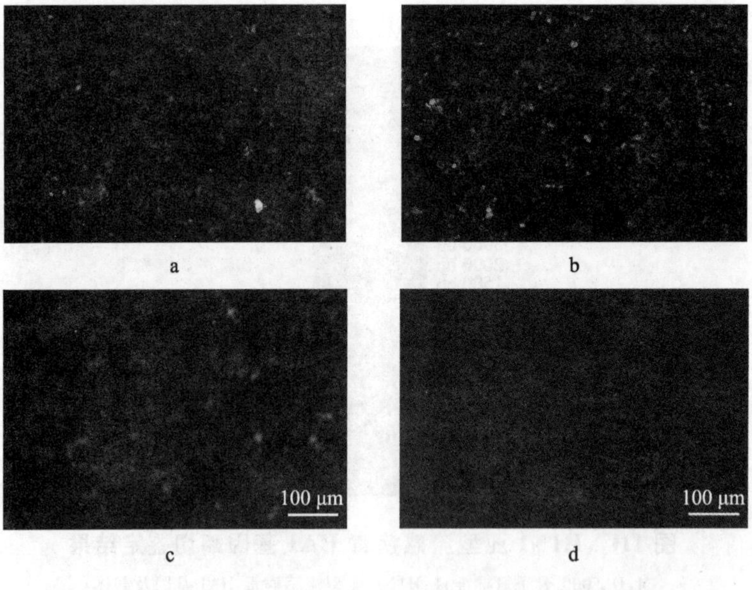

图 1J 间接免疫荧光检测重组质粒在 293T 细胞中的表达

a,pCAGGS - HA1;b,pCAGGS - HA2;c,pCAGGS - HA;d,PCAGGS

四、讨论

流感病毒中血凝素基因(HA)的作用是帮助病毒吸附到宿主细胞的细胞膜

上,进而侵入细胞。但是,在研究过程中,HA 经常发生变异,不利于疫苗的研制;从另一个角度来看,HA 抗原,尤其是 HA2 部分,可激发机体有针对性地产生特异性 HA 抗体,这种抗体能有效预防流感。因此,利用 HA 来进行通用型疫苗的设计研究成为目前流感通用疫苗研究的热点和难点。

(一) 目的基因的选择

HA 是流感病毒主要的表面糖蛋白,诱导产生特异性的体液免疫应答,也是病毒的主要保护性抗原。病原为 A/Puerto Rico/8/1934(H1N1) 1N1 毒株,病毒基因中包含有猪流感、禽流感和人流感 3 种流感病毒的基因片段。经过近几年的不断深入研究,人们发现,由这种 H1N1 流感病毒的血凝素(Hemagglutinin, HA) 蛋白基因所设计出的单克隆抗体对禽流感的不同亚型也会起到免疫效果。

加拿大免疫研究主席及英属哥伦比亚大学生物医药研究中心主任 John Schrader 教授领导的研究团队发现,2009 年 H1N1 猪流感疫苗能使机体产生抵御多种流感病毒的抗体,甚至包括致命的 H5N1 禽流感病毒株。研究发现,优势异源亚型 heterosubtypic 抗体对 HA 茎部,即 HA2 所编码的结构的免疫应答与针对 pdmH1N1 头部的记忆性 B 细胞缺乏有关。体内季节性流感病毒诱导的异源亚型记忆性 B 细胞缺乏,使得 HA 茎部的保守位点得以竞争 T 细胞。

(二) 载体的选择

pCAGGS 真核表达载体系统可用于 PCR 产物的克隆。本载体能够提高 HA、HA1、HA2 的连接效率,同时重组质粒 pCAGGS 真核表达载体与流感病毒的 HA 基因重组,已在生产实践中证实,可以作为禽流感的 DNA 疫苗使用,这也为疫苗的研制开辟了新的空间。而且,pCAGGS 真核表达载体与其他克隆载体相比,含有 AG 复合启动子,可以使下游的基因高效地表达,提高了重组质粒的表达效果,又增加了很多不常见的酶切位点,极大方便了重组质粒的酶切鉴定。因此,本实验选择 pCAGGS 真核表达载体系统作为克隆载体。

(三) 序列分析

HA 基因作为流感病毒的主要表面蛋白,是诱导机体产生特异性体液免疫应答的场所。本试验拟选择 A/Puerto Rico/8/1934(H1N1) 的 HA 基因作为外源片段插入 pCAGGS 真核表达载体中,构建新型重组质粒 pCAGGS - HA、pCAGGS - HA1 和 pCAGGS - HA2。为保证 3 段基因能够按照正确的开放阅读框插入 pCAGGSS 真核表达载体中,对 3 种重组质粒进行序列测定,通过 BLAST 比对发现,所测的全基因、HA1 和 HA2 3 段基因序列与参考毒株 HE802058.1 的序列同源性达到99%,同时目的片段按照正确的顺序插入到pCAGGSS真核表达载体中,酶切鉴定结果正确,为下一步重组质粒的表达构建通用疫苗奠定了基础。

(四)体外表达检测分析

Dominick J. Laddy等制备了多种HA共有序列的DNA疫苗,通过质粒免疫及攻H5禽流感病证明这种通用疫苗具有很好的异源保护效力。虽然现有的流感疫苗中全病毒灭活疫苗的技术较为成熟,但由于其不能提供足够的异源保护效力,给流感的预防工作带来了巨大困难。而DNA疫苗由于其抗原基因在体内的表达及诱导免疫的过程与病原的自然感染相似,能够诱导机体产生抗体和特异性CTL反应,并且具有高度安全稳定性而得到广泛的研究。

基于以上考虑,将制备好的重组质粒进行了体外表达检测试验,以确保重组质粒可以在动物体内进行正常的细胞表达,完成诱导免疫的过程。从免疫荧光的试验结果中可以获知,本试验制备的通用DNA疫苗可刺激机体产生较强的体液免疫应答和细胞免疫应答,为基于HA基因的流感病毒通用疫苗的研究奠定了理论基础。

五、总结

1. 采用RT-PCR的方法成功扩增了A/Puerto Rico/8/1934(H1N1) HA基因(引物引入His标签),将其克隆至真核表达载体pCAGGS上,并构建重组质粒pCAGGS-HA、pCAGGS-HA1和pCAGGS-HA2。

2. 将重组质粒转染到293T细胞中进行真核表达,免疫荧光检测,确定重组质粒的体外表达能力。

参考文献

[1] Yu H, et al. Isolation and genetic analysis of human origin H1N1 and H3N2 influenza viruses from pigs in China. Biochem Biophys Res Commun, 2007, 356: 91-96.

[2] To K K, et al. Avian influenza A H5N1 virus: a continuous threat to humans. Emerg Microbes Infect, 2012, 1: e25.

[3] Yuen K Y, et al. Clinical features and rapid viral diagnosis of human disease associated with avian influenza A H5N1 virus. Lancet, 1998, 351: 467-471.

[4] Nicholson K G, et al. Textbook of Influenza. London: Blackwell Science Ltd, 1998: 26-52.

[5] Ito T, et al. Molecular basis for the generation in pigs of influenza A viruses with pandemic potential. J Virol, 1998, 72: 7367-7373.

[6] Scholtissek C. Molecular evolution of influenza viruses. Virus Genes, 1995, 11: 209-

215.

[7] Wang T T, et al. Unraveling the mystery of swine influenza virus. Cell, 2009, 139(6): 983 – 985.

[8] Murphy P, et al. Differential diagnoses of influenza A virus, influenza B virus, and respiratory syncytial virus infections by direct immunofluorescence using mixtures of monoclonal antibodies of different isotypes. J Clin Microbiol, 1996, 34: 1798 – 1800.

[9] Subbarao K, et al. Scientific barriers to developing vaccines against avian influenza viruses. Nat Rev Immunol, 2007, 7: 267 – 278.

缅甸蝙蝠携带病毒的宏基因组学分析

徐 琳,何 彪,涂长春

军事医学科学院军事兽医研究所,吉林省人兽共患病预防与控制重点实验室,吉林长春

摘要:蝙蝠是许多人兽共患病毒的储存宿主,并可以将其传播给人类和其他动物。为了掌握边境地区蝙蝠病毒情况,防范蝙蝠病毒跨境传播,本研究在邻近中国云南省的缅甸的两个县采集到816只蝙蝠,分属2个种,然后通过基于Solexa高通量测序的病毒宏基因组学技术对蝙蝠组织进行病毒组学研究,最终获得平均长度为114个碱基的读长(Reads)3742314条,并拼接成1649512条重叠序列(Contigs)。通过序列注释发现,2%(26698条)的重叠序列与病毒相关,能进一步注释到24个病毒科,其中45%的病毒序列(12086/26698)系脊椎动物病毒,28%的(7443/26698)系昆虫病毒,27%(7074/26698)的系噬菌体,还有95条序列系植物病毒。根据病毒宏基因组学结果,对所有蝙蝠样品进行特异性的PCR或RT-PCR扩增鉴定,发现许多新的蝙蝠病毒,包括星状病毒、博卡病毒、圆环病毒、软化病毒,获得了它们在蝙蝠中的流行情况。本研究旨在了解缅甸蝙蝠携带的病毒组的构成,初步明确了边境地区蝙蝠病毒的生态学,为防范蝙蝠病毒跨境传播提供了数据,同时也进一步丰富了蝙蝠携带病毒种类。

一、引言

蝙蝠属于翼手目(Chiroptera),是哺乳动物中仅次于啮齿类的第二大类群,现共包含19个科,962个种,除南北两极外全球皆有分布。蝙蝠是许多重要病毒的宿主,从其体内已检测到130多种病毒,包括一些对人高致病性的病毒,如亨尼帕病毒(Henipaviruses)、埃博拉病毒(Ebola virus)、马尔堡病毒(Marburg virus)、登革病毒(Dengue virus)、狂犬病病毒(Lyssavirus)和SARS样冠状病毒(SARS-like coronavirus)等。最近,Bokeloh和Shimoni蝙蝠病毒、博卡病毒(Bocavirus)、圆环病毒(Circovirus)、呼肠孤病毒(Retrovirus)、星状病毒(Astrovirus)和松湾病毒(Cedar virus)作为新病毒在蝙蝠体内发现,表明蝙蝠可能是病毒的巨大储库和繁殖载体。在中国,越来越多的病毒在蝙蝠体内被检测或分离到,如

冠状病毒(Coronavirus)、圆环病毒、星状病毒、西江病毒(Xi River virus)、日本脑炎病毒(Japanese encephalitis virus, JEV)、基孔肯雅病毒(Chikungunya virus, CHIKV)、小核糖核酸病毒(Picornavirus)和腺病毒(Adenovirus)等[1]。最引人注目的是引起全球8000多人感染、至少800人死亡的SARS冠状病毒,其自然宿主很可能是我国携带有SARS样冠状病毒的菊头蝠。然而,迄今为止,尚未完全了解蝙蝠病毒的病原生态学。

近年来,基于第二代测序技术的病毒宏基因组学成为检测动物携带已知或未知病毒的有力工具。这项技术已成功用于探索海洋、湖泊、各种动物(包括蝙蝠)组织(如肠道和粪便)等环境中的病毒组结构,无疑为了解上述环境中的病毒多样性开辟了新的途径,并为将来快速检测自然界中的新病毒提供了成功的范例,同时该技术也应用到了蝙蝠病毒的研究中,所获得的结果大大拓展了人们对蝙蝠病毒的认识。近年来,东南亚和中国南部地区已发现了多种人兽共患病病毒,如尼帕病毒、SARS样冠状病毒、基孔肯雅病毒、乙脑病毒等,同时由于该地区人口密度高、公共卫生系统发展不完善、野生动物资源丰富多样以及贸易频繁,使得这些病毒很容易通过载体动物跨境传播。为了掌握我国边境地区蝙蝠病毒的情况,本研究从毗邻云南省的缅甸地区采集蝙蝠样品,利用病毒宏基因组学方法对其进行病毒组学研究。结果显示,这些蝙蝠携带的病毒属24个科,除脊椎动物病毒外还包括噬菌体、植物病毒、昆虫病毒。其中,发现了多种有意义的新型哺乳动物病毒,如正嗜肝DNA病毒(Orthohepadnavirus)、哺乳动物腺病毒(Mastadenovirus)、哺乳动物星状病毒(Mamastrovirus)和博卡病毒等。本研究有助于了解我国边境地区蝙蝠病毒的生态情况,为防范蝙蝠病毒跨境传播提供了数据,同时也丰富了人们对蝙蝠病毒的认识。

二、材料和方法

(一)样品采集

2008年10月和12月,从毗邻云南省的缅甸居民区购得新鲜食虫蝙蝠共816只,包括亚洲长翼蝠(*Miniopterus fuliginosus*)、马铁菊头蝠(*Rhinolophus ferrumequinum*)。其详细地理和数量信息见表1。蝙蝠现场解剖后,肠道、肺脏、肝脏等组织分开收集,存放于-20℃。本研究样品的采集和处理严格按照中国军事医学科学院军事兽医研究所动物福利委员会相关规定执行。

表 1 宏基因组学分析获得的蝙蝠种类和病毒检出阳性率

病毒	昔董坝县		吴涛县	
	亚洲长翼蝠 ($n=320$)	马铁菊头蝠 ($n=92$)	亚洲长翼蝠 ($n=320$)	马铁菊头蝠 ($n=84$)
AstV	12(4%)	0	0	2(2%)
IfV	26(8%)	0	56(18%)	0
CV	0	6(7%)	0	0
AdV	0	0	0	1(1%)
BoV	6(2%)	0	20(6%)	0

AstV:星状病毒;IfV:软化病毒;CV:圆环病毒;AdV:腺病毒;BoV:博卡病毒。n = 蝙蝠数量(只)

(二)病毒宏基因组学分析

将所有蝙蝠样品根据其采集地和种类分为以下 4 组:XM(昔董坝县亚洲长翼蝠)、XO(昔董坝县马铁菊头蝠)、WM(吴涛县亚洲长翼蝠)和 WO(吴涛县马铁菊头蝠)。所有组织样品按照已发表的方法进行病毒宏基因组学处理。

(三)病毒验证

根据病毒宏基因组学给出的结果,挑选星状病毒、软化病毒、博卡病毒、腺病毒、圆环病毒以及正嗜肝病毒进行验证。根据已发表的文献或测序结果,利用 Primer 5(Premier Biosoft International, Palo Alto, CA)和 Genefisher(http://bibiserv. techfak. uni - bielefeld. de/bibi/Tools. html)设计引物,扩增待鉴定的病毒序列。所有样品利用 RNA 和 DNA 提取试剂盒(RNeasy and QIAamp DNA mini kits)在自动化工作站 QIAcube 上进行核酸提取,然后进行 PCR 检测。病毒 RNA 利用 RT - PCR 或 RT - 巢式 PCR 扩增,DNA 直接 PCR,并设置阴性对照以防假阳性结果。核酸扩增所用反应液为天根公司的 PCR Master Mix。阳性 PCR 产物纯化后直接用 ABI 3730 DNA Analyzer(Invitrogen,中国北京)进行双向测序。为了获得博卡病毒的全长序列,使用染色体步移试剂盒(Genome Walking Kit, TaKaRa,中国大连)几乎扩增了全基因组序列。

(四)系统进化分析

测序结果用 Clustal W 软件(2.0. 版本)同其他已知病毒参考株的核苷酸和氨基酸序列进行比对;使用 MEGA5 软件邻接法(Neighbor - joining)绘制系统进

化树,步展值检验(Bootstrap)设定为1000次重复。使用NCBI ORF Finder(http://www. ncbi. nlm. nih. gov/gorf/gorf. html)确定开放阅读框的位置;利用Mold Web Server (http://mfold. rna. albany. edu/? q = mfold)预测圆环病毒基因组的二级结构。

三、结果

(一) 病毒宏基因组学结果

Solexa测序后,共获得3 742 314条reads,进一步拼接得到平均长度为114碱基的1 649 512条重叠序列。其中,1 569 373条(95%)为未知序列,33 501条(2%)注释到真核生物,19 940条(1%)注释到细菌, 26 698条(2%)为病毒序列。这些病毒序列可分为24个病毒科:13个dsDNA病毒科,2个ssDNA病毒科,2个反转录病毒科,1个单负链RNA病毒科,5个单正链RNA和1个dsRNA病毒科。脊椎动物病毒序列数量最多,占病毒序列总数的45%(12086/26 698),可注释到14个科:腺病毒科(Adenoviridae)、鱼类疱疹病毒科(Alloherpesviridae)、疱疹病毒科(Herpesviridae)、乳头瘤病毒科(Papillomaviridae)、多瘤病毒科(Polyomaviridae)、痘病毒科(Poxviridae)、小双节RNA病毒科(Picobirnaviridae)、嗜肝DNA病毒科(Hepadnaviridae)、反转录病毒科(Retroviridae)、圆环病毒科(Circoviridae)、细小病毒科(Parvoviridae)、星状病毒科(Astroviridae)、黄病毒科(Flaviviridae)和小RNA病毒科(Picornaviridae)。其次是昆虫病毒序列,占28%(7443/26 698),共5个科:杆状病毒科(Baculoviridae)、多DNA病毒科(Polydnaviridae)、虹膜病毒科(Iridoviridae)、软化病毒科浓核病毒亚科(Iflaviridae Densovirinae)。噬菌体序列占27% (7074/26 698),共3个科:肌病毒科(Myoviridae)、短尾病毒科(Podoviridae)和管状病毒科(Siphoviridae)植物病毒序列有95条,分属3个科:雀麦花叶病毒科的黄瓜花叶病毒属(Cucumovirus, Bromoviridae)、布尼亚病毒科的番茄斑萎病毒属(Tospovirus, Bunyaviridae)、藻DNA病毒科的海洋球石藻病毒属和绿藻病毒属(coccolithovirus和chlorovirus, Phycodnaviridae),上述植物病毒是首次在蝙蝠体内检测到。

(二) PCR验证宏基因组学结果

1. 星状病毒(Astrovirus)

哺乳动物星状病毒属(Mamastrovirus)属于星状病毒科(Astroviridae),根据ORF2可分为19个种。在本研究中,XM组和WO组分别获得哺乳动物星状病毒相关序列35条和22条。对于蝙蝠肺脏和肠道样品,通过半套式PCR扩增星状病毒 422 nt 的 ORF1b 部分片段，分别从 XM 组和 WO 组肠道样品检出阳性样品 12 个和 2 个。XM 组亚洲长翼蝠（*Miniopterus fuliginosus*）的阳性率为 4%（12/320）。WO 组马铁菊头蝠（*Rhinolophus ferrumequinum*）阳性率为 2%（2/84）。15 条序列中，挑出 8 条做进一步测序，与 19 个种的哺乳动物星状病毒代表株的同一段序列进行系统进化分析。从昔董坝县亚洲长翼蝠检测出的 BatAstv XMM137 与香港蝙蝠中发现的哺乳动物星状病毒 14 同源性最高，为 69%，根据国际病毒分类委员会新标准，此株病毒为新型哺乳动物星状病毒，暂命名为哺乳动物星状病毒相关病毒 1；其他 7 株之间同源性为 68% ~76%，是一个新的病毒组，与香港蝙蝠中分离到的星状病毒 18 同源性最高（67% ~75%），至少包含一个新的星状病毒种，根据国际病毒分类委员会新标准分类为哺乳动物星状病毒相关病毒 2。

2. 软化病毒（Iflaviruses）

软化病毒科（Iflaviridae）仅包括一个属，即软化病毒属（Iflavirus），包括 7 个病毒种。Solexa 测序数据中，XM 组和 WO 组分别有 191 条和 286 条序列注释到软化病毒科，与软化病毒属的茶尺蠖病毒（*Ectropis obliqua* virus，EOV）和榕透翅毒蛾病毒（*Perina nudavirus*，PNV）有很高的同源性。巢式 RT－PCR 扩增 369 nt 的 3'端片段，以确认 Solexa 的测序结果，检出 WM 组和 XM 组亚洲长翼蝠肠道样品中软化病毒阳性率分别为 18%（56/320）和 8%（26/320）。

3. 博卡病毒（Bocavirus）

Solexa 测序结果显示，20 条序列注释到博卡病毒（Bocavirus，BoV）。通过特异 PCR 扩增 VP1 部分片段，结果发现，XM 组和 WM 组亚洲长翼蝠肠道样品，阳性率分别为 2%（6/320）和 6%（20/320）。进化分析显示，新检测到的博卡病毒与其他已知序列的氨基酸同源性为 39% ~53%，其中与犬细小病毒最高，为 53%；同中国发现的第一株蝙蝠博卡病毒——鼠耳蝠博卡病毒序列的同源性为 43%。同时，本研究的 10 条序列可分两个组，之间的氨基酸的同源性最高为 85%，组内最高为 97%。这表明，从蝙蝠体内发现两株新的博卡病毒。为进一步鉴定博卡病毒，利用基因移步法几乎获得组 1 的 Bt BoV XM30 和组 2 的 Bt BoV WM40 的基因组全长序列。缺少 5′端的 Bt BoV XM30 和 Bt BoV WM40 全长分别为 4832 nt 和 4995 nt，包括 4 个 ORF：NS1、NP1、VP1 和 VP2。将 NS1 的氨基酸序列与其他参考序列共同构建系统进化树。多重比对显示，Bt BoV XM30 和 Bt BoV WM40 氨基酸同源性为 76%；与其他博卡病毒的氨基酸同源性为 35% ~54%（与犬博卡病毒 HK882U 同源性为 54%，与鼠耳蝠博卡病毒同源性为 40%），核苷酸同源性为 44% ~56%；利用 VP1 做比对，结果相同。

4. 腺病毒(Adenovirus)

腺病毒科(Adenoviridae)成员的宿主范围很广泛,可感染哺乳动物、鸟类、两栖类、爬行类以及鱼类等,并能造成各种疾病。本研究中,仅 WO 组的一条序列与哺乳动物腺病毒属(Mastadenovirus)一致。利用 PCR 扩增哺乳动物腺病毒的 Hexon 基因部分片段,来检测蝙蝠肺脏和肠道样品,确定一份马铁菊头蝠(*Rhinolophus ferrumequinum*)肠道样品阳性,将其命名为 WOR1。进一步测序和系统进化分析显示,此株蝙蝠腺病毒与现有哺乳动物腺病毒的氨基酸同源性为 40% ~55%,与中国天津 TJM 株蝙蝠腺病毒和德国 PPV1 株蝙蝠腺病毒 2 的氨基酸同源性分别为 55% 和 53%。这表明,WOR1 为一株新的哺乳动物腺病毒。

5. 圆环病毒(Circovirus,CV)

CV 基因组为环状,长 1700 ~ 2000 nt,编码一个复制相关蛋白(Rep),反向编码衣壳蛋白(Cap)。CV 于 2010 年在美国蝙蝠样品中首次发现。本研究中,Solexa 结果显示,仅 XO 组包含 CV 序列,经 PCR 检出 XO 组马铁菊头蝠肠道样品中 CV 阳性率为 7% (6/92)。利用反向 PCR 扩增 BtCV XOR1 和 BtCV XOR7 这两株病毒的序列全长。测序显示,XOR1 和 XOR7 的基因序列长度分别为 1862 nt 和 1798 nt,包含方向相反的两个 ORF。与其他 CV 基因组一样,这两株蝙蝠 CV 的两个 ORF 之间存在一个茎环结构,九聚物基序为 TAGTATTAC。然而,在 BtCV XOR1 的第 1862 至 26 个核苷酸之间有 3 个串联的 CGGCACA 结构,该结构是病毒核酸滚环复制时结合复制酶的位置,与猪圆环病毒 -1 和猪圆环病毒 -2(PCV -1 和 PCV -2)具有很高的相似度。BtCV XOR7 的串联结构稍短,为 CGGCAG 六聚体结构。基于 Rep 氨基酸的系统进化分析和多重比对显示,这两株蝙蝠圆环病毒氨基酸同源性为 44%,表明它们属于不同种群。与 XOR1 和 XOR7 同源性最高的分别是 2012 年分离到的纽约犬圆环病毒 NY412 株(44%)和 PCV -1(70%)。

6. 嗜肝 DNA 病毒(Hepadnavirus)

嗜肝 DNA 病毒科(Hepadnaviridae)成员为环状部分双链基因组,包含两个属:正嗜肝 DNA 病毒属(Orthohepadnavirus)和禽嗜肝 DNA 病毒属(Avihepadnavirus);前者能够感染多种哺乳动物,包括人类、北美土拨鼠和地松鼠。本研究中,病毒宏基因组学测序得到 4 个组共有 10 000 多条嗜肝 DNA 病毒相关序列,与土拨鼠肝炎病毒(WHV)和乙肝病毒(HBV)核苷酸同源性低于 70%。PCR 扩增其 S 基因 432 bp 的片段,比对发现它们之间核苷酸同源性大于 97%,同 WHV 和 HBV 的核苷酸同源性分别为 77% 和 74%,表明本研究中的蝙蝠嗜肝病毒可能是一种新的正嗜肝 DNA 病毒。

四、讨论

蝙蝠是多种病毒的自然宿主,在病原生态学上具有重要意义。截止到2006年,传统的病毒学方法已在全球范围内发现60多种蝙蝠病毒。随着基于第二代测序技术的宏基因组学的诞生,新蝙蝠病毒的发现频率激增,到目前为止,所发现的蝙蝠病毒已超过130种,在短短几年间,发现的蝙蝠病毒超过60种,堪比以前几十年的工作[2]。本研究应用宏基因组学技术研究缅甸蝙蝠病毒,发现缅甸蝙蝠携带病毒有脊椎动物、昆虫、植物和细菌病毒,共24个科。序列比对发现了多种蝙蝠携带的新病毒,进一步扩大了蝙蝠群体中病毒的组成,同时也发现了大量的新蝙蝠病毒。

本研究中,45%的病毒序列注释到脊椎动物病毒,28%的病毒序列注释到昆虫病毒,27%的病毒序列注释到噬菌体,而先前的病毒宏基因组学研究中注释到脊椎动物病毒的病毒序列不到10%。另外,在检出的24个病毒科里,哺乳动物病毒占54%(13个科),较之前的病毒宏基因组学研究报道中比例更高。这些不同点可能归因于我们使用的样品包含了蝙蝠的多种组织器官及肠道内容物,而之前研究的样品仅仅是粪便或鼻咽拭子。哺乳动物病毒的复制要在宿主细胞内进行,有的通过粪便或口鼻排出到外界环境中。此外,有些病毒的排出是间歇性的,故从排泄物或分泌物中得到的病毒组并不能代表宿主体内携带的全部病毒。因此,混合的组织样品更可能提供完整的病毒组资料。如嗜肝DNA病毒是严格的血液病毒,通常不会通过粪口途径排出,这可能是先前的宏基因组学研究未在蝙蝠体内检出嗜肝病毒科成员的原因。本研究中嗜肝DNA病毒可能来自蝙蝠肝脏。嗜肝DNA病毒在哺乳动物病毒序列所占的比例最大,表明蝙蝠是其潜在宿主。

缅甸拥有丰富多样的蝙蝠物种,并与中国云南省共有一条很长分界线,本研究为缅甸蝙蝠病毒组学的研究提供了初步的数据。吴涛县的蝙蝠样品检出23个科的病毒,无圆环病毒科;昔董坝县的蝙蝠样品检出17个科的病毒,显示出这两县病毒组的多样性且存在差异。PCR和RT-PCR检测结果显示,亚洲长翼蝠(*Miniopterus fuliginosus*)和马铁菊头蝠(*Rhinolophus ferrumequinum*)样品能够检出上述6种病毒。这两种蝙蝠携带病毒亦有区别:亚洲长翼蝠携带星状病毒、软化病毒、嗜肝DNA病毒和博卡病毒,而马铁菊头蝠携带星状病毒、圆环病毒、腺病毒和腺联病毒,表明两种蝙蝠都存在病毒共感染现象。另外,即使是同一种蝙蝠,采集自不同地区的病毒组成也相异。如采集自昔董坝县的亚洲长翼蝠携带星状病毒,而吴涛县的则无;昔董坝县的马铁菊头蝠仅携带圆环病毒,而吴涛县的携带星状病毒、腺病毒和腺联病毒。这些数据显示,蝙蝠病毒组随着蝙蝠物种和地理分布的不同而不同,可看出蝙蝠群体的病毒组成复杂。

此次缅甸蝙蝠样品中检出的星状病毒、腺联病毒、腺病毒和圆环病毒序列在北美和中国蝙蝠病毒组中同样检测到,表明它们是不同地区蝙蝠的共有病毒。如中国的菊头蝠属 3 个种(菲菊头蝠、大菊头蝠、马铁菊头蝠)被发现携带圆环病毒,同本研究结果一致。另外,中国的折翼蝠和中华菊头蝠被发现携带星状病毒,而在本研究中缅甸的亚洲长翼蝠和马铁菊头蝠中同样检测到。

本研究的病毒宏基因组学处理所用的样品包含从胃到肛门的整个消化道及其内容物,因此也能发现昆虫病毒,这反映出蝙蝠的食谱。研究发现,感染茶尺蠖和榕透翅毒蛾的软化病毒只在 XM 组和 WM 组的亚洲长翼蝠中发现,表明此蝙蝠经常以这些昆虫为食。同时因为蝙蝠捕食的昆虫以植物为食,因此植物病毒也在本研究中被发现,这也反映了自然界的食物链,并且植物病毒也曾在北美和中国的蝙蝠粪便中被检测到。

嗜肝 DNA 病毒科成员的宿主谱较窄,能够感染啮齿类、灵长类和鸟类,但从未报道在蝙蝠中检出过。本次数据分析显示,嗜肝 DNA 病毒相关序列是第二大类,并与鼠肝炎病毒(WHV)和乙肝病毒(HBV)有遗传相似性。S 基因部分片段的 PCR 扩增和测序显示,蝙蝠肝炎病毒与鼠肝炎病毒(WHV)和乙肝病毒(HBV)的同源性低于 80%,暗示其为一种新的正嗜肝 DNA 病毒科病毒。圆环病毒科有圆环病毒属(*Circovirus*)和圆圈病毒属(*Gyrovirus*)两个属,宿主范围广泛。圆环病毒是重要的猪病病原体,对养猪业有很大影响,也能导致禽类的免疫抑制和生长阻滞。北美蝙蝠粪便的病毒宏基因组分析首次在蝙蝠体内发现圆环病毒。此后,蝙蝠体内经常检出圆环病毒,并有很大的遗传多样性。本次检出的 BtCV XOR1 与已知圆环病毒序列的氨基酸同源性低于 60%,依据 ICTV 圆环病毒新种判定标准,可将其认定为一种新的圆环病毒。

博卡病毒属(*Bocavirus*)仅有两个种,种间序列同源性为 43%。动物博卡病毒能够导致呼吸系统、胃肠道和生殖系统疾病。人类博卡病毒首次报道于 2005 年的瑞典,随后 2006 年在中国也有报道,并与呼吸道感染和胃肠道疾病有关。2012 年,Wu 等首次报道博卡病毒在鼠耳蝠中出现。本研究将博卡病毒的存在范围扩大到了缅甸的亚洲长翼蝠。序列分析发现,缅甸分离株与犬细小病毒的氨基酸同源性最高(53%),与鼠耳蝠博卡病毒氨基酸同源性仅为 43%,全基因组比对得到相同的结果。依据 ICTV 判定标准,Bt BoV XM30 和 WM40 可定义为博卡病毒属的新种。星状病毒科包括禽类星状病毒属(*Avastrovirus*)和哺乳动物星状病毒属(*Mamastrovirus*),是很重要的病原体,通常导致人类和许多动物(包括家畜、家禽、宠物、被毛动物和海洋生物)的急性胃肠炎。蝙蝠星状病毒首次报道于 2008 年,并且在 2009 年版的 ICTV 分类报告中,哺乳动物星状病毒包括 6

个种,然而两年后的 2011 年版报告,哺乳动物星状病毒扩大到了 19 种,其中 7 种与蝙蝠有关,这说明蝙蝠病毒发现之快,同时蝙蝠携带的病毒具有复杂的多样性。本研究发现了更多新的蝙蝠星状病毒,与现有的 19 种星状病毒皆不同,可能为哺乳动物星状病毒属的新种。

本研究利用基于 Solexa 测序技术的病毒宏基因组学分析蝙蝠组织样品,并辅以 PCR 验证,获得的缅甸蝙蝠病毒组包含多种新的哺乳动物病毒。比较发现,蝙蝠的病毒组随地理位置和蝙蝠种类的不同而不同。未来对更多地区的更多蝙蝠种类的病毒组研究必将加深我们对蝙蝠病毒生态多样性的了解。然而,尽管越来越多的新蝙蝠病毒被发现,但其对人和其他动物的致病性尚不明确,还需要做大量的研究。

参考文献

[1] He B, et al. The advances and applications of viral metagenomics. Acta Vet et Zoo Sin, 2012, 43:1865 - 1870.

[2] Luis A D, et al. A comparison of bats and rodents as reservoirs of zoonotic viruses: are bats special? Proc Biol Sci, 2013, 280:2012 - 2753.

浅谈野生动物源人兽共患病的特点及其防控

解林红，徐　钰，耿海东，高　薇

国家林业局野生动物疫源疫病监测总站，辽宁沈阳

摘要：野生动物是人兽共患病的重要宿主和传播媒介，如何做好野生动物源人兽共患病的防控，关系到公共卫生安全和畜牧业发展，本文简要对野生动物源人兽共患病的特点进行了分析，概述了野生动物源人兽共患病对经济社会的影响，并分析总结了野生动物源人兽共患病防控工作的现状及存在的问题，最后就如何更好地发挥林业部门在野生动物源人兽共患病防控工作中的作用提出了建议和对策。

关键词：野生动物源；人兽共患病；防控

一、引言

人兽共患病是指在脊椎动物与人类之间自然传播的、由共同的病原体引起的、流行病学上又有关联的一类疾病。据统计，在已知的1415种人类疾病的病原体中，细菌和立克次体538种、真菌307种、蠕虫287种、病毒和朊蛋白217种、原生动物66种，其中61%属于人兽共患病，有60%人类疫病源于动物，并且在175种被认为是“新发”疾病中，有132种是人兽共患病[1]。在畜禽身上发现的病原体中，77%与其他宿主物种共有[2]，这些疫病不仅可以直接或间接传播给人和畜禽，而且可反向传播，实现在野生动物、畜禽、人类间的跨界传播，甚至循环传播和扩散蔓延。

二、野生动物源人兽共患病的特点

（一）种类繁多

我国是世界上野生动物资源最为丰富的国家之一，约有兽类607种、鸟类1371种、爬行类412种、两栖类295种，这些野生动物由于各自的生活习性不同，生存环境多样，也携带着复杂多样的病原体，成为天然的“病原库”，如翼手类动物是尼帕、重度急性呼吸系统综合征（SARS）等病毒的主要携带者，啮齿类动物携带鼠疫杆菌，雁鸭类动物体内广泛存在禽流感病毒等。Jones等分析了1940 -

2004 年全球 335 例新发感染性疾病,发现 60.3% 是由人兽共患病病原造成,其中 71.8% 的病原来自野生动物[3],如亨德拉、尼帕、西尼罗河热、疯牛病、猴痘、高致病性禽流感和 SARS 等。

(二) 传播途径广

野生动物源人兽共患病的传播扩散与野生动物的活动有密切的关系,病原体可随野生动物的粪便、分泌物、尸体以及活动范围内的水源、食源、寄生虫等载体传播扩散。1998 - 1999 年马来西亚暴发的尼帕病毒脑炎,就是由于尼帕病毒随其主要宿主——蝙蝠的排泄物和呼吸道分泌物污染了果园和猪圈,并最终由猪传染给了人类,此次疫情致使 265 名养猪工人发病,105 人死亡,116 万头猪被捕杀[4];部分节肢动物通过吸取野生动物血液,使病原体随宿主的血液进入节肢动物,病原体在节肢动物体内进行繁殖,然后再通过节肢动物的唾液、呕吐物或粪便进入家畜家禽、人等易感机体,引发新的疫情发生。

此外,野生动物所具有的迁徙习性,被认为是造成部分疫病在全球暴发的主要原因,特别是候鸟的迁飞。全球 8 条候鸟迁徙通道几乎覆盖了除南极洲以外的六大洲所有国家,候鸟的迁飞距离有长有短,最远可达上万公里,中途会在湖泊、湿地、滩涂等地停歇数次,远距离的迁徙使病原体大范围地传播、暴发,致使野生动物源人兽共患病更加难于控制。如西尼罗河出血热是原发于非洲的疾病,鸟类是其重要的储存宿主,由于鸟类的大规模迁徙,将该病毒带至世界各地,1999 年美国就发生了西尼罗河出血热的小范围暴发[5]。

随着野生动物相关产业的迅速发展,野生动物展演、经营利用等人为活动也成为野生动物源人兽共患病传播扩散的主要途径。其中,未通过正式检疫的非法贸易,更是促进了野生动物源人兽共患病的传播扩散。1994 年,比利时安特卫普数名海关人员因接触一名印度船员非法携带的鹦鹉而感染鹦鹉热发病。与之类似,H5N1 亚型高致病性禽流感病毒也在试图走私到欧洲的猎鹰中被发现,幸运的是未造成疫情发生。

(三) 疫病病原体变异速率快

病原微生物为了生存会不断变异,会随着环境的改变而出现新的宿主,以前人们认为缓慢进化是发生新病原体的主要原因,现在发现病原体可以在短时间内发生大片段基因的获得或缺失的“飞跃”式突变,这种机制可以在短时间内产生许多新的突变株,还可以通过基因突变由弱毒株变为强毒株。如 SARS 病毒就是冠状病毒的变种,有较强的致病力,病毒从流行之初就开始发生变异,从果子狸体内分离到的病毒,同早期感染病例中分离到的病毒是一致的,但与后期病人中分离到的病毒有29个核苷酸不一致[6]。对于目前严重威胁人类健康的禽流感,专家通过研究发现,禽流感病毒常发生变异和基因重组,其过程可能是水禽类把自身携带的甲型流感病毒传播给鸡、马、猪等,而猪又被认为是各种流感病毒的混合器,不同的流感病毒的基因在猪体内进行重组,然后以新的病毒感染人类。

(四) 受外界环境影响大

全球经济的快速发展加速了人类对自然的掠夺速度,也促使更大规模的野生动物源人兽共患病发生,乱捕乱猎野生动物,导致一些过去只在动物之间传播的疫病在人群中间发生流行,日本就发生了因为食用未煮熟的鹿肉和野猪肉而感染戊型肝炎病毒的事件;盲目砍伐森林,开垦荒地,使人类更加频繁地接触野生动物,致使一些致病微生物从动物身上传到人群中成为可能。研究发现采伐森林、开荒造田、开辟定居点、采矿等活动,造成了亚马逊流域吸血蝙蝠传播和扩散狂犬病,在2004年,有46人死于吸血蝙蝠传播的狂犬病,其中巴西有22例,哥伦比亚有14例,而同期整个拉美地区只有20个人死于犬传播的狂犬病,同样的情况在2005年再度出现[7]。全球排放CO_2过多所引起的"温室效应"使全球气候变暖,一方面改变了虫媒的地区分布,使亚热带流行的传染病北移,使原本没有亚热带传染病的地区出现了新疫情。另外,降雨、重大气候事件等都将对疾病宿主造成影响,从而影响媒介生物性疾病的发生情况[5]。

三、野生动物源人兽共患病对经济社会的影响

(一) 经济损失

野生动物源人兽共患病带来的经济损失最直接的表现是为防止疫情进一步扩散蔓延而大规模扑杀动物(主要是家畜家禽)和建立监控系统的额外投入,但潜在的破坏力却不容低估,特别是随着疫情的流行蔓延、传播扩散和出现疫情所采取的隔离措施将会使旅游、宾馆、餐饮、交通运输等上下游产业遭受程度不同的打击而酿成连锁反应,出现经济损失。如2005年青海省青海湖暴发候鸟高致病性禽流感疫情期间,仅关停鸟岛景区一项,客流量同比减少12万人(次),直接经济损失770万元,全省旅游收入同比下降了11%。

以高致病性禽流感为例,其对我国经济所造成的影响,主要涉及4大主要行业(家禽养殖业、快餐业、旅游业和服装业)和粮食市场、金融市场及政府支出等。源自野鸟的禽流感疫情对国内蛋鸡市场需求的影响在30%左右,肉鸡市场的影响在40%左右。据联合国粮农组织统计,2003年至2011年期间,因感染禽

流感病毒死亡或被扑杀的家禽超过4亿只,经济损失约200亿美元。2005年,我国因高致病性禽流感发病家禽16.31万只,死亡禽类15.46万只,捕杀家禽2257.12万只,国家财政补偿2亿多元。

(二)公共卫生

近年来,随着人们在传染性疾病溯源方面研究的深入,发现野生动物源疾病与人类的健康有着密切的关系。据世界卫生组织统计,全球150多个国家和地区存在狂犬病,每年有超过5.5万人死于狂犬病。2012年,我国狂犬病累计报告1425例,死亡1361例,位居因传染病死亡人数前列;2002年年底开始的SARS疫情冲击了全球32个国家和地区,发病总人数8422例,死亡916人,全球因此损失590亿美元;20世纪暴发的3次全球性流感,其中50年代末和60年代末暴发的两次流感均源自禽流感,共导致175万人死亡;自2003年年底开始暴发的高致病性禽流感疫情,至今已横扫了包括我国在内的亚洲、非洲和欧洲的几十个国家和地区,目前,共有包括我国在内的15个国家发现了人感染高致病性禽流感病例,共造成634人感染,其中377人死亡;2013年,和野生鸟类密切相关的H7N9亚型禽流感病毒在中国共造成134例人感染确诊病例,其中死亡45人。

(三)自然资源

作为野生动物源人兽共患病的源头和传播媒介,野生动物种群自身也同样受到野生动物源人兽共患病的严重影响,对于许多濒危野生动物来说,野生动物源人兽共患病会加速其灭绝的速度。如美国黄石国家公园的狮子群体由于感染犬瘟热而即将面临绝种,而该病是通过家养犬传染给狮子的;还有现在非洲的野狗正在受源于家养犬狂犬病的侵袭[8]。迄今,已有斑头雁、棕头鸥、渔鸥、普通鸬鹚、赤麻鸭、黑颈鹤、红脚苦恶鸟、灰喜鹊、灰背伯劳等近百种野生鸟类感染高致病性禽流感病毒死亡,联合国粮农组织2010年曾发表新闻公报称,在过去5年中,已有75万只野生鸟类被确认感染H5N1高致病型禽流感,公报还指出,如何对野生鸟类进行“风险管理”是人类的一大挑战。

四、我国野生动物源人兽共患病防控工作现状及存在的问题

2005年,为了深入贯彻落实党中央国务院关于加强动物疫病防控工作的指示精神,切实保护野生动物资源,国家林业局依托国家林业局森林病虫害防治总站成立了国家林业局野生动物疫源疫病监测总站,正式启动了以野生鸟类高致病性禽流感为主的野生动物疫源疫病监测防控工作。目前已经在野生鸟类等野生动物迁徙通道、集中分布区等区域,建成了由350处国家级、768处省级和一大

批市县级监测站组成的野生动物疫源疫病监测站网络，组建了一支多元化、专兼结合、总数约 15 000 人的监测防控工作队伍，通过多层次、多渠道、多形式的科普宣传教育活动，引导社会积极参与，提高了公众自我防范野生动物疫病的意识和能力以及主动报告野生动物异常情况的自觉性。作为新时期林业部门的重要职能和工作任务，几年来，各级林业部门按照党中央、国务院的部署，高度重视，积极行动，克服困难，创造条件，扎实推进监测防控，及时发现和上报野生动物异常情况，妥善处置突发事件，有效防止了疫情的扩散和蔓延，在保护野生动物资源、维护公共卫生安全、保障生态文明建设、促进经济社会发展方面做出了应有的贡献，切实发挥了前沿哨卡地位和屏障作用。

虽然我国在应对野生动物源人兽共患病方面已经取得了一些成绩，但是由于工作起步晚，基础薄弱，加之野生动物大多分布于人烟稀少、偏远落后、经济欠发达地区，防控能力非常有限，在实践中也暴露出了一些显著的问题。

（一）缺乏完善科学的监测预警体系和管理制度

欧美等一些发达国家已建立了较为完善的野生动物疫源疫病监测预警技术体系、管理体系和相关制度，收集了大量野生动物病原体样本，积累了丰富的研究资料。一旦野生动物野外种群出现异常病症，有关监测取样站点将立即进行标准化取样、送检，其技术依托机构可在较短时间内将样本与储备的各种病原体样本进行比较分析，确定疫病的病原体种类并提出其传播特点、途径和趋势，使预警机构能够及时向受威胁范围内的公众发出预警信息，并协助动物防疫、卫生机构及时将疫情消除在最小范围内。但我国在这方面几乎是空白，目前，普遍开展的是事后被动监测，主动预警工作刚刚起步，距离国家防灾减灾的目标还有很大的差距。

（二）基础条件差，投入和能力不足

我国已经依托林业系统的部分自然保护区、野生动植物资源管护、森林病虫害防治、鸟类环志等林业机构，初步建立了野生动物疫源疫病监测体系，但由于监测工作技术要求高，实施单位人员编制有限，特别是专业技术人员比较匮乏，尚需补充和调整。同时，国家在监测基础设施方面的资金投入则刚刚开始，需要大量必备的专业仪器、人员防护、交通、通讯等设施设备，开展相应的监测预警工作存在很大的困难和挑战。野生动物疫源疫病监测防控工作开展 9 年来，各级政府对监测防控工作的投入严重不足，其运行经费和突发疫情应急处置、防控经费普遍未纳入地方财政预算，无法吸引专职监测人员、专业技术人才来从事监测防控工作，基层工作积极性受到较大影响。

（三）研究工作滞后，检测能力低下

目前，我国尚未对野生动物疫源疫病进行过全面系统的研究，野生动物疫源疫病现有的研究资料十分零散，基础资料和相关信息积累有限，有限的研究也仅局限于大熊猫、朱鹮、扬子鳄、梅花鹿等部分重点保护野生动物物种，农业、卫生等部门在这一领域的研究也仅局限于某些对家禽家畜或人危害较大的特定人兽共患病，且仅停留在对疾病本身的研究上，而与野生动物的结合也是空白。可以说，学术界对野生动物疫病的基础研究严重滞后，人兽共患病研究缺乏与野生动物生物学、生态学的有机结合，缺乏对野生动物活动规律及其携带疫病向禽畜和人传播机理的研究，而对野生环境中低带毒样品的快速高效检测诊断技术等应用研究进展缓慢，重点野生动物疫病本底不清，在很大程度上制约了对突发疫情的快速响应和有效防控。

同时，通过 2013 年的人感染 H7N9 禽流感疫情防控实践，暴露出林业系统没有高级别生物安全实验室的弊端，在发生突发重大公共卫生事件时，卫生、农业等相关部门的实验室已经承担了本系统的大量检测任务时，无法兼顾其他部门大批量快速检测的工作需求，这就造成了林业部门溯源排查举步维艰、进度缓慢的被动局面。

（四）相关的法律法规有待完善

现行的《中华人民共和国动物防疫法》《中华人民共和国传染病防治法》《中华人民共和国野生动物保护法》等法律法规对野生动物野外种群疫源疫病灾害的监测预警均未作出明确规定，急需修订完善。《重大动物疫情应急条例》虽然明确了县级以上人民政府林业主管部门和兽医主管部门按职责分工，加强对野生动物疫源疫病的监测，但在具体职能上还需要出台专门的规章进一步细化和明确。

五、建议和对策

人兽共患病，需要“人兽共防治”，林业部门作为野生动物保护管理的主管部门，更应该走在野生动物源人兽共患病防控工作的最前沿，与农业、卫生等政府部门，以及科研机构、医学院校等多方面协同配合，充分整合资源，全力协同攻关，才能有效扼制来自野生动物源人兽共患病的进攻。一方面要进一步完善全国陆生野生动物疫源疫病监测防控体系，加密站点布局，点面结合，提高监测覆盖率；要加强系统自主检测能力建设，通过改扩建和能力提升，建设生物安全三级实验室，以及野生动物疫病检测中心、流行病学调查中心和初检实验室，提升

林业部门应对突发事件大批量检测和溯源排查能力;要完善运行保障机制,引导地方加大对野生动物疫源疫病监测防控工作投入力度,理顺监测防控运行和应急保障经费分级投入渠道,为各地破解制约野生动物疫源疫病监测防控能力快速提升的瓶颈因素提供支持。另一方面要加大野生动物疫源疫病监测防控基础研究的支持力度,重点针对重大陆生野生动物疫病溯源调查、实验室诊断标准、候鸟迁徙规律与野生动物源人兽共患病传播机理等方面,设立科技支撑项目,进行攻关,为维护国家公共卫生安全水平,提高防范生物威胁能力,从源头上控制人兽共患病做好技术储备和支撑。

参考文献

[1] 夏咸柱.实验动物与人兽共患病.兽医导刊,2011,11:15－16.

[2] 安瑞,等.野生偶蹄动物主要疫源疫病的发生与防控.新疆畜牧业,2013,8:12－16.

[3] Jones K E,et al. Global trends in emerging infectious diseases. Nature,2008,451(7181):990－993.

[4] 谢金文,等.尼帕病毒结构蛋白研究进展.中国人兽共患病学报,2008,24(11):1077－1079.

[5] 陆生野生动物疫源疫病监测.辽宁:辽宁科学技术出版社,2007.

[6] 张衡.SARS－CoV 自然宿主研究进展.国际病毒学杂志,2006,13(3):75－78.

[7] 金宁一.野生动物与新发人兽共患病.兽医导刊,2007,10:21－24.

[8] 夏咸柱.野生动物疫病与公共卫生.中国自然医学杂志,2007,9(1):72－77.

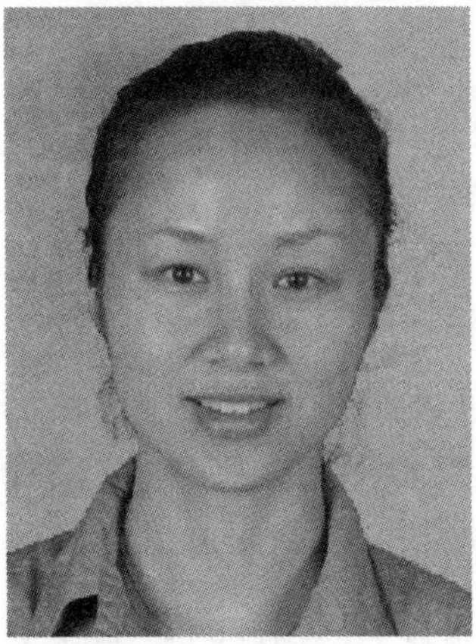

解林红 工程师,1983 年生于河南洛阳,2008 年硕士研究生毕业于西北农林科技大学预防兽医学专业,同年到国家林业局野生动物疫源疫病监测总站工作至今,主要从事陆生野生动物疫源疫病监测与防控工作。先后在《四川动物》《野生动物》等杂志公开发表学术论文 3 篇,并参与编写了《野生动物疫病学》《陆生野生动物疫源疫病监测》等行业相关领域专著和培训教材。

强化兽医作用 筑牢人兽共患病防火墙

张存帅[1]，张爱军[2]

1 中国兽医药品监察所，北京

2 北京老年医院，北京

摘要：本文从人类健康、公共卫生安全和生物恐怖三个方面阐述了当前人兽共患病的主要危害，并从疫病流行特点、部门协作、防控体系和人医兽医联动等方面分析了人兽共患病防控面临的突出问题。在此基础上，针对突出兽医在人兽共患病防控中的地位与作用、树立"人病兽防"理念、构筑防火墙提出了建立人兽共患病防控专门机构、建立人兽共患病技术支撑体系和强化人兽共患病国际合作与资源共享三个方面的对策与建议。

一、引言

2013年年初，在我国部分地区发生的H7N9禽流感疫情再次敲响了人兽共患病的警钟。自从地球出现人类以来，疾病对人的影响从未间断。特别是人兽共患病已经成为养殖业发展、人类健康的最大威胁。重新认识人兽共患病的危害，客观分析面临的问题，对有效整合资源、科学决策、切实提升防控能力与水平具有十分重要的意义。

二、主要危害

（一）严重威胁人类健康

人兽共患病可突破种间屏障，在脊椎动物与人类之间自然传播和感染，既危害动物健康造成养殖业重大经济损失，又严重威胁人的生命。目前，全球有记载的动物传染病已超过300种，其中人兽共患病有近250种，严重危害公共卫生的有约90种，曾经给人类带来沉痛灾难和巨大损失的超过50种[1]。据记载，全球暴发死亡超过10万人的人兽共患病40多次，死亡超过100万人的人兽共患病10多次，死亡超过1000万人的人兽共患病5次。其中仅禽流感曾导致全球8000万人死亡。目前除天花已在全球消灭外，其他人兽共患病仍在一定程度发生与流行[2]。

从疯牛病到狂犬病、从重度急性呼吸系统综合征(SARS)到禽流感,全球近10年出现的新发传染病中,75%是人兽共患病[3]。可以说,人兽共患病是当前威胁人类健康的最大杀手。

(二)严重威胁公共卫生安全

许多人兽共患病是人与动物的烈性传染病,既可通过同源性链在动物与动物或人与人之间传播,又可通过异源性链在动物与人或人与动物之间流行。如鼠疫、天花、霍乱,伤寒等烈性传染病在人类历史上曾多次暴发世界大流行,给人类带来巨大灾难的同时引发的公共卫生问题倍受关注。在我国近年来死灰复燃的结核病、布鲁氏菌病、狂犬病、SARS、高致病性禽流感、猪链球菌病和2013年的H7N9禽流感等人兽共患病曾一度引起社会恐慌,动物在人兽共患病中扮演的角色已经引起社会各界、各国政府的高度关注。人们对人兽共患病的认识不仅局限于疫病本身,而更重要的是其对社会、国家的影响。人兽共患病防控的公共卫生意义已经成为世界各国开展协作公关的基础,以应对人兽共患病突发公共卫生事件为重点的国际组织与社会团体正在形成。

(三)存在生物恐怖隐患

许多人兽共患病是危害人类生命安全的烈性传染病,其病原可以用来制备生物武器。这一点已经被第一次世界大战和第二次世界大战所证实。战争中使用生物武器引发的生物安全问题令人深思,使我们对人兽共患病病原的管理有了新认识。2001年美国发生炭疽邮包袭击事件,先后有十几人被感染,并有死亡病例。后来澳大利亚和德国又相继发现“细菌邮件”,给人类造成了极大的恐慌。当今社会恐怖活动多发、频发,恐怖分子有可能利用某些人兽共患病病原及其致病因子制造恐怖活动,也可能通过现代生物技术改造重组新的人兽共患病病原提高杀伤力、攻击力,这种情况一旦发生后果不堪设想。

三、面临的问题

我国虽然积累了大量人兽共患病防控经验,也具有一定应对人兽共患病突发公共卫生事件的能力,但与实际防控需要相比,人兽共患病研究与防控技术储备依然不足。突出表现在疫病发生时存在头痛医头、脚痛医脚的现象,兽医在防控中的应有地位缺失、作用没有受到重视,造成追踪溯源难。我国2003年发生的SARS和最近暴发的H7N9禽流感,虽然最终确定病原均与动物有关,但病原在动物体内的分布状况、遗传感染特性及其对环境和人的影响等基础数据匮乏,源于动物的病原检测数据明显滞后。

(一) 疫情频发多发

人兽共患病病原长期进化、变异导致其宿主范围进一步扩大,突破种间屏障,导致疫病频发多发。人类进入 20 世纪以来,由于耐药菌株和变异毒株的出现,生态环境的改变、全球气候的变化、人口频繁的流动、食品生产工业化、动物与动物产品市场流动加快等,助长了人兽共患病的发生与传播。过去已经被控制的某些人兽共患病如鼠疫、结核病、狂犬病、霍乱、布鲁氏菌病、乙型脑炎、登革热、恙虫病、血吸虫病、弓形虫病和棘球蚴等死灰复燃,而且大有流行扩大趋势。目前人兽共患病流行的总趋势是旧病未除、新病异军突起,由病原单一宿主感染变为多宿主跨种感染,由大规模的局部地区暴发逐步发展到跨境、跨洲际传播,由疫区相对固定逐步发展为疫区多变的跳跃性疫区发展,流行病学规律更加复杂化。

(二) 控制消灭难度大

大多数人兽共患病是自然疫源性疾病,目前发生的自然疫源性疾病有 95 种,其中自然疫源性病毒病 59 种,细菌病 9 种,立克次体病和衣原体病 7 种,螺旋体病 3 种,寄生虫病 17 种。原有的自然疫源性疾病仍然存在,新的自然疫源性疾病又不断出现,如埃博拉出血热、SARS、禽流感、肾综合征出血热,尼帕病毒病等,对人类和动物构成了新的威胁。就肾综合征出血热而言,在我国已导致 150 万人发病,15 万人死亡。由于自然疫源性疾病具有明显的区域性或季节性,受自然因素的影响很大,并与人类的经济活动密切相关,加之这些疾病分布很广,储存宿主众多,多数呈隐性感染,因此,控制与消灭难度大。

(三) 部门协作乏力

虽然我国各有关部委均针对已经发生和可能发生的人兽共患病制定了防控预案,并在实际应对人兽共患病工作中发挥了积极作用。但是,由于缺乏国家层面的专门机构负责组织协调不同部门的人兽共患病防控与管理工作,部门之间在人兽共患病防控方面缺乏有效沟通、协调机制不畅、协同应对能力有限。突出表现为人兽共患病防控条块分割、多头管理,工作的整体性、协调性和系统性差。一方面因重复研究造成人力财力的浪费,另一方面研究成果尚未实现共享。在人兽共患病流行到来时,难以汇集各方力量、充分利用各种资源形成部门合力。

(四) 防控体系不完善

信息系统、预警系统是人兽共患病防控体系的重要内容,是及时发布疫情信息、稳定社会、消除公众恐慌的重要保障。当前我国不仅信息系统、预警系统不完善,而且某些人兽共患病尚属空白。虽然原国家卫生部和农业部已经建立了人兽共患病联席会议制度,但涉及疫病种类较少,与当前应对人兽共患病突发事件要求相比存在很大差距。防控体系事关人兽共患病防控的及时性、科学性和有效性,体系不完善不仅直接影响防控效果,而且难以真正解决人兽共患病防控方面的管理、资金投入、科学研究和组织实施等问题。

(五)人医和兽医研究缺乏联动

人兽共患病预防和管理涉及人和动物两个主体。开展相关工作不能只靠某个部门,也不能靠各部门独立完成。因为人医不了解动物疾病的防控情况,兽医也无法涉足人的传染病防控。因此,人医和兽医只有相互依赖、彼此促进、相互补充才能形成人兽共患病防控合力。目前人医和兽医仍处于割裂状态,未能在病原生态与流行病学、遗传与变异、跨种感染、基因组与蛋白组学、生物信息学与感染免疫等方面开展攻关协作,影响研究数据的系统性和整体性。一旦疫病暴发难以有效应对,面对责任相互推诿。

四、对策与建议

人兽共患病主要源于动物,从防控角度讲,必须调整策略,把从源头治理和强化兽医的地位与作用的思想贯穿人兽共患病防控始终,树立"人病兽防"的人兽共患病防控理念。注重关口前移,突出动物防疫在人兽共患病防控中的防火墙作用。这是科学应对人兽共患病的前提基础。

(一)建立人兽共患病防控专门机构

人兽共患病防控除需要人医和兽医外,公安、工商、商检等部门的参与也是必不可少的。这样一个涉及多部门参与,对人类健康、社会稳定、国际贸易和国家形象影响较大的领域,特别需要国家成立专门机构,建立国家多部门高效联动的人兽共患病防控决策机制。在重视动物防护屏障防火墙作用的前提下,使卫生、农业、检疫、林业、商业、质检、科技、公安等有关部门,形成全方位、多角度的联合防控管理体制,指挥应对人兽共患病防控日常工作和突发事件。

(二)建立人兽共患病技术支撑体系

国外先进经验证明,充足的技术储备、有效的疫情监测、快速处置疫情与及时发布信息是科学应对人兽共患病的前提。我国在人兽共患病防控中,应注重支撑体系建设。

一是建立一体化科学研究体系。我国人医和兽医在人兽共患病防控研究中投入了大量人力和物力，也取得了一些成绩并在疫病防控中发挥了作用，但由于受重人医轻兽医思想的影响，兽医领域人兽共患病方面的研究投入相对较少，人医与兽医又缺乏有效合作，造成动物基础研究数据不足，人兽共患病难以从疫病源头动物着手。构建一体化研究体系，就是要强化兽医的作用，以动物为研究对象，通过疫病在动物领域中的病原学、流行病学研究，建立有效监测和防治方法与手段，开发有效防控产品。从"人病兽防"理念出发，筑牢疫病动物防护屏障，发挥防火墙作用[4]。

二是建立一体化疫情监测体系。现代公共卫生体系要求国家必须具有应对各种人兽共患病的监测能力，而这种能力必须建立在人医与兽医同等参与协调一致的基础之上。建立以动物疫情监测为重要内容的一体化疫情监测体系，将有利于实现人医和兽医在病原学、流行病学和疫情调查等信息数据的互补与共享，便于国家全面汇总、分析、整理和发布重要人兽共患病信息，及时预测预警。这样既能防止工作出现漏洞，又能避免重复建设，造成人、财、物的浪费。

三是建立一体化快速反应体系。重要的人兽共患病社会影响大、公众关注度高，建立由人医专家、兽医专家、政府官员、新闻工作者组成的能够及时诊断、收集、分析、处理和发布疫情的快速反应体系，将有利于科学处置突发疫情，有效应对生物恐怖事件。

（三）强化人兽共患病国际合作与资源共享

随着世界经济一体化和国际贸易全球化进程加快，原来仅在某一地区流行的疫病其流行区域明显扩大，而且疫情扩散的速度显著加快。目前人兽共患病不再是影响一个国家或地区的问题，也不能依靠一个国家或地区独立解决，已经成为全球性公共卫生问题。"同一个地球，同一个健康"需要世界各国通力合作共同面对来自人兽共患病的威胁。当前人兽共患病防控中国离不开世界，世界需要中国。作为一个负责任的大国，中国应该借鉴世界各国的先进经验，主动搭建与各国政府、国际组织广泛开展人兽共患病领域的交流与合作平台；突出兽医的地位与作用，拓宽协作研究领域，提升联合攻关能力，丰富共享信息资源，携手应对人兽共患病。

参考文献

[1] 潘明兴. 人兽共患病病原对人感染的预防措施. 动物医学进展，2009，30(2)125－128.

[2] 吴佳俊，等. 人医与兽医：构架中国人兽共患病有效防控的桥梁. 疫病监测，2009，24(1)：1－5.

[3]　张国红,等.从禽流感谈重大动物源性传染病的防控.兽医导刊,2011,5:41－43.
[4]　张存帅,等.猪种布氏杆菌 WboA 基因缺失株对绵羊的免疫剂量及免疫程序研究.中国预防兽医学报,2012,34(6):485－488.

张存帅　博士,副研究员。现任中国兽药典委员会办公室主任、全国兽药残留专家委员会办公室主任,中国兽药典第四、五届委员会委员,农业部第五届、第六届兽药评审专家,第三届全国兽药残留专家委员会委员,中国实验动物学会理事及第二届委员会常务委员。主要从事兽用生物制品研究与应用,兽药标准、兽药残留标准管理与制修订工作。主持完成涉及行业规划、兽药监管、重要动物疫病防控、兽药 GMP 管理和兽药及兽药残留标准等方面多个重要文件的起草工作,在农业部发布废止兽药标准目录、汇编出版兽药国家标准、发布兽药非法添加物检验方法和制定兽用处方药清单等工作中发挥了重要作用。参加了中国工程院"动物疫病预防与控制战略咨询研究"项目,并完成了"兽药发展与监管战略研究"子课题。专题报告《我国兽药发展现状、宠物药研发与管理》在交流大会上获奖。发表学术论文 35 篇,参编论著 7 部。

人禽流感的预防控制

郭建华[1]，邓立权[2]，赵庆龙[2]，徐长喜[2]，卢欣荣[2]，栾 博[2]

1 吉林省卫生监测检验中心，吉林长春

2 吉林省疾病预防控制中心，吉林长春

摘要：近年来，人禽流感在世界各地流行，其在禽类及人群中导致的高病死率已给许多国家和地区造成了不同程度的经济损失。为了更好地了解人禽流感的流行特征及防控措施，防止该病毒在全世界引起大规模流行，本文综述了近期最新研究内容，以期为禽流感的防治提供参考依据。

一、引言

禽流感(Avian influenza，AI)是由正黏病毒科流感病毒属A型流感病毒引起的一种禽类感染征或疾病综合征。该病于1878年首次发生于意大利，到目前已经有130多年的历史，流行于世界上许多国家和地区，给养禽业造成了巨大的经济损失[1]。人禽流感(Human avian influenza HAI)是人接触禽流感病毒污染的排泄物或分泌物而感染并出现以呼吸道感染、黏膜充血等症状为主要表现的人禽共患病。1997年，我国香港特别行政区发生H5N1型人禽流感，18人发病，其中6人死亡，如此高的死亡率在世界范围内引起了广泛关注。由于H5N1禽流感病毒可引起禽类100%死亡，是近年对养禽业造成严重危害的病毒性传染病之一，因此国际动物卫生组织将其列为需申报的高致病性禽流感，我国也将其列入一类动物疫病病种名录。考虑到人类对禽流感病毒普遍缺乏免疫力、人类感染H5N1型禽流感病毒后的高病死率以及可能出现的病毒变异等，世界卫生组织(WHO)认为，该疾病已经是对人类存在潜在威胁最大的疾病之一。近年来，人们又先后获得了H9N2、H7N2、H7N3亚型禽流感病毒感染人类的证据，荷兰、越南、泰国、柬埔寨、印尼及我国相继出现了人禽流感病例[2]。2013年3月，在我国又发生了H7N9型禽流感病毒感染人类的病例。

二、禽流感病毒的特点

禽流感病毒(Avian Influenza Virus，AIV)是有包膜的RNA病毒，形态不规整,外观形态为直径 80 ~ 120 nm 的球状或长达数千纳米的丝状,其基因组由 8 条单股负链 RNA 组成,共编码 10 种蛋白质,包括血凝素(Hemagglutinin, HA)、神经氨酸酶(Neuraminidase, NA)、核蛋白(Nucleoprotein,NP)、基质蛋白(Matrix protein, MP)、聚合酶蛋白(PB1、PB2、PA)、非结构蛋白(Nonstructural proteins, NS)和其他蛋白(HE、M2、M3、NB)。AIV 根据病毒核蛋白(NP)和膜蛋白(MS)抗原及其基因特性的不同分为 A、B、C 3 型,而根据外膜血凝素和神经氨酸酶的不同,可分为 15 个 H 亚型(H1 - H15)和 9 个 N 亚型(N1 - N9),它们之间可以相互构成若干血清亚型,亚型之间没有交叉保护作用。AIV 的基因突变率很高,尤其是 HA、NA 基因极易发生点突变。AIV 众多的血清亚型是其遗传变异频繁的有力证据,其机理涉及分子水平的抗原漂移(Antigenic drift)和抗原转移(Antigenic shift)。实验证明,不同亚型病毒同时感染一个细胞时,病毒基因组可发生节段的交换。同时,由于其 RNA 聚合酶缺乏校正功能,复制时容易出现差错,从而导致抗原成分的多样性。

目前,对禽流感病毒感染人类的机制尚不明确,但有一点是明确的,禽流感病毒亚型非常多,在自然界分布广泛,是人类流感病毒的大储存库,至少部分的人类流感病毒来源于禽流感病毒[3]。禽流感导致人类流感大流行目前有两种假说:① 猪作为中间宿主的混合器假说:1998 年 4 月,Markwell 和 Shortridge 首次从哺乳动物(猪)体内分离到 H9N2 亚型流感病毒,经鉴定为禽流感病毒,表明 H9N2 AIV 可以感染猪这一种间传播宿主。经过在这个混合器中的适应或与其他亚型流感病毒杂交后,有可能产生可以在人体内进行良好复制的、新的人流感病毒,从而导致人类流感的大流行。猪的种间障碍较低,存在人流感病毒和禽流感病毒的两种受体,禽流感病毒可以在中间宿主(猪)中与人流感病毒杂交,从而获得人类细胞特异性的受体结合位点,形成适应人类的流感新毒株[4]。② 禽流感病毒直接传播个人:禽流感病毒直接感染人类已是事实。香港 1997 年的流感事件,共有 18 位香港居民感染了 H5N1 亚型流感病毒,其中 6 人死亡。该起疫情的发生成为禽流感病毒直接感染人的标志,打破了人们对禽流感病毒的传统认识模式[5]。

自 1997 年以来,禽流感病毒在没有被证实经过抗原转换获得人类流感病毒基因片段的情况下,已数次被发现能够跨过种属屏障,直接造成人类感染[6]。其可能的机制是禽流感病毒反复传播给人,并在人体内与人流感病毒进行杂交,产生可在人体内有效的病毒;或者是禽流感病毒直接传播给人,在人体内经过一段时间的适应使其受体特异性发生变化,符合人流感病毒的受体要求,进而在人体内大量繁殖。

三、流行病学

传染源主要为患禽流感或携带禽流感病毒的鸡、鸭、鹅等禽类，特别是鸡；野禽在禽流感的自然传播中扮演了重要角色。传播途径一般认为经呼吸道传播，也可通过密切接触感染的家禽分泌物和排泄物、受病毒污染的水等被感染，直接接触病毒毒株也可被感染。目前尚无人与人之间传播的确切证据。一般认为人类对禽流感病毒并不易感。尽管任何年龄均可被感染，但在已发现的感染病例中,13 岁以下儿童所占比例较高，病情较重。高危人群为从事家禽养殖业者、在发病前 1 周内去过家禽饲养、销售及宰杀等场所者以及接触禽流感病毒感染材料的实验室工作人员等。

四、预防

(一) 预防与控制禽间流感疫情的传播与蔓延

对禽类养殖动物进行预防接种，提高禽类动物免疫力；对禽类养殖场所、物品定期进行消毒，杀灭各类致病性微生物，防止禽类动物被感染，并保持禽类养殖场所的通风，必要时安装大功率通风设施保持良好通风；对禽类粪便进行无害化处理，防止动物粪便污染水源、环境和人群等。

(二) 保护高危人群

饲养、捕杀、屠宰、销售禽类动物的人员均为职业暴露人群。职业暴露人员在工作期间做好个人防控，如进入工作场所要穿专用工作服、戴口罩(能够封闭口鼻)、高筒胶靴、长袖橡胶手套等。离开工作场所要将上述防护用品放到专门存放地点，换普通工作服，同时，进出工作场所各环节进行手的清洁与消毒是非常重要和关键的。

(三) 加强疫情监测

在发生禽流感疫情的地区和疫点周围 3 ~ 5 km 范围进行禽流感疫情监测。随着人口流动的不断增加，加强对流动人口，尤其是来自疫点的流动人口的监测,对及时发现疫情、及时采取控制措施，进而对防止疫情的扩散和传播是非常必要的。

接种 A 型流感疫苗

如同其他疾病预防方法一样，大规模疫苗接种是控制流感的最佳对策。迄今为止，仍未研制出供人类使用、能有效预防禽流感的疫苗，但是应提倡接种 A

型流感疫苗。虽然流感疫苗不能预防禽流感，但有助于减少因感染流感病毒而引致的并发症及住院的可能性。虽然对预防 H5N1 病毒无效，但至少可以防止同一个体内出现人流感株和禽流感株的双重感染，并避免基因组合产生新流感病毒的危险。

药物预防

对密切接触者必要时可试用抗流感病毒药物进行预防，流感病毒预防治疗药物有甲型流感病毒 M2 蛋白酶抑制剂金刚烷胺（Amantadine）和金刚乙胺（Rimantadine）。甲型和乙型流感病毒神经氨酸酶（NA）抑制剂扎那米韦（Zanamivir）和奥司米韦（Oseltamivir）。

总之，由于人类的生活与禽的关系越来越密切，人类感染禽流感这种动物源性疾病的概率也会有所上升。通过对禽流感病毒进行更深入的了解，我们才能对症施治，进行更好的预防和治疗，更好抑制抗原漂移、抗原突变以及人与禽的流感病毒基因重组的发生。虽然我们尚未研制出用于人类的禽流感疫苗，但是通过对其基因片段、基因序列的更进一步研究，生命科学研究的进一步扩展，疫苗的研制有望成功，人类对禽流感的控制也会逐步实现。

参考文献

[1] 王陇德. 人感染高致病性禽流感. 北京：人民卫生出版社，2007.

[2] 陈观升，等. 人禽流感研究现状. 河南预防医学杂志，2009，20(3)：229－232.

[3] 吴久鸿，等. 国内外人禽流感预防概论. 解放军药学学报，2009，20(3)：229－232.

[4] Peiris M, et al. Human infection with influenza H9N2. Lancet, 1999, 354: 916.

[5] H5N1 avian influenza: timeline[EB] WHO. http://www. who. int/ent－it y/ csr/ disease/ avian_influenza.

[6] Koopmans M, et al. Transmission of H7N7 avian influenza A virus to human beings during a large outbreak in commercial poultry farms in the Netherlands. Lancet, 2004, 363: 587.

从宏观角度看我国人畜共患病的预防控制问题

崔治中

山东农业大学动物科技学院,山东泰安

一、引言

人畜共患病是指可以在人和动物间相互传播(染)病原的疫病,特别是那些可以从动物传播给人类的疫病。在国务院2012年颁发的我国重大动物疫病防控中长期规划中列出了15个必须重点防控的疫病,包括几个主要的典型人畜共患病,如结核病、布鲁氏菌病、狂犬病、血吸虫病;也包括主要危害畜牧生产但也会感染人的疫病,如沙门氏菌病、高致病性禽流感等;此外,还有一些动物传染病也能感染人甚至造成死亡,如炭疽、猪日本乙型脑炎、猪链球菌病、钩端螺旋体病、囊虫病等。此外,还有些病可以从动物传给人,但其危害还不大或还没有被人们充分认识到。本文从动物疫病控制的宏观角度和一般原则,就我国人畜共患病的预防控制问题做一综述。

二、我国人畜共患病的控制水平远远落后于发达国家

虽然我国已是世界上第二大经济体,但我国在人畜共患病的实际控制水平上还远远落后于西方发达国家。如在欧美国家,虽然奶牛的饲养量和牛奶的消费量均远高于我国,但他们的牛结核病已基本得到控制,大多数牛群是没有牛结核病的。而在我国,不仅牛群中牛结核杆菌感染的阳性率很高,而且有些牛群感染了对人致病性强的人结核杆菌。虽然欧美国家狗、猫等宠物的人均饲养数大大高于我国,但已很少有人狂犬病。他们对羊群的布鲁氏菌病控制得也很好,而在我国牧区,不仅存在着大量已感染人群,而且新的感染还在不断发生。对其他经典的人畜共患病的控制也是一样。因此,发达国家已把主要精力放在近几十年新发现(生)的人畜共患病上,如疯牛病或莱姆病等,及一些有潜在流行危险的人畜共患病,如高致病性禽流感,甚至猪的戊型肝炎病毒感染等。

三、我国人畜共患病的控制水平远远落后于经济社会发展水平

毋庸置疑,人畜共患病的控制与一个国家的经济和社会发展水平密切相关。我国虽是全球第二大经济体,但按人均水平算,我国比欧美发达国家落后几十年。但是,相对于20世纪70年代和80年代,我国的经济社会发展水平已取得了令世界瞩目的快速发展。但是,对许多人畜共患病的实际控制程度却还停留在几十年前的水平。甚至我个人觉得,我们现在对牛群和羊群的结核病和布鲁氏菌病的控制水平还不如当年。这是一个非常令人深思的问题,为什么?

四、从我国的国情出发制定人畜共患病的防控措施

制定人畜共患病的防控措施不但涉及技术措施问题,更涉及行政管理体制问题。人畜共患病的控制是涉及不同部门、不同地区、不同行业、不同职业人群的全社会问题。显然,这必须是政府要起主导左右的问题。然而,在我国现行行政经济体制下,正因为涉及不同的行业,由政府的不同职能部门管理,在人畜共患病防控的领导管理上,政府的主导作用在过去经济飞速发展的几十年中显得严重不足。如相对于纯粹由卫生部管理的人的专属传染病或仅由农业部管理的与畜牧生产相关动物的专属传染病来说,受两个或更多部门管理的人畜共患病的预防控制,反而显得有点被边缘化了。如何在权责分明的情况下,让政府各职能部门有效领导和管理我国人畜共患病的防控,是首先要解决的问题。

在具体的防控技术和措施上,我们要多借鉴西方发达国家在过去半个多世纪中的成功经验,但是还必须结合我国的社会经济体制等国情。一方面,西方发达国家成功的技术措施在我国现阶段不一定都能拿得过来;另一方面,仅仅简单照搬西方过去应用的措施方法,在我国也不能保证完全有效。针对我国的国情,还需要相应的具体技术和行政措施。然而,我们现在最薄弱的是,对我国主要的人畜共患病在人群和畜群中的感染和发病状态的底数不清。不能比较准确地掌握人畜共患病流行的真实动态,因此,不可能帮助政府制定切实可行的预防控制措施。

五、关键是对人畜共患病病原的基本传染源头动物群体的控制

虽然人畜共患病的病原是可以在人和动物间相互传播的,但不容置疑,对多数人畜共患病来说,动物特别是群体饲养的动物乃是我国人畜共患病的基本传染源头。而多数重要的人畜共患病,如结核、布鲁氏菌病、沙门氏菌病、猪日本乙型脑炎、猪链球菌病等的宿主动物,在我国也会越来越规模化养殖。这些养殖企业都是在农业部门的监控或管理下开展经营的。从这个角度看,农业部门应承

担较大的社会责任，当然也应赋予相应的权力，即相应的行政资源和财政资源。

当前在控制动物这一病原的源头方面，我国面对的最大社会经济问题是规模化养殖与农户散养并存的经济模式。政府可能有效地监控和管理有限数量的规模化养殖企业的卫生健康标准，但无法真正实施到各地千家万户的每一户。如一家一户养几头奶牛、十几头猪、几十只羊、几百或几千只鸡。任何一级政府都不可能付出庞大的社会资源去强制性执行和实施动物的卫生健康标准。当前迫切要做的是，尽快改变过去几十年中一直提倡的把养殖业当作是帮助农民致富的重要手段的传统，加快养殖业规模化和企业化的进程。

六、对不同人畜共患病要区别轻重缓急 合理分配防控资源

虽然我国面临多种不同的人畜共患病，但显然我们必须根据它们的现实危害程度不同而分别对待处理，有所轻重缓急。在一定的社会资源条件下，包括行政资源、人力资源和财力资源，必须合理分配利用这些资源才能让社会效益最大化。在国务院的重大动物疫病防控中长期规划中，已列出了几种最重要的人畜共患病，这是合理的。但如果我们回顾在过去 10 年中，相对于对高致病性禽流感对人的危害性的高度重视，我们显然对结核病和布鲁氏菌病有点忽视了。虽然这两种病曾在国内外、现在还在我国部分地区造成严重人群感染问题，而且在不久的将来仍然是个问题，但至少从养殖业角度看，过去 30 年我们对它们忽视了，在防控措施上放松了。不仅对牛羊的结核或布鲁氏菌病的研究经费相对较少，在学术刊物上很少提到，而且畜牧兽医行业对这两个病的关注度也很不够。在过去几十年和现在（包括不久的将来），虽然这两个病给人群带来的实际危害比高致病性禽流感大得多，但不论是公共舆论、职能部门或研究机构，对它们的重视度都比禽流感低得多，在财政资源上也少得多，这是值得注意的问题。

七、针对不同人畜共患病的流行病学和病原学特点要科学决策

同其他传染病一样，为了有效地预防控制人畜共患病，政府的行政干预措施是非常重要的。由于不同的人畜共患病具有不同的流行病学特点，它们的病原的生物学特性也不一样，针对不同的特点需要不同的措施。科学的决策才能保证行政措施的有效性。由于人畜共患病的发生和流行也与经济和社会发展水平密切相关，我们需要对我国人畜共患病流行的变化趋势有一个前瞻性估计。

（一）要有科学的有力行政措施才能有效控制人畜共患病

既然大多数人畜共患病的传播方向都是从动物传向人群，动物特别是与人类高度接触的养殖动物乃是人畜共患病的最主要传染源。因此，政府的行政措

施主要是针对养殖业。这包括政府职能部门应强制监控养殖业相关疫病的卫生健康状态,同时也应为养殖业和全社会就有关防控措施提供有效的科学建议。如对于结核病,特别是牛群的结核病,20 世纪 60 年代前,就有一套严格执行的定期检疫和隔离淘汰感染牛的条例。不仅检疫牛,而且还要定期检查牛场工作人员。然而,现在我国经济发展水平大大提高了,但在有些地区,对定期执行检疫牛群的力度反而可能不如从前了,导致有些奶牛场阳性率相当高。此外,过去奶牛都是由企业饲养的,由企业法人或负责人对牛群的检疫与否承担法律责任。但在过去 20 年中,许多地区鼓励农民家庭饲养少量奶牛作为一种致富途径和副业,但他们不懂得结核病的危害和防控,更不会对牛群有无结核病感染承担法律责任。这又增加了问题的复杂性和严重性。而且,结核病还存在病原菌在人与牛之间同等相互感染的问题。如果对人致病性强的人结核杆菌感染了牛,虽然对牛的致病性较弱,但这样的感染牛感染人后的危害性更大。

早在 50 年前作者本人刚开始读大学兽医专业时,就学到,羊布鲁氏菌对人的传染性很强,而且给患者终身带来很大痛苦。现在不少羊群的感染率仍很高,当然也导致很多牧民、饲养员和屠宰工感染该病。随着商业经济发展,除了牧区外,农区也饲养了不少羊群,也同样存在布鲁氏菌病的问题。虽然布鲁氏菌主要存在于病羊的生殖道,但在病羊的肌肉和其他内脏中的带菌状态,我们不是很清楚。要提出的问题是,接触作为肉食的新鲜羊肉的人可能被感染吗?长期以来,我国一直靠弱毒疫苗来预防控制羊的布鲁氏菌病,效果如何很难评估,但至少现在羊群感染率仍不低。究竟问题在哪里、如何解决?还有待研究。当然,牛和猪也能感染布鲁氏菌病,只是不如羊群严重。

通过公安系统发放养狗证,连续多年强制接种狂犬病疫苗,我国城镇对狂犬病的控制有了很大的改观。但我国农村分散居住的村庄还有很多不受管理的狗,城镇还有一些流浪狗,都是疫苗免疫的死角;城镇里还有很多猫也没有强制免疫接种。为此,政府又能采取什么行政措施呢?

(二)对人畜共患病今后流行趋势要有前瞻性判断

随着社会发展特别是农村城镇化的进程,随着养殖业经营模式逐渐转向规模化和企业化,与人畜共患病发生相关的流行病学因素也将逐渐发生变化,这必然会对一些人畜共患病的流行趋势产生很大影响。如随着城镇化和农村居民住房条件的改善,对粪便集中化处理将会显著减少一些人畜共患寄生虫病的发病率,如血吸虫病和猪绦虫病相关的脑孢虫病。农村城镇化也有助于减少农民养的狗对狂犬病疫苗漏免的比例。

随着我国养殖业日趋规模化和企业化,也会显著影响牛羊猪结核和布鲁氏菌病的流行及其控制。一方面，它有助于政府监控牛羊猪群对结核和布鲁氏菌的感染状态，使政府的监控措施更容易落实和强制性执行。另一方面，如果某一地区的政府放松对企业的监控，大群养殖动物的结核菌或鲁布氏菌感染就可能引起重大的社会群发事件。其中，奶牛结核病、羊布鲁氏菌病和鸡（包括肉鸡和蛋鸡）肠炎沙门氏菌和鼠伤寒沙门氏菌感染是比较容易出现这样的问题的。

（三）净化养殖业种源是预防控制某些人畜共患病的重要手段

近10年来，仅仅通过监控和净化种鸡场，使我国白羽肉鸡和蛋鸡中曾经造成重大危害的鸡白血病得到了有效控制，在这个过程中并没有采用任何疫苗（也没有有效的疫苗）。这一方法也完全适用于某些人畜共患病的预防控制。毫无疑问，对奶牛结核病按传统方法也应该这样做。在建立牛场时，从一开始引进种牛时，就要从100%无结核的上一代种牛场引种，而不是在牛场有了结核病牛后再一一检测净化。问题是，谁来保证被引种的种牛场确实没有结核病感染？显然，我们需要相应的条例和规章。可能原来都有相应的规定，但没有真正付诸实施。最近连续两年，农业部对全国所有的蛋用型鸡祖代鸡场白血病和沙门氏菌感染状态组织实施了强制性血清学检测，对我国种鸡场白血病的净化起到了很大的推动作用。对全国所有奶牛的原始种牛场是否也应该对结核病感染状态实施定期多次的强制性全面检测，而且检测结果要在行业内公开？

过去几十年，我国预防羊布鲁氏菌病主要靠普遍的疫苗免疫，但其效果并不十分可靠。实际上，我们不可能期望通过疫苗免疫来实现100%的预防感染。在羊群也有布鲁氏菌严重感染的条件下，很难期望疫苗免疫会有非常理想的结果，更何况，对羊群逐只实施免疫注射也是很难操作的。因此，是否也要考虑逐步选育并建立无布鲁氏菌病的核心种羊群，并逐步放大。由于布鲁氏菌不会像禽流感那样容易远距离传播，在隔离的地理位置，建立不经疫苗免疫的无布氏鲁菌病的原始核心种羊群是完全可能的。可以推想，一个种羊来自完全无布鲁氏菌病的核心种羊场的商品经营的羊群，再使用同样的疫苗，一定会有更好的预防效果。当然，我们希望能研发出标记性的疫苗，在实施免疫规划的同时，还能实施净化，这更有利于无布鲁氏菌病种羊群的建立。

八、对人畜共患病 既要开展深入研究更要强化普及教育和宣传

对常见人畜共患病防控，西方发达国家已有多年成功的经验和技术，我们完全应该借鉴。当然，我们也要强化某些研究，如对布鲁氏菌疫苗的改进研究、对预防野生动物狂犬病疫苗的研究、预防引起食物中毒的沙门氏菌感染鸡群的疫苗的研究等，还有就是动物群体检测结核杆菌、布鲁氏菌、食物中毒沙门氏菌等

感染的诊断试剂的改进,在我国应用疫苗的羊群中布鲁氏菌的感染性和传播性等。但是,我们更要强化对这些常见人畜共患病预防控制的普及教育和舆论宣传。在过去近 30 年中,为什么奶牛群结核和羊群布鲁氏菌病不仅没有减少,甚至还有增加的趋势,显然与全社会对它们的忽视有关。在现阶段,普及人畜共患病的危害及其防控措施的舆论宣传和普及教育甚至比加强相关的科学研究更为迫切。我们面对的现实是,现在畜牧兽医专业大学生对动物结核病和布鲁氏菌病及其危害性了解的程度,一点也不比几十年前的大学生高,有的甚至还不如。这已凸现我国在人畜共患病方面教育的忽视程度。

布鲁氏菌抗原的分子生物学特性与细胞免疫机制研究进展

董炳梅[1],唐　娜,王金良[2],苗立中[2],沈志强[1]

1 山东绿都生物科技有限公司;山东滨州

2 山东省滨州畜牧兽医研究院,山东滨州

摘要: 布鲁氏菌病是由布鲁氏菌(Brucella species, Bru)感染引起的一种严重的人兽共患性传染病,人在接触患病动物或被污染的动物产品后即可发病。*Bru* 是一种兼性细胞内感染细菌,菌体表面最主要的抗原包括脂多糖(LPS)和外膜蛋白等,其感染的靶细胞主要是巨噬细胞与胎盘滋养层细胞,但也可在树突状细胞(dendritic cell, DCs)中生长繁殖。该病主要以 Th1 型细胞免疫应答为主,由 DCs 诱导的细胞免疫应答在机体抗 *Bru* 感染中发挥重要作用。本文在分析 *Bru* 主要抗原分子生物学特性的基础上,就 *Bru* 的致病机制及由巨噬细胞与 DCs 参与的机体抗 *Bru* 过程的研究进展做一综述。

一、引言

布鲁氏菌病是世界上流行最普遍的人兽共患病之一,严重威胁人和多种动物的生命健康。我国将布鲁氏菌病列为二类传染病,世界动物卫生组织将其列为 B 类法定传染病,约占全世界 1/6 ~ 1/5 的人受布鲁氏菌病的威胁,每年发病人数超过 50 万。在中国 31 个省(市、区)中有 28 个省(市、区)的人、畜有布鲁氏菌病存在和流行,改革开放以来,由于畜牧业的快速发展,布鲁氏菌病在多数疫区有明显回升的趋势。

Bru 是一种革兰氏阴性、兼性胞内寄生菌,其外膜蛋白、LPS 等成分是决定其感染力的主要因素。虽然巨噬细胞与树突状细胞(DCs)是 *Bru* 的宿主细胞,但该菌不仅具有抵抗吞噬细胞杀菌作用的能力,并可阻止抗原特异性 T 细胞对其识别,从而形成有利于其生存和繁殖的微环境,导致慢性持续性感染。细胞免疫是机体对抗布鲁氏菌病的主要免疫方式,在此过程中,巨噬细胞与 DCs 发挥重要作用。目前针对 *Bru* 的研究,也从其抗原特性方面逐渐发展到由巨噬细胞与 DCs 参与的机体对 *Bru* 抗原的加工、提呈方面。

二、布鲁氏菌主要抗原的分子生物学特性

Bru 的细胞膜结构可分为 3 层,从内层到外层依次为细胞质膜、外周胞质膜与外膜。外膜与肽聚糖(peptidoglycan, PG)层紧密结合组成细胞壁,含有 LPS、蛋白质和磷脂层。*Bru* 细胞膜中含有的 LPS 和外膜蛋白等与细菌的毒力及免疫原性密切相关。近年来随着研究的深入,越来越多的相关抗原及其作用机制被发现,在此仅对 *Bru* 引起免疫应答的主要抗原做一简要介绍。

(一)脂多糖

LPS 是革兰氏阴性菌的主要表面成分,被认为是炎症应答与免疫调节的激活剂,目前革兰氏阴性菌的脂多糖几乎与内毒素一词成为同义词。但是与大肠杆菌等肠道菌群具有的经典 LPS 有所不同,*Bru* LPS 诱导的人类单核细胞仅释放少量 TNF-α 与 IL-1β。确定 LPS 作为 *Bru* 的毒力因子有以下两个依据:第一,*Bru* 的 LPS 比肠杆菌科的 LPS 免疫原性小,因此非化脓性 *Bru* LPS 不能明显激活补体替代激活途径,对 B 细胞是一个刺激较小的有丝分裂原,要引起动物致死和诱导产生干扰素,需要的 *Bru* LPS 的量是肠杆菌科内毒素量的 10 倍,因此推测由 *Bru* LPS 刺激宿主产生的较小的生物反应,或许是这些病原体在吞噬细胞内存活的一个重要原因。第二,LPS 缺陷 *Bru* 突变株对补体和多黏菌素 B 介导的溶菌作用是敏感的。目前,公认光滑型 LPS 在 *Bru* 进入吞噬体的早期表现重要的作用。最近的研究还表明,*Bru* 2308 株的光滑型 LPS 还潜在地具有维持细菌在宿主巨噬细胞中长期生存的免疫调节活性。

(二)外膜蛋白

革兰氏阴性菌的外膜蛋白被证明能够调节吞噬细胞的功能,能够激活细胞活素的产生。*Bru* 主要的外膜蛋白在 20 世纪 80 年代首次被鉴定具有免疫原性和抗原保护作用。*Bru* 外膜蛋白分组首先由 Verstreate 等在 1982 年提出,即将去污剂连续处理抽提法提取的外膜蛋白经 SDS-PAGE 后分为三组:第一组分子量范围 88~94 kD,多数菌在 94 kD 出现一条带,但有的出现在 88 kD,此组蛋白有热稳定性。研究表明,第二组蛋白质其分子量范围在 35~40 kD。第三组蛋白分子量范围在 25~34 kD 之间,此组蛋白表现为异质性,SDS-PAGE 迁移率有所不同。Santos 等对牛种、绵羊附睾种、犬种、羊种 *Bru* 粗糙型菌株外膜蛋白经 SDS-PAGE 后分为两类:一种是粗糙型牛种、绵羊附睾种和犬种 *Bru*,与光滑型牛种 *Bru* 一致,含有三组主要蛋白质;另一种是粗糙型羊种 *Bru*,在第一组和第二组蛋白质之间多了一条分子量为 48 kD 的带。Afzal 发现绵羊附睾种的第二组蛋白

有 54 kD 蛋白质,因此第二组蛋白在数量上是多变的,这可能是由于提取方法不同、菌株变异或不同培养条件等原因造成的。

随着分子生物学技术的快速发展,大量研究表明,*Bru* 的外膜蛋白有很强的免疫原性,可能与 *Bru* 在巨噬细胞内存活有关。目前,分子生物学上研究的 *Bru* 主要外膜蛋白有 7 种,即 10 kD、16.5 kD、19 kD、25 ~ 30 kD、31 ~ 34 kD、36 ~ 38 kD 和 89 ~ 94 kD。除这些主要外膜蛋白外,已鉴定出的 *Bru* 胞蛋白、外周蛋白及一些膜蛋白中,也有许多蛋白质具有免疫原性。它们除能够引起宿主体液反应外,更多的是与 *Bru* 在巨噬细胞内存活和抗巨噬细胞杀伤能力有关。

(三) VirB Ⅳ型分泌系统

编码 *Bru* Ⅳ型分泌系统的操纵子 VirB 是一种膜相关转运体(membrane - associated transporter),可以释放底物分子靶向宿主细胞。Ⅳ型分泌系统对于 *Bru* 抵抗宿主细胞内环境的改变是至关重要的,pH 值的改变以及宿主细胞营养物质的减少都会诱导 *Bru* VirB 操纵子的表达[1]。研究表明,*Bru* VirB Ⅳ型分泌系统不仅可促进机体 Th1 细胞免疫应答的产生,而且更能促进 Th2 体液免疫应答的产生,并加快 IgM 与 IgG 的分泌与循环。羊种、猪种、牛种 *Bru* 含有由 12 种 VirB 操纵子成分编码的Ⅳ型分泌系统,能有效地防止吞噬了 *Bru* 的吞噬小体与溶酶体的融合,从而阻止 *Bru* 被消化,使其能在吞噬细胞中寄生。而且 VirB 与细菌 N 型分泌系统同源,该系统分泌的效应分子决定了 *Bru* 进入内质网复制相关区。研究表明,VirB1 为Ⅳ型分泌系统非必需成分,可溶解糖基转移酶位点,从而使Ⅳ型分泌系统更易装配与集合;VirB1、VirB9 与 VirB11 的蛋白亲和力十分相近,且 VirB1 具有与 VirB9 同源性很高的 C 末端,说明在Ⅳ型分泌系统形成过程中,VirB1 对其他 VirB 蛋白的产生具有重要影响。VirB2 和 VirB5 蛋白可能是细菌表面菌毛结构蛋白。VirB5 和 VirB8 可引发吞噬细胞产生酸性吞噬空泡,主要调节 *Bru* 的吞噬作用和细胞内运输。VirB8 在Ⅳ型分泌系统中起主要作用,主要是与 VirB9 和 VirB10 在细胞膜上形成群体。VirB3、VirB6、VirB7 和 VirB10 蛋白是细菌跨膜蛋白的传送信号。VirB4 有一个完整的 ATP 结合区,和 VirB11 蛋白与 VirD4 蛋白偶联使 ATP 酶从表面跨膜进入细胞质。VirB12 可作为一种 *Bru* 血清学检测标记抗原。VirB 操纵子可阻止感染了 *Bru* 的 DCs 的成熟,削弱其抗原提呈能力,从而抑制 DCs 诱导的 Th1 细胞免疫应答。

三、布鲁氏菌致病机制研究进展

Bru 是一种革兰氏阴性、兼性胞内寄生菌,主要以巨噬细胞与胎盘滋养层细胞为宿主细胞。然而研究表明,*Bru* 在两种宿主细胞中的生存却依赖截然不同

的基因亚型的产生。在自然宿主、人类,以及试验动物感染中,由于巨噬细胞表达更多的 *Bru* 模式识别受体,所以 *Bru* 优先感染巨噬细胞[2]。虽然特异性 IgG 和巨噬细胞 IFN－γ 的活化促进了巨噬细胞的杀伤能力,但是强毒菌株仍能抵抗细胞杀伤作用,甚至在细胞内大量繁殖,削弱巨噬细胞吞噬功能,使巨噬细胞的细胞杀伤作用与抗原提呈功能部分丧失,从而逃避宿主的免疫防御机制,造成持续感染。

（一）布鲁氏菌侵染巨噬细胞作用机制

Bru 经常规吞噬途径侵入巨噬细胞后,在最初的 4 h 内,80% ～90% 的细菌被杀死,得以存活的 *Bru* 首先定居于酸性环境并立即与早期内吞小体融合,但却能抑制与晚期内吞小体和溶酶体的融合,随后 *Bru* 被转运至复制吞噬体中(replicative phagosome),复制吞噬体的内环境更有利于 *Bru* 的生存与复制;对复制吞噬体的膜成分的研究表明,含有 *Bru* 的空泡在不断地与巨噬细胞内质网相互作用,表明 *Bru* 开始自身复制增殖[3]。当 *Bru* 在巨噬细胞的复制吞噬体中由对数生长期发展到稳定阶段时,环境会发生改变,其中包括 pH 值改变、ROIs(反应性氧中间产物)的作用。此时 *Bru* 需要产生对环境改变的持续的抵抗,HF－I 是一个 RNA 编码的蛋白质,在多种细菌复制的稳定阶段,对细菌的基因表达发挥至关重要的作用。另一方面,它能促进 CydAB 的表达与活化,从而保护细菌免遭氧化。另有报道显示,在 THP－1 细胞系中,*Bru* 也可在非酸性吞噬小体中生存,可能是 *Bru* 抵抗吞噬小体的酸化,从而导致脱酸作用的结果。另有研究显示,*Bru* 可通过抑制 IFN－γ 调节的相关 STAT1 蛋白与 CBP/P300 反式作用子的相互作用,从而逃避 IFN－γ 活化的巨噬细胞杀菌作用。

Bru 光滑型 LPS 可保护细菌免遭补体调节的细胞杀伤作用。在早期阶段,*Bru* 通过 LPS 与巨噬细胞膜表面的脂筏相互作用,从而侵入宿主细胞激活机体的初始免疫应答;随后,LPS 抑制含有 *Bru* 的吞噬小体进一步与溶酶体融合,从而避免被降解。最新研究表明,光滑型 LPS 对 *Bru* 在巨噬细胞中的长期生存具有免疫调节作用,一方面,它可以与巨噬细胞表面的 MHCⅡ结合,形成 MHCⅡ－LPS 复合物,此复合物可干扰巨噬细胞以 MHCⅡ的方式提呈抗原,从而削弱巨噬细胞活化抗原特异性 $CD4^+$ T 细胞;另一方面,它可以阻止感染 *Bru* 的巨噬细胞的凋亡,从而促进其在宿主细胞中的生存与复制。但是巨噬细胞体外感染粗糙型 *Bru* 后,经半胱天冬酶－2 与 NF－κB 调节,极大地促进了巨噬细胞的程序性死亡,并伴随着 TNF－α 及 IL－1β 等细胞因子的释放[4]。*Bru* 外膜蛋白与脂蛋白是诱导机体产生抗 *Bru* 免疫应答的重要因素,研究表明,热杀死的 *Bru* 脂蛋白 Omp16 与 Omp19 与单核细胞/巨噬细胞 TLR2 作用,可激活细胞释放 IFN－α、IL

-6、IL-10 与 IL-12 等促炎因子，并且脂蛋白 Omp19 可下调 IFN-γ 的释放，进而抑制人类单核细胞的抗原提呈功能。

（二）布鲁氏菌侵染胎盘滋养层细胞作用机制

胎盘滋养层细胞可通过其表面热休克蛋白 70 与 *Bru* 结合，从而启动内吞途径，而且胎盘滋养层细胞表面 IFN-γ 受体的表达，也可促进其对 *Bru* 的吞噬。妊娠晚期 *Bru* 在胎盘滋养层细胞中生长繁殖，细菌大量快速的复制可以破坏胎盘的完整性或感染胎儿，最终导致流产或产下弱仔、带菌胎儿。目前对感染了 *Bru* 的胎盘滋养层细胞中的环境变化知之甚少，反刍动物胎盘滋养层细胞感染 *Bru* 后可产生大量的赤藻糖醇，此物质可刺激细菌在细胞中的生长繁殖。

（三）树突状细胞与布鲁氏菌相互作用机制

DCs 是目前所知的功能最强、能激活初始性 T 细胞的专职抗原提呈细胞（APC）。它不仅可以通过 MHC Ⅰ、MHC Ⅱ 类途径提呈抗原，而且还拥有提呈脂类抗原的 CD1 分子。DCs 摄取抗原主要有两条途径，一为巨吞饮作用，即细胞骨架依赖型的、由膜皱折和囊泡形成的液相内吞作用；第二条是由甘露糖受体、TLR 等受体介导的内吞途径。

DCs 主要表达 TLR2、TLR3 和 TLR4，其中 TLR2 与 TLR4 已被证明主要识别菌类抗原。研究表明，APCs 对 G^+/G^- 菌、结核分枝杆菌、螺旋菌与支原体表面的脂磷壁酸、肽聚糖与 LPS 等抗原的识别需要 TLR2 进行信号传导，而 TLR4 不能识别革兰氏阳性菌及其抗原，但已被公认为是 LPS 的主要信号传导受体。被 CD14 与 TLR 转染后的 CHO 细胞系可经 TLR2 与 TLR4 识别 *Brucella abortus*，但 LPS 与类脂质 A 只能通过 TLR4 识别，且从光滑型 *Bru* 分离的类脂质 A 更能引起 DCs 的成熟。对热杀死的 *Brucella abortus*，TLR2 可促进机体分泌 TNF，但不依赖于 TLR4。体内外实验表明，*Bru* Btp1 蛋白与 DCs TLR2 受体作用，可抑制 DCs 的成熟。Sebgupta Dola 发现 *Bru* spp 基因组编码的 TcpB 蛋白与 Toll/IL-1 有很高的同源性，它的表达可致磷酸纤维素的降解，阻止 MyD88-adapter-like（MAL）信号的形成，有助于 *Bru* 逃避天然免疫系统的识别[5]。另有研究表明，Bru 通过结合一个长链脂肪酸 C28 而改变 LPS 的结构，从而逃避与宿主细胞 TLR4 受体结合。由于 *Bru* 鞭毛素蛋白某个区域缺失，因此与 TLR5 结合的能力较弱。DCs 与巨噬细胞膜表面含有大量的甘露糖受体，据研究，位于结核分枝杆菌细胞壁上的 ManLAM（mannose-capped lipoarabinomannan）结合到甘露糖受体上，可限制吞噬小体与溶酶体融合，从而得以在巨噬细胞中生存，造成持续感染。兔热杆菌在血浆调理素缺乏的情况下，可竞争性地抑制甘露糖受体与甘露聚糖的活化，从而降低肺胶原凝集素表面活化剂蛋白 A 的调理作用，构成有利于兔热杆菌生存的胞内微环境。研究表明，高浓度甘露糖结合凝集素可竞争性地结合于单核 DCs，从而抑制 *Bru* LPS 诱导单核 DCs 的成熟与 TNF－α 等细胞因子的释放[6]。虽然 VirB 操纵子在 *Bru* 感染巨噬细胞过程中发挥重要作用，但是对 DCs 的成熟与 DCs 诱导的 Th1 细胞免疫应答没有作用。*Bru* 侵入 DCs 后，可依赖其外膜蛋白 Omp25 抑制 TNF－α 的分泌，从而进一步抑制感染了 *Bru* 的 DCs 的成熟与提呈抗原给初始性 T 细胞的功能，并且可抑制 IL－12 的分泌[7]。另有研究证明，*Bru* 脂蛋白 Omp19 能够促进 DCs 的成熟与 T 细胞向 Th1 免疫应答的发展。因此，在 *Bru* 感染过程中，DCs 的活化在刺激与调节 T 细胞分泌 IFN－γ 方面发挥了重要作用。

（四）巨噬细胞、树突状细胞与布鲁氏菌相互作用机制

巨噬细胞是 Bru 的主要靶细胞，Bru 侵入巨噬细胞后可通过抑制 TNF－α 的分泌而抑制巨噬细胞凋亡，从而可在细胞内生存并大量繁殖，削弱巨噬细胞吞噬功能，使巨噬细胞的杀伤作用与抗原提呈功能部分丧失，最终逃避宿主的免疫监视；另一方面，巨噬细胞激活初始 T 细胞的能力较弱，也不表达有抗原提呈功能的 CD1 分子，故不能有效提呈脂类抗原给 NKT 细胞；这可能是导致 Bru 持续感染形成的原因。而 DCs 是目前所知功能最强大、且能激活初始性 T（naïve T cell）细胞的专职抗原提呈细胞。DCs 的抗原提呈是一个动态过程[8]。非淋巴样组织内定居的未成熟 DCs，具有强大的抗原摄取功能，是机体进行免疫防御的前哨细胞。因此在 Bru 感染过程中，巨噬细胞与 DCs 的相互作用机制成为近期研究的热点。

DCs 是连接天然免疫应答与适应性免疫应答的桥梁。研究表明，热杀死的 *Brucella abortus* 作用于 DCs 与巨噬细胞 TLR9 受体，一方面，刺激 DCs 分泌 IL－12p40，诱导 IFN－α 与 IFN－γ 等细胞因子的释放，从而促进 Th1 细胞免疫应答。另一方面，*Bru* 活化的巨噬细胞可提高 NK 细胞的杀菌活性。脂蛋白 Omp16 与巨噬细胞/DCs TLR4 受体结合，从而刺激机体产生抗 *Bru* 特异性 Th1 样细胞免疫应答，而且该蛋白被证明是第一个不需要佐剂便可启动抗 *Bru* 免疫应答的蛋白[9]。外膜蛋白 Omp25 可刺激巨噬细胞与 DCs 释放等量的 TNF－α。机体感染 *Bru* 后，MyD88 对 DCs 的成熟及 TNF－α、IL－12 的分泌有重要作用，而且 IL－12 的产生依赖于 TLR2 受体，但是对于巨噬细胞，IL－12 的分泌却与 TLR2、TLR4 受体无关，TLR9 基因敲除小鼠感染 *Bru* 后，体内含菌量明显高于正常小鼠，证明 TLR9 对于清除 *Bru* 有重要作用。据报道，在体外培养体系中，DCs 对 *Brucella suis*、*Brucella abortus* 与 *Brucella melitensis* 表现出更大的易感性，但我们的研究发

现，巨噬细胞对 *Brucella suis* 的吞噬能力要明显强于 DCs，巨噬细胞体外负载 *Bru* 12 h 后出现类似于坏死性凋亡的现象，而 DCs 却始终保持形态结构的完整。Cristel Archambaud 等研究发现，鼻内接种 *Brucella abortus* 后，*Brucella abortus* 优先感染肺泡巨噬细胞，肺泡巨噬细胞的清除促进了 DCs 向引流淋巴结的迁移[10]。然而与肺脏接种 *Bru* 结果不同的是，本课题组在证明阴道 DCs 具有提呈 *Bru* 抗原能力的基础上，发现阴道巨噬细胞的清除，不仅没有使 DCs 表现更多的迁移，相反，却出现了 DCs 不向引流淋巴结迁移的现象，表明在 *Bru* 感染过程中，DCs 捕获 *Bru* 并向淋巴结迁移的过程具有巨噬细胞依赖性，同时巨噬细胞的清除降低了机体抗 *Bru* 的 Th1 型细胞免疫应答水平。

四、小结

Bru 含有不同的毒力因子，可降低抗原提呈细胞的吞噬能力与抗原提呈能力，延缓细胞成熟，抑制细胞凋亡，减少相关细胞因子的释放。*Bru* 通过改变细胞内环境，从而得以在抗原提呈细胞（巨噬细胞与 DCs）中生长繁殖。机体对抗 *Bru* 主要以细胞免疫应答为主，主要包括巨噬细胞、DCs 等抗原提呈细胞及 $CD4^+$ 与 $CD8^+$ T 细胞的活化，其他细胞如 NK 细胞、Vγ9Vδ2 T 细胞等也可促进细胞免疫应答。*Bru* 感染初期主要以 Th1 细胞免疫应答为主，该反应对于清除 *Bru* 是至关重要的，但 *Bru* 可通过扰乱天然免疫系统的作用从而不同程度地破坏 Th1 细胞免疫应答及 T 细胞的作用。*Bru* 诱导的 Th1 免疫应答可引起 IFN－γ 与 IL－2 等因子的释放，IFN－γ 可激活巨噬细胞强大的杀菌作用，刺激 $CD8^+$ T 细胞产生细胞毒作用以及诱导感染了 *Bru* 的巨噬细胞凋亡，而且 IFN－γ 与 IL－2 促进巨噬细胞与 DCs 的抗原提呈及共刺激分子的表达。作为 *Bru* 的宿主细胞，DCs 与巨噬细胞在抗原提呈及诱导机体免疫应答方面具有重要作用，但是由于不同种 *Bru* 的免疫原性的不同，其与相关宿主的关系及诱导的机体的免疫应答还有待进一步研究。

参考文献

[1] de Jong M F, et al. Innate immune encounters of the (Type) 4th kind: Brucella. Cell Microbiol, 2010, 12(9): 1195－1202.

[2] Hashimoto D, et al. Dendritic cell and macrophage heterogeneity *in vivo*. Immunity, 2011, 35(3): 323－335.

[3] Martirosyan A, et al. An evolutionary strategy for a stealthy intracellular *Brucella* pathogen. Immunol Rev, 2011, 240(1): 211－234.

[4] Chen F, et al. Proinflammatory caspase－2－mediated macrophage cell death induced by a rough attenuated *Brucella suis* strain. Infect Immun, 2011, 79(6): 2460－2469.

[5] Sengupta D, et al. Subversion of innate immune responses by Brucella through the targeted degradation of the TLR signaling adapter, MAL. J Immunol, 2010, 184(2): 956 - 964.

[6] Wang M, et al. Mannan - binding lectin regulates dendritic cell maturation and cytokine production induced by lipopolysaccharide. BMC Immunol, 2011, 12:1.

[7] Billard E, et al. *Brucella suis* prevents human dendritic cell maturation and antigen presentation through regulation of tumor necrosis factor alpha secretion. Infect Immun, 2007, 75 (10): 4980 - 4989.

[8] Soloff A C, et al. Enemy at the gates: dendritic cells and immunity to mucosal pathogens. Cell Res, 2010, 20(8): 872 - 885.

[9] Pasquevich K A, et al. The protein moiety of Brucella abortus outer membrane protein 16 is a new bacterial pathogen - associated molecular pattern that activates dendritic cells in vivo, induces a Th1 immune response, and is a promising self - adjuvanting vaccine against systemic and oral acquired brucellosis. J Immunol, 2010, 184(9): 5200 - 5212.

[10] Archambaud C, et al. Contrasting roles of macrophages and dendritic cells in controlling initial pulmonary Brucella infection. Eur J Immunol, 2010, 40(12): 3458 - 3471.

关口前移 从源头防控人兽共患病

夏咸柱,杨松涛,夏志平,高立伟

军事医学科学院军事兽医研究所,吉林长春

一、引言

人兽共患病是指在脊椎动物与人之间自然传播的疾病或感染。目前已记载的人兽共患病超过了200多种。在近年来"新发的"175种传染病中,就有132种是人兽共患病,人传染病来自动物的比例已经上升到73%,引起了全球的高度关注。

人兽共患病对我国的威胁在不断增大。1997年禽源高致病性禽流感跨种感染人,2003年源于蝙蝠的严重急性呼吸系统综合征(SARS)突然出现,2005年II型猪链球菌感染,2009年猪源的三重组甲型H1N1流感世界性大流行,近年源于牛羊结核、布鲁氏菌病和炭疽感染率迅速抬头,鼠源的流行性出血热等重要人兽共患病频发。2009年长期流行于非洲的埃博拉首次在亚洲的菲律宾被发现。亨德拉、尼帕、西尼罗热等烈性外来人兽共患病侵入我国的可能性在不断增大。

人兽共患病源头在于动物,建立从源头防控人兽共患病的观念和机制将是解决问题的关键。人兽共患病的防控需要世界性的合作与行动,世界卫生组织(WHO)、世界动物卫生组织(OIE)、联合国粮农组织(FAO)等国际组织共同倡导"同一个世界,同一种健康",号召全世界行动起来,共同应对全球人兽共患传染病的暴发与流行。

二、人兽共患病流行现状

我国重视人兽共患病的防控,已经取得了一些成绩,人兽共患病的大规模流行也得到了一定遏制,但是总体形势仍不容乐观。如在国务院颁布的《国家中长期动物疫病防治规划(2012-2020)》中指出:我国布鲁氏菌病、狂犬病和包虫病等人兽共患病呈上升趋势,局部地区甚至出现爆发流行。我国人兽共患病流行形势归纳起来有如下特点。

（一）古老的人兽共患病重新抬头

狂犬病、布鲁氏菌病和鼠疫等在全国局部地区的疫情呈反复或上升趋势，新疆出血热、登革热、黑热病、包虫病等的危害正在凸现。血吸虫病、结核病等流行态势十分严峻。我国是全球22个结核病高发国家之一，现有肺结核病人约500万，居世界第二位，仅次于印度。2011年，WHO指出，有45个国家发现了目前尚无法治疗的广泛耐药结核（XDR－TB）。更为严重的是，NDM－1（New Delhi－Metallo－1，中文译名“新德里·梅塔洛1号”）超级细菌已经从医院内感染向环境扩散，并且其多重超强耐药性已经跨种传播，传递给了像霍乱弧菌和鲍氏志贺氏菌等烈性细菌。我国细菌耐药监测网监测结果显示，2006－2007年度大肠杆菌对喹诺酮类耐药率高达70%，且与人兽共患耐药菌的传递有关。据统计，我国目前流行、危害严重的人兽共患病至少有26种。

（二）新发人兽共患病不断出现

2002年以来，H5N1高致病性禽流感病毒感染宿主范围增大，逐步从仅感染禽类发展到感染哺乳动物，甚至感染人类，已有实验数据证明，H5N1病毒通过3～5个氨基酸的突变就可以在哺乳动物间通过气溶胶传播。2009年全球蔓延的甲型H1N1病毒就是一个超乎寻常的突变病毒，来自猪、禽和人流感病毒的复杂重组。2003年SARS冠状病毒突破种间屏障，从野生动物传播到人类，全球感染8422例、死亡916例，波及32个国家和地区，造成了巨大的经济损失和极度的社会恐慌。

（三）外来人兽共患病威胁不断

尚未进入我国的亨德拉、尼帕、西尼罗热和疯牛病等重大传染病，随时可能伴随着频繁的国际人口流动、畜产品贸易甚至候鸟迁徙进入我国。1994年发现于澳大利亚的亨－尼帕脑炎，1998年在马来西亚出现，2001年已经传播至邻国孟加拉，近年连续暴发，死亡率高达74%。1999年西尼罗热在西半球登陆并在美国纽约市区出现首个病例，至2004年已经传遍整个美国，2012年发病4531人，死亡183人（截至2012.10.18）。裂谷热的流行范围也在持续蔓延。2006年以来在肯尼亚、索马里、坦桑尼亚、苏丹和马达加斯加先后发生多起疫情。埃博拉出血热被认为是当今世界上最恐怖的急性烈性传染病，令人吃惊的是，只在非洲流行的埃博拉2009年首次在亚洲被发现（菲律宾的猪发生感染）。如果不防患于未然，我们在下一次新发传染病发生时仍将措手不及。

(四) 严重影响食品安全

动物源性人兽共患病发生所带来的严重的食品安全问题是人类传染病的又一重要传播途径。据 WHO 统计,在全世界的发达国家,每年有三分之一的人口受食源性疾病的影响,全球每年有 150 多万人死于由食源性致病因子所致疾病,其中大多数被认为是由人兽共患病原体引起的。中国疾病预防控制中心的资料显示,我国 2007 年食物中毒暴发事件 506 起,其中病原微生物引发的事件 159 起,共 7790 人,占总发病人数的 51.9%。当前,布鲁氏菌病和结核已成为发展中国家食品安全中存在的最重要问题(引自 WHO 网站)。

(五) 生物安全风险加大

在国际社会讨论的生物武器核查清单中列入的潜在生物剂 58 种,其中大部分为人兽共患病原(28 种)和动植物病原(9 种)。据分析认为,通过间接方式进行生物攻击(即通过畜禽类生物传播到人,再实现人 - 人传播)是最有可能发生、也是后果最为严重的生物攻击方式。2001 年,美国炭疽袭击事件真实地说明了生物恐怖威胁的现实存在。随着 SARS 暴发、禽流感蔓延、超级病原菌的流行,以及人造细菌、人工改造病毒等研究的深入,可能带来的生物安全问题已引起世界各国的高度关注。

三、人兽共患病发生的主要影响因素

(一) 生态环境持续退化,加速自然疫源性疾病传播流行

生态环境持续退化已经成为导致各种传染性疾病蔓延的重要因素。全球气候变暖使许多病原和宿主更为活跃;河流生态系统被破坏,蚊蝇大量滋生和繁衍,造成病原体、传播媒介和动物宿主群落分布和生态发生显著变化;一些媒介昆虫和动物中间宿主密度增加,滋生繁衍季节延长,自然疫源性疾病的发生和流行时间延长,流行的频度和范围不断扩大。国家环境保护部环境公报显示,我国七大水系总体为中度污染,湖泊富营养化问题突出。森林生态系统被破坏,野生动物栖息地逐渐缩小,野生动物食物链被破坏,迫使动物从森林深处迁移到森林边缘,增加了与人类、家畜与媒介昆虫接触机会。砍伐森林、人类居住地开发以及采矿是亚马逊盆地吸血蝙蝠狂犬病传播给人类的重要因素。蝙蝠栖息地的破坏还导致尼帕病在马来西亚暴发。南美沙粒病毒也是典型的人类开辟新居住地而引起感染的新病原。美国莱姆病的出现与森林破坏和蜱等媒介昆虫的回归有关。土地沙化与旱獭数量快速增加是我国青海省持续鼠疫流行的重要原因。环

境污染造成了大量病原体变异,多重耐药超级细菌的出现正是环境中抗生素持续污染的后果。

(二)生产生活方式的改变促进了人兽共患病的流行

鲜活动物管理不到位。由于有食用鲜活动物以及野生动物的习俗,销售畜禽甚至野生动物的活动物集贸市场长期存在而管理不到位,已经成为人兽共患病传播的温床。国际上每年活体野生动物交易量大约有 4 万只灵长类、400 万只鸟类、67 万只爬行类和 3.5 亿只热带鱼。SARS 感染正是猎杀捕食野生动物所致。2009 年 7 月我国青海暴发的鼠疫与当地捕猎旱獭密切相关。"就地屠宰、冷链运输和冷鲜肉消费"模式尚处于培育发展之中,活畜交易和跨区域活畜调运十分频繁。一些地方私屠乱宰现象十分严重。我国禽流感流行与活禽交易、炭疽与非法屠宰牛羊等密切相关。

饲养管理不到位。自 20 世纪 80 年代中期我国开启农产品市场化改革以来,养殖业生产正在加速向规模化、集约化、工业化方向发展,然而我国自给自足的畜禽散养模式与不同集约化规模养殖模式等多种饲养模式还将在较长一段时间内存在。散养户大多生产设施差,饲养管理粗放。散养方式下,圈舍与民居相连,人畜共居一处,生产区与生活区之间没有隔离,动物疫病对人的健康造成威胁。同时,生产发展与管理水平不同步,我国畜牧业生产的数量已达到或超过一些发达国家地区的水平,但管理不到位,疫病发病率和死亡率很高,人兽共患病防控难度加大。

宠物免疫监测不到位。宠物与人类共处已有悠久的历史,然而由于对宠物人兽共患病监测、免疫不到位,由宠物传染的人兽共患病报道屡见不鲜。狂犬病、包虫病等与接触犬等密切相关;巴尔道氏体所导致的猫抓病、弓形虫病等与接触猫密切相关;美国猴痘病例也是由宠物土拨鼠传染所致。

运输监管不到位。随着交通工具现代化进程加快,不同国家和地区动物以及动物产品跨境转运日益频繁,然而检验检疫不到位,增加了人畜共患病通过交通工具远距离传播的危险。

生态旅游防护不到位。近年来国际生态旅游(狩猎、旅行、探险、极限运动等)年增长超过 10%,非洲(肯尼亚、坦桑尼亚)生态旅游年收入约 5 亿美元。生态旅游时个人防护不到位也可能增加自然疫源性人兽共患病传播与流行。在这种背景下,地区性流行病往往容易演变成全球疫情,一个国家发生的传染病流行会迅速地传播到其他国家。

（三）生物技术谬用加快人兽共患病病原进化进程

科学技术使我们享受其成果带来文明的同时，也为其被不当使用为人类社会带来新的威胁而担心。澳大利亚科学家开展的小鼠白介素 4 基因与鼠痘病毒重组导致小鼠出现类似天花的症状；美国科学家开展的人工诱导多重耐药鼠疫杆菌的研究等都说明，利用现代生物技术可以在有意或无意间制造出一种致病性更强、传播更迅速、对外界环境抵抗力更强的基因改造病原体。H5N1 亚型高致病性禽流感病毒哺乳适应性传代研究曾引起世界范围内的担心和大讨论。此外，现代医学和相关实践，如输血、器官移植等，也使得人们更容易受病毒和细菌等病原体的感染。

四、人兽共患病防控存在的问题

人兽共患病的防控重在动物传染病的防控，但我国目前动物疫病防控机制尚不能满足防控需要，具体存在以下几个问题。

（一）对人兽共患病源头控制认识不足

人兽共患传染病的传染源多数是感染或隐性感染的动物。据统计，近年新发人兽共患病具有十分明显的动物源性特征，野生动物是主要宿主和传染源。

在我国，患病犬、猫是狂犬病的主要传染源，其中犬占 85% ~95%、猫占 4%左右、野生动物约 3%。蝙蝠是狂犬病重要储存宿主。血吸虫能感染多种家畜和野生动物，保虫宿主以水牛最常见。人结核 10% 由牛型分枝杆菌引起。布鲁氏菌病是由人接触或食用患病牛、羊、猪及其产品而发生感染，实验动物使用不当导致操作人员感染布鲁氏菌病的事件也有报道。包虫病等是误食被狗等带虫卵的粪便污染的食物而发生的感染。亨德拉病和尼帕病分别由亨德拉病毒（HeV）和尼帕病毒（NiV）引起，自然宿主都是蝙蝠，病毒可通过蝙蝠传播给家养动物（如马和猪），然后传播给人类，也可以直接从蝙蝠传播给人，目前绝大多数患者是养猪场或屠宰场工人。西尼罗病毒主要通过蚊子进行传播，往往在野鸟和蚊虫之间循环传播，其次在家禽和人/鸟血兼嗜的蚊虫之间传播。人和马是自然传播圈的偶然宿主，往往被带病毒的蚊虫叮咬而感染发病。通常病毒不会进行人－人传播，但是可以通过输血或器官移植进行人间传播。弓形虫、流感等也是由动物感染人类。目前人兽共患病的控制措施主要还集中在人间疫情的应对上，缺少对动物源头的全面控制。

（二）观念滞后，兽医机构建设有待进一步加强

人兽共患病防控机构、队伍和能力建设是加强人兽共患病防控的根本保障。WHO 在其总部成立了一个兽医公共卫生核心专家组，同时还建议各国应该建立一个包括密切合作的兽医与医学监测为一体的国家级疾病监测和公共卫生体系。一些发达国家在其卫生部门积极吸收具有兽医知识背景的技术人员充实流行病学与公共卫生队伍。美国在国家疾病预防与控制中心（CDC）就编制有 89 名兽医人员，他们工作在传染病、流行病学与公共卫生的各个处室。一些国际组织还委托一些国家，建立了全球分布的参考实验室或实验室网络，形成了国际化的技术网络平台，共同应对人兽共患病。

我国卫生部和农业部曾于 2009 年联合发布了《卫生部农业部关于人畜共患传染病防治合作机制的通知》，要求加强部门间的协调和配合，定期通报疫情，但由于传统认识的惯性，仍然存在重视人的医疗体系建设而忽视动物防疫体系建设现象。以某省级卫生机构和兽医机构为例，卫生机构的行政编制 109 个（含行政附属编制），卫生监督机构编制 150 人，疾病预防控制中心编制 528 人，而同级兽医机构的行政编制 8 人（含畜牧管理人员编制），从事兽医卫生监督、动物疫病预防控制和畜牧技术推广的编制 68 人，实际从事兽医卫生监督与动物疫病预防控制的相关人员 30 人。基础设施及其运行经费投入差异更大，疾病预防控制中心基础设施建设面积达 10 000 m^2 以上，而动物疫病预防控制中心面积仅有 1000 m^2。此类情况，各地各级卫生与兽医防疫部门也是大同小异。另外，科研资金投入也存在类似现象。2010 年我国养殖业总产值占农业总产值比重由改革开放前的 18% 提高到了 40.8%，然而科研经费投入比例仅占农业领域科研经费投入的 15%。疫病防控技术领域中资金投入、科研立项、技术导向等与防控需求不协调；一些疫病防控研究课题重形式、轻应用，与生产实际脱节。动物疫病防控领域科研经费投入明显不足，科研资金投向不平衡，结构不合理，重应用薄基础，基础研究经费投入严重不足，致使原创性科研成果严重缺乏。另外，动物疫病防控工作日常维持性经费投入不足，缺乏长期稳定的经费投入，已经成为制约兽医工作中的一个突出问题。

（三）机制有待完善，人兽共患病监管不足

开展动物产品溯源管理，加强过程监管，实现“从农场到餐桌”全程管理，是加强食品安全，防控人兽共患病的重要管理手段。然而我国现行的兽医管理体制，实行“分段管理”，即农业部门主要管理饲养和屠宰环节的动物防疫、检疫和监督，卫生部门负责食品卫生监督，而动物出入境检疫检验则由出入境检疫检验

部门实施。动物防疫和畜产品安全管理职能分散在多个部门，造成“政出多门、条块分割”。不仅分割了养殖业产业发展的内在联系，而且还造成养殖业生产、饲料加工、动物源食品安全、动物疫病和养殖环境污染、产品流通等环节处于监管偏弱、甚至无序监管的状态。加强全程监管，将监督管理前移到农场、加工厂和市场，能有效提高效率。此外，缺乏完善的扑杀补偿机制。我国目前对口蹄疫、禽流感、牛布鲁氏菌病、奶牛结核病等防治中扑杀发病和同群动物给予适当补助，但是补助标准偏低，民众存在抵触的情绪，严重影响了对疫情的快速处理。

（四）发展滞后，疫病防控能力不足

尽管我国十分重视人兽共患病防控工作，并且已经取得明显进展，然而与我国严峻的人兽共患病流行形势相比仍然不相适应。我国已经建立了禽流感、口蹄疫、疯牛病、狂犬病等OIE参考实验室、国家参考实验室和一些农业部参考实验室，其他重大动物疫病国家参考实验室和诊断实验室还很少，动物疫病研究、诊断、检测能力严重不足。目前，我国省级动物疫病诊断实验室生物安全级别普遍较低，大多数兽医实验室的生物安全水平大都在生物安全二级以下，生物安全柜、高压灭菌器、动物无害化处理设备等设备数量不足、性能较差，装备不配套。一些县（市）级实验室缺乏必要的二、三类疫病临床诊断设备和诊断试剂。国家投资建设的部分动物疫情测报站、诊断实验室、公路动物防疫监督检查站和乡镇畜牧兽医站由于地方财政性资金投入不足，往往处于“有钱建设，无钱运转”的状况，目前全国约30%的县级畜牧兽医机构缺少必要的诊、检、消、防手段，50%的乡镇兽医站未投资建设，出入境动物检疫部门、边境疫情监测站、外来动物疫病诊断中心防范外来病条件与能力不足。近年，亚洲I型口蹄疫、小反刍兽疫疫情相继传入，高致病性禽流感频发，突出反映了我国动物疫病防控能力有待进一步加强。由于基层兽医部门对动物疫病监测诊断能力严重不足，对多数动物疫病不能做出及时准确的诊断，甚至存在错误地指导用药现象，养殖者缺乏动物疫病防控知识与技术，往往只能大量投放药物进行动物疫病预防或治疗，动物产品质量问题受到社会广泛关注。

五、建议

国务院在《国家中长期动物疫病控制规划（2012—2020）》中指出：对人畜共患病的控制要注重源头管理和综合防治。从人兽共患病发生、发展的机制来看，树立“人病兽防”的防疫观点，做到关口前移，从人兽共患病的动物源头入手，“加强领导、密切配合、依靠科学、依法防治、群防群控、果断处置”，有步骤，分阶段地实现人兽共患病的全面控制。

（一）提高认识，加强源头防控

兽医工作由传统意义上以控制动物重大疫病为主转变为以促进动物健康、保障人类食品安全及人类健康为主。目前在实际工作中，存在两个认识误区，一是动物疫病防控是农牧部门的事，影响的主要是畜牧业的安全，没有真正上升到公共卫生、人类健康以及经济全局的高度。二是人兽共患病医学与兽医学自成体系，缺少必要的沟通与联系。因此，建议进一步提高认识，确立“关口前移”，“人病兽防”的科学防控理念，从源头预防和控制人兽共患病的发生。

（二）依法防控，完善法律法规

为从源头上防控人兽共患病，建议在已有的条例和规定的基础上，进一步研究制订、补充完善其法律法规，如参照国际动物卫生法典和国际通行做法，健全法律法规体系，增加卫生部与农业部疫情联报制度。从法律层面上保障人兽共患病防控工作的落实。

（三）完善机制，健全机构

人兽共患病防控工作是一个系统工程，需要政府的统一领导，多部门、多学科、多体系分工合作，并集中管理分散在国家卫生部、农业部、国家林业局及国家质检总局等各部门的动物卫生与动物源性食品安全监管职能，建立人医和兽医一体化的高效“大卫生”防疫体系。切实加强机构队伍建设。

（四）依靠科技，加强研究

从国家层面进行顶层设计，开展人兽共患病科学研究，并大力推广先进实用的科技成果的应用。在基础研究方面，应加大病原生态学研究力度，快速推进预警模型研究。在诊断技术研究方面，重点支持快速与高通量诊断试剂的研制。在疫苗方面应加强口服疫苗、病毒样颗粒疫苗等高效廉价的新型疫苗研究，支持保护剂与佐剂的新技术研发。在研究的同时，还应关注生物安全，确保研究的顺利进行。

羊传染性脓疱病研究进展

赵　魁[1],高　丰[1,2],宋德光[1],贺文奇[1],李吉达[1],
王改丽[1],包英夫[1],鲁荣光[1],毕经影[1]
1 吉林大学 动物医学院 吉林长春
2 吉林大学 人兽共患病研究所 吉林长春

摘要:羊传染性脓疱病(Orf)又称羊传染性脓疱性皮炎,俗称羊口疮,是由羊传染性脓疱病毒(Orf virus, ORFV)感染引起的一种急性、高度接触性传染病,是一种重要的人兽共患性疾病,已被世界动物卫生组织列为法定报告传染病。本文将从病原的分离与鉴定、流行病学调查、致病机制以及疾病的防治方面,就我们目前所做的工作及取得的阶段性进展进行综述。

一、病原的分离与鉴定

目前,我们建立了可在传代细胞系——MDBK 细胞上稳定培养高滴度 ORFV 的方法,并用该方法成功分离到 2 株 orf 野毒株[1,2]。与此同时,我们成功从胎羊鼻甲骨黏膜分离到上皮细胞(OFTu),对其培养并进行了细胞的筛选与鉴定,建立了 orf 病毒更为易感的原代细胞系,应用该原代细胞我们从临床病料中分离到 2 株 orf 病毒野毒株。我们成功建立了针对 orf 病毒 B2L 基因的 SYBR GreenⅠ实时荧光定量 PCR 检测方法,该方法特异、敏感、快速,可用于 ORFV 的检测[3]。后期针对病毒早期基因 DNA 聚合酶建立了 lamp 环介导等温扩增快速检测方法,更适合基层临床检测[4]。目前,我们正致力于羊传染性脓疱病病毒检测试纸条的研制工作。

二、流行病学调查

我们将实验室建立的检测方法应用到临床,对 2006—2010 年间采自吉林省 9 个不同市县 85 个养羊户疑似羊传染性脓疱病毒感染的 628 份痂皮样本(背部、乳房、四肢以及尾根等部位皮肤)进行羊传染性脓疱病毒核酸的检测,应用间接 ELISA 方法对同期采集自上述地区羊群中的 2160 份血清样本进行羊传染性脓疱病毒抗体检测。通过调查其在吉林省羊群中的感染分布情况,初步阐明其流行规律[5]。

三、致病机制的研究

目前,我们主要从病原和宿主两个角度同时入手来开展相关研究。从病原学角度,我们对本实验室已有的毒株首先进行生物信息学分析[6],我们已经完成了一株 Orf 病毒的全基因组测序工作。通过体外转录方式获得针对 ORFV CBP 和 DNA 聚合酶基因的小干扰 RNA,进一步筛选得到对 ORFV 增殖具有高效抑制作用的 shRNA 重组表达质粒 shR1 和 shR2[7],这将为 ORFV 的防控提供新的思路以及为研究 ORFV 复制和感染机制提供参考依据。从宿主角度,体内试验中,通过实时 PCR 和 MTT 等方法对感染羔羊外周血和局部组织中 Th1/Th2 类细胞因子的 mRNA 转录水平以及淋巴细胞增殖率进行测定,从而在一定程度上揭示机体的全身免疫应答及局部免疫应答水平[8]。体外实验中,我们成功构建了羊传染性脓疱病毒早期感染宿主细胞差异基因文库,通过对文库中差异基因进行生物信息学分析,选择上调基因亲环素 B 作为研究对象。利用实时 PCR 和 Western blot 从基因水平和蛋白水平就亲环素 B 在 Orf 病毒感染宿主细胞不同阶段的表达情况进行了进一步探索和验证,结果证实亲环素 B 在感染早期,无论基因水平还是蛋白水平,表达量显著升高。在功能验证试验中,LDH 试验结果表明,亲环素 B 的靶向药物在有效抑制亲环素 B 表达的情况下,有效地降低了宿主细胞因 orf 病毒感染引起的死亡。接下来,我们将过量表达亲环素 B,从另一方面验证亲环素 B 在 Orf 病毒感染宿主过程中的作用。

四、疾病的防治

目前,我们主要从疫苗和抗病靶药两方面来探究 Orf 疾病的防治。疫苗方面,我们成功构建了 pcDNA3.1 - ORFV 011(B2L)、pcDNA3.1 - ORFV 059(F1L)及 pcDNA3.1 - ORFV 011(B2L) - linker - ORFV(F1L)疫苗质粒,该疫苗质粒在体外哺乳动物细胞中获得了较好的表达,后续的动物免疫试验证实了构建的 DNA 疫苗质粒较为安全,并且能够诱导小鼠产生 Th1 型免疫应答以及特异性的体液免疫应答[9],这为该疫苗的本源动物免疫以及初步的临床应用提供了一定的理论依据。与此同时,我们另一项目组正积极开展针对羊传染性脓疱病毒油乳剂灭活疫苗的研制工作。抗病靶药方面,我们将对由亲环素 B 寻找到的靶向药物进行体内验证试验。

参考文献

[1] 赵魁,等. 1 株长春地区羊传染性脓疱病毒的分离鉴定及 F1L 基因的克隆与序列分

析. 中国兽医学报,2010,30(7):931 -935.

[2] 赵魁, 等. 羊传染性脓疱病毒松原分离株的分离鉴定及 B2L 基因的克隆与序列分析. 中国兽医学报,28(10):1162 -1167.

[3] 李超,等. 羊传染性脓疱病毒 SYBR Green Ⅰ实时荧光定量 PCR 检测方法的建立. 中国兽医科学,2010,40(03):270 -273.

[4] Li J D,et al. Rapid detection of orf virus by loop - mediated isothermal amplification based on the DNA polymerase gene. Arch Virol, 2012. DOI 10. 1007/s00705 -012 -1526 -1, 2012.

[5] 郭良兴,等. 吉林省 2006—2010 年羊传染性脓疱病的流行病学调查及分析. 中国兽医学报, 2011, 31(11):1623 -1626.

[6] Zhao K,et al. Identification and phylogenetic analysis of an Orf virus isolated from an outbreak in sheep in the Jilin province of China. Vet Microbiol,2010,142: 408 -415.

[7] 王改丽, 等. 羊传染性脓疱病毒趋化因子结合蛋白(CBP)基因的克隆及表达分析. 中国兽医学报,2011. 31(8):1114 -1117.

[8] 张冰冰,等. 绵羊 IFN -γ 和 IL -2 基因 SYBR Green Ⅰ real -time PCR 检测方法的建立及应用. 中国兽医科学,2010, 34(2):194 -197.

[9] Zhao K,et al. Orf virus DNA vaccines expressing ORFV 011 and ORFV 059 chimeric protein enhances immunogenicity. Virol J,2011,8(1): 562.

野生动物与人兽共患病

杨松涛,高玉伟,夏咸柱
军事医学科学院军事兽医研究所,吉林长春

摘要:我国野生动物种类繁多、资源丰富,仅脊椎动物就有6481种,占世界总数的10%以上。近年来,随着国家对野生动物保护力度的不断加大,我国野生动物资源减少的趋势有所缓解,其中国家重点保护的野生动物种群数量稳中有升,但动物种群特别是非重点保护的动物种群仍有不断减少的趋势,有些动物甚至有濒临灭绝的危险。一方面,随着全球气候变化、人口增多、人类活动的加剧以及人类对自然界无节制的开发利用,野生动物栖息地和生物多样性遭到破坏,使野生动物种群数量受影响,导致局域种群甚至某些濒危物种的灭绝。另一方面,野生动物疫病也是造成野生动物种群数量减少的重要原因之一。野生动物是许多病原体的储存库,由于人类活动不断涉足野生动物和野生动物栖息地,造成自然疫源性疾病病原体外溢并感染人类,导致新发、突发人兽共患病不断增多,严重威胁人类健康。因此,了解野生动物与人兽共患病的关系,加强野生动物特别是濒危和重点保护野生动物种群疫源疫病监测和控制,对于保护野生动物和人类健康具有重要意义。

一、野生动物及其重要作用

我国地域广阔,野生动物种类繁多、资源丰富。仅脊椎动物就有6481种,占世界种数的10%以上。其中兽类581种,鸟类1331种,爬行类412种,两栖类295种,鱼类3862种。许多野生动物属于我国特有或主要产于我国的珍稀物种,如大熊猫、金丝猴、朱鹮、华南虎、普氏原羚、白唇鹿、褐马鸡、黑颈鹤、扬子鳄、蟒山烙铁头、白鳍豚等。野生动物绝大多数生存于野外,在适于自身生存的环境中生活繁衍。广义的野生动物,还包括人们为了保护野生动物资源、观赏或利用而圈养、繁殖的野生动物,如国家林业局研究保护中心和繁殖保护基地圈养的大熊猫、东北虎等野生动物;国家建设部城市动物园与野生动物园圈养的灵长类、鸟类等野生动物;农业部特种动物养殖场饲养的鹿、貂、狐、貉等野生动物。这些野生动物在保证生物多样性、维持生态平衡和生物资源利用上均具有重要的生态价值、社会价值和经济价值。

二、野生动物与人兽共患病

在自然界中，野生动物种群中自身存在的疾病称为自然疫源性疾病，通常它们仅在动物中传播，人进入该地区时才会被感染。存在自然疫源性疾病的地域即为自然疫源地，该区域内，自然条件能保证动物传染源的生存和病原体在动物体内繁殖、循环。把范围较小的疫源地或单个疫源地定义为疫点，把范围较大的疫源地或连成片的若干个疫源地称为疫区。由于野生动物生活习性不同、生存环境多样，所携带的病原体极其复杂，形成了一个庞大的天然病原体库（寄生虫、细菌、衣原体、病毒等）。环境气候变化、人口快速增长、过度开发自然资源、捕食野生动物、森林砍伐、林区旅游、贸易经济全球化进程加快、对病原体监测工作重视不够等，都是造成野生动物病原体外溢的重要原因。已有研究资料表明，在已确认的人类1415种传染病中，61%为人兽共患病。1940—2004年的335个新发传染病中，60.3%是动物源性传染病，其中71.8%最先发生在野生动物中。1970年至今，已经出现35种新发传染病，如亨德拉、尼帕、西尼罗热、疯牛病、猴痘、高致病性禽流感、"非典"、"甲流"，……，其中大部分是由动物传播到人的。

人兽共患病 Zoonoses 一词来自希腊文，原为"动物疾病"之意。但1959年世界卫生组织给 Zoonoses 下的定义是"人与脊椎动物之间自然传染的疾病和感染病"，人兽共患病不仅包括动物传染给人的疾病，还包括人传染给动物的疾病。即人与动物共有或可以相互传染的一类疾病。目前已被记载的人兽共患病包含了细菌、寄生虫、病毒、真菌、螺旋菌、支原体、衣原体等几乎所有形式的病原体。

人兽共患病具有以下特性。

（1）跨种性　即其病原体可跨越多种动物种间障碍，引起多种动物和人感染发病。2003年严重急性呼吸系统综合征（SARS）、2005年的猪链球菌病及高致病性禽流感病原之所以能由蝙蝠、猪和鸡传染给人，就是由于其病原具有跨越种间障碍的能力。

（2）宿主多　多数人兽共患病的病原体可以感染多种动物，如鼠疫杆菌可感染旱獭、蒙古黄鼠等214种动物；旋毛虫的哺乳动物宿主多达120余种；炭疽杆菌和狂犬病病毒则几乎可以感染所有的哺乳动物和人。

（3）危害大　由鼠疫杆菌所致的黑死病，曾经导致欧洲1/4人口死亡，全世界累计死亡1.5亿之多；1918年的西班牙流感死亡人数比第一次世界大战战死的人数还多，达5000余万之多；2003年肆虐于我国和世界31个国家和地区的"非典"，虽然全世界只有8300多人感染发病，800余人死亡，但却造成重大经济损失和社会影响。

（4）难根除　由于多数人兽共患病具有多宿主性，自然疫源地多，如鼠疫、布鲁氏菌病、狂犬病等可感染多种家养和野生动物，可在自然界中长期循环存在，因而难以根除。

此外，由于人兽共患病具有如上特点，非常适合用于军事。如马脑炎、鼠疫、炭疽等病原多次被一些国家用作生物武器。日本侵华期间，731 部队在我国浙江、湖南等地散播鼠疫杆菌造成的人间惨剧世人共知。美国在朝鲜战场和越南战场上使用细菌武器也为世界所知晓。今天的恐怖分子也会以此为武器，危害人类。2001 年的美国炭疽粉末事件就是信号之一，应引起高度警惕。

三、重要野生动物源人兽共患病

野生动物疫病发生或流行的时间各异，有些野生动物疫病存在已久，如鼠疫、狂犬病、非洲猪瘟等；有些则是近年来新发或突发的，如 SARS、高致病性禽流感、尼帕、汉坦出血热、西尼罗热等；还有一些曾在我国周边或其他国家流行，对我国野生动物构成较大威胁，如非洲猪瘟、小反刍兽疫、疯牛病、猴痘等。通常根据病原体种类对野生动物疫病进行分类，如细菌性疫病（鼠疫、炭疽、布病、兔热病等），病毒性疫病（禽流感、狂犬病、乙脑、流行性出血热等），真菌性疫病（癣、念珠菌病等），寄生虫性疫病（弓形虫病、包虫病、巴贝斯虫等），其他野生动物疫病（莱姆病、牛传染性胸膜肺炎、钩端螺旋体病、Q 热等）。很多野生动物疫病能够传染给人类，直接威胁人类生命与健康。其中，重要的野生动物源性人兽共患病概述如下。

（一）严重急性呼吸系统综合征（SARS）

病原：一种新型冠状病毒。自然症状：发热、咳嗽、呼吸窘迫综合征。呈非典型肺炎症状即“非典”。宿主：果子狸、蝙蝠、猕猴、蛇等野生动物。流行：2002 年 11 月至 2003 年 8 月肆虐我国和世界 32 个国家和地区，8422 人发病，其中 916 人死亡，病死率达 10.9%。感染途径：近距离飞沫传播。

（二）鼠疫（Plague）

病原：鼠疫耶尔森氏菌。症状：发热、严重毒血症。也称“黑热病”。自然宿主：旱獭、蒙古黄鼠和水獭及其他啮齿类动物。流行：最早出现于公元 6 世纪，病死率为 30% ~100%，累计致死人数达 1.5 亿之多。2003 年印度曾有发生。目前，在世界范围内鼠疫疫源地鼠疫进入活跃期，亚洲、非洲、美洲发病多。我国主要发生在云南、青藏高原，夏秋季多发，与狩猎、鼠类繁殖活动相关。据卫生部统计 2000 年 254 例；2004 年病例数为 22 人，死亡数为 9 人；2005 年 6 月 13 – 18 日西藏日喀则地区仲巴县发生一起人间鼠疫疫情，共发现 5 例病人，其中 2 例已死亡;2012 年四川 1 例鼠疫病人,已死亡。感染途径:皮肤、消化道、呼吸道传播,鼠 - 蚤 - 人传播方式。

(三) 艾滋病(AIDS)

病原:艾滋病病毒(HIV)。症状:持续发热、盗汗、腹泻。自然宿主:1983 年首先发现于美国,最初来源于猴(红冠白脸猴和大斑鼻猴)和猩猩。流行:病死率可达 60%。全世界 2000 多万人死于该病。世界现有艾滋病毒感染者 3780 余万例,我国现有艾滋病毒感染者 84 万。感染途径:血液传播、性传播、母婴传播。

(四) 汉坦病毒肺综合征(HPS)和肾出血热综合征(HFRS)

病原:汉坦病毒。症状:肺综合征或肾出血热综合征。自然宿主:啮齿类。流行:2002 年美国疾病预防控制中心(CDC)确诊汉坦病毒肺综合征(HPS)318 例,死亡 118 例,病死率达 37%。拉丁美洲约 800 余例:其中阿根廷 300 例、巴拉圭 40 例、巴西 200 例。我国病例为肾出血热综合征(HFRS),1980 年肾出血热综合征发病数为 3 万多例,1986 年最多达 11.5 万例,90 年代以来每年发病数 3 万 ~6 万例。全国平均病死率在 20 世纪 60 年代为 10.5%,70 年代为 8.9%,1996 年以来为 1% 左右。我国是 HFRS 发病大国,新中国成立 52 年以来累计发病 140 余万例,占同期世界总病例数 90% 以上,死亡约 4.5 万人。感染途径:排泄物的直接接触和气溶胶传播。

(五) 莱姆病(Lyme disease)

病原:伯氏螺旋体。症状:莱姆病患者主要呈脑炎症状,常留有后遗症。自然宿主:鼠、鹿、浣熊、狼、野兔、蜥蜴和鸟等野生动物。流行:1975 年首次发现于美国康涅狄克州莱姆镇,故名莱姆病。该病在美国较为多见,且传播快、分布广、致病率高,故有些学者称其为第二"艾滋病"。我国自 1985 年报道以来,已在 22 个省、市、自治区出现,年新发病例达 2 万 ~3 万例,长白山、天山、祁连山、六盘山、太行山和武夷山等都有莱姆病疫源地。传播途径:经蜱等昆虫叮咬传染给人畜。

(六) 埃博拉出血热(Ebola hemorrhagic fever)

病原:埃博拉丝状病毒。症状:患者全身出血疼痛,24 h 内死亡。自然宿主:灵长类、啮齿类、蝙蝠等。流行:1976 年首先发生于埃博拉河流域的苏丹、扎伊尔。目前,非洲已有 1850 余人感染,1200 余人死亡。2012 年 7 月 31 日,乌干达发现 3 例感染埃博拉病毒病例。截止 10 月 4 日,已确诊 24 名感染埃博拉病毒的病例,17人死亡,另有312人被怀疑感染埃博拉病毒而被隔离。该病是当今世界上最恐怖的急性烈性传染病!我国面临埃博拉出血热的威胁。感染途径:接触感染。病死率达50%~90%。

(七)尼帕脑炎(Nipah virus encephalitis)

病原:Nipah病毒。自然宿主:狐蝠。症状:患者出现脑炎和呼吸道症状而死亡。流行:1998年9月-1999年4月首先在马来西亚的猪群中暴发,在几周内传染给人,造成276人感染,105人死亡,病死率为50%左右。并已传播至邻国孟加拉,2001年造成89人死亡、2004年造成40人死亡。死亡率达70%以上,对我国构成严重威胁。传播条件:发病和死亡者均为与猪密切接触的人。

(八)猴痘(Monkey pox)

病原:猴痘病毒。自然宿主:灵长类、野生冈比亚土拨鼠、地松鼠等啮齿动物。症状:天花样症状。流行:1970年美国首次发现猴痘对人的感染,2003年再现于美国,并在小范围内流行。感染途径:通过作为宠物饲养的土拨鼠等传染给人。

(九)西尼罗热(West Nile fever)

病原:西尼罗病毒。自然宿主:鸟类。症状:脑膜炎、脑炎。流行:1937年首先发生于非洲乌干达的西尼罗河流域,病死率约3%~5%。1999年首次侵入美国,2003年暴发疫情,造成9862人发病,264人死亡。有随候鸟迁徙传入我国的风险。感染途径:通过蚊虫叮咬传播。

(十)裂谷热(Rift valley fever)

病原:裂谷热病毒,沙蝇病毒属成员,即布尼亚病毒科5种病毒之一。自然宿主:牛、羊、山羊、骆驼等。症状:可致牲畜流产、死亡。流行:1931年首次在肯尼亚证实了本病的存在。主要影响的是动物,但也能传染人。发病率和死亡率极高。1950-1951年肯尼亚暴发RVF引起10万只羊死亡,2万人感染。2006-2008年在肯尼亚、索马里、坦桑尼亚、苏丹和马达加斯加先后发生多次疫情,共有1914例发病,299例死亡。感染途径:宰杀动物、接生等接触受感染动物的血液或器官;蚊虫叮咬;候鸟携带病原体。有传入我国的风险。

(十一)狂犬病(Rabies)

病原:狂犬病病毒。自然宿主:狐、獾、狼、蝙蝠和其他野生食肉兽等几乎所有温血动物。症状：专门侵害中枢神经系统。流行：最早流行于公元前4世纪，世界卫生组织（WHO）公布世界每年死于狂犬病的病人达3.5万~5万例。亚洲每15分钟有1人死于狂犬病，其中50%为15岁以下儿童；狂犬病死亡人数印度居首，我国为世界第二位。该病呈世界性分布，几乎存在于所有大陆。病死率高达100%。感染途径：野生动物是狂犬病毒的自然贮存宿主，狂犬病毒在豺、灰狐、浣熊、蝙蝠、臭鼬等野生动物宿主体内长期存在。犬、猫是狂犬病的主要传染源，我国人狂犬病主要由带毒的犬、猫咬伤感染所致，其中，犬85%~95%、猫4%、野生动物3%；在美国发生狂犬病7438例，其中野生动物（主要为浣熊和臭鼬）占93%（2001年）；欧洲2004年上半年发生狂犬病974例，其中野生动物占54%。人被带毒犬、猫抓伤后感染狂犬病，并致发病死亡。

（十二）禽流感（Avian influenza）

病原：H5N1高致病性禽流感病毒。自然宿主：野鸟、家禽等。症状：发热、全身酸痛、肺炎等。流行：自1997年香港报道首个H5N1禽流感死亡病例以来，该病在亚洲国家及俄罗斯等国家持续存在。据WHO报告，至2013年3月12日全球622人发病，371人死亡；我国45人发病，30人死亡；病死率约60%。感染途径：近距离飞沫传播。

四、加强野生动物疫病监测，从源头防控人兽共患病

（一）提高认识，加强监测防控体系建设

2002年WHO提出“为有效应对新出现和重新出现的人和动物共患疫病的新挑战，人和动物的健康问题必须融合到一个公共卫生体系中。为此，临床医生、实验室研究人员、工作人员与公共卫生官员之间应开展强有力的合作”。目前，我国人兽共患病防控还存在各自为政、各管一摊的问题，有必要提高认识，通过开展多部门、多学科合作，加强监测防控体系建设，建立“人医－兽医－野生动物医学”一体化的高效卫生防疫体系。

（二）未雨绸缪，加强流行病学调查与预警、预报

利用遥感、全球定位和地理信息系统（3S）对野生动物疫源疫病进行流行病学调查，同时，按《陆生野生动物疫源疫病监测防控管理办法》等相关政策进行疫情上报和处置。近年来，我国对野生动物的保护力度不断加大，迄今，我国已建立了350个野生动物疫源疫病国家级监测站、768个省级监测站和一大批地县级野生动物疫源疫病监测站。我国的野生动物疫源疫病监测网络体系已初步形

成,为野生动物疫病防控提供了有利条件。与此同时,应密切监控人间和畜禽等家养动物的疫病发生与流行状况,开展相关流行病学调查,各部门间相互交流信息,做到未雨绸缪,防患于未然。

(三) 预防为主,加强免疫制剂研究与应用

接种疫苗是疫病防控的有效手段。从源头防控人兽共患病首先要从野生动物入手。目前,圈养野生动物疫病免疫制剂以传统疫苗灭活疫苗和弱毒疫苗为主,核酸疫苗、基因工程亚单位疫苗、裂解疫苗、病毒样颗粒疫苗、重组活载体疫苗等新型疫苗除少数获批上市外,多数尚在研制申报阶段。而针对野外种类、数量众多的野生动物而言,最有效的疫苗应为口服疫苗。20 世纪 70 年代美国为免疫狐狸研制的口服疫苗,外部为香肠,内部为疫苗,但因缺乏资金而终止。瑞士把狂犬病疫苗 SAD Bern 株放进鸡头中免疫狐狸,80 年代后得到有效控制。1985 年以后包裹外壳的诱饵疫苗实现规模化生产,并在加拿大和欧洲首先使用。20 世纪 60 年代,国外动物口服疫苗采用蜡制外壳或膨化玉米粉壳(玉米粉壳用植物油或鱼油烤制,或用鱼味素调制成的复合体),不同野生动物的疫苗做成不同口味,壳内装有疫苗的胶囊,制成诱饵。用直升机空投诱饵,并定期在诱饵投放区域选择性的打猎,调查诱饵摄取情况和免疫效果。法国、瑞士、加拿大、比利时等国使用口服诱饵疫苗免疫野生动物,有效控制了本国野生动物狂犬病。此外,免疫血清、单克隆抗体、基因工程抗体、靶向制剂、转移因子、干扰素等生物制剂对动物疫病紧急预防与治疗均能起到重要作用。

(四) 依法防控,加强法律和法规的完善与执行

目前,我国已有《中华人民共和国传染病防治法》《中国野生动物多样性保护行动计划 环境保护法》《中华人民共和国野生动物保护法》《动物防疫法》《国境卫生检疫法》《进出境动植物检疫法》等相关法律。同时,还制定了《陆生野生动物疫源疫病监测规范(试行)》《陆生野生动物保护实施条例》《国境卫生检疫法实施细则》《突发公共卫生事件应急预案 重大动物疫情应急条例》《突发公共卫生事件应急条例》《动物疫情报告管理办法》等法规,为野生动物疫病及人兽共患病防控提供了法律依据。

野生动物是人兽共患病的天然病原储存库,绝大多数人兽共患病源于野生动物,因此,加强野生动物疫病防控是从源头上控制人兽共患病的发生和流行的关键。本着“同一个世界,同一种健康”的新理念,加强卫生部门、农业部门、林业部门及大专院校、科研机构等多部门、多学科合作,通过政府统一管理协调,建立“人医 - 兽医 - 野生动物医学”一体化的高效卫生防疫体系,群防群治,是控

制人兽共患病的有效途径。

参考文献

[1] Taylor L H, et al. Risk factors for human disease emergence. Philos Trans R Soc Lond B Biol Sci, 2001, 356: 983 - 989.

[2] Blancou J. History of the surveillance and control of transmissible animal diseases. Paris: Office International des Epizooties, 2003.

[3] Marr JS, et al. Alexander the Great and West Nile virus encephalitis. Emerg Infect Dis, 2003, 9: 1599 - 1603.

[4] Tepsumethanon S, et al. Risk of rabies after mammal bites in Thai. J Med Assoc Thai, 2002, 85 (1): 77.

[5] Schmaljohn C, et al. Hantaviruses: a global disease problem. Emerg Infect Dis, 1997, 3: 95 - 104.

[6] Anthony S, et al. Coronaviruses in bats from Mexico. J Gen Virol, 2013. doi. org/10. 1099/vir. 0. 049759 - 0.

乙型脑炎病毒 HEN0701 致弱株的筛选及其生长特性

郑　浩,郑旭晨,郭亦非,童　武,刘　飞,
张青占,单同领,童光志

中国农业科学院上海兽医研究所,猪传染病研究室,上海

一、引言

乙型脑炎病毒(Japanese encephalitis virus, JEV)是一种重要的人畜共患病病原,属黄病毒科黄病毒属(*Flavivirus*),该属重要成员还包括黄热病毒(Yellow Fever virus,YFV)、登革病毒(Dengue Virus, DENV)和西尼罗河病毒(West Nile virus, WNV)等。JEV 基因组是一单股正义 RNA,长约 11 kb,仅由单一开放阅读框翻译,编码 3 种结构蛋白(C、prM、E)和 7 种非结构蛋白(NS1、NS2A、NS2B、NS3、NS4A、NS4B、NS5)。根据 E 基因序列,JEV 分成 5 个基因型,而到目前为止,第五个基因型仅有分离自新加坡的 Muar 株和我国西藏的 XZ0934 株。JEV 由蚊传播,可感染人和马、猪、野生水禽等多种动物。在自然界中,存在一种维持 JEV 存在的主要传播循环,即蚊、猪和水禽。人和马感染后,可呈现脑炎神经症状,但并不传播病毒;水禽感染后可出现病毒血症,能传播病毒,在 JEV 远距离传播中发挥重要作用;猪不分大小均可感染该病毒,表现出新生仔猪脑炎和种猪繁殖障碍,而且猪还是 JEV 的重要贮存宿主和传染源,人感染大多是猪群中 JEV 经蚊传播导致的。

我国是 JEV 的主要流行地区,目前除青海未报道外,其他各省市均存在 JEV 流行,每年 JE 病例在数千例以上。分子流行病学调查显示,2005 年以前我国从人病例和蚊体内分离的病毒,分属于基因 I 型(Genotype I, GI)和 III 型(GIII),而近年来,我国从脑炎患者、猪、蚊体内分离出多株 GI JEV[1]。疫苗接种是预防 JE 的有效途径。目前,我国普遍给儿童接种 JEV 疫苗株 SA14 - 14 - 2,而猪用 JEV 疫苗株也为 SA14 - 14 - 2。SA14 - 14 - 2 是由 SA14 株致弱而来,同属 GIII。有报道显示,GIII 疫苗诱导抗体,对 GI JEV 仅具有部分中和能力[2]。为研制针对目前猪场中流行的 JEV GI 株更有效的疫苗,本文对从流产猪胎儿中分离的

JEV GI 株 HEN0701 进行了致弱研究。

二、材料方法

JEV GI 株 HEN0701，为本研究室分离鉴定并保存，其基因组 GenBank 登录号为 FJ495189。将 HEN0701 在 BHK－21 细胞上连续传代 100 代，并以空斑连续纯化 10 次，挑选 6 个克隆毒通过皮下和颅内接种小鼠，筛选弱毒株。并通过空斑和一步生长曲线，比较了一株弱毒株与野毒株 HEN0701 的体外生长特性。

三、结果

（一）病毒的传代克隆株

将 HEN0701 株在 BHK－21 细胞上连续传 100 代，并将 HEN0701 P100 作空斑纯化。在首轮空斑纯化中，挑取 6 个空斑，并作 10 轮空斑纯化，得到 6 株克隆株，分别称之为：8S1、8S2、9S1、10S1、10S2 和 10S3。

（二）克隆株的毒力

将 6 株克隆株和 HEN0701 分别接种 3 周龄小鼠。6 株克隆株，分别以 2×10^6 pfu 皮下接种，小鼠全部存活，无伤残。通过 10^6 pfu 脑内接种，8S2 和 10S3 组全部存活，且无伤残；9S1 组 7 只均存活，但其中一只后腿瘫痪；10S1 组 6 只存活，1 只死亡，无伤残；10S2 组 5 只存活，2 只死亡，存活小鼠中有一只后腿瘫痪；8S1 组 7 只小鼠全部死亡。HEN0701 株通过脑内和皮下接种小鼠，3 d 后开始出现死亡，至 11 d 全部死亡。对照组小鼠脑内和皮下接种，均存活。以上结果显示，经过细胞传代和纯化，6 株克隆株都丧失了对 3 周龄小鼠的脑外毒力，但仅有 8S2 和 10S3 丧失了对 3 周龄小鼠的脑内毒力，而 8S1、9S1、10S1 和 10S2 保留有脑内毒力。

为了进一步比较 8S2 和 10S3 的毒力，将 8S2 和 10S3 皮下接种 7 d 龄乳鼠。3 周后，8S2 组 5 只存活，3 只死亡；10S3 组 8 只均存活。这表明，10S3 比 8S2 毒力要弱。

（三）弱毒株体外生长特性

将 HEN0701 和致弱株 10S3 接种 BHK－21 细胞，铺琼脂糖覆盖层后 4 天进行结晶紫染色。空斑形态显示，10S3 空斑形态清晰，大小比较一致；而 HEN0701 空斑大小较不均一，有的着色浅。

将 HEN0701 和致弱株 10S3 感染 BHK－21 细胞，收集感染后不同时间点的上清,并测定感染上清中的病毒滴度,绘制病毒的一步生长曲线。结果显示,感染 4 h 后,10S3 在上清中的滴度高于 HEN0701;而在感染后 2 h 收集的样品中,10S3 的滴度与 HEN0701 的相近(数据未显示)。感染后 8 h,二者滴度又接近;而在 12 h,HEN0701 滴度明显高于 10S3;16 h 时,二者又接近。此后,10S3 高于 HEN0701,直至 28 h,二者都达到滴度最高点,且滴度相近。随后,10S3 和 HEN0701 滴度都有所下降,但 10S3 比 HEN0701 滴度高。

四、讨论

我国自 20 世纪 50 年代分离出 JEV P3 和 Beijing - 1 株以来,JEV 在我国流行已 60 余年。我国先后研制出 P3 株灭活疫苗和 SA14 - 14 - 2 株弱毒活疫苗,对儿童进行预防接种,特别是 SA14 - 14 - 2 活疫苗的普遍应用,显著降低了 JE 的发病率。SA14 - 14 - 2 弱毒株是由 SA14 强毒株经过细胞传代、动物传代和空斑纯化筛选而来,二者遗传序列高度同源,基因分型为 GIII[3]。分子流行病学调查显示,20 世纪我国流行的 JEV 主要为 GIII,70 年代末出现 GI。而近年来,我国大部分省份均分离出 GI JEV。在亚洲其他国家和地区,也出现 JEV 流行株由 GIII 向 GI 的转变。Pan 等推测认为,GI 将取代 GIII,成为流行的主要基因型[4]。目前,全球批准使用的 JEV 疫苗株,如 SA14 - 14 - 2、Nakayama、P3 等,均为 GIII。因此,JEV 疫苗对异源基因型病毒的免疫保护能力受到关注。Liu 等研究显示,我国目前使用的 SA14 - 14 - 2 (GIII)株弱毒疫苗和 P3 (GIII)株灭活疫苗免疫小鼠,均能抵御 GI 和 GIII 毒株攻击[5]。Erra 等以 GIII 株疫苗免疫二次获得的抗血清,对 GI - IV 型病毒进行中和试验,结果显示,血清能中和不同异型病毒,提供保护,但血清对 GI 和 GIV 中和能力要差[6]。而 Fan 等调查显示,Nakayama (GIII)株灭活疫苗 4 免疫接种儿童的血清,对 GIII 病毒的中和能力明显高于对 GI[2]。郑浩等的研究也显示,抗 JEV P3 株(GIII)血清对 P3 株的中和能力和 HEN0701 (GI)有显著差异。这表明,GI 株和 GIII 株存在抗原差异。以 GI 株研制的疫苗,可能对预防目前流行的 GI JEV 更有效。应注意的是,目前我国猪用 JEV 疫苗株也为 SA14 - 14 - 2,这不利于人用疫苗的安全。因为猪是 JEV 扩增传播宿主,疫苗接种能对流行株形成免疫压力,导致变异。因此,本文开展 以 GI JEV HEN0701 株致弱来开发 JEV 疫苗,具有重要意义。

本文将 HEN0701 株在 BHK - 21 细胞上传代 100 代,并作空斑,挑选获得 6 株克隆毒。动物试验结果显示,虽然 6 株克隆毒都丧失了对 3 周龄小鼠脑外神经侵袭力,但 6 株克隆毒的脑内神经毒力不同,这表明 100 代病毒仍以准种形式存在。比较致弱株 10S3 与其亲本强毒株 HEN0701 的体外生长特性。空斑实验结果显示,10S3 的空斑形态比较一致,但大小上与 HEN0701 没有明显差异。这与 SA14 - 14 - 2 不同,SA14 - 14 - 2 的空斑比亲本强毒株 SA14 的明显变小[3]。猪繁殖与呼吸综合征病毒 Hun4 株和 I 型犬腺病毒 CAV - H 株在细胞上传代致弱后,致弱株在细胞上的生长速度比亲本强毒株快,滴度也显著提高。与之不同,HEN0701 传代致弱株在细胞上的生长速度没有明显增快,滴度也未显著增高。但一步生长曲线结果显示,10S3 与 HEN0701 在 BHK - 21 细胞上的生长动力特征不同。在感染后 4 h,上清中 10S3 滴度比 HEN0701 高,而 12 h,HEN0701 滴度显著高于 10S3。由于 JEV 在感染细胞 8 h 后才开始向外释放病毒,12 h 时 HEN0701 滴度显著高于 10S3,这似乎显示 HEN0701 在细胞内复制快。然而,在感染后 4 h 时,感染细胞上清中 10S3 比 HEN0701 滴度高,这时细胞未向外释放新病毒,而 10S3 与 HEN0701 以相同的病毒量感染细胞,且 2 h 时上清中二者滴度接近,这显示 10S3 进入细胞的能力可能比 HEN0701 差。因此,也可能是进入细胞的 10S3 比 HEN0701 少,导致 12 h 时感染上清中 HEN0701 比 10S3 滴度高。当然,10S3 与 HEN0701 进入细胞的能力及在细胞中的复制能力还需进一步试验确定。10S3 由 HEN0701 传代纯化而来,HEN0701 全长基因组已经测定,因此,测定 10S3 基因组序列进行比较分析,有助于寻找致弱突变相关位点及改变生长特性的突变位点。为将弱毒株 10S3 开发成疫苗,10S3 的免疫保护能力是下一步的研究重点。

参考文献

[1] Wang H Y, et al. Molecular epidemiological analysis of Japanese encephalitis virus in China. J Gen Virol, 2007, 88: 885 - 894.

[2] Fan Y C, et al. Partially neutralizing potency against emerging genotype I virus among children received formalin - inactivated Japanese encephalitis virus vaccine. PLOS Negl Trop Dis, 2012, 6(9): e1834.

[3] Yu Y X. Phenotypic and genotypic characteristics of Japanese encephalitis attenuated live vaccine virus SA14 - 14 - 2 and their stabilities. Vaccine, 2010, 28: 3635 - 3641.

[4] Pan X L, et al. Emergence of genotype I of Japanese encephalitis virus as the dominant genotype in Asia. J Virol, 2011, 85(19): 9847 - 9853.

[5] Liu X Y, et al. Study on the protective efficacy of SA14 - 14 - 2 attenuated Japanese encephalitis against different JE virus isolates circulating in China. Vaccine, 2011, 29: 2127 - 2130.

[6] Erra E O, et al. Cross - protective capacity of Japanese encephalitis (JE) vaccines against circulating heterologous JE virus genotypes. Clin Inf Dis, 2013, 56(2): 267 - 270.

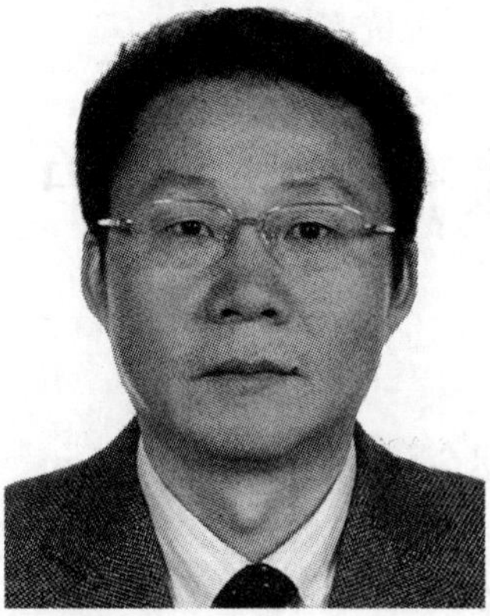

童光志 博士，研究员，中国农业科学院上海兽医研究所所长。中国畜牧兽医学会畜牧兽医生物技术分会、动物传染病学分会、禽病学分会副理事长，中国微生物学会兽医微生物分会副主任委员。主要研究方向为动物病毒性传染病（猪蓝耳病、猪流感、猪伪狂犬病、猪乙型脑炎等）的预防（动物用基因工程疫苗）与控制技术的应用与基础研究。主持过多项国家"863"、"973"、支撑计划等项目，研究成果发表科研论文 470 余篇（其中 SCI 论文 130 余篇），获得国家科技进步奖二等奖 2 项，省部级科技奖 11 项，获得国家发明专利 14 项；曾获中华农业英才奖、农业部突出贡献中青年专家、全国优秀科技工作者、六部委共同颁发的留学人员成就奖、黑龙江省劳动模范、全国优秀博士论文指导教师、上海领军人才（2008）、上海市十大科技精英（2011）等；培养博士后 13 名、博士 46 名、硕士 68 名。

乙型脑炎病毒基因组 cDNA 克隆在宿主菌中不稳定因子的研究

郑旭晨,郑 浩,郭亦非,童 武,单同领,童光志

中国农业科学院上海兽医研究所,上海

一、引言

乙型脑炎病毒(Japanese encephalitis virus, JEV)属黄病毒科(Flaviviridae)黄病毒属(*Flavivirus*)成员,是重要的蚊传人畜共患病病原,主要通过侵害中枢神经系统引发人(主要是15岁以下儿童)的神经脑炎症状、新生仔猪脑炎以及种猪的繁殖障碍,给养猪业及公共卫生带来巨大经济损失。反向遗传操作系统的建立是深入研究JEV的基础,然而,JEV cDNA克隆在宿主菌中倾向于发生外源序列的插入以及核苷酸的缺失,这种不稳定性成为建立JEV反向遗传操作系统的主要障碍,而影响其cDNA克隆稳定性的因素尚不明确。本研究选取猪源乙型脑炎病毒基因I型HEN0701株为研究对象,探讨了潜在启动子活性以及毒性相关蛋白表达对JEV cDNA克隆在大肠杆菌中稳定性的影响,以期找到稳定繁殖JEV重组质粒的方法,从而排除由于其不稳定所造成的难以构建JEV反向遗传操作系统的障碍。

二、材料方法

首先将JEV HEN0701株基因组片段(1 ~ 2913 bp)克隆入pCR - Blunt Ⅱ - TOPO载体中,分别转化*E. coli* Top10、JM109、BL21、Trans 5α四种不同的感受态细胞,四种转化菌涂平板后分别于25℃、29℃、33℃、37℃四种不同温度下培养,提取重组质粒并测定序列,得到不稳定克隆。分析测序结果,找到该不稳定克隆序列变异的规律。另外,利用软件在线分析克隆序列潜在启动子序列,通过PCR和酶切改变克隆片段大小,寻找与cDNA克隆在宿主菌中稳定性相关的序列区域,并通过启动子活性分析,以PCR突变改变启动子活性区,以期得到稳定克隆。

三、结果及分析

（一）变异序列分析

通过对在不同条件下培养所获得的不稳定克隆质粒进行序列分析，发现存在外源序列插入和核苷酸缺失现象，分别为在 272 bp 处缺失四碱基 TAGC 或在 1396～1397 bp 之间插入外源片段 1207 bp。利用 MapDraw 软件分析变异序列 ORF，发现外源序列的插入以及核苷酸的缺失都导致原序列 ORF 发生改变。其中，四碱基 TAGC 缺失后，可导致基因组 272 bp 核苷酸前 3 个起始密码子所引导的 ORF 发生移码而提前终止；而在 1396～1397 bp 之间插入 1207 bp 外源片段，则导致 E 蛋白编码区的截断，插入位点前起始密码子引导的 ORF 仅能翻译出 139 个 E 蛋白氨基酸残基就提前终止翻译。

以上表明，基因组 5′端的起始密码子与 E 蛋白可能与质粒的不稳定性相关。使用 NCBI 中的 BLAST 软件将所插入的外源序列与 GenBank 中的序列进行同源性分析，发现其与大肠杆菌基因组中的移动元件序列一致性可达 98%。

（二）寻找致 cDNA 克隆不稳定的序列区域

1. 潜在启动子活性区分析

利用软件（http://www.fruitfly.org/seq_tools/promoter.html）对 HEN0701 株 1～2913 bp 序列进行在线分析，以寻找该段序列在宿主菌中可能具有启动子活性的序列区段。分析结果显示，评分在 0.8 分以上的可能具有原核启动子活性的序列区段共有 7 段，分别为 73～118 bp、305～350 bp、1045～1090 bp、1330～1375 bp、1348～1393 bp、1695～1740 bp、2090～2135 bp。通过 PCR 扩增的方法，从基因组 5’端不同位置起始扩增序列，得到不同长度的克隆片段（包括 355～2913 bp、97～2913 bp、73～2913 bp、54～2913 bp、39～2913 bp），其中，前两段序列片段破坏了所预测的第一段潜在启动子的序列结构，但维持了第二段潜在启动子序列结构的完整性，而扩增的后三段序列片段则保持了第一段潜在启动子序列结构的完整。将所构建的克隆质粒转化大肠杆菌，观察细菌生长情况并测定克隆序列，由 355～2913 bp、97～2913 bp、73～2913 bp 序列片段所构建的克隆质粒能够稳定繁殖，而由 54～2913 bp、39～2913 bp 序列片段所构建的克隆质粒不具备稳定性。

以上结果表明，73～118 bp 的潜在启动子活性区可能与 cDNA 克隆稳定性相关，而 54～73 bp 序列对潜在启动子的活性有影响。

2. 定点突变潜在启动子活性区

Pu 等对 JEV RP－9 株基因组序列进行分析,预测出在 JEV 基因组中具有大肠杆菌启动子(ECP)活性的序列区段,在该区段中 90 bp 处做 A－C 定点突变,结果发现,该突变可以有效降低 ECP 活性,并成功构建在 37℃条件下能稳定在宿主菌中扩增的 JEV 全长感染性克隆[1]。在本研究中,我们利用软件(The mfold Web Server)对 HEN0701 株 RNA 二级结构进行在线分析,虽发现 73～118 bp 处存在潜在启动子活性区域,但对 90 bp 处进行 A－C 定点突变获得突变克隆质粒,在 Top10 感受态细菌中,不能在 37℃下稳定扩增,易于发生点突变。这显示,90 bp 处的突变不能降低 HEN0701 株 5'端潜在启动子活性。

3. 寻找毒性蛋白序列位置

上述在 1396～1397 bp 之间插入外源片段 1207 bp 后,克隆质粒能在宿主菌中稳定遗传,提示我们,外源序列的插入可能阻碍了潜在启动子所控制的某些毒性蛋白的完整表达。因此通过酶切在此区域附近寻找毒性蛋白序列的位置。利用 JEV 基因组中合适的酶切位点,对 JEV E 蛋白和 prM 蛋白不同位置进行切割,构建缺少 3′端部分序列的克隆质粒(目的片段分别为 1～933 bp、1～1275 bp、1～1600 bp、1～1800 bp、1～1971 bp),转化大肠杆菌,观察细菌生长状况并测定克隆序列。结果发现,由 1～933 bp、1～1275 bp 序列片段构建的克隆质粒能够稳定生长,而由 1～1600 bp、1～1800 bp、1～1971 bp 序列片段构建的克隆质粒转化大肠杆菌后,细菌不能正常生长。

以上结果说明,在 1275～1600 bp 之间可能存在毒力相关基因。

四、讨论

日本乙型脑炎病毒是亚洲地区引发疾病甚至死亡的主要病原之一,尤其是在我国[2]。开展 JEV 的深入研究,如致病机理、毒力特征、蛋白功能以及新型疫苗的研制等对 JEV 的防控具有重要意义,而这些都以成功构建能够稳定遗传的 JEV 反向遗传操作系统为基本前提。如上所述,构建其反向遗传系统的主要障碍在于 JEV cDNA 克隆在宿主菌中具有不稳定性,使得所构建的感染性克隆由于发生大量突变而不具备感染性。据报道,JEV cDNA 克隆在宿主菌中的不稳定性在基因水平上主要体现为病毒基因组 cDNA 克隆能够在宿主菌中自发重组、插入外源序列、缺失核苷酸或发生点突变[3];而从表象上看,则表现为宿主菌生长缓慢、cDNA 低产[4-6]。这一观点与本研究所得到的结果相符。在本研究中,克隆有 JEV HEN0701 株 1～2913 bp 序列的重组质粒在大肠杆菌中多发生外源序列插入的现象,也有核苷酸缺失发生,且将克隆质粒转化大肠杆菌后,细菌甚至不能正常生长。之所以选择这段序列作为研究对象,是因为本实验室在进行

HEN0701 株全序列克隆过程中[7]，发现该段序列极易发生突变。而对于插入的外源片段，我们以 NCBI 中的 BLAST 软件将其序列与 GenBank 中的序列进行同源性分析，发现外源片段与 JEV 基因组序列不存在同源性，其一端序列与 JEV 基因组插入位点的序列存在个别碱基的重叠。但是，插入的外源片段与 *Escherichia coli* str. K12 substr. DH10B 基因组中的一段移动元件（mobile element）序列同源，序列一致性高达 98%，因此猜测外源序列的插入方式可能与宿主元件转座有关。

对于造成 JEV cDNA 克隆不稳定性的根本原因尚不清楚，我们猜测有以下三方面的原因：第一是与宿主菌株和培养温度有关。对于这一可能影响因素我们在初期做了相关研究，排除了宿主菌株对其稳定性的影响，发现低温培养确实可以提高其稳定性。第二是 JEV cDNA 序列中存在高变区，这一区域内的序列极易发生缺失或外源序列插入。我们使用 PCR 扩增的方法扩增了除 5'UTR 以外的完整序列，这一完整序列包括了假设中的高变区，所构建的重组质粒具有稳定性，因此排除了这一可能性。第三是该不稳定性与控制某些毒性蛋白表达的启动子的活性有关，这些毒性蛋白对宿主菌具有毒害作用，使得宿主菌死亡或克隆为存活而发生“适应性突变”[3]。因此寻找 JEV cDNA 在大肠杆菌中具有启动子活性的序列区域以及其所控制的毒性相关蛋白的基因所在序列区域成为本研究的重点。在本研究中，外源序列的插入导致其 ORF 提前终止，阻碍了毒性相关蛋白的表达，减小或消除了其对宿主菌的毒害作用，因此克隆质粒能够稳定繁殖。同时，若破坏了潜在启动子活性区的序列结构，如 PCR 扩增 73 ~ 2913 bp、97 ~ 2913 bp 或 305 ~ 2913 bp，所得克隆质粒也稳定，因此将潜在启动子活性区限定在所预测的第一段区域（73 ~ 118 bp）内，54 ~ 73 bp 对潜在启动子活性区的功能也有影响，同时将毒性蛋白序列位置限定在 1273 ~ 1600 bp 之间。

通过以上研究，我们探讨了致使 JEV cDNA 克隆在宿主菌中不稳定的可能原因，寻找到与 cDNA 克隆稳定性相关的序列区域，这对于构建稳定的 JEV 全长感染性克隆，深入研究 JEV 具有重要意义。

参考文献

[1] Pu S Y, et al. Successful propagation of flavivirus infectious cDNAs by a novel method to reduce the cryptic bacterial promoter activity of virus genomes. J Virol, 2011, 85(6): 2927 - 2941.

[2] Feng Y, et, al. High incidence of Japanese encephalitis, Southern China. Emerg Infect Dis, 2013, 19(4): 672 - 673.

[3] 黄耀伟，等. 人类及动物 RNA 病毒的反向遗传系统. 生物工程学报，2004，20(3)：311 -

318.

[4] Ruggli N, et al. Functional cDNA clones of the Flaviviridae: strategies and applications. Adv Virus Res, 1999, 53:183 - 207.

[5] Ward R, et al. Reverse genetics and the study of dengue virus. Future Virol, 2008, 3:279 - 290.

[6] Yun S I, et al. Development and application of a reverse genetics system for Japanese encephalitis virus. J Virol, 2003, 77(11):6450 - 6465.

[7] 郑浩,等. 猪源乙型脑炎病毒 HEN0701 株全基因组的分子特征. 中国兽医科, 2011, 41(5):441 - 447.

真菌毒素给我们带来的食品安全问题及应对手段

——营养调控法缓解脱氧雪腐镰刀菌烯醇的暴露损伤

伍 力[1],王金全[2],印遇龙[1]

1 中国科学院亚热带农业生态研究所,湖南长沙

2 中国农业科学院饲料研究所,北京

摘要:脱氧雪腐镰刀菌烯醇(DON)广泛存在于我国谷类作物当中,是威胁食品安全的巨大杀手,能导致畜禽和人类一系列的代谢疾病。长期以来,人们一直缺乏应对DON污染问题的理想手段,传统的物理、化学解毒法均存在一定的局限性,而生物酶解法在经历了多年的苦心研究,仍鲜有符合市场经济需求的成品问世。本研究以对DON最敏感的动物——猪为模型,尝试利用某些功能性营养素调控或阻遏DON发挥其损伤作用的相关通路,探索精氨酸、谷氨酸和复合抗菌肽对摄入DON污染食品处于亚健康状态群体的缓解作用,为营养调控手段解决真菌毒素污染问题提供新的思路。

一、引言

脱氧雪腐镰刀菌烯醇(deoxynivalenol, DON)又名呕吐毒素,是由镰刀菌产生的一种有毒次级代谢产物。它可大面积地污染玉米、小麦等作物,对种植业和饲料工业造成影响。DON最显著的特点是引起动物呕吐,非反刍动物(人与猪)尤为敏感。畜禽摄入被DON污染的饲料会引起中毒,导致摄食能力下降、消化代谢紊乱、生长发育受阻、免疫功能异常、生产性能下降等一系列负面效应,并最终通过食物链威胁人类健康[1]。进入人体的DON会引起呕吐、腹泻、肠胃炎和内毒素血症等急性症状,以及厌食、体重减轻、消化能力下降等慢性中毒症状[2]。在我国危害十分严重的食管癌、IgA肾病、克山病和大骨节病等可能与粮食中DON的污染有关。虽然DON毒性比其他真菌毒素小,但分布范围广,对谷物的污染率和水平居真菌毒素之首。世界卫生组织(WHO)对DON所引起的食品安全问题高度重视,将其看作是天然存在的最危险的食品污染物[3]。

二、DON 对食品安全的影响

(一) DON 与谷类安全

谷类作物在生长、收割、仓储、加工、运输、销售等诸多环节均可能发生霉变[4],因此 DON 广泛存在于受霉菌污染的小麦、大麦、玉米等谷物以及它们的加工产品当中。在目前发现的300多种真菌毒素中,DON是与食品安全关系最密切的毒素,对 DON 进行危险性分析具有重要的公共卫生意义。世界大部分地区的农作物中都检测到 DON[5]。我国在 DON 的食品污染情况普查和限量标准的制定方面进行了研究,结果表明,作为谷类食品进出口和消费大国,粮食中 DON 的污染呈高污染率、低污染程度的特点。95%的人群膳食摄入 DON 在安全范围之内,儿童和素食主义者是膳食暴露的高危人群。根据2000年的数据,我国居民谷类 DON 摄入量为 WHO 推荐的每日最大耐受摄入量(PMTDI)的297.8%。

(二) DON 与畜产品安全

根据联合国粮农组织食品安全评估委员会(JECFA)的研究结果,人类对 DON 每日安全摄取量不超过1 μg/kg 体重,该指标的建立以动物实验为参考。而对于摄入 DON 污染日粮的畜禽在其动物性产品中富集或形成二次污染的研究,一直未见报道。本研究组检测了两种 DON 暴露模式对作为最敏感家畜的育肥猪可食用组织残留量的影响(unpublished data)。一种是长达4周的低剂量慢性连续刺激,以检测毒素的蓄积作用。另一种是单独一次的突然刺激,检测毒素的急性效果。试验结果表明,连续摄入含 DON 2.09 mg/kg 的饲料4周后,在心、肾、脾和肌肉组织中均检测不到 DON 的残留。肝脏的检出率为33.4%,平均值为0.2459 μg/kg;脂肪中检出率为50.0%,平均值为0.1923 μg/kg。在饲喂10.31 mg/kg DON 的急性试验中,随着 DON 浓度的增加,其残留量也有所增加。残留量最高的是肝脏(如图1),检测率为100%,达到3.6678~5.4589 μg/kg。但该残留量远低于国家标准(GB 2006)。本研究结果进一步证实,各组织器官中的大部分 DON 在餐后12 h 后将消除殆尽,大约98%的 DON 将通过尿液和粪便排出[6]。

国内的另一研究组在检测重庆市场中卖出的畜产品中 DON 残留结果显示,所有的肉产品均未检测出 DON 残留,只有30%的背脂样品能检测出含有 DON,残留量为0.1232~0.4265 μg/kg[7]。显然,在一般情况下,实际饲养过程中猪不可能遭受高于本试验的 DON 暴露剂量。因此,只要我们控制好畜产品的仓储、运输、加工等各个环节的污染途径,摄入 DON 污染日粮的育肥猪不会通过其畜产品的进食而危害人类。

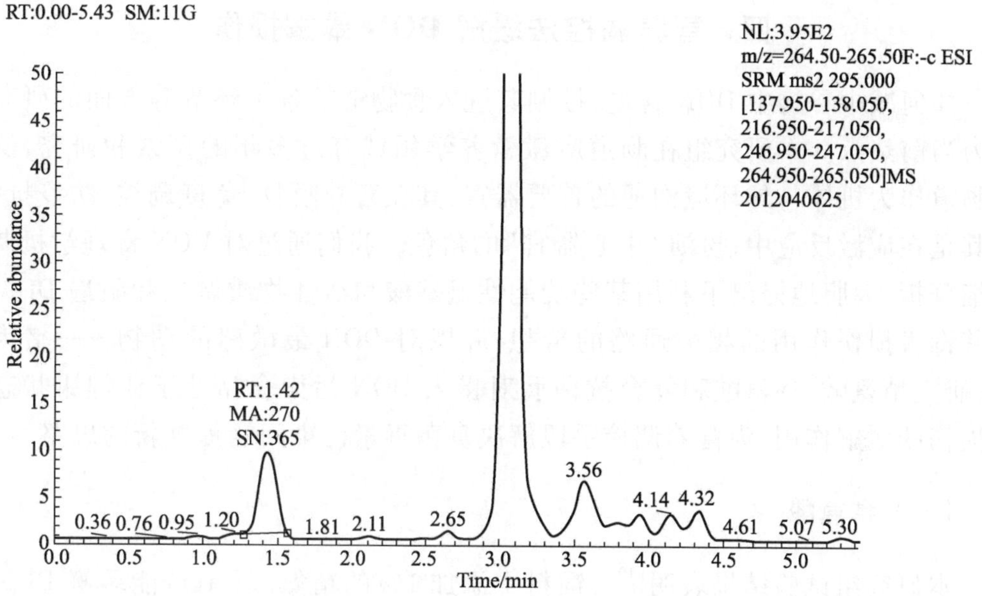

图 1　肝脏的 LC－MS/MS 图谱

三、DON 的传统解毒方法

为了解决农产品和饲料严重的霉败问题,人们已经提出了多种方案。传统的去除真菌毒素的方法主要有物理方法、化学方法和生物学法。就目前来讲,运用特殊的吸附材料物理吸附毒素的方法最为普遍[8]。吸附剂主要是一类具有较大的表面积、多孔、疏松和不能被机体吸收的物质。吸附法的缺点是吸附剂没有选择性,而且对营养物质的吸附要大于 DON。化学方法是用酸、碱、氧化剂或酶制剂等对霉败饲料进行处理。碱性条件常会引起一些单端孢霉稀族毒素的结构改变。其化学机理可能是由于在碱性环境下,DON 中 12,13－环氧基遭到破坏[9],而 C12 和 C13 位的环氧基团对 DON 的致吐毒性具有重要的作用;化学方法可以破坏大多数真菌毒素,但也破坏了营养成分并影响适口性,且操作困难,大批量的饲料及原料用此类方法是无法进行的,因此对于目前的饲料业、养殖业来说均不适用。生物学方法对真菌毒素进行降解是目前研究的最热门的领域之一。它是依靠细菌、酵母等微生物代谢产生的各种酶类,在温和的条件下改变毒素的结构,将毒素转化成对动物无毒的物质。生物降解由于其有效性、针对性和环境友好性,筛选出能够产高效降解真菌毒素的菌株以及通过酶工程和基因工程等手段获得高效表达的解毒酶是当前研究的方向。此项研究进展一直非常艰难,微生物的筛选过程工作量大,分离的一些具有脱毒能力的菌株培养困难,且在人工培养条件下其脱毒能力可能丧失。

四、营养调控法缓解 DON 暴露损伤

如何减少谷物中 DON 含量,控制其进入食物链的各个环节等方面的研究已成为当前热点。本研究组在肠道应激营养学领域有过多年的探索和研究,认识到肠道作为机体与外环境沟通的首要器官,其在营养吸收、免疫调控、防疫抗病,尤其是在应激反应中,扮演“中心器官”的角色。我们通过对 DON 毒理学机制的仔细分析,大胆地提出了利用某些功能性氨基酸和活性物质调控和阻遏 DON 发挥其毒害损伤作用的相关通路的猜想,并以对 DON 最敏感的动物——猪为模型,研究精氨酸、谷氨酸和复合抗菌肽对摄入 DON 污染食品处于亚健康状态群体损伤的缓解作用,为营养调控手段解决真菌毒素污染问题提供新的思路。

(一) 精氨酸

本研究组试验结果表明[10],饲料中添加 1% 的精氨酸(Arg)能缓解 DON 造成的仔猪食欲下降、生长抑制和饲料/增重比降低的影响,并在一定程度上减轻 DON 引起的肝脏增生变化($P<0.05$),对其他脏器影响较小;Arg 能减少 IL-1β 和 TNF-α 等炎性因子的合成,提高 IGF-1 激素的分泌,达显著水平;Arg 能通过提高血液中谷胱甘肽(GSH)和超氧化物歧化酶(SOD)含量,而在一定程度上缓解 DON 造成的机体抗氧化能力的下降($P<0.05$);Arg 能使仔猪空肠绒毛高度及绒毛高度/隐窝深度的比值显著高于毒素组,保持肠黏膜正常的形态和结构(图 2)。

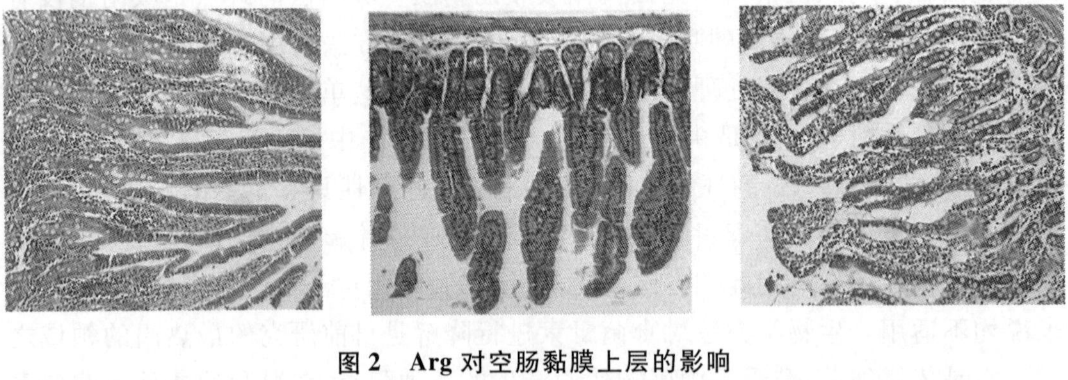

图 2 Arg 对空肠黏膜上层的影响

仔猪屠宰后取空肠肠段在 Ussing Chamber 仪上进行营养素转运效果的测定。结果表明,DON 显著抑制了葡萄糖和丙氨酸在浆膜侧的积累,同时使甘露

醇的透过率显著上升;而饲喂 Arg 后空肠甘露醇透过率下降,差异达显著水平,提示 Arg 保护了肠道的屏障功能(表 1)。

表 1 添加 1 μmol/mL 的营养素经过 40 min 的转运后黏膜侧物质水平

	对照组(C)	毒素组(D)	精氨酸组(A)	P - value	F - value
葡萄糖	4.63 ± 0.56[a]	3.53 ± 0.073[b]	3.46 ± 0.78[b]	0.0178	5.328
丙氨酸	3.74 ± 0.25[a]	2.26 ± 0.78[b]	2.63 ± 0.51[b]	0.009	1.47
甘露醇	0.23 ± 0.05[b]	3.67 ± 1.92[a]	0.53 ± 0.06[b]	0.0001	17.70

通过对仔猪空肠黏膜营养素转运载体相对荧光定量测定,结果表明, DON 能显著抑制仔猪营养物质转运载体 SGLT1、GLUT2、LAT1 和 CAT1 在肠道中的表达,对肠道 EAAC1、ASCT2、b0 + AT 和 PepT 表达没有影响;通过 Arg 的添加, SGLT1 和 LAT1 表达增加(图 3)。因此,Arg 对摄入 DON 污染日粮的仔猪具有保护作用。

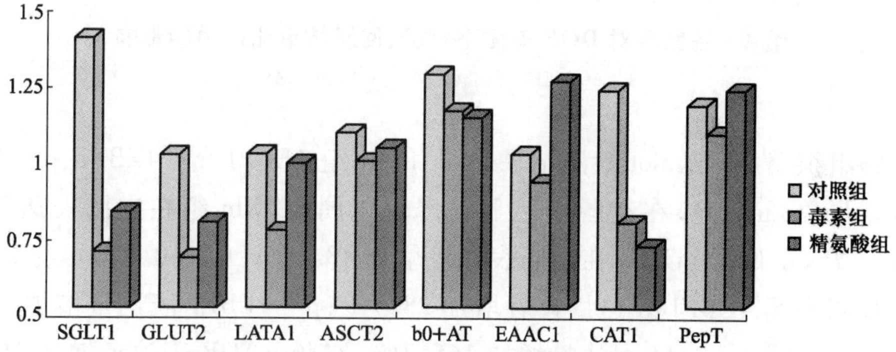

图 3 空肠黏膜营养素转运载体表达丰度

(二) 谷氨酸

为探讨谷氨酸(Glu)对摄入 DON 污染日粮仔猪损伤的缓解作用,我们将 28 头仔猪随机分为 4 组,分别饲喂基础饲粮(NC 组)、基础饲粮 + 4 mg/kg DON (DON 组)、基础饲粮 + 4 mg/kg DON + 2% Glu(DG 组)和基础饲粮 + 2% Glu (Glu 组),每组 7 个重复。经过 37 天的饲养期后,结果表明:与 DON 组相比较,在 DON 污染日粮中添加 2% Glu,使断奶仔猪料重比下降 9.33% (P < 0.05),日增重虽有升高趋势,但差异不显著(P > 0.05)。2% Glu 能使葡萄糖(GLU)、肌酸激酶(CK)和丙氨酸氨基转移酶(AST)显著降低(P < 0.05),使总蛋白(TP)显著升高(P < 0.05),门冬氨酸氨基转移酶(ALT)有降低趋势,差异不显著(P >

0.05)。2%的 Glu 能使肝脏指数、肾脏指数和胰腺指数显著降低($P<0.05$),分别为10.65%、12.68%和11.41%,脾脏指数升高28.18%($P<0.05$);并使空肠、回肠绒毛高度显著增高,淋巴细胞数量显著降低,隐窝深度显著降低。我们还测定了空、回肠组织抗氧化能力,结果显示,DON 组回肠总抗氧化能力(T-AOC)含量显著低于 NC 组和 Glu 组,DG 组 T-AOC 含量与 NC 组接近,但显著低于 Glu 组(图4A)。DON 组空肠、回肠丙二醛(MDA)含量都显著高于其他组(图4B)

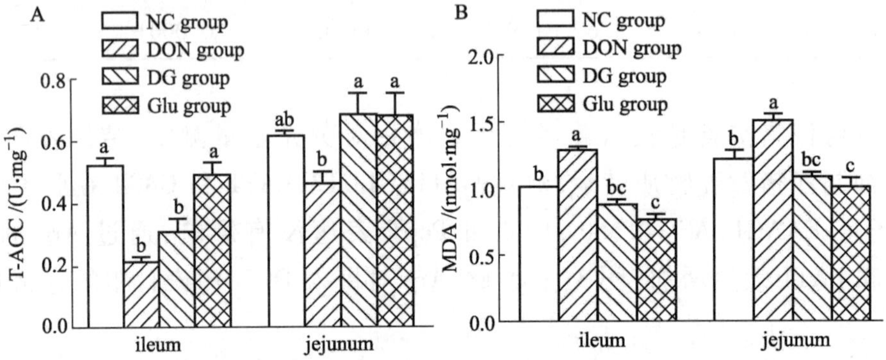

图4 谷氨酸对 DON 刺激下空肠、回肠抗氧化能力的影响

T-AOC,回肠总抗氧化能力;MDA,丙二醛

空肠组织 Western blot 检测结果表明:DON 组 4EBP1、p-4EBP1、p-Akt、雷帕霉素靶蛋白(mTOR)在空肠表达显著降低。同时,Glu 组在空肠表达量增加56.48%($P<0.05$),mTOR 在空肠表达量增加43.56%($P<0.05$)。与 DON 组相比,DG 组空肠 4EBP1 表达量显著增加28.9%;p-4EBP1 表达量增加87.5%($P<0.05$);空肠 p-Akt 表达量增加165.7%;空肠 mTOR 表达量增加180.5%(图5)。

这表明谷氨酸可以通过上调 mTOR 信号通路而提高机体蛋白的沉积,有明显的促生长作用。因此谷氨酸能够提高断奶仔猪生长性能,在一定程度上具有缓解呕吐毒素应激损伤的效果。

(三)复合抗菌肽

为研究添加0.4%的复合抗菌肽(CAP)对摄入 DON 污染日粮仔猪损伤的缓解作用[11-12],我们将28头仔猪随机分为4组,分别饲喂基础日粮(NC 组)、基础日粮+0.4% CAP、基础日粮+4 mg/kg DON、基础日粮+0.4% CAP+4 mg/kg DON。研究结果表明,0.4%的 CAP 能使摄入4 mg/kg DON 污染日粮的仔猪日增重提高,而料重比显著降低;使肝脏增生的形态学变化得以复原,而对其他脏

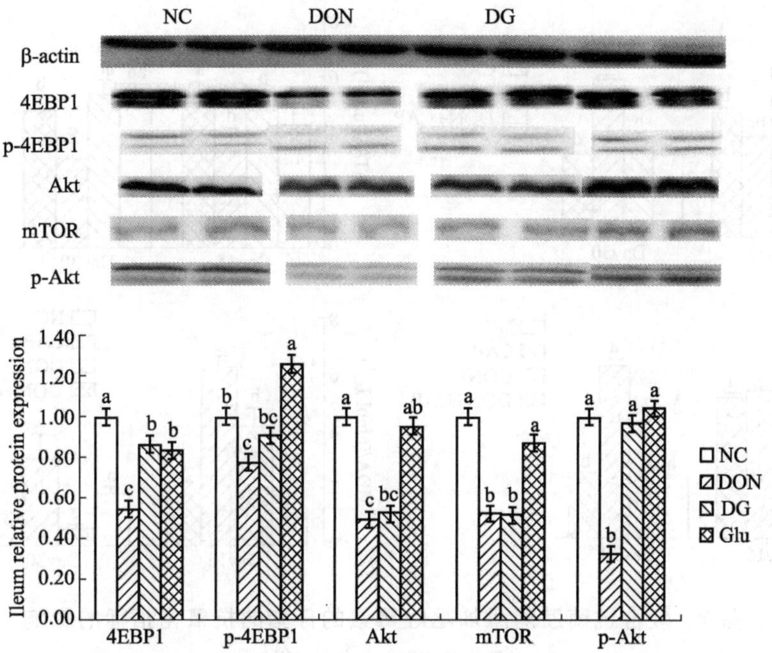

图 5 β - actin、4EBP1、p - 4EBP1 (Ser65)、Akt、p - Akt (Ser473)、mTOR 在仔猪空肠的表达量变化

器指数无显著影响；使血小板(PLT)和血小板分布宽度(PDW)显著升高；使 TP 升高，碱性磷酸酶(ALP)、AST 和 ALT 降低，达显著水平；对仔猪抗氧化系统的测定表明，DON 使血浆 H_2O_2、MDA 和 NO 显著增加，而过氧化氢酶的含量则明显降低。CAP 处理组的 H_2O_2 含量显著升高，而 MDA 和 NO 含量显著降低(图 6)。各处理组血浆 GSH 的含量差异不显著；DON 能使空肠和回肠上皮细胞增殖细胞核抗原(PCNA)表达量均显著升高；使肠上皮细胞 Caspase - 3 活性显著降低；使血浆 D - 乳酸和二胺氧化酶(DAO)活性含量显著降低。

对肠道蛋白质合成信号通路蛋白表达的测定结果表明，与对照组比较，DON 处理组空肠的 Akt、p - Akt、mTOR、4EBP1 和 p - 4EBP1 蛋白相对表达量明显降低，而 CAP 处理组的 p - 4EBP1 的相对表达量明显升高。DON + CAP 处理组的 p - Akt、mTOR、4EBP1 和 p - 4EBP1 蛋白相对表达量高于 DON 处理组。回肠黏膜中，DON 降低了 p - Akt 和 mTOR 蛋白相对表达量，而 DON + CAP 处理组的 p - Akt 和 mTOR 蛋白相对表达量高于 DON 处理组($P < 0.05$)。结果提示：DON 能够抑制 mTOR 信号通路，从而抑制蛋白质合成，而 CAP 能够缓解 DON 对蛋白质合成的影响(图 7)。

总之，DON 的刺激降低了仔猪的生长性能、免疫功能和抗氧化能力，而添加

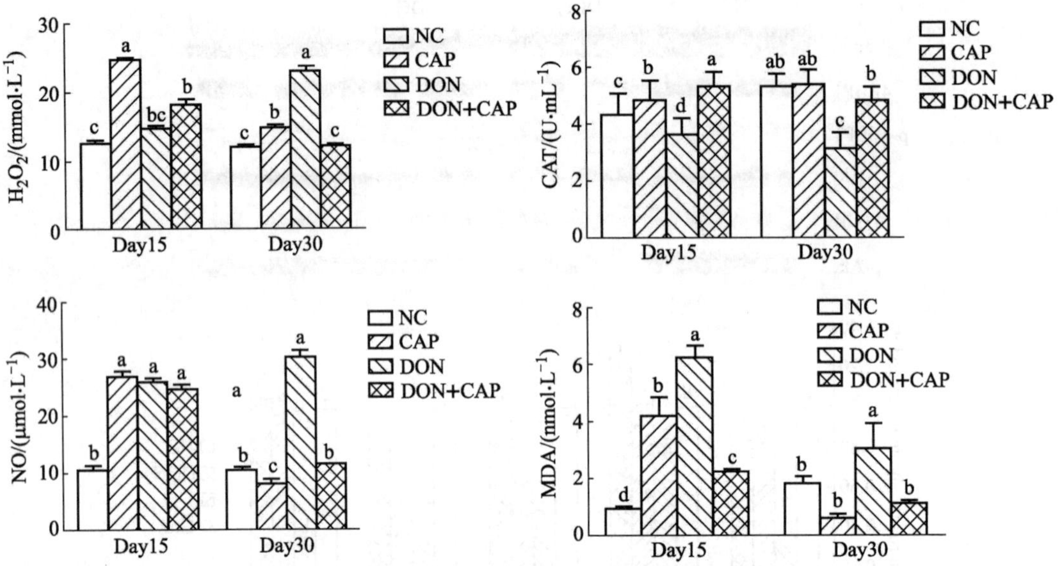

图 6　复合抗菌肽对添加呕吐毒素的仔猪的抗氧化指标的影响

H_2O_2，过氧化氢；NO，一氧化氮；MDA，丙二醛

CAP 能有效地提高生长性能，减轻器官的损伤，降低 DON 对仔猪的毒性。添加 DON 能够引起肠道的通透性增加、绒毛损伤、肠细胞凋亡和蛋白质合成的降低，而添加 CAP 能发挥肠道损伤修复作用。

五、结语

在我国，DON 污染谷类作物的现象非常普遍，只是由于人们摄入量相对较低，而未发生大规模的疾病。真菌毒素作为影响食品安全的一大隐患，已成为世界上科技攻关的热点问题。目前，国内外学者对 DON 的研究多侧重于检测方法的建立和对毒理机制的探索方面，且大多停留在实验动物研究阶段。而如何应对霉菌污染问题，如何把真菌毒素对我们的影响和危害降到最低才是研究问题的关键。我们的研究无疑为营养调控手段解决真菌毒素污染问题提供新的思路。随着研究的深入，更多和更理想的功能性营养素将有效地应用于食物链中真菌毒素的控制，为解决食品安全问题提供有力的工具。通过靶向阻遏毒害作用发生、发展以及传递的过程，缓减甚至解除真菌毒素对机体的不良影响，将作为一个处于蓬勃发展的毒理学研究领域，等待着研究者们探索。

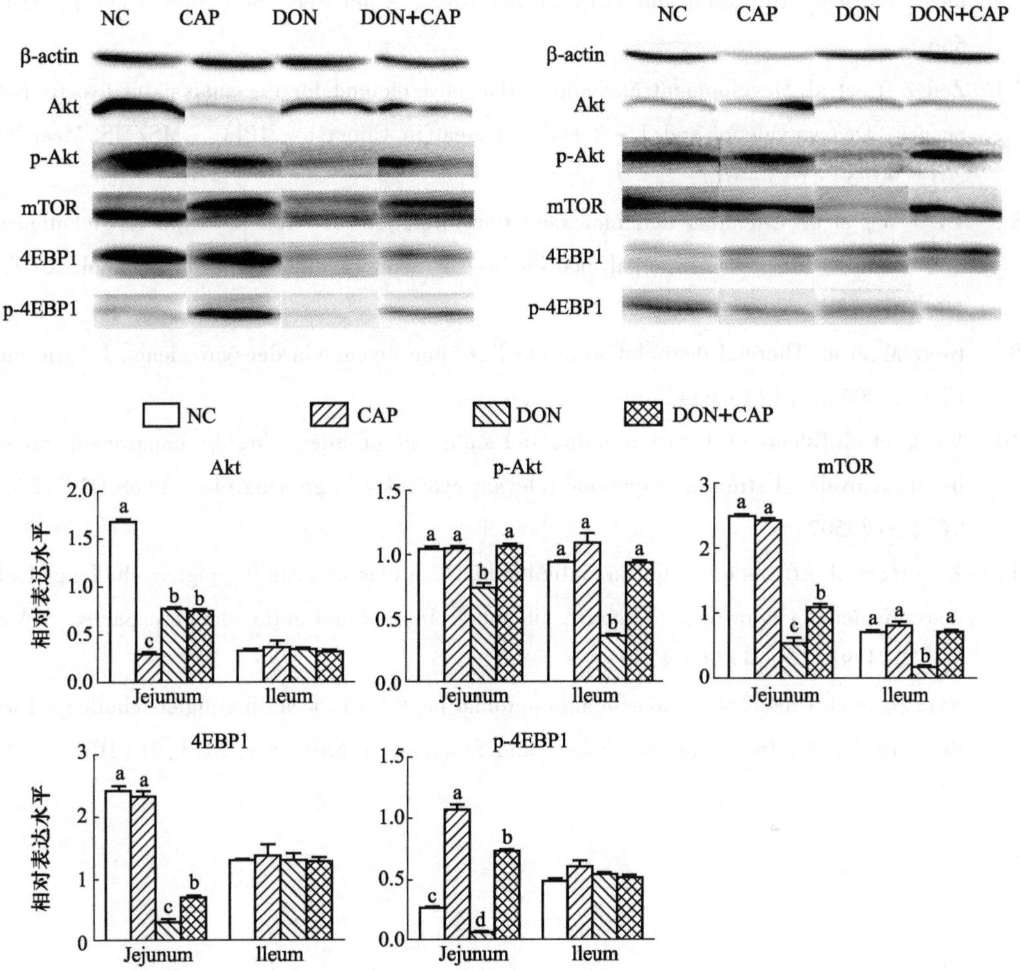

图 7 复合抗菌肽对添加呕吐毒素的仔猪小肠 **mTOR** 信号通路蛋白表达的影响

参考文献

[1] Pestka J J. Deoxynivalenol: Toxicology and potential effects on humans. J Toxicol Environ Health - Part B - Critical Reviews, 2005, 8(1): 39 - 69.

[2] Pestka J J. Deoxynivalenol: mechanisms of action, human exposure, and toxicological relevance. Arch Toxicol, 2010, 84(9): 663 - 679.

[3] Candy. Safety evaluation of certain mycotoxins in food. Geneva: World Health Organization, IPCS. 2001.

[4] Bullerman L B. Stability of mycotoxins during food processing. Int J Food Microbiol, 2007, 119(1 - 2): 140 - 146.

[5] Tanaka K, et al. Mycotoxins in rice. Int J Food Microbiol, 2007, 119(1 - 2): 59 - 66.

[6] Danicke S, et al. On the effects of deoxynivalenol (DON) in pig feed on growth perform-

ance, nutrients utilization and DON metabolism. J Anim Feed Sci, 2004, 13(4): 539 - 556.

[7] Zou Z Y, et al. Development and application of a method for the analysis of two trichothecenes: Deoxynivalenol and T - 2 toxin in meat in China by HPLC - MS/MS. Meat Sci, 2012, 90(3): 613 - 617.

[8] He J W, et al. Chemical and biological transformations for detoxification of trichothecene mycotoxins in human and animal food chains: a review. Trends Food Sci Technol, 2010, 21(2): 67 - 76.

[9] Bretz M, et al. Thermal degradation of the Fusarium mycotoxin deoxynivalenol. J Agric Food Chem, 2006, 54(17): 6445 - 6451.

[10] Wu L, et al. Effects of dietary arginine and glutamine on alleviating the impairment induced by deoxynivalenol stress and immune relevant cytokines in growing pigs. PLoS ONE, 2013, 8(7): e69502.

[11] Xiao H, et al. Effects of composite antimicrobial peptides in weanling piglets challenged with deoxynivalenol: Growth performance, immune function and antioxidation capacity. J Anim Sci, 2013, 91(10): 4772 - 4780.

[12] Xiao H, et al. Effects of composite antimicrobial peptides in weanling piglets challenged with deoxynivalenol: Intestinal morphology and function. J Anim Sci, 2013, 91(10): 4750 - 4756.

牛布鲁氏菌毒力基因 virb8 间接 ELISA 检测方法的建立与应用

张 剑[1,2],马卫明[2],张 亮[1],何洪彬[1],丁家波[3],杨宏军[1]

1 山东省农业科学院奶牛研究中心,济南

2 山东农业大学动物科技学院,山东泰安

3 中国兽医药品监察所,北京

摘要:布鲁氏菌 Virb8 蛋白是布鲁氏菌的重要毒力因子,本研究拟构建含布鲁氏菌 virb8 基因的原核表达载体,利用纯化蛋白作为包被抗原,建立检测牛布鲁氏菌血清抗体的间接 ELISA 方法(iELISA)。根据 GenBank 中的牛型布鲁氏菌 Virb8 序列,设计一对引物,以布鲁氏菌疫苗株 S2 全基因组 DNA 为模板扩增 Virb8 的基因,将目的基因克隆入 PEASY - T3,经测序正确后,与载体 pET - 32a(+)连接,构建重组表达质粒 pET - 32a - Virb8,转化 *E. coli* BL21(DE3),诱导表达融合蛋白 pET - 32a - Virb8,经 SDS - PAGE 及 Western - blot 分析鉴定后,采用 Ni - NTA Spin Kit 纯化目的蛋白,利用所建立的 iELISA 方法对 235 个临床奶牛血清样本进行检测,并与虎红平板凝集试验进行比较。成功构建了含 virb8 的表达载体,经多次对表达条件的优化,大量表达了目的蛋白,建立的 iELISA 方法具有稳定、灵敏的特点,与虎红平板凝集试验的符合率可达 97.02%。所建立的 iELISA 方法是一种有效的牛布鲁氏菌病血清学诊断方法,为进一步研究其免疫原性和抗感染保护作用奠定了基础。

关键词:布鲁氏菌;Virb8;间接 ELISA

一、引言

(一)研究意义

布鲁氏菌病(Brucellosis)是由布鲁氏菌(Brucella)引起的一种以流产和发热为特征的人兽共患传染病,对人类健康和公共卫生构成了巨大的威胁[1-3]。布鲁氏菌病患者会出现骶髂关节炎及其他骨关节受损的痕迹,同时还有常见的布鲁氏菌并发症[4]。动物感染布病主要通过以下方式:接触感染、垂直传播、配种或呼吸道感染[5]。家畜中,牛、羊、猪最常发生,布鲁氏菌可以寄生在乳腺和淋巴结内,病原体被不断地分泌到乳液中[6]。感染布病的动物最常出现的临床症状是流产、死胎、早产或者弱胎,产奶量会下降25%[7,8]。布鲁氏菌具有寄生的特性,因此被感染的人或动物一般需要接受长时间的抗生素治疗,并往往会留下严重的后遗症[9-10]。布鲁氏菌没有典型的外毒素,其毒力主要表现在侵染力和繁殖力[11]。Virb8基因作为布鲁氏菌的毒力基因,在布鲁氏菌的感染和机体的免疫过程中有重要的作用。由于中国布鲁氏菌病疫情地理分布呈逐年扩散的趋势[12],促使人们应当加强布鲁氏菌病的防控措施[13]。目前,布鲁氏菌病仍不能有效根治,早期检测是防控该病的关键。因此,建立一种新的灵敏度较高,节约成本的iELISA检测方法具有重要意义。

(二)前人研究进展

布鲁氏菌毒力基因Virb8在布鲁氏菌Ⅳ型分泌系统(T4SS)中扮演着重要角色,布鲁氏菌T4SS首次由O'Callaghan在猪布鲁氏菌中发现[14],它是继脂多糖之后又一个关键的致病力因子,含有12个可跨越细菌被膜的多蛋白复合物,由同一启动子调控[15],其功能与布鲁氏菌在宿主细胞内生存、复制有关[16-18]。VirB8在Ⅳ型分泌系统中起主要作用,它与VirB9和VirB10在细胞膜上形成群体[19],用显微镜、生物化学、基因化学的方法研究土壤根瘤菌发现,VirB8是VirB蛋白进入外膜所必需的。Terradot等对布鲁氏菌VirB8结构研究表明,其空间构像为螺旋对称体[20]。VirB8是一种早期分泌蛋白,在感染后4 h就能检测到VirB8抗体[21],证明VirB8是T4SS不可缺少的组成成分。研究表明,利用定点诱变技术,通过选定的Virb8的二聚作用,能够影响T4SS的作用及细菌毒力[22]。在布鲁氏菌病检测的实际操作中,传统的虎红平板凝集试验、试管凝集试验(SAT)操作灵敏度比较低,同时凝集试验假阳性也比较多。20世纪70年代,ELISA方法首次被应用于牛布鲁氏菌病的检测,发现其敏感性比SAT高10~100倍[23]。

(三)本研究切入点

为了克服现有奶牛布鲁氏菌病诊断方法成本高、灵敏度低、操作复杂的缺点,构建有关该病的iELISA诊断方法是一个很好的选择。同时,在动物感染布鲁氏菌病初期就可以检测到早期蛋白Virb8的存在,利用它作为包被抗原可以更及时地进行诊断。目前关于Virb8的研究都是在构建基因缺失株研究其免疫诊断上,未见有基于此基因构建iELISA用于血清检测的报道。

(四)拟解决的关键问题

证明布鲁氏菌Virb8基因能否高效表达,以及能否成功减少交叉反应,构建准确稳定的布鲁氏菌血清 iELISA 检测方法。

二、材料与方法

本试验于 2011 年 9 月至 2012 年 9 月在山东省农业科学院奶牛中心奶牛疾病实验室完成。

（一）菌株、质粒和血清

牛布鲁氏菌 S2 弱毒菌疫苗和阴、阳性血清由中国兽医药品监察所提供，pET32a(+)表达载体质粒和 235 份采集于山东某牛场的奶牛血清由山东省农业科学院奶牛研究中心实验室保存，pEASY - T3 Cloning Vector 和 Trans5a、DH5a、BL21(DE3)感受态细胞购自北京全式金生物技术有限公司。

（二）工具酶和主要试剂

rTaq 酶、T4 DNA 连接酶、dNTP、DL2000 Marker 和限制性内切酶 *Bam*H I、*Hin*d III、IPTG、*X* - *Ga*l 购自上海生工生物科技有限公司；Gel/PCR extraction Kit、plasmid Miniprep Kit 购自 BIOMIGA 公司；蛋白上样缓冲液、低分子量蛋白 Marker 购自 Fermentas 公司；Ni - NTA Spin Kit 购自 QIAGEN。

（三）引物的设计与合成

在 GenBank 中查到 B. Abortus Virb8(GenBank：AF226278.1)的基因，应用 Primer5 设计一对特异性引物如下：

上游引物，5′ - GGATCCATGTTTGGACGCAAA CAATCTCC - 3′；

下游引物，5′ - AAGCTTTCATTGCACCACTCCC ATTTCTGG - 3′。

上游引入 *Bam*H I 酶切位点，下游引入 *Hin*d III 酶切位点，引物由华大基因公司合成。

（四）Virb8 基因的扩增与回收

用煮沸法提取牛布鲁氏菌弱毒疫苗株 S2 基因组 DNA，以其为模板扩增 Virb8 基因。反应程序：94℃ 预变性 4 min；94℃ 变性 30 s；55℃ 退火 30 s；72℃ 延伸 1 min；共 35 个循环；最后 72℃ 延伸 2 min。扩增后取 PCR 产物 5 μL 于 1% 的琼脂糖凝胶电泳检测。PCR 产物用小量胶回收试剂盒 Gel/PCR extraction Kit 回收纯化。

（五）Virb8 基因的克隆与序列测定

将 PCR 回收产物与 pEASY - T3 载体连接，转化大肠杆菌 DH5α，构建重组质粒。挑取阳性克隆，用带氨苄青霉素抗性的 LB 培养基扩增培养。按质粒提取试剂盒（plasmid Miniprep Kit）说明书提取质粒，对重组质粒进行 PCR 及双酶切鉴定，送华大基因生物工程公司测序，测序结果用 DNAstar 软件进行比对。

（六）重组质粒 pET－32a－Virb8 的构建及鉴定

用限制性内切酶 *Bam*H Ⅰ酶与 *Hin*d Ⅲ 酶双酶切并测序正确的重组质粒 pEASY－T3－Virb8 与载体 pET－32a 同时双酶切，分别回收纯化 Virb8 和线性化的 pET32a 基因片段。用 T4 DNA 连接酶 16℃连接，16 h 后转化入感受态细胞 DH5α，构建重组质粒 pET－32a－Virb8。扩大培养后提取质粒，并进行酶切鉴定和测序分析。

（七）目的蛋白的诱导表达及纯化

将重组质粒 pET－32a－Virb8 转化入大肠杆菌 BL21（DE3）中，挑取阳性克隆菌，接种于 LB 培养基。于 37℃摇床 200 r/min 振荡培养过夜，按 1∶100 的比例接种至 5 mL LB 培养基中。培养至 OD_{600} 为 0.6～0.8 时，加入 IPTG 至终浓度 1 mmol/L，诱导表达 6 h 后收菌。将 1.5 mL 菌液离心，取沉淀，加入 80 μL 1% SDS 和 20 μL 蛋白上样缓冲液，振荡混匀后，沸水煮 5 min，稍离心，取上清 10 μL 进行 12% SDS－PAGE 分析。按照 Ni－NTA 蛋白纯化试剂盒操作说明提纯蛋白。

（八）Western－blot 鉴定

使用电转移仪在 60 mA 条件下，4℃转移过夜，将 SDS 胶面蛋白转移至 PVDF 硝酸纤维素膜。5% 脱脂奶粉 PBST 封闭液 4℃封闭过夜，然后将膜装入内有鼠抗 6－组氨酸（His）单克隆抗体（1∶5000 稀释）的无菌小塑料袋中，室温孵育结合 2 h，用 TBST 在摇床上洗 3 次，每次 5 min。再加入二抗（1∶4000 稀释，HRP 标记的山羊抗鼠 IgG 购自 Novagen 公司），室温孵育结合 2 h，然后用 TBST 在摇床上洗 3 次，每次 5 min。将显影液 A 和 B 两种试剂在离心管中等体积混合，一分钟后，将混合液平铺在膜蛋白表面，暗室反应 2 min 后去尽残液，把 X－胶片放在膜上包好后，放入显影液约 2 min。取出 X－胶片，迅速浸入显影液中显影，显影时间 1～2 min。显影结束后，立即把 X－胶片浸入定影液中，定影 5～10 min。

（九）最佳包被浓度和最佳血清稀释度的确定

（1）抗原包被：将纯化后的蛋白溶液用包被液 1∶400，1∶600，1∶800，1∶1000，

1∶1500,1∶2000 稀释,横向包被酶标板,100 μL/孔,每个浓度包被 1 列,设置空白对照。

(2) 封闭:将 4℃过夜的 96 孔板取出后用 300 μL PBST(下同)洗涤 3 次,每次 2 min,拍干,加入含 10% 马血清的 PBST 封闭液,110 μL/孔,37℃作用 1 h。

(3) 加入血清:将血清以 1∶1000,1∶1200,1∶1500,1∶2000 开始纵向稀释,组成方阵,100 μL/孔,37℃作用 1 h。

(4) 加酶标二抗:将酶标板从温箱中取出,用 PBST 洗涤 3 次,每次 2 min。加入山羊抗牛 IgG – HRP(1∶12 000 稀释),100 μL/孔, 37℃作用 1 h。

(5) 加底物液:用 PBST 洗涤 3 次,每次 2 min。在避光的环境下加入新鲜配制的 TMB 底物液,100 μL/孔,室温避光作用 15 min。

(6) 加终止液:每孔加入 100 μL 2 mol/L H_2SO_4终止液,混匀,读取 450 nm 处的吸光度。

(十) 抗原最佳包被条件的确定

采用最佳包被浓度和最佳血清稀释度,以① 37℃2 h 加 4℃过夜;② 37℃1 h,4℃过夜;③ 4℃过夜,3 种不同条件包被重组蛋白,用布鲁氏菌阳性血清和阴性血清进行 iELISA 测定,确定抗原的最佳包被条件。

(十一) 酶标二抗最佳工作浓度的确定

采用最佳抗原包被浓度、最佳包被条件及最佳血清稀释度,将山羊抗牛 IgG – HRP 以 1∶10 000,1∶12 000,1∶15 000,1∶18 000,1∶20 000,1∶40 000 的比例稀释,确定酶标二抗的工作浓度。

(十二) iELISA 方法的建立

将 virb8 蛋白抗原用包被液稀释至最佳浓度后包被 96 孔酶标板,100 μL/孔,过夜包被。甩去包被液,用 PBST 洗 3 次,每次 2 min;然后加入 110 μL/孔的封闭液,于 37℃封闭 1 h,PBST 洗 3 次,每次 2 min;用血清稀释液将待检样品稀释至最佳稀释度后,100 μL/孔,每份血清样品设 1 个重复对照,37℃反应 1 h 后,用 PBST 洗 3 次:加入用血清稀释液稀释的山羊抗牛 IgG – HRP,100 μL/孔,37℃反应 1 h 后,取出洗板;最后加入底物溶液,避光 15 min 后加入终止液终止反应,立即于酶标仪上读取 OD_{450}值,同时设两个空白对照孔。

(十三) iELISA 阴性和阳性临界值的确定

取本实验室保存的 44 份牛血清(已知布鲁氏菌抗体阴性,由中国兽医药品监察所提供)进行 iELISA 检测。每份样品重复 2 孔,结果取其平均值,计算样本 OD_{450} 值的平均值(x)和标准方差(s),根据统计学原则,当样本的 OD_{450} 值 > 阴性样本 OD_{450} 值的 +2s 时,可以在 99.9% 的水平上判定阳性[24]。

(十四) 灵敏度试验

对牛布鲁氏菌标准阳性血清(由中国兽医药品监察所提供)做 1:1000,1:1500,1:2000,1:2500,1:3000,1:3500,1:4000 稀释,其他条件按照最佳反应条件进行试验。

(十五) 重复性试验

对 30 份牛血清(已知布鲁氏菌抗体阳性,由中国兽医药品监察所提供)采用 2 次包被的酶标板,各进行 3 次重复试验,计算其变异系数。

(十六) 对比试验

建立的 iELISA 检测临床血清样品,按照(九)中的方法确定的最佳包被浓度和最佳血清稀释度,按照(十三)中的方法确定的阴、阳性临界值为标准,检测 235 份奶牛血清,并与传统的虎红平板凝集试验进行比较。

三、结果

(一) virb8 基因的 PCR 扩增

virb8 基因 PCR 扩增产物经 1% 琼脂糖凝胶电泳分析显示,获得与预期结果一致的约 720 bp 的明显条带(图 1)。重组质粒 pEASY - T3 - Virb8 测序结果与 GenBank 公布的牛布鲁氏菌 virb8 基因序列完全相同。

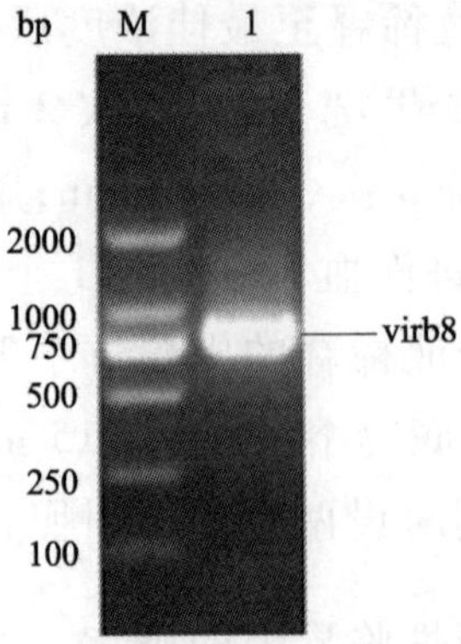

图 1 virb8 基因的 PCR 扩增

M: DNA 分子质量标准;1:扩增的 Virb8 基因

（二）重组质粒 pET－32a－Virb8 的构建及鉴定

重组质粒 pET－32a－Virb8 经 *Bam*H I 与 *Hin*d III 双酶切后，可见大小分别为 5900 bp 和 720 bp 左右的片段（图 2），与 pET32a（＋）和 virb8 基因理论值大小相符，表明目的基因 virb8 已经正确克隆入表达载体中。将酶切鉴定正确的重组质粒送华大基因公司测序。

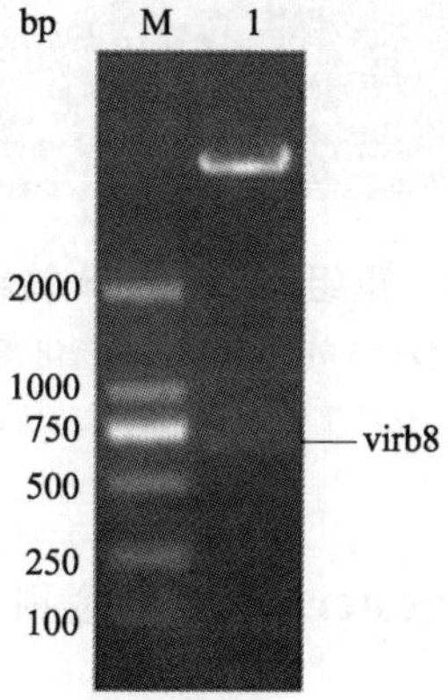

图 2　重组质粒 pET－32a－virb8 的双酶切鉴定

M，DNA 分子质量标准；1，pET－32a－virb8 重组表达载体的 *Bam*H I＋*Hin*d III 双酶切产物

（三）Virb8 重组蛋白的表达及纯化

将含有阳性重组载体的大肠杆菌在 IPTG 诱导下表达，不同诱导时间的产物经 SDS－PAGE 检测，在大约 48 kD 处可见表达条带，与预期蛋白大小相一致，而未诱导菌和空载体菌诱导后，均没有出现此蛋白条带（图 3）。用 Ni－NTA Spin Kit 试剂盒纯化目的蛋白（图 4）。

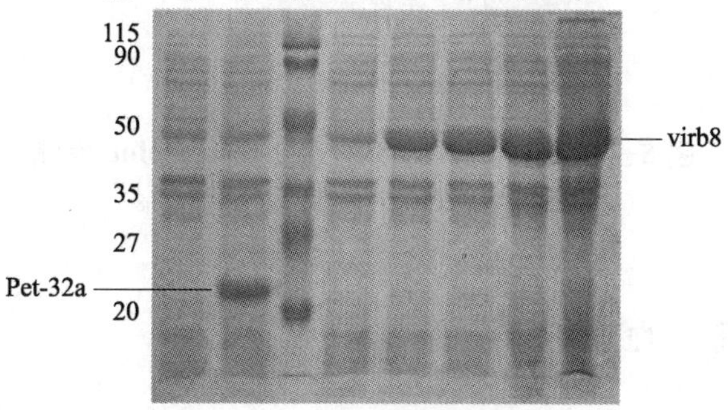

图 3　重组蛋白的诱导表达

1，pET－32a 未诱导表达；2，pET－32a 诱导表达 6h；4，pET－32a－Virb8 未诱导表达；5，pET－32a－Virb8 诱导表达 1h；6，pET－32a－Virb8 诱导表达 2h；7，pET－32a－Virb8 诱导表达 4h；8，pET－32a－Virb8 诱导表达 6h；M，蛋白质分子质量标准

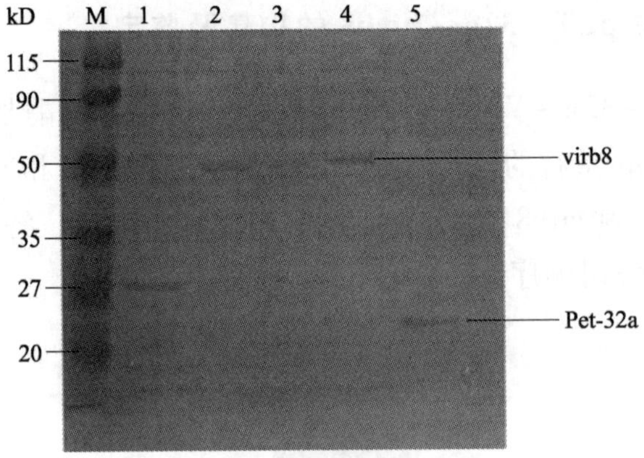

图 4　重组蛋白 Virb8 的纯化

M,蛋白质分子质量标准; 1,纯化的重组蛋白 Virb2; 2,纯化的重组蛋白 Virb5; 3,纯化的重组蛋白 Virb8(微量点样); 4,纯化的重组蛋白 Virb8; 5,纯化的 pET-32a

(四) Virb8 重组蛋白的 Western-blot 检测

结果见图 5。

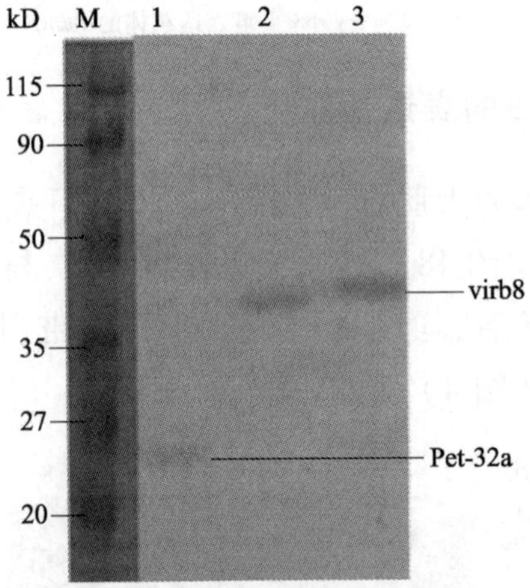

图 5　重组蛋白 Virb8 的 Western-blot 检测

1,pET-32(+)空载体;3,重组蛋白 Virb8

(五) 最佳抗原和血清稀释度的确定

方阵滴定显示,当抗原的稀释度为 1:600(浓度为 1.168 μg/mL)、血清的稀释度为 1:1500 时,阴、阳性血清的 OD_{450} 值相差最大(P/N),故将此稀释度作为试验的最佳稀释度(表 1)。

表 1 方阵滴定的 OD_{450} 值

组别	血清稀释度	不同抗原稀释度的 OD_{450} 值					
		1:400	1:600	1:800	1:1000	1:1500	1:2000
阳性血清	1:1000	1.469	1.451	1.322	1.075	0.783	0.581
	1:1200	1.447	1.429	1.283	0.923	0.721	0.537
	1:1500	1.412	1.389	1.219	0.885	0.659	0.516
	1:2000	1.306	1.246	1.107	0.798	0.607	0.502
阴性血清	1:1000	0.338	0.328	0.292	0.267	0.258	0.230
	1:1200	0.325	0.309	0.278	0.251	0.231	0.218
	1:1500	0.259	0.238	0.212	0.191	0.169	0.159
	1:2000	0.248	0.227	0.207	0.176	0.157	0.149

(六) 抗原最佳包被条件的确定

通过设置 3 种反应条件进行对比，得出 4℃ 过夜包被时，阴、阳性血清的 OD_{450} 值相差最大(P/N)，因此，确定 4℃ 过夜包被为重组蛋白的最佳包被条件(表 2)。

表 2 重组蛋白最佳包被条件的确定

反应条件	阳性血清的 OD_{450} 值	阴性血清的 OD_{450} 值
37℃2 h，4℃过夜	1.328	0.306
37℃1 h，4℃过夜	1.339	0.283
4℃过夜	1.356	0.241

(七) 酶标二抗最佳工作浓度的确定

通过梯度试验，得出二抗工作浓度为 1:12 000 时，阴、阳性血清的 OD_{450} 值相差最大(P/N)，因此，选择此浓度为二抗最佳工作浓度(表 3)。

表 3 酶标二抗最佳稀释度的确定

酶标二抗稀释度	阳性血清的 OD_{450} 值	阴性血清的 OD_{450} 值
1:10 000	1.381	0.256
1:12 000	1.372	0.239
1:15 000	1.301	0.230
1:18 000	1.232	0.215
1:20 000	1.135	0.207
1:40 000	0.771	0.163
1:60 000	0.638	0.142

(八) iELISA 阴、阳性临界值的确定

经计算可得平均值为 0.254,标准差为 0.068,确定阴、阳性临界点为 0.390 ($\bar{x}+2s=0.254+0.136=0.390$)(表 4)。

表 4 44 份阴性血清的 iELISA 检测结果

血清编号	OD_{450} 值	血清编号	OD_{450} 值	血清编号	OD_{450} 值
1	0.194	16	0.385	31	0.219
2	0.257	17	0.250	32	0.140
3	0.209	18	0.282	33	0.300
4	0.337	19	0.209	34	0.331
5	0.380	20	0.194	35	0.212
6	0.215	21	0.257	36	0.316
7	0.236	22	0.170	37	0.176
8	0.183	23	0.310	38	0.158
9	0.368	24	0.193	39	0.219
10	0.333	25	0.267	40	0.353
11	0.207	26	0.125	41	0.259
12	0.283	27	0.217	42	0.250
13	0.334	28	0.274	43	0.263
14	0.231	29	0.281	44	0.183
15	0.213	30	0.386		

（九）灵敏度试验

结果显示，当牛布鲁氏菌阳性血清稀释到 1:4000 时，血清检测结果阳性检测值低于阴性值（表 5）。

表 5 iELISA 灵敏度试验结果

血清稀释度	阳性血清 OD450 值	阴性血清的 OD450 值
1:1000	1.449	0.325
1:1500	1.380	0.237
1:2000	1.261	0.230
1:2500	0.988	0.213
1:3000	0.692	0.202
1:3500	0.427	0.177
1:4000	0.375	0.151

（十）重复性试验

通过计算可知，各血清的变异系数在 2.19% ~6.90% 之间，表明具有良好的重复性（表 6）。

表 6 iELISA 重复性试验结果

血清编号	OD_{450nm}值①	OD_{450nm}值②	OD_{450nm}值③	变异系数
1	0.741	0.759	0.763	2.30%
2	0.654	0.555	0.593	6.79%
3	0.531	0.609	0.564	5.62%
4	0.586	0.630	0.622	3.12%
5	0.892	0.869	0.843	2.31%
6	0.633	0.667	0.602	4.19%
7	0.557	0.607	0.632	5.16%
8	0.601	0.690	0.634	5.75%

续表

血清编号	OD_{450nm}值①	OD_{450nm}值②	OD_{450nm}值③	变异系数
9	0.898	0.946	0.983	3.69%
10	0.875	0.740	0.823	6.84%
11	0.716	0.782	0.813	5.25%
12	1.298	1.346	1.385	2.65%
13	0.504	0.526	0.557	4.11%
14	0.717	0.704	0.742	2.19%
15	0.808	0.863	0.899	4.41%
16	0.583	0.520	0.621	7.31%
17	0.644	0.705	0.762	6.90%
18	1.083	0.971	0.989	4.87%
19	0.792	0.835	0.873	4.02%
20	1.187	1.251	1.323	4.53%
21	0.807	0.832	0.898	4.59%
22	0.602	0.560	0.633	5.07%
23	0.497	0.488	0.524	3.04%
24	1.112	1.072	1.203	4.86%
25	0.587	0.543	0.625	5.73%
26	0.978	0.942	1.023	3.38%
27	1.312	1.379	1.421	3.30%
28	0.665	0.693	0.731	4.01%
29	1.356	1.398	1.312	2.53%
30	0.593	0.621	0.672	5.27%

（十一）对比试验

应用虎红平板凝集试验（RBPT）和建立的 iELISA 方法分别对 235 份山东的奶牛血清样品进行检测，以 RBPT 的检测结果作为参照，iELISA 试验与 RBPT 的检测符合率为 97.02%（表 7）。

表 7　血清样品的 RBPT 与 iELISA 检测结果比较

检测方法	阳性样品	阳性检出率	阴性样品	阴性检出率	符合率
RBPT	49	20.85%	186	79.15%	97.02%
iELISA	56	23.83%	179	76.17%	

以 RBPT 为参考标准，敏感性 = 真阳性样本数/（真阳性样本数 + 假阴性样本数）×100% =88.9%

以 RBPT 为参考标准，特异性 = 真阴性样本数/（真阴性样本数 + 假阳性样本数）×100% =96.2%

四、讨论

牛布鲁氏菌病是一种重要的人畜共患病且本身具有传染性，若不及时对病牛进行诊断，将对整个牛群带来全群感染的危险，并危害与之接触的相关人员的健康，因此在生产实践中，对牛布鲁氏菌病的及时诊断显得尤为重要。目前常用的牛布鲁氏菌病的诊断方法主要有病原学诊断和血清学诊断，包括缓冲布鲁氏菌抗原试验、补体结合试验、酶联免疫吸附试验、荧光偏振试验等。其中 iELISA 法作为一种有广泛研究空间的诊断方法，由于具有操作简便、成本较低、诊断率较高的优点而备受关注。但是近年来，牛布鲁氏菌 iELISA 方法建立的研究所利用的包被抗原主要集中在牛和山羊布鲁氏菌的外膜蛋白和周质蛋白上，鲜有报道以牛布鲁氏菌毒力基因 virb 表达的蛋白作为包被抗原来建立 iELISA 检测方法。2010 年宫晓炜等[26]利用牛布鲁氏菌周质蛋白 BP26 作为包被抗原，建立的 iELISA 方法虽具有较高的特异性和灵敏性，但是牛布鲁氏菌毒力基因 virb8 表达效果更为理想，一次纯化可以获得大量高浓度的蛋白，为实践中检测大量血清提供了保障。同时牛布鲁氏菌毒力基因 virb8 表达的蛋白是一种早期蛋白，利用此蛋白包被，能更及时地检测出布鲁氏菌抗体，有助于对布鲁氏菌病进行早期地诊断。

本试验中，选择克隆表达的牛布鲁氏菌毒力基因 virb8 长度为 720 bp，可以编码 240 个氨基酸，在整个由 12 段基因构成的 virb 基因中具有较高的特异性和免疫原性，因此可以作为抗原在 iELISA 试验中进行包被，能够较为灵敏地与抗体进行结合，快速对布鲁氏菌病进行诊断。为了使 Virb8 基因可以获得高效表达，选择了 pet－32a 作为表达载体，为获得大量高浓度的纯化蛋白奠定了基础。

五、结论

本研究利用布鲁氏菌毒力基因 Virb8 蛋白作为包被抗原构建了 iELISA 方

法,并对实验室保存的235份奶牛血清进行了检测,该方法结果与虎红检测结果符合率为97.02%,但比后者更灵敏。所构建的iELISA方法具有诊断快速、灵敏的特点,而且诊断成本更低,在实践中具有较高的利用价值,是一种有效的对牛布鲁氏菌病进行快速诊断的方法,为布鲁氏菌病的预防与诊断提供了便利。

参考文献

[1] Adone R, et al. B melitensis rough strain B115 is protective against heterologous Brucella spp infections, Vaccine, 2011, 29: 2523 -2529.

[2] Golding B, et al. Immunity and protecting against Brucell abortus. Microbes Infect, 2001, 3(1):43 -48.

[3] 丁家波,等. 布鲁氏菌S2 WboA基因缺失株的构建及免疫效果. 中国农业科学, 2008, 41(8): 2448 -2453.

[4] Pappas G, et al. Challenges in *Brucella bacteraemia*. Int J Antimicrob Agents, 2007, 30: 29 - 31.

[5] Ko J, et al. Molecular host pathogen interaction in brucellosis: current understanding and future approaches to vaccine develo pment for mice and humans. Clin Microbiol Rev, 2003, 16: 65 -78.

[6] Hamdy M E, et al. Detection of Brucella species in the milk of infected cattle, sheep, goats and camels by PCR. Vet J, 2002, 163:900 -908.

[7] Boschiroli M L, et al. Brucellosis: a worldwide zoonosis. Cur Opin Microbiol, 2001, 4(1): 58 -64.

[8] Pappas G, et al. The new global map of human brucellosis. Lancet Inf Dis, 2006, 6(2): 91 -99.

[9] Comerci D J, et al. Vector development for the expression of foreign proteins in the vaccine strain Brucella abortus S19. Infect Immun, 1998, 66(8): 3862 -3866.

[10] Bax H I, et al. Brucellosis, an uncommon and frequently delayed diagnosis. Neth J Med, 2007, 65(9): 352 -355.

[11] 陈瑞花,等. 布鲁氏菌外膜蛋白BP26细胞毒性作用的研究. 中国农业科学, 2012, 45(16): 3406 -3413.

[12] 殷文武,等. 中国布鲁氏菌病疫情形势及对策建议. 疫病监测, 2009, 24(7):475 -477.

[13] 杨艳玲. 羊布鲁氏菌蛋白质组学分析及免疫候选抗原的筛选与鉴定. 长春:吉林大学, 2011.

[14] O'Callaghan D, et al. A homologue of the Agrobacterium tumefaciens VirB and Bordetella pertussis Ptl type IV secretion systems is essential for intracellμLar survival of *Brucella suis*. Mol Microbiol, 1999, 33(6): 1210 -1220.

[15] Bosehiroli M L, et al. The Brueella suis virb operon is induced intracellμLarly in macropha-

ges. Nati Acad Sci USA, 2002, 99:1544 - 1549.

[16] Pizarro - Cerdá J, et al. Invasion and intracellular trafficking of *Brucella abortus* in nonphagocytic cells. Microbes Infect, 2000, 2(7): 839 - 835.

[17] Lestrate P, et al. Identification and characterization of in vivo attenuated mutants of *Brucella melitensis*. Mol Microbiol, 2000, 38(3): 543 - 551.

[18] Naroeni A, et al. Brucella suis - impaired specific recognition of phagosomes by lysosomes due to phagosomal membrane modifications. Infect Immun, 69(1): 486 - 493.

[19] Patey G, et al. Swapping of periplasmic domains between Brucella suis VirB8 and a pSB102 VirB8 homologue allows heterologous complementation. Infect Immun, 2006, (8): 4945 - 4949.

[20] Terradot L, et al. Structures of two core subunits of the bacterial type IV secretion system, VirB8 from Brucella suis and ComB10 from helicobacter pylori. Nat Acad Sci USA, 2005, 102(12) : 4596 - 4601.

[21] Rouot B, et al. Production of the type IV secretion system differs among Brucella species as revealed with VirB5 - and VirB8 - specific antisera. lnfect lmmun, 2003, (3): 1075 - 1082.

[22] 王加兰,等. 光滑型布鲁杆菌抗体竞争 ELISA 检测方法的建立. 中国兽医科学, 2009, 39(9): 803 - 809.

[23] Carlesson H E, et al. Enzyme - linkerd immunosorbent assay for titration of antibodies against Brucella abortus and Yersinia enterocolitica. Acta Pathologica, Microbiologica et Immunologica Scandinavica, C, 1976, 84: 168 - 176.

[24] Forestier C, et al. Brucella abortus lipopolysaccharide in murine peritoneal macrophages acts as a down - regulator of T cell activation. J Immunol, 2000, 165(9):5202 - 5210.

[25] 宫晓炜,等. 牛布氏杆菌间接 ELISA 检测方法的建立. 中国兽医科学,2010, 40(6): 598 - 602.

[26] Gong X W, et al. Development of indirect ELISA for detection of Brucella abortus. Zhongguo Shouyi Kexue, 2010, 40(6): 598 - 602. (in Chinese)

中缅边境蝙蝠弓形虫病的遗传分子特性研究

徐 鹏[1,3],孙洪超[1],张莹光[1],葛 巍[1,3],张富强[2],何 彪[1]
李作生[2],范泉水[2],王 巍[1],涂长春[1],李吉平[1],刘 全[1]

1 军事医学科学院军事兽医研究所,吉林长春

2 成都军区疾病预防控制中心,云南昆明

3 吉林农业大学动物科技学院,吉林长春

摘要:刚地弓形虫(Toxoplasma gondii)是一种专性细胞内原虫,几乎可感染所有的恒温脊椎动物,如哺乳动物和鸟类。在不同动物体内弓形虫可具有不同的生物学特征,弓形虫分子遗传学及分子流行病学研究对人兽共患弓形虫病的防制具有重要意义。本试验通过国际标准方法用 B1 基因检测 550 份来自中缅边境的蝙蝠组织样本,结果发现弓形虫感染率为 29.3%,用 12 个基因标记物包括 SAG1、5′SAG2、3′SAG2、alt. SAG2、SAG3、BTUB、GRA6、c22 - 8、c29 - 2、L358、PK1 和 APICO 多基因位点聚合酶链反应 - 限制性片段长度多态性(PCR - RFLP)分析阳性样本的基因型,结果表明,中缅边境蝙蝠感染的弓形虫主要是基因 I 型或与 I 型密切相关,推测蝙蝠可能是弓形虫病传播的重要储藏宿主。

关键词:弓形虫;蝙蝠;缅甸;基因分型

Toxoplasma gondii in Bats in the China-Myanmar Border Area: Prevalence and Genetic Characterization

Abstract: We detected Toxoplasma gondii in 29.3% (95% CI: 25.5% - 33.1%) of 550 insectivorous bats collected in Myanmar. The genotyping of these positive samples revealed closely related to or belong to clonal Type I, which is highly virulent in mice, showing that these bats are potential reservoirs for *T. gondii* transmission.

Keywords: *Toxoplasma gondii*; bats; Myanmar; genotype

1 Introduction

Toxoplasma gondii is an important intracellular protozoan parasite that infects almost all warm-blooded animals, including humans. The infection can cause serious diseases in the developing fetus and immunocompromised individuals. The life cycle of *T. gondii* includes the felids as the definitive hosts and other animals and humans as the intermediate hosts. The infections are obtained by the ingestion of oocysts in the environment, by the consumption of tissue bradyzoites in infected intermediate hosts, or by congenital transmission.

Bats are important to public health because they may serve as natural reservoirs for many pathogens, such as rabies virus, Hantavirus, Marburg virus, and others, and become important infection sources for a variety of etiologic agents. In addition to viruses, bacteria, fungi, and protozoa have also been found in bats and can potentially be transmitted to humans. The ability of bats to fly and their social life contribute to the maintenance, evolution, and spread of pathogens[1].

Although bats represent approximately 20% of the known species of mammals, only two cases of toxoplasmosis have recently been described in captive bats in Australia , and several *T. gondii* strains have been isolated in Kazakhstan, and in Brazil[2]. Prevalence of *T. gondii* infection was reported 13.4% in insectivorous bats in Britain. *T. gondii* has three main clonal lineages, designated as types I, II, and III, based on multilocus restriction fragment length polymorphism (RFLP) analysis. Type I is highly virulent in mice, while type II and III strains are less virulent. The genetic characterization of *T. gondii* may vary in different animals or in geographic regions. This study was conducted to determine the prevalence and genotypes of *T. gondii* in bats in Myanmar.

2 Bat collection and species

The study was approved by the Ethics Committee of the Veterinary Institute, Academy of Military Medical Sciences, Jilin. A total of 550 insectivorous bats were captured in caves and residential areas in Sedon and Wutao counties, southern Myanmar, close to Tengchong county, Yunnan province in China in 2008. These bats belonged to 6 species of 5 genera, including *Miniopterus fuliginosus*, *Rhinolophus ferrumequinum*, *Myotis chinensis*, *Hipposideros fulvus*, *Hipposideros armiger* and *Megaderma lyra*. The dominant bat species was *M. fuliginosus* (64.2%), followed by *R. ferrumequinum*

(29.5%), *H. fulvus* (2.0%), *M. chinensi* (1.8%), *H. armiger* (1.5%), and *M. lyra* (1.1%) (Table 1).

Table 1 Prevalence of *T. gondii* in different bat species from Myanmar

Bat species	No. examined (%)[a]	No. of positive	Prevalence (%)[b]
Miniopterus fuliginosus	353 (64.2)	137	38.8(95% CI, 33.7 – 43.9)
Rhinolophus ferrumequinum	162 (29.5)	8	4.9(95% CI, 1.6 – 8.3)
Myotis chinensis	10 (1.8)	9	90.0(95% CI, 55.5 – 99.8)
Hipposideros fulvus	11 (2.0)	0	0(95% CI, 0)
Hipposideros armiger	8 (1.5)	1	12.5(95% CI, 0.3 – 52.7)
Megaderma lyra	6 (1.1)	6	100(95% CI, 54.1 – 100)
Total	550	161	29.3(95% CI, 25.5 – 33.1)

[a]The percentage of the total bats collected;

[b]Significant difference was found in prevalence of *T. gondii* in different bat species, which was analyzed by Fisher's exact test, and 95% confidence intervals (CI) were also indicated.

3 DNA extraction, nested PCR and PCR – RELP

The sampled bats were euthanized, and organs (lung, heart, liver, spleen, stomach, gut, and kidney) from single bat were pooled, and genomic DNA was extracted using the TIANamp Genomic DNA Kit (Tiangen, Beijing, China). *T. gondii* infection in bats was tested by a nested PCR targeting the B1 gene as described elsewhere[3]. Genotyping was conducted using 11 genetic markers for PCR – RFLP, i. e., SAG1, SAG2, alter. SAG2, SAG3, BTUB, GRA6, c22 – 8, c29 – 2, L358, PK1, and Apico, as previously described[4]. Genomic DNA of *T. gondii* RH strain was used as positive control and molecular grade water as negative control, which were included in each PCR run. The primers used in this study are listed in Table 2.

4 Prevalence of *T. gondii* infection in bats

Of the 6 bat species tested, 5 were positive for *T. gondii* infection, and *H. fulvus* was negative (Table 1). Among 550 bats, 161 (29.3%, 95% CI: 25.5% – 33.1%) were infected. The infection rate was high in several bat species, e. g., 6 of 6 *M. lyra* (100%, 95% CI: 54.1% – 100%), and 9 of 10 *M. chinensis* (90%, 95% CI: 55.5% – 99.8%). A low prevalence of *T. gondii* infection was found in *R. ferrume-*

quinum (4.9%, 95% CI: 1.6% -8.3%) and *H. armiger* (12.5%, 95% CI: 0.3% -52.7%). Due to the limited samples of several bat species (*M. chinensis*, *H. fulvus*, *H. armiger*, and *M. lyra*) in this study, the prevalence of *T. gondii* infection in the bats should be further investigated.

5 Genotyping of *T. gondii* in bats

From these 161 positive samples, only 19 (11.8%) were successfully genotyped at 9 or more genetic loci, most likely due to a low DNA concentration in these samples. The typing results are summarized in Table 3. Based on the data obtained in the present study, the majority (15/19, 78.9%) of *T. gondii* from bats in Myanmar did not match the identified RFLP genotypes listed in ToxoDB (www. toxodb. org) and were, thus, atypical and mixed novel genotypes. However, the other three samples, including TgBatMm11 from *M. fuliginosus* and TgBatMm15 and TgBatMm19 from *M. chinensis*, matched the known ToxoDB #10, in which TgBatMm11 was the clonal Type I, but the other two were not confirmed Type I as there were some missing markers. The sample TgBatMm18 from *M. chinensis* may belong to ToxoDB #10 or #27 at 10 loci except for the c29 -2 locus with no PCR product found.

Among the new genotypes, 2 (TgBatMm6 and 9) could be fully genotyped at all 11 loci, showing alleles of type I at 10 loci; 3 (TgBatMm7, 12, and 16) showed alleles of type I at 9 loci; 3 (TgBatMm5, 15, and 17) were classified into the clonal Type I at 8 loci; 4 (TgBatMm2, 8, 10, and 11) were grouped into the clonal Type I at 7 loci; and the other 3 (TgBatMm1, 3 and 4) showed alleles of type I at 6 loci (Table 3). These data demonstrated that *T. gondii* in bats in Myanmar were closely related to the clonal Type I lineage.

6 Public health significance of *T. gondii* in bats

Few studies have been conducted on *T. gondii* infections in bats. The results of this study demonstrated that *T. gondii* infections are widely prevalent in insectivorous bats in Myanmar. *T. gondii* can be infected by three transmission routes, including horizontal transmission and vertical/congenital transmission. *T. gondii* oocysts can be mechanically transmitted by certain types of insects to insectivorous bats . Recent studies have shown that the congenital transmission may play an important role in sustaining *T. gondii* infection in some species, including sheep and small mammals. This transmission mode may be the main infection route in bat species, which needs further to investigate. The difference of feeding habits among bat species could explain the different prevalences of *T. gondii* in bat species.

Previous studies have shown that bats can share the same genotypes of *T. gondii* found in domestic and wild animals[2]. In the present study, *T. gondii* in bats in Myanmar were shown closely related to or belonged to the clonal Type I. As no previous data on the genotypes from different hosts in the studied region have been collected, the role of bats in the epidemiology of *T. gondii* infections in humans or domestic animals is unknown. However, the clonal Type I lineage identified in bats has been found in animals and humans in North America, Europe, and Asia . In China, the clonal Type I has also been found, although it is not the predominant genotype[5]. However, there is only one report on the *T. gondii* genotype in Yunnan Province, near the China – Myanmar border, with ToxoDB #19 found in pigs . Therefore, we cannot determine whether *T. gondii* in bats from Myanmar is transmitted to China by bats. The genetic diversity of *T. gondii* in Myanmar and along the China – Myanmar border should be further investigated to determine the public health significance of *T. gondii* in bats.

References

[1] Hayman D T, et al. Ecology of zoonotic infectious diseases in bats: Current knowledge and future directions. Zoonoses Public Health, 2013, 60(1): 2 – 21.

[2] Cabral A D, et al. First isolation and genotyping of Toxoplasma gondii from bats (Mammalia: Chiroptera). Vet Parasitol, 2013, 193(1 – 3): 100 – 104.

[3] Jones C D, et al. Comparison of PCR detection methods for B1, P30, and 18S rDNA genes of T. gondii in aqueous humor. Invest Ophthalmol Vis Sci, 2000, 41: 634 – 644.

[4] Su C, et al. Genotyping of Toxoplasma gondii by multilocus PCR – RFLP markers: a high resolution and simple method for identification of parasites. Int J Parasitol, 2006, 36: 841 – 848.

[5] Zhou P, et al. Genetic characterization of Toxoplasma gondii isolates from China. Parasitol Int, 2009, 58: 193 – 195.

细菌鞭毛的致病性及其免疫学研究进展

郭志燕[1,2]，周明旭[1,2]，段强德[1,2]，朱国强[1,2]

1 扬州大学兽医学院，江苏扬州

2 江苏省动物重要疫病与人兽共患病防控协同创新中心，江苏扬州

摘要：鞭毛是细菌体表重要的附属结构之一，一直以来仅被简单地当作运动器官。近几年来，随着对鞭毛结构和致病性作用的深入研究发现，鞭毛及其运动性可促进细菌对于宿主细胞的黏附与侵袭，在细菌生物被膜形成过程中起重要作用，与细菌毒力因子的分泌也密切相关，且鞭毛素蛋白与细胞上 Toll 样 5 受体（TLR5）结合诱导机体促炎性反应。同时，鞭毛也因其独特的免疫学效应而被应用于新型免疫佐剂的研发。本文主要就鞭毛的结构、与细菌各毒力因子之间的调节关系及其免疫学应用等方面进行综述。

关键词：鞭毛；致病性；毒力因子；免疫佐剂

一、前言

鞭毛（flagella）是广泛存在于细菌体表的一种直径约 20 nm、长 5 ~ 20 μm，细长呈弯曲波浪状的特殊结构，须经特殊染色才可在光学或电子显微镜下观察形态，是细菌的运动器官，又是大分子蛋白质输出（或）转运装置。鞭毛功能的发挥基于其复杂的结构、精密的组装以及高度有序的表达调控系统。其中，由 *fliC* 基因编码的鞭毛丝是鞭毛含量最高的结构元件。fliC 作为鞭毛丝的主要结构亚基，参与细菌鞭毛蛋白一系列致病过程。通过对大肠杆菌和其他菌属细菌鞭毛丝的晶体构象研究发现，它们都有一个高度保守的 N 端和 C 端，通过 α 螺旋构成鞭毛丝的核心区域（D0、D1），而中间可变区则通过 β 折叠结构组成鞭毛丝的外表面（结构域 D2、D3）。这些不同的结构域分别起着不同的作用，如可变区决定大肠杆菌的 H 抗原类型，而 Toll 样受体 5（Toll - like receptor 5，TLR5）则是与保守区域相结合。鞭毛丝介导大部分鞭毛的功能，也是研究得最广泛深入的领域。

鉴于鞭毛的复杂结构及其作为毒力因子对细菌致病性的贡献，本文综合近年来国内外文献报道，对鞭毛结构、鞭毛与细菌毒力因子的相关性，以及其作为

免疫佐剂的应用前景进行阐述。

二、鞭毛的结构

鞭毛主要由 3 部分组成:基体部(basal body)、鞭毛钩(hook)和鞭毛丝(filament)。基体部嵌埋于细胞壁和细胞膜内,最为复杂,主要由位于细胞壁外侧的 L 环、位于肽聚糖层的 P 环、固定于细胞壁与细胞膜之间的 S 环以及嵌于细胞膜中的 M 环组成。其中,L 环由 FlgH 构成,P 环由 FlgI 构成,而 M 环与 S 环构成位于最靠内侧的 MS 环,由单一蛋白 FliF 构成。革兰氏阳性菌只有 MS 环而无 L、P 环,这与其致密且厚的肽聚糖层有关。MS 环内侧有一个 C 环,是由 FliG、FliM、FliN 组成的一个转换复合体,其中 FliG 是直接包埋于 MS 环上。而这些环是共轴于由 FlgG、FlgB、FlgC、FlgF 蛋白构成的转动环。除此之外,基体部还有一个很重要的部分,由 4 个 MotA、2 个 MotB 组成的质子传导定子(proton - conducting stator),每 10 ~ 12 个 $MotA_4MotB_2$定子复合体构成一个鞭毛动力马达,与 MS 环一起为鞭毛自转提供质子动能。MotB 将基体部锚定在肽聚糖层中,而 MotA 则与 FliG 的 C 末端区域直接接触。鞭毛钩(也称钩型鞘)的作用是连接基体部和鞭毛丝,由 FlgE 组成,在其与鞭毛丝的连接处有两个蛋白 FlgL、FlgK。鞭毛丝是 FliC 蛋白或 FljB 蛋白沿着中空管状结构螺旋性组装而成,直径约为 20 nm。在鞭毛丝的上端有一个由 FliD 构成的帽子结构,可能与鞭毛丝的组装作用有关,且能防止鞭毛蛋白的流失。

有关鞭毛的生物合成与功能的基因在大肠杆菌与沙门氏菌中已被广泛研究,在这些肠道菌中,鞭毛包含一个复杂庞大的调节单元,包括由 50 多个基因组成的至少 17 个操纵子。鞭毛的级联调控系统分成 3 个部分,FlhDC 是最重要的调控子,位于一级调控单元,是其他鞭毛调节基因表达所必需的。由它激活的二级调控单元是编码鞭毛丝和基体部合成所需基因,以及三级调控单元的调节子 FliA(正调节 σ 因子)和 FliM(负调节 σ 因子)。三级调控单元中包含编码鞭毛丝主要结构亚基的 *fliC* 基因和编码鞭毛动力马达的 *motA* 基因。不同于大部分肠道菌,铜绿假单胞菌(*P. aeruginosa*)的鞭毛主要调控子是 FleQ,在 RpoN(σ^{54})的共同作用下,激活包含一个双组分系统 FleSR 的二级调控单元。

三、鞭毛的致病性

(一) 鞭毛与细菌黏附、侵袭的相关性

作为细菌的黏附素,菌毛研究得较为详尽些,但近年来,鞭毛作为黏附因子越来越受到关注。Barnich 等从 Crohn 氏病患者体内分离的大肠杆菌 LF82 菌株

中发现，缺失编码鞭毛蛋白的 *fliC* 基因后，细菌丧失了对肠上皮细胞的黏附和侵袭功能，并且下调了 I 型菌毛的表达量。Girón 等通过构建致病性大肠杆菌 EPEC 的 *fliC* 突变株，发现其与野生株相比，黏附至 Hela 细胞的能力显著降低且不能在 Hela 细胞表面形成典型微菌落，从而首次证明 EPEC 的鞭毛直接参与黏附。在艰难梭菌（*Clostridium dif* · △*cile*）中也发现了同一血清型有鞭毛菌株在小鼠肠道上的黏附与定植是无鞭毛株的 10 倍。Roy 等[1]发现，ETEC 的鞭毛高保守区域可以和一种胞外黏附素蛋白（EtpA）发生相互作用，从而介导其在肠内的黏附和定植。不仅是致病菌，在某些益生菌中，鞭毛同样也发挥了黏附素的作用。Troge 等发现，Nissle1917 鞭毛介导了与产黏蛋白人肠道上皮细胞的结合。在体内实验中，EcN · △*fliC*（Nissle1917 鞭毛缺失株）无法黏附至人体肠道，而通过 U 形管运动性实验分离的强运动性菌株黏附能力显著增强；在体外实验中，EcN · △*fliC* 丧失黏附至 LS174T 细胞（产黏蛋白）的能力，而强运动性菌株黏附能力显著增强。通过与 T24 、Caco－2（不产黏蛋白）细胞的黏附结果做对比，表明了黏蛋白葡萄糖酸盐是 EcN 鞭毛蛋白与人肠道上皮细胞结合的受体，且这一黏附过程与鞭毛蛋白的 D3 结构域无关。益生菌 Nissle1917 这一强聚集能力赋予其良好的生物被膜形成能力，有效地阻止了致病菌的黏附和侵袭，在肠道生态小境中具有很强的竞争力，鞭毛在这一过程中扮演了关键的角色，这也为其作为肠道安全给药靶向载体奠定了基础。

作者同样发现在猪源 IPEC－J2 细胞上，$F18ab^+$/ ac^+ ETEC 的 *fliC* 缺失突变株的黏附性能较野生株分别下降了 62%，83%，而在 IPEC－1 细胞上则分别下降 59%，65%，且利用纯化的鞭毛通过间接免疫荧光实验，证明了鞭毛自身可以作为黏附素直接参与对仔猪小肠上皮细胞的黏附[2]。综合比较多株不同血清型大肠杆菌鞭毛马达基因缺失株与野生株对于仔猪肠上皮细胞的黏附结果表明，鞭毛的运动性可以非特异性地增加细菌与宿主细胞接触的概率，从而在一定程度上促进黏附，但不是鞭毛介导的黏附过程所必需，鞭毛结构自身才是黏附的关键（未发表实验数据）。

许多细菌的鞭毛在侵袭肠道上皮细胞方面也发挥了至关重要的作用。例如，在产志贺氏菌毒素的大肠杆菌（Shiga－toxigenic *Escherichia coli*，STEC）O113∶H21 中，对结肠上皮细胞（HCT－8）的侵袭主要是由鞭毛素介导的[3]。我们最近发现在 $F18ab^+$ *E. coli* 中，*fliC* 缺失株相比于野生株，对 IPEC－J2 的侵袭能力显著降低，从而证明鞭毛作为侵袭因子介导了 $F18ab^+$ STEC 对细胞的侵袭[4]。许多其他肠道病原菌，包括 enteropathogenic *E. coli*（EPEC）、*Listeria monocytogenes* 和 *Salmonella enterica* serovar *Typhimurium*，在一定程度上都是利用鞭毛侵袭宿主细胞。然而，这些不同种致病菌鞭毛侵袭作用的精确机理仍然不明确。现在认为,在部分细菌可能是鞭毛作为Ⅲ型分泌系统(Type Ⅲ secretion system, TTSS)向细胞内分泌一些蛋白,导致部分膜肌动蛋白重排或聚合,抑或是直接调整细胞膜骨架,从而促进细菌对宿主细胞的入侵。

然而,有关鞭毛运动性对于侵袭的作用仍未有定论。有研究发现,运动性可以促进侵袭,加速早期感染,但是其对于细菌的侵袭却不是必需的。Parthasarathy 等通过构建 *flhDC*、*fliI*、*fliC*,及 *cheWE* 缺失株,证明了 *E. coli* K1 对人脑微血管上皮细胞的侵袭是由鞭毛本身而不是鞭毛的运动性导致的。值得注意的是,运动性(motA)的缺失反而增加了 F18ab^{+} *E. coli* 对于 IPEC - J2 细胞的侵袭[5],猜测一方面,运动性可能会增加与宿主细胞接触进而黏附的概率,从而促进侵袭;另一方面,强运动性也可能使刚刚黏附上的细菌游离出去,对黏附与侵袭作用存在抑制,从而降低感染概率。总而言之,细菌鞭毛在对宿主细胞的侵袭过程中扮演了重要角色,值得我们进一步研究。

(二)鞭毛与生物被膜的相关性

生物被膜是细菌为适应环境、维持自身生存所发生的形态学的变化,形成了与浮游态细菌相对应的存在形式,从而增强细菌对外环境的抵抗力。自从 Costerton 于 1978 年首先提出细菌生物被膜理论,并且由于它在临床上的耐药性以及对机体免疫系统的顽固抵抗力,越来越多的学者开始对生物被膜进行深入的研究。目前学术界普遍认为,鞭毛在促进生物被膜形成的过程中发挥以下几个作用:鞭毛介导的趋化性和运动性使浮游细菌向营养物质表面游动;鞭毛通过介导黏附方式直接附着到物体表面,形成微菌落;生物被膜形成后,鞭毛介导的运动性让黏附的细菌个体从物体表面游离出去,恢复浮游状态;鞭毛与细胞外基质相互作用,在生物被膜中产生桥梁作用,具有稳定生物被膜结构的作用。

研究发现,在单核细胞增生李斯特菌(*Listeria monocytogenes*)、胡萝卜软腐欧氏杆菌属胡萝卜软腐亚种(*Erwinia carotovora* subsp. *Carotovora*)中,运动性是生物被膜形成初期与后期成熟过程中的决定性因素。通过对 8 株大肠杆菌的生物被膜形成能力与运动性的比较发现,运动性强弱与生物被膜形成能力的强弱呈正相关。当然,鞭毛不仅通过运动性介导生物被膜的形成,在生物被膜形成初期更是作为黏附因子促进表面的黏附[6]。也有研究发现,鞭毛对于生物被膜的形成并不是必需的。在 *E. coli* MG1655 中,制备有 IncF 质粒(可诱导生物膜形成与成熟)和无 IncF 质粒的缺失 *flhDC*(flagella^{-})的菌株,结果发现,无 IncF 质粒的缺失株与野生株一样,只能形成断裂不规则状的细胞聚集物,而有 IncF 质粒的缺失株却能形成成熟的生物被膜。不仅如此,有时鞭毛的运动性对于细菌生物被膜的形成具有负调控的作用。如当抑制了单核细胞增生李斯特菌的运动性后，其形成生物被膜的能力反而过度增加；Lee 等发现，在类鼻疽杆菌中，一种胞外信号分子环二鸟嘌呤核苷酸（c－di－GMP）抑制鞭毛及其运动性，却可以促进生物被膜的形成。综上所述，鞭毛与细菌生物被膜的关系是一个复杂且颇具争议的研究热点，但可以确定的是，鞭毛及其运动性在一定程度上促进了细菌附着于表面物并形成具有强抵抗力的生物被膜。

四、鞭毛的免疫学应用

（一）鞭毛介导的促炎性反应

鞭毛蛋白本身作为一种免疫刺激物，可诱导机体产生天然免疫应答和获得性免疫应答。研究发现，鞭毛蛋白具有两种可引起促炎性反应的受体，糖脂（或）神经节苷脂和跨膜蛋白 TLR5。然而，鞭毛蛋白是 TLR5 的唯一配体。作为一种模式识别受体（PRR），TLR5 在肺、肠上皮细胞、单核（或）巨噬细胞，和小肠的固有层未成熟树突状细胞上表达。TLR5 的信号分子传导机制和其他 Toll 样受体家族类似。简单地说，鞭毛蛋白活化 TLR5 后，白细胞介素 I 受体相关激酶（IRAK）磷酸化，并且触发 MyD88 的激活，进而活化 MEK 激酶和 IKB 激酶，最终激活 NF－κB 信号通路以及 p38 细胞分裂素活化蛋白激酶后，产生大量前炎症细胞因子如 IL－8、TNF－α 等，从而介导促炎性反应，使宿主获得先天或被动免疫应答。这一复杂的信号通路中涉及 500 多个基因。我们前期试验发现，缺失鞭毛结构蛋白后，F18ab$^+$ *E. coli* 诱导促炎性因子 IL－8 产生的浓度显著下降[4]。Miao 等发现了另外一条不同于 TLR5 胞外信号途径的鞭毛蛋白识别方式，这一途径包含两个 NLR 家族的胞内模式识别受体：凋亡抑制蛋白 5（apoptosis inhibitory protein 5，Naip5）和白细胞介素转化酶蛋白酶活化因子（interleukin－converting enzyme protease－activating factor，Ipaf），它们和 Apaf 蛋白一样，都属于富含 NACHT 亮氨酸重复序列受体家族（NLR）的成员。与 TLR5 不同，NLR 蛋白不依赖于 MyD88，但其被活化后同样激活 NF－κB，最终产生的最主要因子是含半胱氨酸的天冬氨酸蛋白水解酶（caspases），可以促进 IL－1β、IL－18 的成熟，或者导致细胞凋亡。然而，它们识别鞭毛蛋白配体的机制仍需进一步阐明。

无论哪种识别方式，它们都是与鞭毛蛋白的单体结合而不是多聚体，而鞭毛蛋白单体则可能来源于多聚体的脱聚合作用。经 SDS－PAGE，鞭毛单体和鞭毛丝的迁移速率是一样的，因为制备样品以及电泳时的加热过程会让鞭毛丝解聚；而用二硫代双[琥珀酰亚胺基丙酸酯]（dithiobis[succinimidylpropionate]，DSP）稳定了鞭毛丝的交叉连接后，多聚体鞭毛丝蛋白则无法进入胶中。用此种方法处理鞭毛丝，发现它们刺激 TLR5 的能力减弱了 99.5%。然而研究发现有些细菌，尤其是沙门氏菌，它们的鞭毛单体不是由细菌表面多聚体鞭毛的解聚而来，而是有一个独特的机制使得它们能够感应宿主细胞的溶血磷脂，从而直接分泌单体鞭毛蛋白。值得一提的是，与 TLR5 识别不同，在 Ipaf 途径中，更关键的则是鞭毛蛋白如何进入胞质溶胶。在沙门氏菌中，是通过 TTSS 分泌鞭毛蛋白并将其注入宿主细胞的胞质溶胶内。

鞭毛蛋白的保守区域丢失将导致免疫原性的丧失，而将可变区替换却并不影响蛋白的免疫原性，证明了 TLR5 在鞭毛蛋白上的靶点位于保守区，而这一特点也赋予了 TLR5 识别不同种细菌鞭毛蛋白的能力。有关鞭毛蛋白与 TLR5 的直接结合是由 Mizel 等利用一个已附加表位的 TLR5 表达系统来研究的，识别的区域位于其 386 ~ 425 位氨基酸。385 ~ 416 位氨基酸序列和亮氨酸重复序列（LRR）匹配，这一发现也首次建立了 LRR 在 TLR 信号激活通路中的作用。近期的一项研究表明，鞭毛蛋白的 D1 结构域对于与 TLR5 的结合以及信号激活都有显著的作用，而 D0 结构域只对 TLR5 的激活有作用，不影响结合作用。进一步划分鞭毛蛋白的结构域 D1、D2，试图发现它们识别的不同氨基酸序列[7]。这一结果将鞭毛蛋白与 TLR5 的结合精细到氨基酸序列，为研究鞭毛蛋白促炎性反应的机制提供了重要的依据。

（二）鞭毛作为免疫佐剂的应用价值

鞭毛蛋白除了自身的强免疫原性外，还具有增强外源抗原免疫原性的特性，包括体液免疫和细胞免疫。与传统疫苗不同，一些蛋白性疫苗需要佐剂来提高其免疫效应，增强免疫原性。一直以来被广泛应用的铝胶佐剂虽能引起强有力的佐剂反应，但是却不能触发细胞免疫应答。近年来，鞭毛蛋白的佐剂活性越来越受到关注，它所特有的佐剂效应在疾病研究及疫苗研制中具有潜在的应用前景。McSorley 等通过以鞭毛蛋白作为 OVA（卵清白蛋白）的佐剂免疫小鼠，发现 $CD4^+$T 细胞对 OVA 肽段（322 ~ 339）的反应提高了 3 ~ 10 倍。Pino 等用 FljB 联合抗原共同免疫或抗原单独滴鼻免疫小鼠，前者产生更高水平的黏膜和系统性循环抗体，并且显示出更强烈的 $CD4^+$T 细胞应答。通过滴鼻途径分别免疫野生、B7 - 1、B7 - 2 和 B7 - 1/2 缺失小鼠，结果显示 FljB 增强 B7 - 2 的表达是其体内发挥佐剂效应的主要途径。Mizel 等发现，鞭毛蛋白与鼠疫耶尔森菌保护性抗原（F1 和 V）的融合蛋白（Flagellin - F1 - V）可以在小鼠以及两种非人灵长类物种体内引起强抗原特异性体液免疫，且免疫小鼠体内的细菌在接种后 3 天即可完全清除。此融合蛋白具有很好的稳定性，在 4℃ 可以稳定保存至少 297 天，在 25℃ 可以稳定保存至少 168 天。Lee 等通过鼻内免疫小鼠途径，观测到嗜盐弧菌鞭毛蛋白 FlaB 和破伤风类毒素（tetanus toxoid，TT）同时给药时，显著增加诱发产生的破伤风类毒素特异性抗体,用放射性标记的 FlaB 直接与体外培养的人上皮细胞 TLR5 结合,从而促进 NF - kB 和 IL - 8 的激活与释放。在禽流感病毒(AIV)的疫苗研究领域,鞭毛蛋白也起到了重要的佐剂作用。Chaung 等将单体鞭毛蛋白(mFliC)、多聚体鞭毛蛋白(pFliC)分别与灭活禽流感病毒融合,分别采用肌内注射以及鼻内注射的方法免疫 SPF 鸡,结果显示无论是哪种给药途径,mFliC 与 AIV 疫苗的融合蛋白刺激产生的 IgA 和 IgG 抗体水平均高于 AIV 疫苗单独免疫后所产生的抗体。Alan Shaw 实验室先后构建了重组疫苗 VAX125 和 VAX128a/b/c,VAX125 是将 H1N1 流感病毒的 HA1 结构域与鞭毛蛋白融合,VAX128a 是将鞭毛蛋白的 C 末端与 HA1 结构域融合,VAX128b 是将鞭毛蛋白的 D3 结构域被 HA1 替换,VAX128c 则是将 C 末端和 D3 结构域两部分都被 HA1 替换。选取不同年龄段的人作为受试对象,以不同剂量肌肉注射融合蛋白。结果发现,以鞭毛蛋白作为佐剂的融合蛋白能够克服疫苗在年长者体内免疫原性弱的缺点,因此 VAX125 可以作为预防禽流感病毒的新型候选疫苗;而有关 VAX128a/b/c 融合蛋白的免疫结果表明,VAX128b/c 与 VAX128a 有相同的免疫原性,却具有更好的机体耐受力,更加安全。可能是因为 D3 结构域即鞭毛的抗原部分被置换,导致反应力减弱,而免疫原性依旧保留。此外,Zaitseva 等还通过建立一个体外测定方法来预测佐剂应用与体内的毒性,以人 MonoMac6 (MM6)细胞为模型,测定经一系列 Toll 样受体刺激后的促炎性因子 IL - 1B、IL - 6、TNF - α、IL - 8 的浓度,并以一个已知安全的内毒素为对照来建立一个“安全阈值”。其中,鞭毛蛋白刺激产生的细胞因子浓度是在安全范围之内。

鞭毛作为疫苗研制的候选成分,有着其不可比拟的优点:低剂量发挥效用,预先存在的鞭毛蛋白抗体并不会引起佐剂活性的损伤,在 C 末端或者高变区插入抗原序列不会失去鞭毛蛋白激发 TLR5 的信号途径,给予小鼠或者家兔滴鼻注射免疫时无任何可检测的毒性,并且可以在 GMP 条件下大量生产等。然而,必须重视其在人体内是否会产生反作用,如引发全身性炎症反应,或者免疫接种部位的局部炎症。就鞭毛蛋白及其巨大的免疫佐剂潜力而言,或许可以通过减少鞭毛融合蛋白的使用剂量来避免上述副作用。尽管如此,鞭毛蛋白作为疫苗佐剂仍然有其限制性。在一些研究中,将序列插入鞭毛蛋白可变区能够得到高效疫苗[8],可能原因是鞭毛蛋白可变区是引发产生自身抗体的部位,选择性去除可变区可降低抗体中和反应,提高佐剂活性。但是,也有研究发现,抗原序列插入的位置可能会影响其与融合蛋白之间的折叠,从而影响抗原抗体的识别。因此,对于不同的抗原序列,不同病原菌的鞭毛蛋白,需要不同的插入位点来获得高水平的免疫活性,也可能需要选择其他的蛋白佐剂来制备有效的融合蛋白疫苗。尽管我们无法有效预测特异性插入位点,但可以肯定的是,如果破坏了鞭毛蛋白保守区与宿主细胞 TLR5 的结合位点，则会丧失其佐剂活性。

综上所述，鞭毛蛋白作为疫苗佐剂能显著提高其免疫活性，对体液免疫、细胞免疫、黏膜免疫以及细胞因子都具有显著的调节作用，且给药方式灵活，成为新一代佐剂的候选者。

五、前景与展望

以往的诸多研究所发现的鞭毛的主要功能是介导细菌在液体介质中的游动（swimming）和趋化性（chemotaxis）以及在固体表面的泳动（swarmming），而越来越多的研究数据表明，鞭毛是细菌致病性的关键元素之一。在对细菌表面结构元件的探索中发现，鞭毛、各类菌毛、非菌毛黏附素之间是协调表达的[9]，对于不同的细菌，不同的黏附素这种协调作用是不同的，它们共同作用的结果是使细菌更易适应外界恶劣的环境，寻找合适的宿主细胞，从而大量繁殖。但是它们之间究竟是如何相互感知并相互作用的，也是一个值得研究的领域。值得一提的是，鞭毛在行使其运动性时或者促进生物膜形成时，具有对细菌密度的依赖性，从而可能诱导与其相关的群体感应（quorum sensing，QS）现象，进而启动菌体中相关基因的表达，调控细菌的生物行为，但这一相关性仍未得到广泛证实。此外，鞭毛蛋白在增强外源蛋白免疫原性方面也具有突出的贡献，从而显示出其作为免疫佐剂的潜在价值，为动物医学以及人类医学研究提供理论基础。但是，仍然有许多关键问题有待解决，如鞭毛蛋白输出的具体机制，鞭毛作为一种特殊的 TTSS 与其他分泌系统间的关系，TLR5 是否可以辨别不同细菌鞭毛蛋白保守区的细微区别以及识别过程中的分子机制，鞭毛对细菌致病性是否必需以及与细菌其他毒力因子间的关系等。此外，有关鞭毛蛋白发挥佐剂效应的具体机制，如这一过程是仅仅通过树突状细胞（DCs）的介导还是有鞭毛先天性应答诱导产生的细胞因子作用，鞭毛诱导 DCs 的成熟是鞭毛蛋白的直接刺激还是其他细胞因子的间接影响，以及鞭毛作为免疫佐剂在临床应用上面临的诸多问题等，都有待进一步研究。

参考文献

[1] Roy K, et al. Enterotoxigenic Escherichia coli EtpA mediates adhesion between flagella and host cells. Nature, 2009, 457(7229):594 – U103.

[2] Duan Q D, et al. Flagella from F18 + Escherichia coli play a role in adhesion to pig epithelial cell lines. Microbial Pathogenesis, 2013,55: 32 – 38.

[3] Rogers T J, et al. Role of lipid rafts and flagellin in invasion of colonic epithelial cells by Shiga – toxigenic Escherichia coli O113:H21. Infect Immun, 2012,80(8): 2858 – 2867.

[4] Duan Q, et al. The flagella of F18ab Escherichia coli is a virulence factor that contributes to infection in a IPEC - J2 cell model in vitro. Vet Microbiol, 2012,160(1 -2): 132 -140.

[5] Duan Q, et al. Contribution of flagellin subunit FliC to piglet epithelial cells invasion by F18ab *E. coli.* Vet Microbiol, 2013,(166):220 -224.

[6] Nicholson T L. Transcriptome profiling reveals stage - specific production and requirement of flagella during biofilm development in bordetella bronchiseptica. Plos One, 2012, 7(11),e49166.

[7] Yoon S I, et al, Structural basis of TLR5 - Flagellin recognition and signaling. Science, 2012,335(6070): 859 -864.

[8] Song L, et al. Superior efficacy of a recombinant flagellin:H5N1 HA globular head vaccine is determined by the placement of the globular head within flagellin. Vaccine, 2009,27(42): 5875 -5884.

[9] Lane M C,et al. Complex interplay between type 1 fimbrial expression and flagellum - mediated motility of uropathogenic Escherichia coli. J Bacteriol, 2007,189(15): 5523 -5533.

副溶血弧菌分子流行病学及其毒力因子研究进展

俞　盈,方丽华,沈红霞,方维焕

浙江大学动物预防医学研究所,浙江杭州

摘要:副溶血弧菌广泛存在于海洋环境,引起水生动物疾病,是污染海产品的主要致病菌,也是我国食物中毒病的主要病原之一。本文结合本实验室的工作和国内外研究现状,概要叙述副溶血弧菌在食品中的污染、分子多样性与流行特征、VI 型分泌系统功能等方面的研究进展。

一、引言

副溶血弧菌(*Vibrio parahaemolyticus*)是一种重要的食源性人兽共患病原菌,广泛存在于海洋环境,能够引起人急性肠胃炎、伤口感染和败血症,对动物主要引起水生动物疾病,如海鲷、对虾等。在最低水温高于15℃的地区,副溶血弧菌常年能在水、泥和海产品中检测到[1]。随着温度的升高,检出率上升[2]。在夏季,绝大部分海产品均污染有副溶血弧菌,是引起夏季人副溶血弧菌感染高发的原因[3]。

二、副溶血弧菌在食品中的污染率以及水生动物和人的感染

副溶血弧菌在海产品中的检出率,不同实验室的报道有较大差别。黄锐敏等在 200 份样品中检出 105 株副溶血弧菌,检出率为 52.5%[4]。而罗学辉在 365 份海产品和肉类样品中共检出副溶血弧菌 76 株,总检出率 20.8%,其中海产品中的检出率为 39.1%、生禽肉检出率 12.9%、生猪肉检出率 24.5%[5]。另有学者检测了生肉、熟肉、水产品和冷菜共 4 类样品 494 件,检出副溶血弧菌 75 株,总检出率 15.2%,其中水产品为 20%、生肉和熟肉分别为 5.2% 和 11.2%[6]。Chao 等对 574 份水产品中副溶血弧菌进行检测,总检出率 47.2%(271/574),其中淡水产品和海产品的检出率分别为 41.1% (143/348) 和 56.6% (128/226)[7]。上述调查结果说明,副溶血弧菌在海产品、淡水产品及肉类食品之间存在严重的交叉污染状况。2007 和 2008 年夏季,我们调查了浙江沿海地区(舟山、宁波、温州、台州)海产品和养殖环境中副溶血弧菌的污染状况,

结果显示,566 份样品中共分离到 395 株副溶血弧菌,检出率高达 70%,不同地区的分离率在 63% ~87% 之间[8]。

水生动物的副溶血弧菌感染虽有零星报道,但缺乏系统研究,特别是动物回归试验。从发病海鲷中共分离到 51 株弧菌,经 API20E 系统鉴定,溶藻弧菌 24 株、创伤弧菌 12 株、副溶血弧菌 7 株,包括副溶血弧菌在内的优势菌证实对海鲷有致病性[9]。该菌对大菱鲆(多宝鱼)和凡纳滨对虾具有致病性[10-11]。很显然,患病的动物不可能进入人们的餐桌,主要问题在于那些带菌而不感染的水产品,尤其是牡蛎,其检出率可高达 94%[12],台湾学者 2000—2010 年间对 5 个不同地区采集的样品分析结果表明,牡蛎中副溶血弧菌的检出率 70.8%[13]。尽管初步的风险评估结果表明,春夏季节食用生牡蛎感染副溶血弧菌的概率在(1.7 ~5.9) $\times 10^5$ 之间[14],但如果考虑生食牡蛎的食用人群增加或牡蛎中细菌载量的增加,人感染的风险可能会更高。

副溶血弧菌主要在沿海地区流行。近年来,日本有 20% ~30% 的食源性疾病是由副溶血弧菌引起的[15]。我国部分沿海地区细菌性食物中毒病例中副溶血性弧菌食物中毒占首位(31%)[16]。1981—2003 年间,这个比例在我国台湾甚至达到了 69%[17]。2000—2007 年,上海市副溶血弧菌致集体性食物中毒事件发生数和涉及患者人数,分别占同期食物中毒事件起数和患者人数的 57.4%(220/383)和 56%(6231/11 123),主要中毒食品是混合食品(71.4%)、畜禽肉加工制品(16.4%)和水产品(8.6%)。发生的原因主要是生熟交叉污染和加工人员污染[18]。

三、副溶血弧菌的分子流行病学特征

利用多位点序列分型技术(MLST)对本实验室 2003—2009 年分离或保存的 71 株副溶血弧菌临床株、环境株和海产品株进行分子分型。结果表明,7 个管家基因分辨率高,均能达到良好的分型效果。71 株细菌被归为 62 个 STs,这 62 个 STs 与网络数据库已有的共计 201 个 STs 被分为 4 个克隆群(Clonal Complexes,CC),18 个组(Groups),141 个单型(Singletons)。其中本实验室 59 个 STs 为单型,占总单型的 41.8%,其余 8 个 STs 分布在 2 个克隆群和 6 个组中。进化树结果与 eBURST 结果基本一致,两者均证明了副溶血弧菌的分子多态性[19]。eBURST 软件系统的分析为追踪流行菌株及预测克隆群始祖提供了有力工具。副溶血弧菌 ST3 型属于 CC3 群,是国际上自 1996 年以来的主要流行菌群,被认为是始祖菌(图 1)。我国 2002—2009 年的部分临床分离株也属于 CC3,其中包括 2 株 2002 年分离自杭州的临床病例。在流行性克隆群中,包含了众多血清型,提示传统血清型分型方法的局限性。进化树分析对不同 STs 之间的关系提供了更多细节,在 114 个 ST 中的所有菌株形成 4 个分枝,其中本实验室的大部分菌株和国内外的部分代表性菌株之间存在于其中的两个主要分枝中，表明副溶血弧菌没有独特的地理属性。另有 5 个 ST（分别代表 4 个菌株）在另两个分枝，主要是由于 *RecA* 基因的重组所致[19]。此外，通过比较 1996 年前的低致病性 O3∶K6 菌株与 1996 年后的新流行 O3∶K6 菌株的 *toxRS* 序列，发现在第 576 至 1244 位碱基之间存在 6 个碱基的突变[20]。

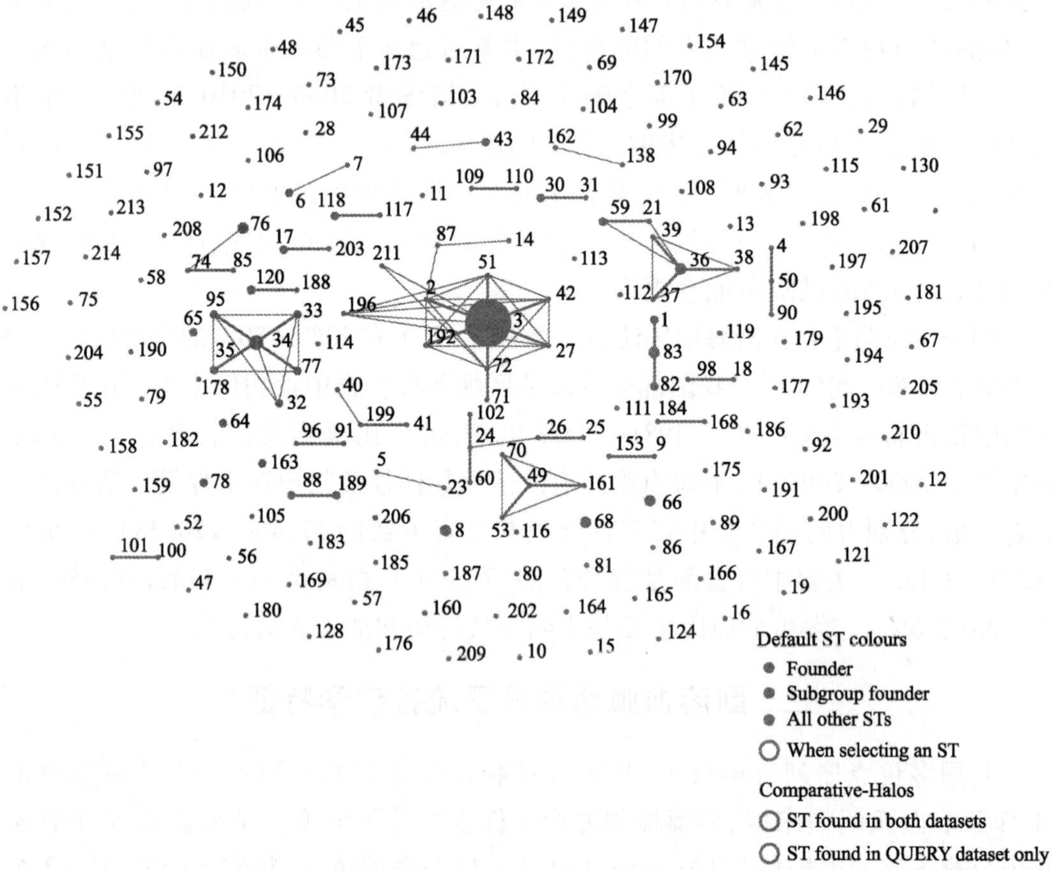

图 1　副溶血弧菌部分中国分离株与国外代表性菌株的 201 个 ST 型菌株的分子进化关系

中间蓝色大圆点为始祖菌 ST3（克隆群 CC3）

Chao 等通过对副溶血弧菌临床株和非致病性菌株的 MLST 分析，同样得出我国沿海地区副溶血弧菌中存在流行性克隆菌株 O3∶K6。通过 MLST 种群遗传进化谱结合毒力基因及毒力岛 VPaIs 基因分析，发现中国大陆大流行株 O3∶K6 克隆与国际上大流行株克隆为同一来源，同属于以 ST3 为原始序列型的 CC3 克隆复合体，起源于血清型为 O3∶K6 和 ST3 型的非致病性环境株，该环境株通过大片段基因水平转移进行重组，首先获得毒力岛 VPaI－3、VPaI－2，继而获得 VPaI－1、VPaI－5，最后获得毒力岛 VPaI－4，形成了 1996 年前后引起大规模流行的 O3:K6 大流行株[21]。

四、副溶血弧菌的主要毒力因子

全基因组测序结果显示,副溶血弧菌、霍乱弧菌和其他弧菌在遗传学上可能存在共同的祖先[22]。耐热直接溶血素(TDH)、耐热直接溶血素相关溶血素(TRH)、III 型分泌系统 1(T3SS1)和 III 型分泌系统 2(T3SS2)是副溶血弧菌主要的毒力因子。T3SS1 几乎存在于所有的副溶血弧菌中。TDH、TRH 和 T3SS2 只存在于少部分副溶血弧菌中,并在很大程度上贡献副溶血弧菌的致病力。除了溶血素和 III 型分泌系统,副溶血弧菌还拥有鞭毛系统、黏附相关因子等。

(一) TDH 和 TRH

TDH 由 165 个氨基酸组成,靠近 C 端处具有一个二硫键。TDH 在 Wagatsuma 平板上呈 β 溶血。其溶血机制包括:1) 结合到红细胞膜上,2) 形成跨膜穿孔,3) 破坏细胞膜。对真核细胞的细胞毒性也通过类似的机制[23]。其 N 端被认为与结合过程有关,而 C 端区域与结合后的相关过程有关[24]。TDH 结合到红细胞膜后,能够磷酸化一个 25 kD 大小的宿主蛋白[25]。Honda 等报道 KP 阴性的副溶血弧菌临床分离株能产生 TRH[26],在兔回肠结扎试验中被证实能够引起肠液的分泌,与腹泻密切相关。

(二) Ⅲ型分泌系统

2002 年 Tagomori 完成第一株副溶血弧菌全基因组测序[27],发现该菌含有两套Ⅲ型分泌系统(T3SS)。一套位于染色体 1 上(T3SS1),有 30 个开放阅读框序列,GC 含量与基因组的其他区域相似,几乎存在于所有的副溶血弧菌分离株中,被认为是该菌的一个遗传标记[28]。另一套 T3SS 系统位于染色体 2 的毒力岛上(PAI),称为 T3SS2。T2SS3 被认为只存在于 KP^+ 或 trh^+ 的副溶血弧菌中[28]。T3SS1 和 T3SS2 都是副溶血弧菌主要的致病因子。

T3SS1 的分泌装置由一系列结构蛋白组成(如 VscA1 - VscY1, VcrD1, VcrG1, VcrR1, VcrV1 等)。目前,研究较多的是编码内膜蛋白的 *vcrD1*,编码外膜蛋白的 *vscC1* 以及编码细胞周质蛋白的 *vscN1*[29]。其结构基因缺失与互补试验结果表明,T3SS1 具有细胞毒性,能够介导宿主细胞的自噬[30]。目前发现 T3SS1 系统的 4 个分泌蛋白 VP1656(VopD)、VP1680(VopQ)、VP1686(VopS)和 VPA450。VopD 与 VopB 是 T3SS1 的转位蛋白,即构成 T3SS1 结构的管道蛋白。VopQ 是 T3SS1 介导真核细胞毒性的最主要蛋白[31-32]。它还能通过抑制 RhoB 的鸟苷三磷酸酶及下游的信号传导,阻止被感染细胞肌动蛋白的聚集,有助于抵抗巨噬细胞对病原菌的吞噬作用[33]。Higa 等研究表明，VopQ 和 VopS 分别通过诱导自噬和抑制 Cdc42 分子，进而抑制炎性体 NLRC4 的激活，从而逃逸宿主炎性反应对其作用[34]。

T3SS2 的 *vcrD2*、*vscC2* 和 *vscN2* 基因分别编码内膜蛋白、外膜蛋白和细胞周质蛋白。T3SS2 具有肠毒性，兔回肠结扎试验表明，Δ*vcrD2*、Δ*vscC2* 和 Δ*vscN2* 的回肠液积聚量明显低于亲本株，而 Δ*vcrD2* 株感染的回肠绒毛结构则无显著变化[29]。VopB2（VPA1362）和 VopD2（VPA1361）是 T3SS2 的两个分泌蛋白，它们对于 T3SS2 的肠毒性是必须的。在缺失 *vcrD2* 的突变株上清中，SDS－PAGE 找不到这两个蛋白的条带。同时，VopB2 和 VopD2 也是 T3SS2 的转位蛋白。在缺失了 *vopB2* 或 *vopD2* 的细菌中，检测不到 T3SS2 分泌蛋白 VopT 的分泌[35]。

（四）黏附相关因子

在细菌的感染过程中，有一系列的黏附因子提供细菌的效应蛋白与宿主细胞的接触。最近研究发现，副溶血弧菌的一个外膜蛋白与该菌和多种培养细胞系的初始接触有关。多价黏附因子（MAM）由 6 或 7 个哺乳动物细胞进入结构域（mammalian cell entry domains 或 mce domains）组成，在革兰氏阴性致病菌中保守存在[36]。MAM7 连接到纤连蛋白和磷脂酸上，从而黏附到宿主细胞上。抑制 MAM7 的表达，使副溶血弧菌的黏附能力和毒性均下降，这一现象也存在于其他含有 MAM7 的革兰氏阴性菌中。此外，MAM7 在细菌感染的初期，在 T3SS 调节的细胞死亡中起着重要作用[36]。

（五）主要毒力因子在副溶血弧菌不同来源菌株中的分布

对本实验室近年来保存的 33 株临床分离株和 511 株环境（包括食品）分离株进行 *tdh*、*trh*、*vcrD1*（T3SS1 结构蛋白基因）和 vcrD2（T3SS2 结构蛋白基因）的 PCR 检测，发现它们在临床分离株中的阳性率分别为 100%，9.1%，100% 和 87.9%，在环境分离株中的检出率分别为 11.2%，19.4%，100% 和 1.2%。这些结果与我们前期的报道一致[8]。T3SS1 存在于所有副溶血弧菌分离株中。Chao 等的研究也表明，水产品分离株中 *tdh* 和 *trh* 基因的阳性率分别为 8.5% 和 1.5%，而 96.1% 的临床菌株为 *tdh* 阳性[7]。

tdh 基因在临床分离株中的阳性率均高于环境分离株，符合致病因子的一般特征。我们的试验也表明，临床菌株（表 1）或 *tdh* 阳性菌株（表 2）的肠致病性和对腹腔注射小鼠的致病力显著高于食品分离株或 *tdh* 阴性分离株[37]。*tdh* 阳性菌株对 Caco－2 细胞的黏附率和细胞毒性以及灌服小鼠的致病性比 *tdh* 阴性分离株强。

表 1 副溶血弧菌临床株和食品分离株对乳鼠和成年小鼠的致病力比较

Strains	Sources	Serotypes	Phenotypes		Genotypes		Enteropathogenicity	LD_{50} (log cfu)	
			KP[1]	UA[2]	*tdh*	*trh*	Intestine/body wt($\times 10^3$)[3]	Intraperitoneal	Orogastric
ATCC3347	Clinical	Unknown	+	−	+	−	76.9 ± 1.9[abc]	6.19	6.68
NJ6N	Clinical	04:K68	+	−	+	−	72.6 ± 8.8[abcd]	7.33	ND
ZJ9N	Clinical	04:K8	+	−	+	−	78.6 ± 6.4[ab]	6.19	6.59
ZJ3	Clinical	01:KUT	+	−	+	−	88.9 ± 4.2[a]	6.79	ND[4]
JZ17	Clinical	03:K6	+	−	+	−	73.5 ± 6.1[abcd]	5.91	6.68
H8	Clinical	010:KUT	−	−	−	+	67.1 ± 8.3[abcd]	6.56	6.74
H10	Clinical	03:K6	−	+	−	+	62.3 ± 5.7[bcd]	7.53	7.2
HZ34	Clam	03:K6	+	−	+	−	72.5 ± 6.2[abcd]	6.76	7.29
F22	Oyster	01:K41	+	+	+	+	68.9 ± 3.5[abcd]	7.14	7.71
F29	Oyster	010:KUT	−	−	+	+	62.2 ± 6.7[bcd]	6.08	6.98
FO1	Oyster	01:K32	−	+	−	+	62.7 ± 3.8[bcd]	7.53	7.33
W65	Oyster	04:K34	−	+	−	+	63.2 ± 8.7[bcd]	6.82	6.81
DL60	Oyster	OUT:K28	−	+	−	+	64.3 ± 8.0[bcd]	7	ND
ZJ12	Shrimp	05:K47	−	−	−	−	56.6 ± 5.2[cd]	7.02	ND
HZ11	Shrimp	01:K32	−	−	−	−	54.6 ± 6.1[d]	7.01	ND
W42	Clam	03:KUT	−	−	−	−	53.6 ± 8.2[d]	7.77	7.95

[1], Kanagawa phenomenon; [2], Urease activity; [3], Mean ± standard deviation of results from five mice in each group and BHI plus 2% NaCl medium was used as a negative control(52.0 ± 2.6[d]). Means with different lowercase letters were significantly different strains based on Turkey's HSD test($P < 0.05$); [4], Not determined.

表 2 副溶血弧菌 *tdh* 阳性株与阴性株对细胞和小鼠的致病力比较

Isolates	Adhesion Caco−2	LDH release[a]	Enteropathogenicity I/B ratio[b]	LD_{50}	
				Ip[c]	OG[d]
tdh−positive($n = 8$)	2.26 ± 1.11	28.48 ± 4.14	74.24 ± 2.74	6.55 ± 0.20	6.96 ± 0.15
tdh−negative($n = 8$)	0.86 ± 0.45	18.42 ± 3.98	60.55 ± 1.76	7.21 ± 0.13	7.37 ± 0.15
P values	0.530	0.101	0.001	0.016	0.133

[a] Cytotoxicity expressed as release of tactate dehydrogenase from HeLa cells.

[b] I/B ratio represents the ratio of intestine to body weight of sucking mice inoculated with V. parahaemolyticus isolates.

[c] Intraperitoneal challenge model.

[d] Orogastric challenge model.

五、副溶血弧菌的 VI 型分泌系统及其功能

VI 型分泌系统是近年来发现的一种新的蛋白分泌系统,与细菌的致病力和环境适应性密切相关。对副溶血弧菌 RIMD2210633 菌株的基因组序列分析发现,该菌存在两套 T6SS:T6SS1 位于染色体 1 上,与霍乱弧菌的 T6SS 有一定同源性;T6SS2 位于染色体 2 上,与部分海洋细菌的 T6SS 有同源性。我们分析了实验室 511 株副溶血弧菌环境分离株和 33 株临床分离株 T6SS 相关基因的分布发现:T6SS1 主要结构基因 *icmF1* 在临床分离株中的携带率为 90.9%,远高于环境分离株(25.0%);T6SS2 的结构基因 *icmF2* 存在于所有 544 株副溶血弧菌中[38]。T6SS1 介导副溶血弧菌对 Caco-2 和 HeLa 细胞的黏附,且 Hcp1 抗体能够部分阻断细菌对 Caco-2 细胞的黏附能力,而 T6SS2 仅介导细菌对 HeLa 细胞的黏附(图 2)[38]。

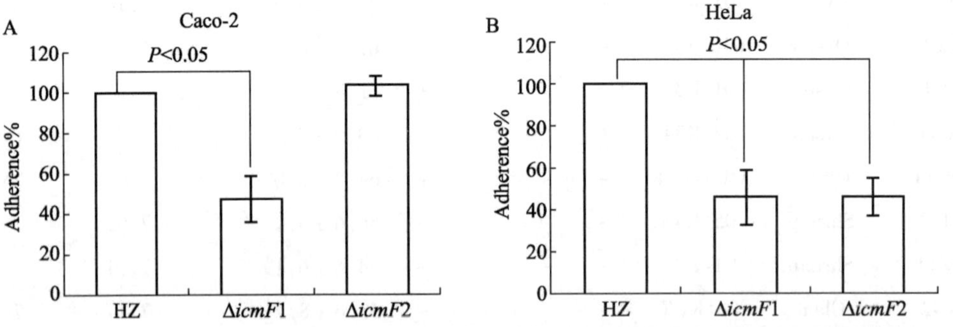

图 2　副溶血弧菌疑似结构基因 *icmF1* 和 *icmF2* 缺失对细胞黏附的影响

为分析 T6SS 的蛋白转位功能,我们制备抗 T6SS 转位蛋白 Hcp1 和 Hcp2 的多抗,构建结构蛋白基因 *icmF1* 和 *icmF2* 以及转位蛋白基因 *hcp1* 和 *hcp2* 的缺失突变株,以及突变基因的互补质粒。免疫印迹结果显示,缺失了 *icmF2* 基因后,与亲本株 HZ 相比,Hcp2 不能分泌到上清(S),说明 T6SS2 在体外培养条件下具有蛋白转位与分泌功能的分泌系统。T6SS1 的转位蛋白在亲本株和突变株的上清(S)及沉淀(P)中均检测不到(图 3)。荧光定量和免疫印迹结果显示,T6SS1 的相关基因处于低转录和低表达状态[38]。

我们将 *tdh* 以及 T3SS1 和 T3SS2 的结构基因缺失,以消除细菌的细胞毒性(表 3),结果表明,三基因缺失菌株(DTTT)的细胞毒性作用显著降低,而且 T6SS 系统不介导对细胞的毒性。因此,我们以 DTTT 作为亲本株,构建了 T6SS1 和 T6SS2 结构基因 *icmF1* 和 *icmF2* 缺失的四缺失和五缺失株。结果显示,只有 *icmF2* 缺失的突变株(ΔicmF1 或 ΔicmF2ΔicmF1),才能使 LC3-II 的形成减少(图 4),初步表明 T6SS2 能促进巨噬细胞的自噬。

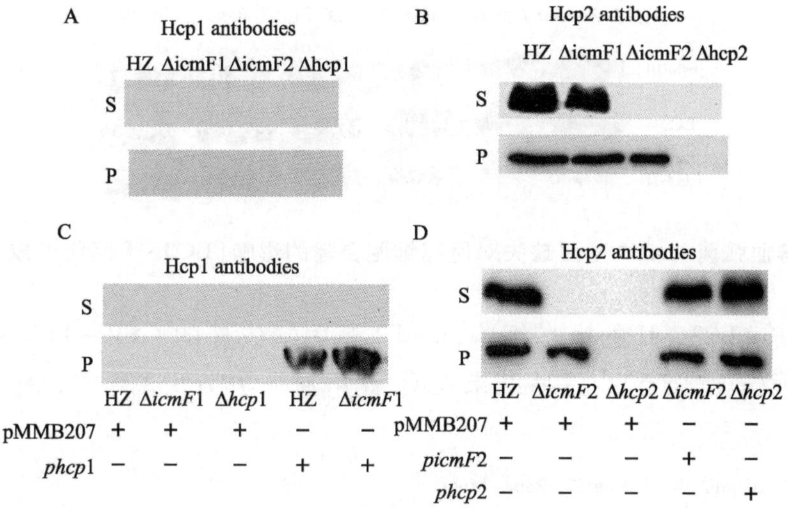

图 3　副溶血弧菌 T6SS1 和 T6SS2 疑似结构基因缺失对 Hcp1 和 Hcp2 分布的影响

phcp1、phcp2 和 picmF2 为互补表达质粒，pMMB207 为空质粒对照

表 3　副溶血弧菌强毒株 HZ 及其不同缺失突变株对 Caco－2 和 HeLa 细胞的毒性

Strains	Caco－2			HeLa		
	Cytotoxicity /%	*P* to HZ	*P* to DTTT	Cytotoxicity /%	*P* to HZ	*P* to DTTT
HZ	74.1 ±11.12			82.3 ±9.27		
Δ*icmF1*	74.8 ±5.91	0.9301		70.7 ±8.70	0.1882	
Δ*icmF2*	72.2 ±16.5	0.8744		87.5 ±16.15	0.6538	
Δ*hcp1*	77.9 ±7.24	0.5818		76.9 ±0.80	0.1668	
Δ*hcp2*	74.6 ±8.51	0.9577		84.3 ±6.83	0.6992	
DTTT	2.6 ±1.46	0.0004		18.9 ±4.93	0.0005	
DTTT－Δ*icmF1*	3.5 ±1.67	0.0004	0.5635	6.1 ±6.10	0.0003	0.0480
DTTT－Δ*icmF2*	3.4 ±3.50	0.0005	0.7445	15.8 ±3.55	0.0003	0.4365

注：DTTT：为 *tdh* 以及 T3SS1 和 T3SS2 结构基因三缺失株；*P* to HZ＝缺失株与亲本菌株 HZ 的比较；*P* to DTTT＝四缺失株与 DTTT 的比较

为此，我们继续构建了以 DTTT 为亲本株的 T6SS2 疑似效应蛋白 hcp2 和 vgrG2 的缺失株 Δhcp2 和 ΔvgrG2。结果发现，T6SS2 结构蛋白基因 *icmF2*、*hcp2* 和 *vgrG2* 的缺失均显著降低 LC3－II 的转化（图 5）。激光共聚焦显微镜分析稳

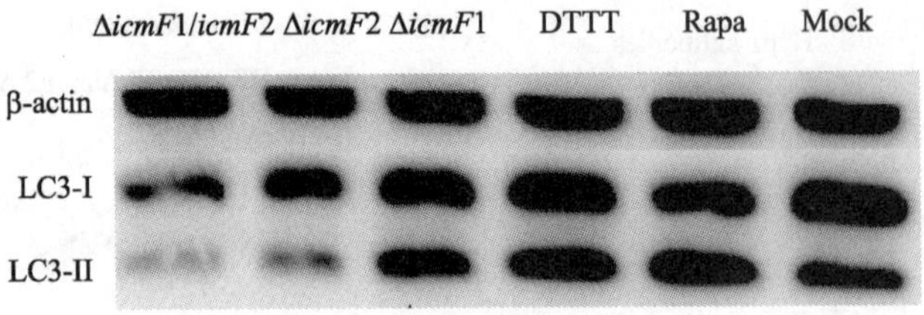

图 4　副溶血弧菌 icmF2 基因缺失对巨噬细胞自噬的影响（LC3－I 酯化形成 LC3－II）

定表达 GFP－LC3－II 的巨噬细胞，icmF2 基因缺失株的 GFP－LC3－II 的自噬斑点数显著减少（图 6）。这些结果表明，副溶血弧菌 T6SS2 确实介导自噬。

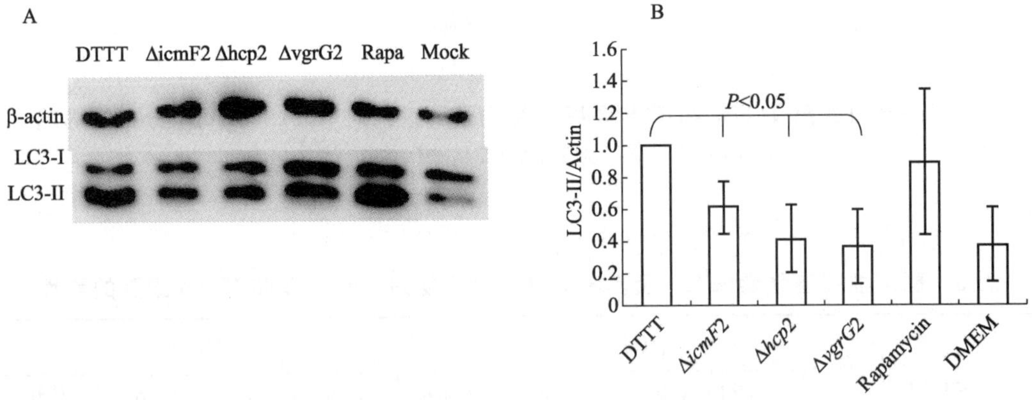

图 5　副溶血弧菌 T6SS2 诱导小鼠巨噬细胞的自噬

A，免疫印迹；B，LC3－II/actin 的灰度比

已知 icmF 存在于胞周质，具有跨膜结构域，能够介导相关蛋白的转位[39]。因此，缺失 *icmF2* 由于效应蛋白 Hcp2 和 VgrG2 无法转位，因此自噬受到抑制。Hcp 为转位蛋白，可以形成分泌系统的导管样结构，而另一转位蛋白 VgrG 则位于管道的顶端[40]。VgrG 针尖状结构能刺穿脂蛋白双分子层，将其原本隐藏的效应区域暴露于宿主细胞质中，使之与宿主细胞的靶分子相互作用，从而影响宿主细胞的功能。当 VgrG 针尖状结构从 T6SS 脱离后，可以形成没有加盖的 Hcp 管道，效应蛋白能通过 Hcp 管道释放进入宿主细胞[40]，*hcp* 缺失同样抑制自噬。所以，我们认为 VgrG 是副溶血弧菌 T6SS2 诱导自噬的蛋白分子。

为了验证这一假设，我们构建了副溶血弧菌 T6SS2 的 *vgrG2* 和 *hcp2* 基因真核表达质粒，获得了 GFP－VgrG2 的融合表达（图 7 左上）。只有表达 GFP－VgrG2 融合蛋白的细胞中，LC3－II 转化量显著增加，而表达 GFP－Hcp2 的细胞中，LC3－II 的量与仅表达 GFP 的对照细胞无显著差别（图 7 右）。激光共聚焦显微镜分析同样显示，VgrG2 表达的细胞中，LC3－II 自噬斑点数显著增加

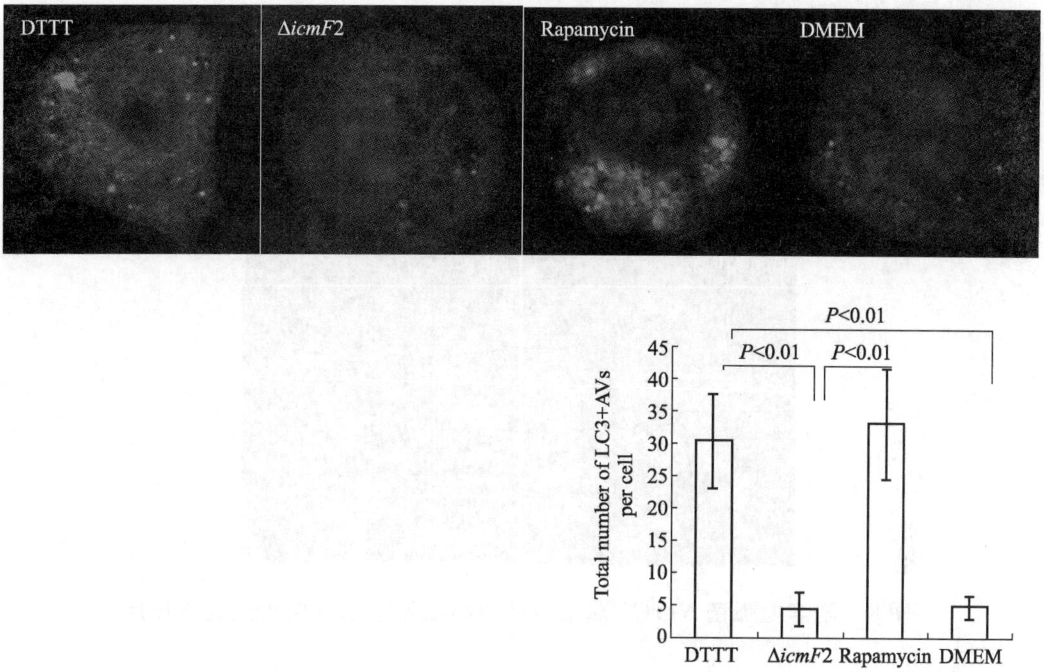

图 6　副溶血弧菌 T6SS2 促进小鼠巨噬细胞的自噬

上:激光共聚焦显微镜观察;右:GFP - LC3 - II 自噬点计数

(图 8)。由此,我们有充分证据证明,副溶血弧菌 T6SS2 介导对巨噬细胞的自噬,其中起主要作用的是转位蛋白 VgrG2。

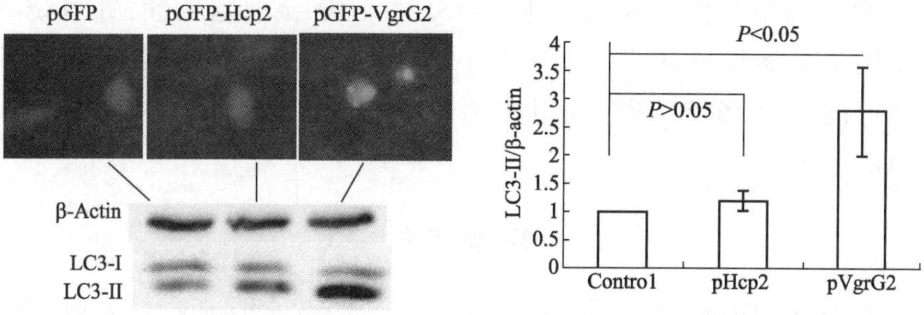

图 7　RAW264 巨噬细胞中 VgrG 2 真核表达对 LC3 - II 转化的影响

左上:分别为 GFP 对照, GFP - Hcp2 和 GFP - VgrG2 融合表达;左下:LC3 - II 转化的免疫印迹检测;右:LC3 - II/actin 的灰度比

六、结论

副溶血弧菌虽然是人和部分水生动物共患的致病菌,但患病动物易于辨识,其对人类健康的危害相对较少。国内外众多研究表明:① 副溶血弧菌在海产品

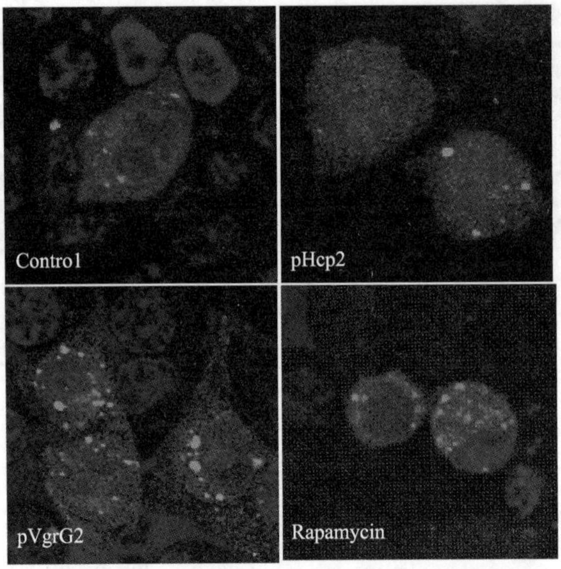

图 8 副溶血弧菌 VgrG2 真核表达对小鼠巨噬细胞自噬的促进作用

中的污染程度严重,生食海鲜(如牡蛎)或烹饪过程中的交叉污染是人类食源性副溶血弧菌病的主要原因。② 副溶血弧菌临床分离株中毒力相关基因(如 *tdh*、T3SS2 等)携带率显著高于环境或海产品分离株。③ 副溶血弧菌呈现明显的分子多样性,与其生存的海洋水体环境与基因水平转移有关。我国 2002 - 2009 年的部分临床分离株中也包含有血清型 O3:K6 的大流行菌株 ST3 型,其中包括 2002 年分离自杭州的临床病例。④ T3SS1 主要介导细胞毒性,并可诱导自噬;而 T3SS2 则主要参与肠毒性。⑤ T6SS1 和 T6SS2 介导对宿主细胞的黏附,但不产生细胞毒性。而 T6SS2 贡献对巨噬细胞的自噬,其中诱导自噬作用的功能蛋白是 VgrG2。

参考文献

[1] Su Y C, et al. *Vibrio parahaemolyticus*: a concern of seafood safety. Food Microbiol,2007, 24(6):549 - 558.

[2] Johnson C N,et al. Relationships between environmental factors and pathogenic *Vibrios* in the Northern Gulf of Mexico. Appl Environ Microbiol,2010,76(21):7076 - 7084.

[3] Morris J G, Jr. Cholera and other types of vibriosis: a story of human pandemics and oysters on the half shell. Clin Infect Dis, 2003,37(2):272 - 280.

[4] 黄锐敏,等. 市售海产品副溶血性弧菌污染状况调查. 中国热带医学,2008,8(12): 2224 - 2225.

[5] 罗学辉,等. 肉类和海产品中副溶血性弧菌监测结果分析. 中国热带医学,2008,8

(10):1853 - 1854.

[6] 李毅,等.温州市食品污染物中副溶血弧菌污染调查报告分析.中国卫生检验杂志,2008,18(11):2368 - 2369.

[7] Chao G X, et al. Distribution, prevalence, molecular typing, and virulence of *Vibrio parahaemolyticus* isolated from different sources in coastal province Jiangsu, China. Food Control,2009, 20:907 - 912.

[8] 金培婕,等.浙江沿海地区海产品及环境中副溶血弧菌的分离与主要毒力基因分析.微生物学通报,2009,36(7):962 - 967.

[9] 李军,等.香港养殖海鲷弧菌致病菌药物敏感性及耐药质粒研究.微生物学报,1999,39(5):461 - 468.

[10] 张晓君,等.凡纳滨对虾(*Litopenaeus vannamei*)病原副溶血弧菌(*Vibrio parahaemolyticus*)的表型及分子特征.海洋与湖沼,2009,40(5):654 - 662.

[11] 胡亮,等.副溶血弧菌对养殖大菱鲆致病性研究.水产科学,2008,27(7):340 - 343.

[12] 林强,等.牡蛎养殖过程中副溶血弧菌与水质因子间的关系.水产学报,2012,36(3):415 - 421.

[13] Yu WT, et al. Prevalence of *Vibrio parahaemolyticus in oyster* and clam culturing environments in Taiwan. Int J Food Microbiol,2013, 160:185 - 192.

[14] 陈艳,等.福建省零售生食牡蛎中副溶血性弧菌的定量危险性评估.中国食品卫生杂志, 2006, 18(2):103 - 108.

[15] Alam M J, et al. Environmental investigation of potentially pathogenic *Vibrio parahaemolyticus* in the Seto - Inland Sea, Japan. FEMS Microbiol Lett, 2002,208(1):83 - 87.

[16] 刘秀梅,等.1992 - 2001 年食源性疾病暴发资料分析——国家食源性疾病监测网.卫生研究,2004,33(6):725 - 727.

[17] Chiou C S, et al. *Vibrio parahaemolyticus serovar* O3:K6 as cause of unusually high incidence of food - borne disease outbreaks in Taiwan from 1996 to 1999. J Clin Microbiol, 2000,38(12):4621 - 4625.

[18] 田明胜,等.2000—2007 年上海市副溶血性弧菌致集体性食物中毒分析及对策.中国食品卫生杂志,2008,20(6):514 - 517.

[19] Yu Y, et al. *Vibrio parahaemolyticus* isolates from southeastern Chinese coast were genetically diverse with circulation of clonal complex 3 strains since 2002. Foodborne Path Dis, 2011, 8:1169 - 1176.

[20] Vongxay K, et al. Occurrence of pandemic clones of *Vibrio parahaemolyticus* isolates from seafood and clinical samples in a Chinese coasting province. Foodborne Path Dis, 2008, 5(2):127 - 134.

[21] Chao G X, et al. Origin of *Vibrio parahaemolyticus* O3:K6 pandemic clone. Intl J Food Microbiol, 2011, 145:459 - 463.

[22] Broberg C A, et al. *Vibrio parahaemolyticus* cell biology and pathogenicity determinants.

Microbes Infect, 2011,13(12 - 13):992 - 1001.

[23] Honda T, et al. The thermostable direct haemolysin of *Vibrio parahaemolyticus* is a pore-forming toxin. Can J Microbiol, 1992,38(11):1175 - 1180.

[24] Tang G, et al. Analysis of functional domains of *Vibrio parahaemolyticus* thermostable direct hemolysin using monoclonal antibodies. FEMS Microbiol Lett, 1997,150:289 - 296.

[25] Yoh M, et al. Phosphorylation of a 25 kDa protein is induced by thermostable direct hemolysin of *Vibrio parahaemolyticus*. Int J Biochem Cell Biol, 1996,28(12):1365 - 1369.

[26] Honda T, et al. Purification and characterization of a hemolysin produced by a clinical isolate of Kanagawa phenomenon - negative *Vibrio parahaemolyticus* and related to the thermostable direct hemolysin. Infect Immun, 1988,56(4):961 - 965.

[27] Tagomori K, et al. Comparison of genome structures of vibrios, bacteria possessing two chromosomes. J Bacteriol, 2002,184(16):4351 - 4358.

[28] Makino K, et al. Genome sequence of *Vibrio parahaemolyticus*: a pathogenic mechanism distinct from that of V. cholerae. Lancet, 2003,361(9359):743 - 749.

[29] Park KS, et al. Functional characterization of two type III secretion systems of *Vibrio parahaemolyticus*. Infect Immun, 2004,72(11):6659 - 6665.

[30] Burdette D, et al. *Vibrio parahaemolyticus* orchestrates a multifaceted host cell infection by induction of autophagy, cell rounding, and then cell lysis. Proc Natl Acad Sci U S A, 2008,105(34):12497 - 12502.

[31] Burdette D L, et al. *Vibrio* VopQ induces PI3 - kinase - independent autophagy and antagonizes phagocytosis. Mol Microbiol, 2009,73(4):639 - 649.

[32] Matlawska - Wasowska K, et al. The *Vibrio parahaemolyticus* Type III Secretion Systems manipulate host cell MAPK for critical steps in pathogenesis. BMC Microbiol, 2010; 10: 329.

[33] Yarbrough M L, et al. AMPylation of Rho GTPases by *Vibrio* VopS disrupts effector binding and downstream signaling. Science, 2009,323(5911):269 - 272.

[34] Higa N, et al. *Vibrio parahaemolyticus* Effector Proteins Suppress Inflammasome Activation by Interfering with Host Autophagy Signaling. PLoS Pathog, 2013, 9(1): e1003142.

[35] Kodama T, et al. Identification of two translocon proteins of *Vibrio parahaemolyticus* type III secretion system 2. Infect Immun, 2008,76(9):4282 - 4289.

[36] Krachler A M, et al. Outer membrane adhesion factor multivalent adhesion molecule 7 initiates host cell binding during infection by gram - negative pathogens. Proc Natl Acad Sci U S A, 2011,108(28):11614 - 11619.

[37] Vongxay K, et al. Pathogenetic characterization of *Vibrio parahaemolyticus* isolates from clinical and seafood sources. Intl J Food Microbiol, 2008, 126:71 - 75.

[38] Yu Y, et al. Putative type VI secretion systems of Vibrio parahaemolyticus contribute to adhesion to cultured cell monolayers. Arch Microbiol, 2012, 194(10):827 - 835.

[39] Shrivastava S, et al. Identification and functional characterization of gene components of Type VI Secretion system in bacterial genomes. PLoS One, 2008,3(8):e2955.
[40] Pukatzki S,et al. The type VI secretion system: translocation of effectors and effector - domains. Curr Opin Microbiol, 2009,12(1):11 - 17.

新型结核病疫苗的研究与应用进展

曹德君[1,2],陈颖钰[1,3],熊学凯[1,2],任宁宁[1,2],
金李静芳[1,2],陈焕春[1,2],郭爱珍[1,2]

1 华中农业大学农业微生物学国家重点实验室,湖北武汉
2 华中农业大学动物医学院,湖北武汉
3 华中农业大学动物科技学院,湖北武汉

摘要:结核病是由结核杆菌复合群引起的一种人兽共患病。全球约三分之一的人感染结核,约10%发展为活动性结核病,严重者导致死亡。动物结核病除导致动物生产的损失外,还是人结核病的重要来源。卡介苗(BCG)是人结核病预防的唯一疫苗,但存在一定缺陷。已报道了多种新型结核疫苗,如重组BCG、减毒活疫苗、亚单位疫苗、DNA疫苗、病毒活载体疫苗等,其中一部分已经进入人体临床试验。动物结核疫苗的研究刚刚起步。獾BCG疫苗是第一个获执照的动物结核疫苗,牛、鹿、刷尾负鼠等动物的结核疫苗正在研究之中。但迄今,还没有能取代BCG的商业化新型疫苗,结核疫苗研发工作因此任重道远。

关键词:结核病;疫苗;卡介苗;重组卡介苗;人兽共患病

一、引言

结核病是由结核分枝杆菌复合群引起的一种慢性、消耗性人兽共患病,人群感染率高,病死数量大,给人类健康带来重大威胁。据统计,全球约有三分之一的人感染结核,仅2011年全球就有870万新发病例,140万人死于结核病(WHO report,2012)。同时,结核病给畜牧业造成重大经济损失,据不完全统计:全球每年有5000万头结核阳性牛,损失在30亿美元以上。

医学上,结核病防控采取预防和治疗相结合的综合措施。治疗的基本措施是多种药物联合使用,疗程在6个月以上。由于耐多药菌株(multidrug - resistant tuberculosis, MDR - TB)和泛耐药菌株(extensive drug resistant TB, XDR - TB)以及耐多药(polyresistance)菌株的出现,治疗难度越来越大。在预防方面,卡介苗(*Mycobacterium bovis bacillus Calmette - Guérin*, BCG)是用于人结核病预防的唯一疫苗,是巴斯德研究所的Calmette和Guérin在1908年将1株从母牛乳腺炎牛乳

中分离的牛分枝杆菌(*Mycobacterium bovis*,*M. bovis*)在含甘油、胆汁、马铃薯的培养基中历时13年传代230代后获得的减毒菌株。BCG于1921年开始用于人类,具有安全、廉价、易于获得等优点。接种初生婴儿可显著降低儿童原发型肺结核、粟粒型肺结核和结核性脑膜炎的发病率和死亡率,但对成人尤其是肺结核的免疫效果极不稳定,且不同国家和地区的免疫保护效果差别很大,在0~80%之间。BCG在连续传代过程中造成一些基因的丢失,导致基因组中多个差异区(region of difference, RD区)的产生,这些基因缺失导致BCG毒力降低,同时免疫原性以及保护力也随之降低。虽然BCG是一种弱毒疫苗,但对免疫缺陷病人而言,其毒力仍然过强,接种BCG可引起全身播散性致死感染。因此,研发更为高效安全的新型抗结核病疫苗是提高结核病防控效果的关键。

在动物结核病方面,目前国内外均采取"检疫-扑杀"措施防控结核病,不免疫不治疗。但"检疫-扑杀"政策有很多缺陷,难以实质性实施。首先,过高的扑杀成本,导致发展中国家很大的经济负担,政府和养殖者均难以承受;其次,结核病宿主范围很广,如大量的野生动物可作为结核分枝杆菌群成员的自然贮主,但野生动物的"检疫-扑杀"很难实施,从而导致家养动物的结核病难以控制。

妨碍动物结核病的应用免疫或治疗措施的原因涉及技术、政策和经费方面,主要如下:① 由于结核分枝杆菌持续感染和结核病的慢性经过特征,治疗和疫苗保护效果难以评价;② 结核菌素皮内变态反应检测(简称"皮试")是法定的检疫方法,BCG免疫干扰皮试检疫;③ 缺乏高效的小动物模型,本动物如牛的研究方法和研究效果难以标准化,且研究成本高;④ 投入动物结核疫苗和治疗研究的经费很少。

然而,从人类与传染病做斗争的经历看,"防重于治"是一基本原则,疫苗在包括人结核病在内的大多数重大传染病控制中发挥了重要作用。随着科技的快速发展,结核病疫苗研制的技术障碍在逐渐突破;同时,随着人们对食品安全和公共卫生意识的不断提高,世界各国在结核病防控技术方面的投入在不断增加,国家动物结核病防控政策也更趋于合理化科学化。现就人与动物结核病疫苗研究进展作一综述,希望能为结核病疫苗的深入研究与结核病防控提供资料和思路上的参考。

二、结核病疫苗研究概况

理想的结核病疫苗应具备以下条件:

(1) 免疫保护效果优于现有结核病疫苗BCG;

(2) 毒力充分致弱,对婴幼儿、免疫缺陷者安全;

（3）可通过加强免疫维持免疫期，疫苗对成年人有效；

（4）能同时抵抗持续和临床发病；

（5）具有鉴别诊断方法区分自然感染和疫苗免疫；

（6）具有与免疫保护相关的免疫学评价指标。

虽然迄今为止，尚未研制出能达到以上标准的结核病新型疫苗，但随着生物信息的不断完善和基因操作技术的不断优化，结核疫苗的研究取得了快速进展，表现在疫苗种类多，且研究成果逐渐向产品转化。新型结核病疫苗包括重组BCG、减毒活疫苗、亚单位疫苗、DNA 疫苗，病毒载体疫苗等，有的侧重结核病预防效果，有的则侧重于结核病治疗效果（称为治疗性疫苗）。目前已有多种候选疫苗进入临床试验的不同阶段（表 1）[1]。

表 1　进入临床试验阶段的大部分新型结核疫苗

类型	疫苗	特点	临床试验阶段
活疫苗：重组 BCG	rBCG30	rBCG 过表达 Ag85B	Phase I：完成
	VPM 1002	缺失尿素酶，分泌李斯特菌的 rBCG	Phase IIa：正在进行
亚单位疫苗：病毒载体，加强免疫	MVA85A	过表达 Ag85A 的改良痘病毒	Phase IIb：正在进行
	Crucell Ad35	通过腺病毒载体过表达 Ag85A 和 Ag85B	Phase IIb：正在进行
亚单位疫苗：融合蛋白与佐剂混合	Hybrid I + IC3	融合蛋白 ESAT－6＋Ag85B 与 IC31 佐剂混合	Phase I：完成；进入 Phase IIa
灭活分枝杆菌疫苗	M. vaccae	灭活母牛分枝杆菌	Phase III：完成
DNA 疫苗	Ag85A + TBX21	编码抗原 Ag85A 的基因插入载体，与 TBX21 佐剂混合	进入预临床试验

虽然动物用结核疫苗的研究落后于医用疫苗，但医用疫苗的研究首先进行的是动物试验，可为动物疫苗研究提供参考。同时，近年来，动物疫苗研究也取得较快进展。英国、丹麦、新西兰、西班牙、美国等开展了獾结核、牛结核、刷尾负鼠结核、白尾鹿结核的疫苗研究。英国政府在重新评估扑杀獾控制牛结核的计划实施效果后发现：疫苗是控制獾结核的最佳途径，于 2010 年颁发了第一个动物结核疫苗执照即獾 BCG 执照，并启动了一个为期 4 年（2011—2014）的獾结核

疫苗接种计划现场试验[2],以全面评估疫苗接种的免疫保护效果,同时在进行獾口服疫苗的研究。

三、新型结核病苗的特点和研究进展

(一)重组 BCG

重组 BCG(recombinant BCG, rBCG)是以 BCG 为载体,通过引入或缺失基因的方法对其进行改造,以达到增强 BCG 免疫效果或降低 BCG 毒力的目的。目前,构建重组 BCG 主要有以下几种策略。

(1)去除毒力因子或营养代谢相关基因并引入某种功能蛋白以增加亲本 BCG 的胞内加工释放,提高抗原提呈效果,加强细胞免疫和免疫保护力

具有代表性的成果为 VPM1002(BCG Δ*ure*C::*hly*)疫苗。该疫苗一方面敲除 BCG 中的尿素酶基因,同时将单核细胞增多性李斯特菌素(listeriolysin O, LLO)基因 *hly* 整合入 BCG 中构建的重组 BCG 疫苗。LLO 是由 hly 基因编码的一种结合胆固醇、活化巯基的细胞溶解素,能够穿过吞噬小体膜,改变其通透性,使单增李斯特菌从吞噬体转移到宿主细胞的胞质溶胶中[3]。因此,将 *hly* 整合至 BCG 中,能够使 BCG 及其抗原释放到巨噬细胞胞质,引起巨噬细胞凋亡,并激活树突状细胞,从而将抗原通过 MHC I 分子呈递给 $CD8^+$T 淋巴细胞,激活有效的 $CD8^+$T 淋巴细胞反应,提高 BCG 的免疫效力。免疫缺陷小鼠的前期安全性试验表明,该 rBCG 的安全性显著高于亲本 BCG,有望作为初免性疫苗。临床研究表明,该候选疫苗可以产生比亲本 BCG 更强的抗结核保护力[15-16]。该疫苗已完成 I 期(Phase I)临床试验(www. clinicaltrials. gov, ID#NCT01113281 and NCT00749034),结果表明该疫苗是安全的。目前正在南非进行 IIa 期(Phase IIa)临床评估,以进一步确定其安全性和免疫原性。

(2)在 BCG 中过表达重要抗原,提高免疫效果

所利用的抗原包括 Ag85A、Ag85B 和 MPB5 等。在小鼠和豚鼠的结核分枝杆菌攻毒实验中,过表达 Ag85A、Ag85B 和 MPB5 的重组 BCG - rBCG/BA51 比亲本 BCG 表现出更强的保护性[4]。具有代表性的成果有:rBCG30(BCG::fbpB)。该候选疫苗主要通过过表达 BCG 中的免疫保护性抗原 Ag85B 而增强 BCG 的免疫原性,Ag85B 是由 *fbp*B 基因编码的。Ag85B 是结核分枝杆菌和 BCG 自然分泌至肉汤培养物中最丰富的自然蛋白质,是一种主要的结核分枝杆菌表面抗原,能诱导 Th1 型免疫保护反应。经过特殊设计,rBCG30 在天然启动子的作用下,其 Ag85B 的表达量提高 5 倍以上。模式动物试验结果表明,rBCG30 在豚鼠中诱导的免疫保护力明显高于亲本 BCG,在免疫缺陷小鼠体内较亲本 BCG

更安全。这些结果提示：rBCG30 可能会成为针对人免疫缺陷病毒（Human immunodeficiency virus，HIV）感染阳性群体的 BCG 安全替代者，并且能引起更多的保护性反应。除模式动物试验外，人类双盲 1 期临床试验也取得了显著成果。临床试验表明，rBCG30 比亲本 BCG 有更好的保护性，并且证实了其在成年人中的安全性。免疫后的成年人 IFN－γ 反应和 Ag85B 抗原特异性 T 细胞反应明显增高。尽管如此，该候选疫苗的应用前景仍需进一步评估和验证。

（3）重新引入 BCG 缺失的保护性抗原，如 ESAT－6、CFP－10 等

ESAT－6 和 CFP－10 存在于 *MTB* 中的 RD1 基因区，但在 BCG 中缺失。有研究表明，将其引入 BCG 后，rBCG 在小鼠和豚鼠的免疫力提高。但同时，毒力也增加了[5]。

（4）向 BCG 引入免疫调节分子，如 IL－2、IL－4、IL－6、IL－15、GM－CSF、IFN－γ 等，以此来提高疫苗的免疫原性

与单独表达保护性抗原 Ag85B 或 ESAT－6 的 rBCG 相比，当小鼠接种了融合表达 IL－15 和 Ag85B 的重组 BCG 后，能表现出更强的 $CD4^+$ 和 $CD8^+$ T 细胞反应，而融合表达 ESAT－6 和 IFN－γ 的 rBCG 免疫小鼠后，诱导的抗结核分枝杆菌的免疫保护反应也显著提高[6]。

（二）减毒活疫苗

减毒活疫苗通常是在结核分枝杆菌或牛分枝杆菌等野生菌株基础上缺失某些毒力基因而得到的新型结核疫苗，主要包括毒力因子缺陷型和营养缺陷型两种。毒力因子缺陷型减毒活疫苗通过敲除结核分枝杆菌基因组中与毒力相关的基因，使其毒性和致病性降低，但维持较强的免疫原性，产生有效的免疫应答。营养缺陷型减毒活疫苗通过突变结核分枝杆菌与氨基酸生物合成有关的基因，使有氨基酸合成缺陷突变株在宿主体内仅存活较短的时间，可刺激机体产生免疫保护反应，但不引起典型的病理反应。泛酸是结核分枝杆菌脂质代谢所必需的物质，*M. tb* 中 panC、panD 基因能够影响泛酸的生物学合成。Sambandamurthy 等对 *M. tb* 的 RD1 区中 panC、panD 基因进行了缺失处理，小鼠试验结果显示，该缺失突变株诱导的保护力较 BCG 更强，并且对于免疫缺陷的小鼠安全性好且能诱导免疫保护，提示该缺失株有应用到 HIV 阳性患者的可能性[7]。另一株减毒活疫苗是 *M. tb* Δ*PhoP*Δ*fad*。早期研究表明，*PhoP/PhoR* 系统对 *M. tb* 发挥毒力作用非常关键，而 *fad* 基因是 *M. tb* 和 *M. bovis* 的重要致病因子，涉及细胞壁脂质层的合成。动物试验表明，*M. tb* Δ*PhoP*Δ*fad* 双缺失株能在小鼠和豚鼠中安全诱导保护性反应，该候选疫苗正待进入 I 期临床试验。

（三）亚单位疫苗

亚单位疫苗是由一个或多个结核分枝杆菌组分（蛋白、多肽、核酸、糖脂、脂类等）制备而成的疫苗，其中以蛋白质疫苗为主。蛋白质疫苗能特异性地诱导 $CD4^+$ Th1 细胞和 $CD8^+$ 细胞毒性 T 淋巴细胞活化，并且使用安全。但是蛋白质疫苗所诱导的细胞免疫较弱，需要适当有效的佐剂辅助和投递系统才能诱导理想的免疫应答反应。常用作亚单位疫苗的蛋白抗原包括：ESAT6、CFP－10、Ag85、MPT32、MPT64 以及热休克蛋白 HSP65、HSP70 等，其中 ESAT6 和 Ag85 因其高免疫原性而成为近年来研究的热点。不同的免疫佐剂可介导免疫反应向不同方向发展，如 Th1 或 Th2 免疫反应。佐剂各种各样，如 CpG、沙门氏菌的单磷酰脂质 A（Monophosphoryl lipid A，MPLA）、大肠杆菌的热敏感肠毒素 B 亚单位（B subunit of heat－labile enterotoxin of *Escherichia coli*，LTB）等。适当的投递系统对发挥亚单位疫苗的免疫作用也很关键，常用的有脂质体，也有报道用乙肝病毒核心蛋白纳米级病毒样颗粒投递 CFP－10 获得很好的免疫效果[8]。但是，整体说来，亚单位疫苗的优点是安全性好，但缺点也很明显，主要如下：

（1）亚单位疫苗免疫原性弱，需佐剂和投递系统辅助其发挥作用；

（2）亚单位疫苗主要以诱导机体产生体液免疫应答为主，但研究表明机体抵抗结核分枝杆菌的免疫反应主要依赖细胞免疫反应；

（3）制备蛋白质亚单位疫苗过程中，须经过基因克隆、表达、纯化等一系列的生产过程，构建表达重组蛋白时通常会加入新的氨基酸，所以在蛋白的高级结构上会产生一些变化，其诱导的免疫反应可能与天然蛋白不符；

（4）亚单位疫苗的免疫持续期短，需多次加强免疫，用量大，成本高。

（四）DNA 疫苗

DNA 疫苗主要是选取能够引起机体较强免疫反应的基因克隆至合适载体中制备而成。通常选择结核分枝杆菌中能够编码保护性抗原的基因，将其构建于真核表达质粒中，然后将重组 DNA 质粒直接注入体内，利用机体细胞内的表达系统翻译成蛋白质，加工后形成多肽抗原，然后与 MHC Ⅰ类和Ⅱ类分子结合，再由抗原提呈细胞呈递给宿主的免疫识别系统，最终诱发免疫应答。DNA 疫苗诱导的免疫反应以 Th1 型细胞免疫为主，这对抗结核感染是有益的。小鼠试验证实，DNA 疫苗能提供较好的抗结核保护，但豚鼠试验未证实其效果优于 BCG。用于研究 DNA 疫苗的结核分枝杆菌抗原有 30 种以上，如 Hsp65 antigens（derived from H37Rv M. tuberculosis）、Ag 85B－、Ag 85A－、M. tb8.4－、M. tb41－、PPT39－、MPT51－、MPT63－、MPT64－、MPT83－、ESAT－6－、Pst－3－和 38

kDa lipoproteint 等，其中 Ag85B 和 Ag85A 的 DNA 疫苗诱导的免疫反应和免疫保护反应良好。DNA 疫苗制备和保存方便，无需冷链系统，其开发应用前景很大。同时，研究表明，Ag85B－DNA 疫苗首免、BCG 加强免疫的免疫效果优于 BCG 单独免疫，这在小鼠、豚鼠、牛等动物试验中得到证实。此外，合适的投递系统如脂体、活病毒载体等能增强 DNA 疫苗的免疫效果。

（五）病毒活载体疫苗

病毒活载体疫苗利用病毒载体系统表达结核保护性抗原，产生抗原特异性免疫反应，从而加强 BCG 诱导的反应。Ag85A 是一个主要免疫、保护性抗原，且在所有的结核分枝杆菌群成员中存在。利用改良的痘病毒（MVA）表达 Ag85A 病毒载体疫苗已经进入临床 IIb 试验。试验结果表明，在免疫 BCG 后加强免疫该疫苗，可以产生比单独免疫 BCG 更强的保护性、抗原特异性、多功能 $CD4^{+}$ T 细胞反应[9]。Ag85A 和 Ag85B 通过腺病毒表达的病毒载体疫苗 Ad35 是 BCG 的另一种加强疫苗，目前也进入临床 IIb 试验阶段。

四、疫苗免疫策略

从疫苗发挥的免疫保护效果看，新型疫苗的研发服务于以下四个免疫策略[10]。

（1）感染前免疫策略：出生后尽快接种，让疫苗接种发生在分枝杆菌感染之前；

（2）预防性加强免疫策略：开发一种新型结核病苗，在新生儿初免 BCG 后的适当时期进行加强免疫；

（3）感染后免疫策略：开发新型疫苗可以增强免疫力或诱导 BCG 的再次免疫反应，防止感染者发生结核病。这是一个非常期待的免疫策略，全球有 20 亿以上的人感染了结核分枝杆菌，有发生结核病的风险；

（4）治疗性疫苗：这种疫苗和药物治疗联合使用将缩短治疗期，减少复发率，对耐多药病例尤其重要。

初免结合加强免疫的策略研究较多，包括同源（homologous）加强策略和异源的初始－加强（heterologous prime－boost）策略，前者反复使用同一种疫苗进行免疫。蛋白疫苗使用这种同源加强策略，能够有效地增强体液免疫水平，但对细胞免疫影响不大。DNA 疫苗运用同源加强策略，虽然能够引起小鼠体内较强的细胞及体液免疫反应，但对其他动物作用较弱。异源的初始－加强（heterologous prime－boost）策略是指用不同的疫苗进行初免和加强免，该策略能够有效增强细胞免疫并引起足够高水平的针对初始疫苗和加强疫苗共同抗原表位的结核特异性 T 细胞记忆。尽管所有的机制尚未阐明,结核疫苗研究中,使用 prime - boost 策略以增强疫苗效果的实例已有报道。理想的方案是,在 BCG 或重组 BCG 所引发的免疫保护水平下降时,运用 DNA 疫苗或者亚单位疫苗等其他形式疫苗进行加强免疫,使保护水平能够抵御结核杆菌。早期研究中,对小鼠初始免疫 BCG,当 BCG 诱导的免疫力逐渐减弱时,加强免疫 Ag85A 蛋白,然后进行结核攻毒实验,结果发现,加强免疫比单独 BCG 免疫有更强的保护效果。2004 年,Mollenkopf 等用 Rv3407 DNA 疫苗对 BCG 进行加强免疫,也表现出了比单独使用 BCG 更强的保护力。

五、展望

人用抗结核疫苗要在小鼠、豚鼠、恒河猴等动物体内进行试验和验证后,才可进入人体临床试验,这是一个衰减过程。尽管已研究了多种疫苗和不同免疫策略,但最终优于 BCG 免疫效果的新型结核疫苗所剩无几。动物结核疫苗的研发虽可较快进入本动物临床试验,但由于长期以来一直实施“检疫—扑杀”政策,疫苗研究刚刚起步。所以,人和动物结核疫苗的研发均任重而道远。已经进入临床试验的少数候选疫苗给疫苗研究增添了信心。随着结核分枝杆菌的基因组、蛋白组和代谢组的解析、致病和免疫的分子机理的了解以及高效的结核分枝杆菌遗传操作平台的建立,安全高效的抗结核疫苗的开发一定能取得突破。

参考文献

[1] Kaufmann S H E, et al. New vaccines for tuberculosis. Lancet, 2010, 375:85 - 94.

[2] Aznar I, et al. Trial design to estimate the effect of vaccination on tuberculosis incidence in badgers. Vet Microbiol, 2011, 151(1 - 2):104 - 111.

[3] Grode L, et al. Increased vaccine efficacy against tuberculosis of recombinant Mycobacterium bovis bacille Calmette - Guérin mutants that secrete listeriolysin. Clin Invest, 2005, 115(9):2472 - 2479.

[4] Ohara N, et al. Protective responses against experimental Mycobacterium lepraeinfection in mice induced by recombinant bacillus Calmette - Gue 'rin over - producing three putative protective antigen candidates. Vaccine, 2001, 19:1906 - 1919.

[5] Pym A S, et al. Recombinant BCG exporting ESAT - 6 confers enhanced protection against tuberculosis. Nat Med, 2003, 9:533 - 539.

[6] Xu Y, et al. Recombinant BCG coexpressing Ag85B, ESAT - 6 and mouse - IFN - gamma confers effective protection against Mycobacterium tuberculosis in C57BL/6 mice. FEMS Immunol Med Microbiol, 2007, 51(3):480 - 487.

[7] Sambandamurthy V K, et al. Mycobacterium tuberculosis Delta RD1 Delta panCD: A safe

and limited replicating mutant strain that protects immunocompetent and immunocompromised mice against experimental tuberculosis. Vaccine, 2006, 24 (37 - 39): 6309 - 6320.

[8] Dhanasooraj D, et al. Vaccine delivery system for tuberculosis based on nano - sized hepatitis B virus core protein particles. Int J Nanomeicine, 2013, 8: 835 - 843.

[9] Scriba T J, et al. Modified vaccinia Ankara - expressing Ag85A, a novel tuberculosis vaccine, is safe in adolescents and children, and induces polyfunctional CD4(+) T cells. Europ J Immunol, 2011, 41 (5): 1501 - 1501.

[10] Nasser E A, et al. New tuberculosis vaccines approaching clinical trial - An overview. Drug Discov Today: Ther Strat, 2006, 3: 113 - 119.

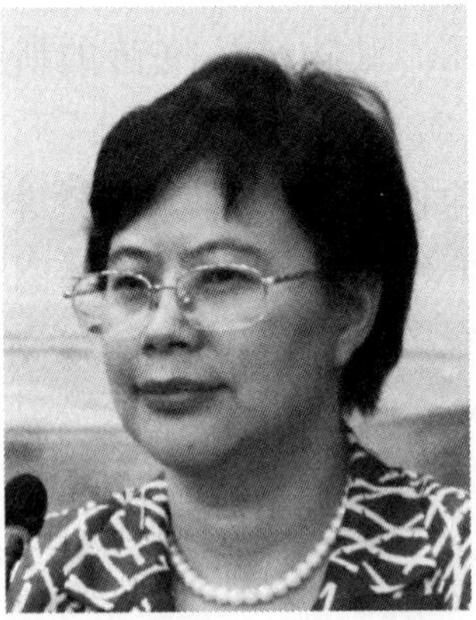

郭爱珍 博士,教授,留美博士后,硕士生及博士生导师。1965 年 10 出生,湖南沅江人。先后于 1985、1988、1998 毕业于湖南农业大学和南京农业大学,获学士、硕士和博士学位,2002 在美国宾夕法尼亚大学做博士后。

中国肉牛产业技术体系疾病控制功能研究室主任与岗位科学家,全国动物防疫专家委员会结核布病组副组长(2010 -)、流行病学分委员会委员(2010 -),中国奶业协会动物卫生保健专业委员会副主任(2011 -),中国畜牧兽医学会家畜传染病学分会常务理事(2009 -),中国林牧渔业经济学会肉牛经济专业委员会常务理事,全国专业标准化技术委员会委员,农业部规模化养殖场动物疫病净化评估认证专家(2013 - 2016)。亚洲猪病学会(Asian Pig Veterinary Society, APVS)秘书长(2005 - 2007)与常务理事(2007 -)。湖北省与武汉市重大动物疫病防控专家组成员。中国微生物学会会员,美国微生物学会(American Society of Microbiology, ASM)会员。*Veterinary Microbiology*、*Vaccine*、*Virus Genes*、《微生物学报》《生物工程学报》等多家国内外期刊审稿人。

农业微生物学国家重点实验室及农业部动物疫病与人畜共患传染病重点开放实验室固定人员。国家自然科学基金委创新研究群体和动物传染病基础与防治技术研究教育部创新团队骨干成员。

主要研究领域为牛传染病防控理论和技术,研究方向涉及流行病学、新型诊断技术和疫苗研发、致病机理和免疫机理等,主要研究对象牛结核、牛支原体肺炎、牛传染病鼻气管炎、沙门氏菌病。先后主持公益性行业科研专项 3 项

（项目首席1项，课题2项）、973计划课题3项、国家支撑计划课题3项、艾滋病和病毒性肝炎等重大传染病防治科技重大专项3项、国家自然科学基金项目2项、省自然基金重大项目1项等多项国家和部省级科研项目。获部省级科技奖多项。在中外期刊杂志发表论文186篇，其中SCI收录44篇；出版著作22部，其中主编3部、副主编2部；获二类新兽药注册证书2个；申请专利18项，其中获专利8项。

地震灾区人兽共患病综合防控之要
——研究成果《地震灾区人兽共患病紧急防控指南》要点解析

文心田[1],夏志平[2],范泉水[3]

1 四川农业大学,四川雅安
2 军事医学科学院军事兽医研究所,吉林长春
3 成都军区疾病控制中心,四川成都

一、引言

2008 年四川发生“5·12”汶川特大地震及“8·30”攀西强烈地震,四川全省及甘、陕、青部分地区都沦为灾区,其中极重灾区超过 10 万平方公里,死亡和失踪人数 8 万余人,死亡畜禽 3000 余万头(只)。地震给灾区造成巨大灾难和损失,其后气壮山河的抗震救灾和灾后重建取得举世瞩目的成就。此次大灾之后未出现较大疫病流行,也创造了世界抗震史上的奇迹。当时我们军民结合,不惧艰险,以夏咸柱院士为首的抗震防疫队伍日夜战斗在地震灾区第一线,采集样本,收集资料,培训人员,指导防疫。在地方政府的支持下,我们与当地防疫队伍一道,为防控疫病特别是人兽共患病,防止大灾之后出现大疫进行顽强战斗,灾区终未出现任何重大疫病流行。我们总结了汶川大地震防控重要人兽共患病的经验,并结合国家“863”项目相关科学研究形成了此研究成果——《地震灾区人兽共患病紧急防控指南》(以下简称《指南》)。2013 年“4·20”四川芦山又发生强烈地震,《指南》及时应用到地震灾区,为实现大灾之后无大疫做出了应有的贡献;2013 年“7·22”甘肃定西发生强烈地震,第二天项目组及时将《指南》特快发到了灾区,也为大灾后防止疫病流行发挥了重要作用。以下将此项成果要点做解析介绍。

二、为什么大地震发生后要紧急进行人兽共患病防控?

大地震发生后给灾区常造成巨大破坏,大量人员伤亡和动物死亡,环境污染严重,地理生态环境严重毁损,野生与家养动物窜出,流浪动物明显增多,鼠害增

加，虫媒生物孳生肆虐，大量人员、车辆、物资等进出灾区，人与动物和自然疫源地接触机会大大增加，安置点人口密集疲惫，人体抵抗力下降，这些多重复杂因素使震后人畜共患病流行风险大大增加。在地震灾区，如对人畜共患病防控不及时，一旦发生流行，甚至将引起比地震本身更为严重的人和动物病患与死亡，因此地震发生后，对灾后人畜共患病的防控丝毫不得掉以轻心，必须高度重视。

三、地震发生后，在优先拯救人生命的前提下，针对死亡动物，要紧急做哪些工作？

首先尽快查明死亡动物的分布、种类与数量，并迅速上报；同时进行死亡动物无害化处理的相关准备。

四、地震发生后对存活动物如何处理？

（1）及时将存活动物转移到安全区域，分类隔离饲养。

（2）对动物新转入区域的圈舍及周边环境进行消毒，针对可能发生的动物疫病及人兽共患病进行紧急免疫接种。

五、地震发生后对流浪动物如何处理？

加强对地震灾区流浪犬、猫等流浪动物的追捕与管控。一旦发现流浪动物感染狂犬病等人兽共患病，对患病动物应迅速扑杀。

六、对死亡动物如何处理？

必须进行规范的无害化处理。这个过程中须注意以下事项。

1. 参与人员的安全防护

2. 作业工具的准备

3. 动物尸体就地无害化处理，如动物尸体需转移处理，应避免对路途环境的污染

4. 动物尸体处理的方法

（1）掩埋法：此法最常用。注意掩埋场地的选择，应选择远离住宅、养殖场、水源、道路，避开洪水冲刷的地点。尸坑应较深，从坑缘到尸体表面应不少于 1.5 m，坑内尸体每层用生石灰消毒、夯实，周围 3 ~5 m 范围内进行环境消毒。

（2）其他方法，如焚烧法、化制法、发酵法等都可根据实际情况选择运用，此处不再详述。

5. 环境消毒

进行此项工作应注意：

(1) 消毒人员个人防护；

(2) 地震灾区消毒区域范围划定，消毒范围应包括畜禽圈舍、周围地面土壤、粪便等以及确实已经受到污染的区域；

(3) 消毒器械与药品，针对消毒对象，科学选用质优价廉的消毒剂，按使用说明书进行，注意避免浪费，保护环境；

(4) 消毒对象与方法，包括动物圈舍的消毒、地面土壤的消毒、粪尿的消毒等。

6. 灾区病媒生物防制

重点是防止病媒生物（如蚊、蜱、蠓、螨、白蛉、鼠等）滋生和防止被其叮咬。

七、对地震灾区哪些人兽共患病须进行重点防控？

地震发生的地域不一样，疫病流行的种类也会有差别。针对四川及相邻地区，提出以下 10 种人兽共患病作为防控重点，主要依据该病在当地的流行病学资料。

（一）狂犬病

2005 年后，四川省人狂犬病数量呈上升趋势。“5·12”汶川地震前的 2007 年，全省人狂犬病死亡数达 370 多例，居我国人狂犬病发病数第三，至今防控形势仍不容乐观。

（二）流行性乙型脑炎

四川是养猪大省，猪乙脑阳性率较高，蚊虫是主要传播媒介，2008—2012 年未免疫猪群阳性率大体为 30% ~40%。“5·12”汶川地震前的 2005－2007 年四川报告人乙脑病例 600～1199 例，居全国第二至四位。

（三）高致病性禽流感

“5·12”汶川地震前的 2006 年，四川即报告禽流感疫情，并有人感染禽流感（发病 3 例，死亡 2 例）。至今此病仍为监控重点。

（四）口蹄疫

四川一直存在此病疫情。

（五）猪 2 型链球菌

“5·12”汶川地震前的 2005 年，四川 21 个县（市、区）发生猪链球菌病疫情,在全省累计报告人感染此病 204 例,其中死亡 38 例。至今此病仍为监控重点。

(六) 流行性出血热

四川是流行性出血热的混合型疫区,鼠类是主要传染源,“5·12”汶川地震前的 2007 年,四川报告此病 114 例,近年地震重灾县的北川、江油、安县都曾有病例报告。

(七) 黑热病

川西北一直是黑热病的流行疫区,中华白蛉是主要传播媒介,主要传染源是病犬和病人。“5·12”汶川地震前至 2005 年,四川共报告黑热病 836 例,汶川及相邻的茂县、黑水三县至 2007 年共报告黑热病 67 例。

(八) 鼠疫

川西北是我国青藏高原田鼠鼠疫自然疫源地之一,也是我国近年新发现的一个相对独立的自然疫源地。青海田鼠和旱獭是主要储存宿主。“5·12”汶川地震前,川西北曾发生人间鼠疫疫情。

(九) 炭疽

四川阿坝是我国炭疽疫区和自然疫源地,感染牦牛是炭疽的主要传染源。“5·12”汶川地震前的 2007 年,四川报告炭疽病例 135 例,2008 年上半年报告炭疽病例 45 例,其中阿坝州 42 例,

(十) 血吸虫病

四川西部为此病山丘型流行区,“5·12”汶川地震前后均有此病病例报告。

地震发生后根据灾区采样检测或疫病诊断结果,一旦判明某种疫病存在潜在流行风险,则应根据该疫病的性质,迅速采取相应的防控措施。如 2008 年“5·12”汶川地震和 2013 年“4·20”芦山地震发生后,我们项目组根据在灾区采样检测的结果,迅速向抗震救灾指挥部提出紧急防控流行性乙型脑炎的建议,指挥部及时采纳了我们的建议,对灾区各类人员和动物实施紧急免疫接种,避免了灾后乙脑较大范围的流行。

八、《指南》的实施

《指南》的实施须在当地动物防疫和卫生部门及有关专家指导下,组织有关人员有序进行,参与实施的人员须接受必要的培训。

九、灾后重建中重大疫病和人兽共患病防控

1. 灾后重建选址事关重大,既要考虑避开地震带,也要考虑避开重大疫病疫源地或自然疫源地,以减少重建中和重建后疫病发生风险;
2. 加强灾区医疗卫生和动物防疫的基础设施建设;
3. 强化环境污染治理,促进重建可持续发展;
4. 加强灾区人兽共患病的防控、预警与监测;
5. 加强重大人兽共患病的基础研究;
6. 加强宣传,提高民众防病意识和卫生素质。

"5 · 12"汶川特大地震发生后,《地震灾区人兽共患病紧急防控指南》得以及时应用。2013 年"4 · 20"四川芦山和"7 · 22"甘肃定西两次强烈地震发生后,该《指南》又及时应用到两地灾区,两地抗震救灾指挥部都及时采纳并迅速组织实施,并认为该《指南》"对防止大灾之后出现重大疫情发挥了十分重要的作用,对灾后的恢复与稳定具有重大意义。"国家首席兽医师于康震到灾区考察后认为:《指南》"对防止大灾之后出现重大疫情发挥了十分重要的作用,显现的成效具有重大经济社会效益。建议政府有关部门高度重视此项科技成果,并在今后地震等重大自然灾害中及时推广应用。"

四川地区猪乙型脑炎流行病学研究

文心田，曹三杰，黄小波，袁　磊，张　亮，刘瀚扬，
石双燕，刘　凯

四川农业大学动物医学院，动物传染病与基因芯片实验室，四川雅安
四川农业大学人兽共患病研究室与猪病防治研究中心，四川成都

摘要：本文总结了项目组在2009—2013年间对四川地区猪乙型脑炎流行病学研究的部分结果。从四川省18个地区采集了猪血清1571份，猪流产死胎脑组织与蚊虫样品127份。采集的猪血清以间接ELISA进行乙脑抗体检测，胎儿脑组织及蚊虫样品以RT-PCR检测乙脑病毒，并对部分四川代表毒株进行基因克隆、测序和分子进化分析。血清学结果显示，2009年、2012年和2013年，血清抗体平均阳性率分别为62.2%、36.6%和31.9%；每年的7、8、9月为乙脑感染的高峰季节，10月后逐步下降，呈明显季节性变化特征。采自四川南充、泸州、彭州、都江堰、广安、雅安、宜宾、内江、蒲江等地的36份脑组织及蚊虫样品病原检测呈阳性，平均阳性率为27.6%，其中蚊源样品阳性率为27.4%（29/106），猪源样品阳性率为28.6%（6/21）。选取12份阳性样品克隆分析PrM基因，选取7份阳性样品分析E基因，结果表明四川地区猪乙脑病毒的PrM和E基因与现用疫苗株（SA14-14-2）的核苷酸序列相似度在87.8%~100%之间，氨基酸序列相似度96%以上；四川猪乙型脑炎病毒包括基因Ⅲ型和基因Ⅰ型，这是一个明显的地域特征。

关键词：乙型脑炎病毒；ELISA；RT-PCR；血清流行病学；分子流行病学；调查

一、引言

猪乙型脑炎（Japanese encephalitis，JE）是由日本乙型脑炎病毒（Japanese encephalitis virus，JEV）引起的一种以蚊为传播媒介，严重威胁人畜健康的自然疫源性疾病，猪是JEV的主要增殖宿主和扩散宿主，疫苗预防接种是控制本病的主要措施[1]。JEV基因组为单股正链RNA，仅有一个开放阅读框，能编码、翻译、加工3种结构蛋白（C、PrM/M和E）和7种非结构蛋白（NS1、NS2a、NS2b、NS3、

NS4a、NS4b 和 NS5)[2]。通过对 C/PrM 基因的序列及系统进化分析，可将 JEV 分成 5 种基因型：基因Ⅰ型、基因Ⅱ型、基因Ⅲ型、基因Ⅳ型和基因Ⅴ型[3,4]。据 WHO 统计，近年来亚洲每年发病人数约有 16 000 例，死亡数约为 5000 例[5]。在我国，绝大部分省份都有此病的报道[6]。

为掌握 JEV 在四川地区猪群中的流行情况，项目组在 2009—2013 年间从四川养猪地区广泛采集样品（血清、流产胎儿、猪场蚊虫样品等）进行猪乙型脑炎的流行病学研究，包括对采集的血清以间接 ELISA 进行乙脑抗体检测，以掌握血清流行病学动态；同时对采集的蚊虫及流产胎儿样品以 RT - PCR 检测乙脑病毒，并对四川部分地区的代表性样品进行 PrM 基因和 E 基因克隆、测序和序列分析，包括核苷酸序列同源性、氨基酸序列同源性、氨基酸差异位点分析、毒株基因分型等。本报告总结了项目组在 2009—2013 年间对四川地区猪乙型脑炎流行病学研究的主要结果，为掌握四川猪乙型脑炎的流行态势和开展猪乙型脑炎的综合防控提供了科学依据。

二、材料与方法

（一）样品采集

2009—2013 年采自四川地区（成都、雅安、泸州、彭州、都江堰、崇州、遂宁、南充、广安、广元、巴中、达州、内江、德阳、资阳、绵阳、宜宾、蒲江）规模化猪场及散养户的血清样品共 1571 份(2009 年 1004 份，2012 年 265 份，2013 年 302 份)，猪流产及死胎脑组织与各类蚊虫样品共 127 份（胎儿 21 份，蚊虫 106 份[以每组 100 只分装于冻存管为一份]）。

（二）主要试剂

Taq PCR MasterMIX，RNAsimple 总 RNA 提取试剂盒购自天北京天根生化科技有限公司；PrimeScript RT reagent Kit 反转录试剂盒、pMD19 - T Simple Vector 载体购自大连宝生物工程有限公司；病毒稀释液（含 500 U/mL 青霉素、200 μg/mL 链霉素的 0.01 % PBS 缓冲液）由本实验室配制；乙型脑炎病毒抗体 ELISA 检测试剂盒购自深圳市康百得生物科技有限公司。

（三）样品处理

用于检测抗体的全血样品，5000 r/min 离心 10 min，取上清分装于无菌 EP 管，- 70℃ 保存。蚊虫与猪脑样品加入病毒稀释液进行充分研磨，于 4℃，12 000 r/min，离心 20 min，取上清液用 0.22 μm 的滤器过滤，滤过液装入冻存管于液氮中保存备用。

(四) 血清抗体 ELISA 检测

按猪乙型脑炎病毒抗体简介 ELISA 检测试剂盒说明书进行。

(五) 组织及蚊虫样品 RT-PCR 检测及 PrM、E 基因克隆

1. 引物设计

以 JEV SA14-14-2 株(GenBank 登录号:JN604986.1)为参照,选取 PrM 基因区段(基因组 240-993)为扩增靶序列,设计 1 对引物 P1、P2,扩增长度为 754 bp;再选取 E 基因区段(基因组 936-2577)为扩增靶序列,设计 1 对引物 P3、P4,扩增长度为 1642 bp,引物由上海英骏生物技术有限公司合成。引物序列如下:P1,5′-GCTCTTATCACGTTCTTCAAGTTTAC-3′;P2,5′-TTCCCAGA-CAATTAAAACTGTAAGC-3′;P3,5′-GTATTTACCATCCTCCTGCTGTTG-3′;P4:5′-ATTTATACCTATCCACCCAGGCTTC-3′。

2. RT-PCR 检测

取保存的滤过液 300 μL,按 RNAsimple 总 RNA 提取试剂盒说明抽提各样品 RNA,并立即按反转录试剂盒说明反转录合成 cDNA。利用引物 P1 和 P2,对采集的 127 份样品进行 RT-PCR 检查,体系如下:2 × Tap PCR MaterMix 12.5 μL,P1 (10 pmol/μL) 1.0 μL,P2 (10 pmol/μL) 1.0 μL,cDNA 2.0 μL,ddH_2O 8.5 μL,共 25 μL。反应程序为:95℃ 5 min;95℃ 30 s ,57℃ 30 s,72℃ 90 s,共 30 个循环;72℃ 延伸 10 min,4℃保存。取扩增产物 6 μL 于 15 g/L 琼脂糖凝胶中电泳并观察结果。

3. PrM 和 E 基因的克隆与测序

选取部分阳性样品 cDNA 为模板,分别使用引物 P1、P2 和 P3、P4 扩增 PrM 基因与 E 基因片段,分别回收目的片段并将其克隆至 pMD19-T Simple Vector,克隆质粒送上海英骏公司测序。

4. PrM 与 E 基因的序列分析

运用 MEGA4.0 等生物学分析软件对克隆的基因片段进行核酸相似性分析、氨基酸序列预测、氨基酸同源性分析、差异位点分析(分别对 E 蛋白的 E327、E304、E335、E60-E68、E447、E337-345、E377-382、E397-403 位点进行分析)和基因分型研究(按国际通用的 PrM/C 基因分型方法)。

三、结果

(一) ELISA 检测结果

对 2009 年采集的 1004 份猪血清乙脑抗体 ELISA 检测结果显示,所采集地

区乙脑血清抗体阳性率在 41.9% ~90% 之间,平均阳性率为 62.2%(624/1004)(表1)。从季节分布看,2009 年 4、5 月份乙型脑炎抗体阳性率较低,不足 40%;2009 年 8 月份血清抗体阳性率最高,达到 88.52%(185/209);7 月份紧随其后,达到 82.41%(89/108)(图1)。

表1　2009 年不同地区猪血清乙脑抗体 ELISA 检测结果

血清来源	猪场数	样品数	阳性数	阳性率
成都	59	337	210	62.3%
雅安	2	30	24	80.0%
眉山	7	99	46	46.5%
达州	13	47	42	89.4%
绵阳	36	164	116	70.7%
乐山	19	177	107	60.5%
南充	5	31	13	41.9%
宜宾	2	32	14	43.8%
内江	1	20	18	90.0%
攀枝花	2	31	17	54.8%
资阳	3	36	17	47.2%
总计	149	1004	624	62.2%

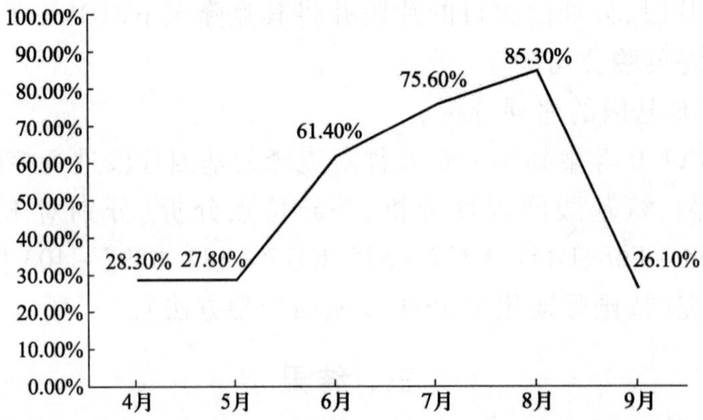

图1　2009 年不同月份猪血清乙脑抗体阳性率变化趋势

对2012年采集的265份猪血清乙脑抗体ELISA检测结果显示，所采集地区乙脑血清抗体阳性率在18.2%～50.8%之间，平均阳性率为36.6%（97/265）（表2）。从季节分布上看，2012年11月份阳性率最低，为25.7%；8、9月较高，分别为40.4%与41.5%（图2）。

表2　2012年不同地区猪血清乙脑抗体ELISA检测结果

地区	样品数	阳性样品数	阳性率
成都	79	33	41.8%
都江堰	23	10	43.5%
遂宁	28	6	21.4%
雅安	63	32	50.8%
乐山	19	3	15.8%
德阳	22	4	18.2%
南充	31	9	29.0%
合计	265	97	36.6%

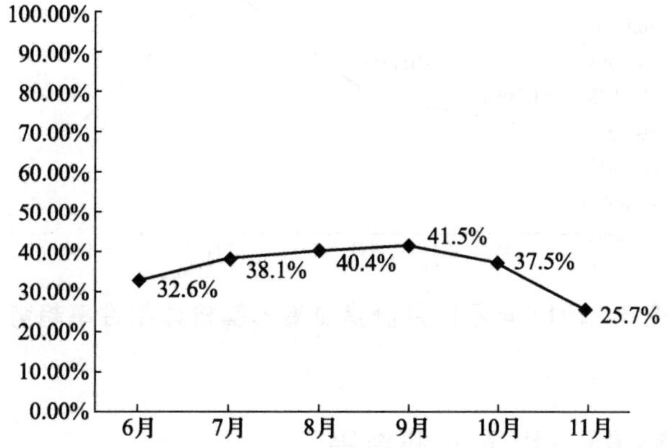

图2　2012年不同月份猪血清乙脑抗体阳性率变化趋势

对2013年采集的302份猪血清乙脑抗体ELISA检测结果显示，阳性率为53.7%（162/302）（表3），其中雅安芦山县、天全县和宝兴县的猪血清均为“4·20”芦山地震后采集，其抗体平均阳性率为31.9%（29/91）（表3）。从季节分布看，7月份阳性率达到了71.3%；目前最低为4月份的31.8%；由于8月份样品还在采集中，故8月的阳性率还会有较大变化（图3）。

表 3 2013 年不同地区猪血清乙脑抗体检测结果

地名	样品数	阳性数	阳性率
宜宾	13	12	92.3%
内江	36	18	50.0%
泸州	50	27	54.0%
德阳	40	35	87.5%
绵阳	3	3	100.0%
资阳	11	11	100.0%
雅安	149	56	37.6%
总计	302	162	53.7%

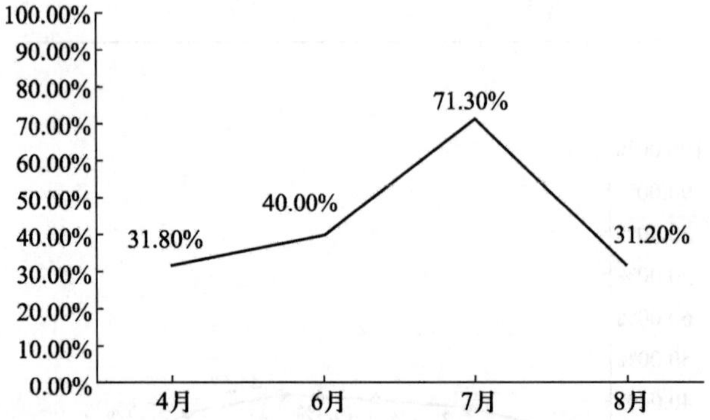

图 3 2013 年不同月份猪血清乙脑抗体阳性率趋势

(二)乙脑病料 RT－PCR 检测结果

RT－PCR 检测结果显示,127 份样品中有 36 份样品呈阳性,其中蚊源样品检出率为 27.4%(29/106),猪源样品检出率为 28.6%(6/21),部分样品 RT－PCR 结果见图 4,检测结果统计见表 4。其中 2013 年检测 34 份,阳性 14 份,尤其在 4·20 芦山地震后,检测灾区(芦山、宝兴、天全)6 份,其中阳性 3 份,阳性率达到 50%。

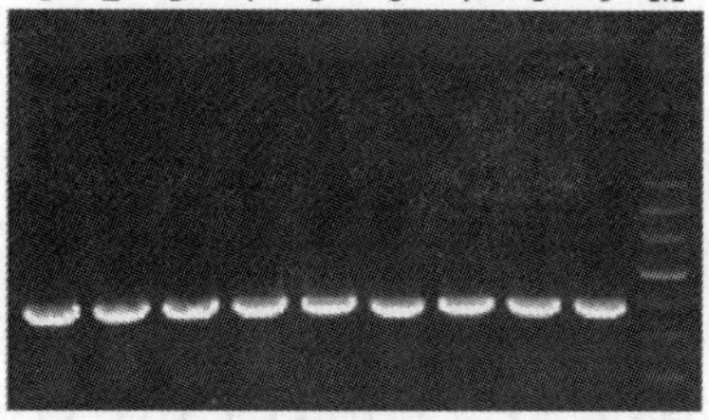

图 4 部分样品 RT－PCR 检测结果

1:SCNC01; 2:SCNC02; 3:SCLZ01; 4:SCPZ01; 5:SCDJY01; 6:SCYA01; 7:SCYA02; 8:SCYA03; 9:SCGA01;M: DNA Marker Ⅲ

表 4 四川部分地区蚊虫及流产胎儿样品 RT－PCR 检测结果统计

地名	蚊虫样品			胎儿样品			总阳性率
	总数	阳性数	阳性率	总数	阳性数	阳性率	
成都	26	5	19.2%	5	1	20.0%	19.4%
遂宁	4	1	25.0%			25.0%	
雅安	23	10	43.5%	11	5	45.5%	44.1%
乐山	6	0	0			0	
德阳	8	1	12.5%	2	0	0	10.0%
泸州	5	2	40.0%	1	0	0	33.3%
广安	1	1	100.0%			100.0%	
南充	4	2	50.0%	1	0	0	40.0%
宜宾	8	3	37.5%			37.5%	
内江	11	2	18.2%			18.2%	
资阳	2	0	0			0	
绵阳	8	2	25.0%	1	0	0	22.2%
合计	106	29	27.4%	21	6	28.6%	27.6%

（三）部分阳性样品 PrM 及 E 基因的克隆测序

本研究共克隆了 12 份阳性样品中乙脑病毒的 PrM 基因及 7 份阳性样品中

乙脑病毒的 E 基因并进行了序列测定，将测定的序列整理后提交至 GenBank，并获得登录号：SCNC01 – PrM（JX040316）、SCNC02 – PrM（JX040317）、SCLZ01 – PrM（JX040315）、SCPZ01 – PrM（JX040318）、SCDJY01 – PrM（JX040313）、SCYA01 – PrM（JX040319）、SCYA02 – PrM（JX040320）、SCYA03 – PrM（JX040321）、SCGA01 – PrM（JX040314）SCNC01 – E（JX045836）、SCLZ01 – E（JX045835）、SCPZ01 – E（JX045837）、SCDJY01 – E（JX045833）、SCYA01 – E（JX045838）、SCGA01 – E（JX045834）。其中 SCYA04、SCYA05 和 SCPJ01 序列未上传。

（四）PrM 基因序列相似性分析结果

本研究共克隆了 12 份阳性样品中乙脑病毒 PrM 基因。核苷酸序列分析结果显示，该 12 份样品中乙脑病毒（SCNC01、SCNC02、SCLZ01、SCPZ01、SCDJY01、SCYA01、SCYA02、SCYA03、SCYA04、SCYA05、SCGA01、SCPJ01）的 PrM 基因核酸序列与疫苗株 SA14 – 14 – 2 的相应序列相似度分别为 98.4%、98.6%、98.8%、97.8%、98.2%、100%、100%、98.0%、87.8%、87.8%、98.2%、87.8%（见图 5），其中 SCYA04、SCYA05 和 SCPJ01 与 SA14 – 14 – 2 的核苷酸序列相似度相对较低，但其氨基酸序列相似度均在 96% 以上，同源性较高。

Percent Identity

Divergence

	1	2	3	4	5	6	7	8	9	10	11	12	13		
1		98.2	98.2	98.8	98.4	87.6	87.8	97.8	100.0	100.0	98.0	87.8	87.8	1	SA14-14-2 PrM.seq
2	1.8		100.0	98.4	98.0	98.4	87.1	97.4	98.2	98.2	97.4	87.1	87.1	2	SCDJY01 PrM.seq
3	1.8	0.0		98.4	98.0	98.4	87.1	97.4	98.2	98.2	97.4	87.1	87.1	3	SCGA01 PrM.seq
4	1.2	1.6	1.6		99.2	99.2	87.6	98.6	98.8	98.8	99.0	87.6	87.6	4	SCLZ01 PrM.seq
5	1.6	2.0	2.0	0.8		99.2	87.3	98.2	98.4	98.4	98.6	87.3	87.3	5	SCNC01 PrM.seq
6	1.4	1.6	1.6	0.8	0.8		87.5	98.2	98.6	98.6	98.6	87.5	87.5	6	SCNC02 PrM.seq
7	13.7	14.6	14.6	13.8	14.3	14.1		87.6	87.8	87.8	87.6	100.0	99.2	7	SCPJ01 PrM.seq
8	2.2	2.6	2.6	1.4	1.8	1.8	13.8		97.8	97.8	98.8	87.6	87.6	8	SCPZ01 PrM.seq
9	0.0	1.8	1.8	1.2	1.6	1.4	13.7	2.2		100.0	98.0	87.8	87.8	9	SCYA01 PrM.seq
10	0.0	1.8	1.8	1.2	1.6	1.4	13.7	2.2	0.0		98.0	87.8	87.8	10	SCYA02 PrM.seq
11	2.0	2.7	2.7	1.0	1.4	1.4	13.8	1.2	2.0	2.0		87.6	87.6	11	SCYA03 PrM.seq
12	13.7	14.6	14.6	13.8	14.3	14.1	0.0	13.8	13.7	13.7	13.8		99.2	12	SCYA04 PrM.seq
13	13.7	14.6	14.6	13.8	14.3	14.1	0.8	13.8	13.7	13.7	13.8	0.8		13	SCYA05 PrM.seq
	1	2	3	4	5	6	7	8	9	10	11	12	13		

图 5 部分病毒株 PrM 基因核苷酸序列相似性分析结果

（五）E 基因序列分析结果

1. E 基因序列比对结果

对乙脑病毒的 E 基因测序后，与疫苗株 SA14 – 14 – 2 核酸序列进行同源性分析，结果显示，SCDJY01、SCGA01、SCLZ01、SCNC01、SCPZ01、SCYA01、SCYA04与疫苗株SA14－14－2的E基因核酸序列相似度分别为：97.5%，97.3%，96.9%，97.4%，96.8%，97.1%，87.9%（见图6）；其推导氨基酸序列相似度分别为：99.8%，100%，97.2%，98.8%，98.6%，99.0%，98.8%（见图7）。

Percent Identity

Divergence	1	2	3	4	5	6	7	8		
1		97.5	97.3	96.9	97.4	96.8	97.1	87.9	1	SA14-14-2 E.seq
2	2.5		99.3	98.5	99.1	98.1	98.5	88.7	2	SCDJY01 E.seq
3	2.8	0.7		98.1	98.8	98.1	98.4	88.7	3	SCGA01 E.seq
4	3.2	1.5	1.9		98.1	97.9	98.3	88.1	4	SCLZ01 E.seq
5	2.7	0.9	1.2	1.9		98.1	98.5	88.5	5	SCNC01 E.seq
6	3.3	2.0	2.0	2.1	2.0		98.5	88.5	6	SCPZ01 E.seq
7	2.9	1.5	1.6	1.8	1.5	1.6		88.1	7	SCYA01 E.seq
8	13.5	12.5	12.5	13.3	12.8	12.8	13.3		8	SCYA04 E.seq
	1	2	3	4	5	6	7	8		

图6　部分病毒株E基因核苷酸序列相似性分析结果

Percent Identity

Divergence	1	2	3	4	5	6	7	8		
1		98.6	99.8	100.0	97.2	99.8	98.6	99.0	1	SA14-14-2 E-Protein.seq
2	1.4		98.4	98.6	95.8	98.4	97.2	97.6	2	SCYA04E-Protein.seq
3	0.2	1.6		99.8	97.4	99.6	98.4	98.8	3	SCDJY01E-Protein.seq
4	0.0	1.4	0.2		97.2	99.8	98.6	99.0	4	SCGA01 E-Protein.seq
5	2.9	4.3	2.6	2.9		97.0	97.0	97.0	5	SCLZ01 E-Protein.seq
6	0.2	1.6	0.4	0.2	3.1		98.4	98.8	6	SCNC01 E-Protein.seq
7	1.4	2.9	1.6	1.4	3.1	1.6		98.8	7	SCPZ01 E-Protein.seq
8	1.0	2.4	1.2	1.0	3.1	1.2	1.2		8	SCYA01 E-Protein.seq
	1	2	3	4	5	6	7	8		

图7　部分病毒株E基因推导氨基酸序列相似性分析结果

2. E蛋白氨基酸差异位点分析

E蛋白氨基酸差异位点分析结果显示，本次分析的7株病毒与疫苗株SA14－14－2的E蛋白氨基酸差异个数在7～11个之间（表5）。氨基酸序列比对分析结果显示，E蛋白E60－E68、E327、E447、E337－345、E377－382和E397－403这几个关键位点均发生突变，而除SCDJY01株、SCYA01株与疫苗株SA14－14－2的E138位氨基酸为Lys外，其余几株则为Glu，符合野毒侵袭力强的特征。

表 5 部分病毒株 E 蛋白氨基酸差异位点分析结果

位点	SA14 - 14 - 2	SCNC01	SCLZ01	SCPZ01	SCDJY01	SCYA01	SCGA01
E25	L	L	L	L	*P*	L	L
E27	G	G	G	G	*A*	G	G
E107	F	*L*	*L*	*L*	F	*L*	*L*
E130	I	I	I	*V*	I	I	I
E138	K	*E*	*E*	*E*	K	K	*E*
E160	G	R	G	G	G	G	G
E176	V	V	*I*	*I*	*I*	V	*I*
E177	A	A	*T*	*T*	*T*	A	*T*
E209	K	*R*	K	K	*R*	K	K
E235	N	N	N	N	*S*	N	N
E244	G	*E*	*E*	*E*	G	*E*	*E*
E264	H	*Q*	*Q*	*Q*	H	*Q*	*Q*
E279	M	*K*	M	*K*	M	*K*	*K*
E287	C	C	C	C	*Y*	C	C
E312	K	*R*	K	K	K	K	K
E315	V	*A*	*A*	*A*	V	*A*	*A*
E365	S	S	S	S	S	*N*	S
E439	R	R	*K*	*K*	R	R	*K*
E447	D	*G*	*G*	*G*	*G*	*G*	*G*
E453	F	F	F	F	*L*	F	F
E487	T	*I*	T	T	*I*	T	T
总变异数	0	11	9	11	10	7	10

(六)基因分型研究结果

按照国际通用方法选择乙脑病毒的 C/PrM 区段(基因组 456 ~ 695 位)的核苷酸序列,用 MEGA 4.0 软件的 Neighbor - Joining 法(邻系接合法)构建分子遗传进化树,以确定乙脑病毒基因型。结果显示,本次研究的 12 株病毒中有 9 株

(SCNC01、SCNC02、SCLZ01、SCPZ01、SCDJY01、SCYA01、SCYA02、SCYA03、SCGA01)属于基因Ⅲ型,3株为基因Ⅰ型(SCYA04、SCYA05、SCPJ01)(见图8)。其中2010年的7株均为基因Ⅲ型,而2012年的3株均为基因Ⅰ型。

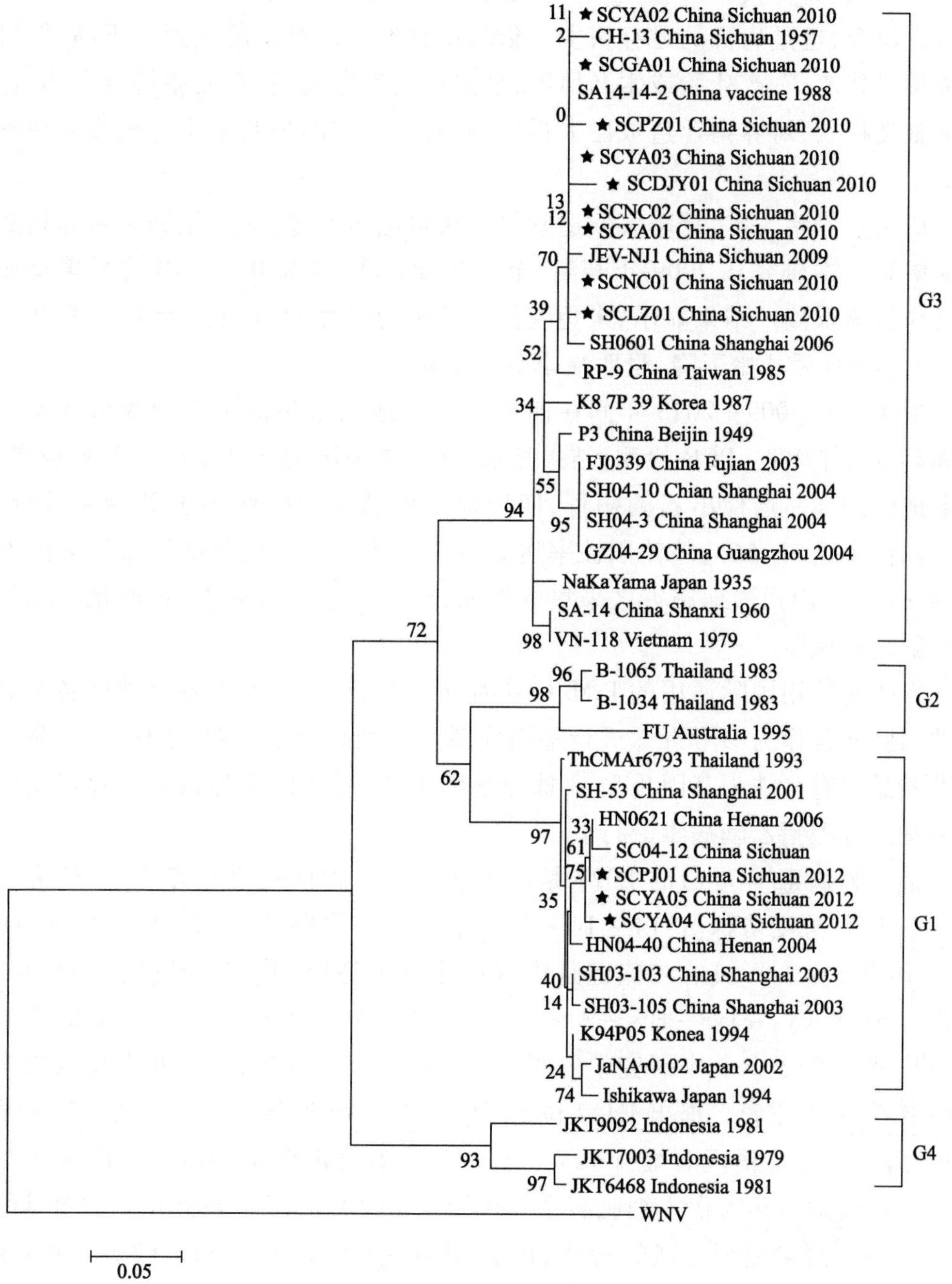

图8 乙脑病毒基因系统发育进化树

四、讨论

猪乙型脑炎是由 JEV 引起的一种人兽共患传染病。病毒能在蚊体内繁殖和越冬，并可经卵传代，带毒越冬蚊能成为次年人和动物感染的来源，因此蚊不仅是传染媒介，也是病毒的贮存宿主。猪乙型脑炎病毒对猪的致死率不高，但可造成怀孕母猪流产、产死胎或木乃伊胎，公猪可发生睾丸炎，育肥猪持续高热，仔猪常呈脑炎症状，对养猪业造成巨大损失，同时对人类的公共卫生也构成潜在的威胁。

四川是养猪大省，夏季气候适宜蚊虫大量滋生繁殖，猪乙型脑炎对养猪业有较大威胁。本研究从 2009 年开始，至今连续 5 年，于每年 4 – 10 月采集猪血清样品作抗体检测。结果显示，未免疫猪群乙脑感染率自 6 月开始上升，8、9 月达到高峰，10 月后开始下降，呈明显季节性变化。

本研究对 2009—2013 年间在四川省部分地区采集的 127 份蚊虫及流产胎儿样品进行了 RT – PCR 检测，结果显示，除少数地区的样品未检出乙脑病毒外，多数地区的样品均检出乙脑病毒，四川蚊虫样品平均阳性率达 27.4%，流产胎儿的阳性率达 28.6%，整体阳性率达 27.6%。本报告中检测的样品包括在 2013 年“4 · 20”芦山强烈地震灾区采集的样品，检出乙脑病毒阳性，证明地震灾区存在乙脑流行风险。

本研究采用国际通用的 PrM/C 基因分型方法，选取世界各个地区各个基因型的乙脑病毒作为参考毒株进行基因分型[7,8]，结果显示，四川地区 12 份猪乙脑阳性样品中有 9 株为基因Ⅲ型，3 株为基因 I 型，说明四川地区同时存在基因 I 型和基因Ⅲ型猪乙脑病毒流行。

猪乙脑病毒 E 蛋白的 E327 是决定病毒抗原性的关键位点[9]，本研究分析的 7 株 JEV 与疫苗株 SA14 – 14 – 2 在此位点上均保持一致。E 蛋白 E304 与 E335 两个 Cys 所形成的二硫键是维持抗原分子稳定，并结合抗体的必要结构，E60 – E68 的 Cys – Tyr – His – Ala – Ser – Val – Thr – Asp – Thr 序列对病毒的细胞免疫至关重要[10]。本研究中的四川猪乙脑病毒经分析，在这几个位点均未发生突变。乔宪凤等[15]提出 E447 位的 Gly 对 DomainⅢ茎 – 锚区的结构稳定发挥重要作用，该茎 – 锚区对维持 PrM – E 二聚体的稳定性是必需的，PrM – E 二聚体对病毒吸附与穿入宿主细胞有重要作用。本研究的 JEV 在此位点的氨基酸均为 Gly，符合野毒侵袭力强的特征，其中 E337 – 345、E377 – 382、E397 – 403 3 个区域内发生变异可能会导致抗原性的改变，甚至影响与中和抗体的结合[11]。本研究的 7 份 JEV 与疫苗株(SA14 – 14 – 2)在这 3 个区域内均保持一致。通过对 E 蛋白氨基酸差异位点的分析证明，本研究的猪乙脑病毒与疫苗株(SA14 – 14 –

2)的抗原性高度相似。

参考文献

[1] 文心田,等. 当代世界人兽共患病学. 成都:四川出版集团. 四川科学技术出版社,2011.

[2] Sumiyoshi H, et al. Complete nucleotide sequence of the Japanese encephalitis virus genome RNA. Virology, 1987, 161(2):497 - 510.

[3] Solomon T, et al. Origin and evolution of Japanese encephalitis virus in southeast Asia. J Virol, 2003, 77(5):3091 - 3098.

[4] Nitatpattang N, et al. Change in Japanese encephalitis virus distribution, Thailand. Emerg Infect Dis, 2008, 14(11):1762 - 1765.

[5] Tsai T F. New initiatives for the control of Japanese encephalitis by vaccination. Vaccine, 2000, 18(2):1 - 25.

[6] 甘文烨,等. 广西乙脑传播的环境生态因素研究现状. 预防医学情报杂志, 2007, 23(1):53 - 57.

[7] 李晓宇,等. 中国流行性乙型脑炎病毒分子生物学特性研究. 病毒学报, 2004, 20(3):200 - 209.

[8] Xie R H, et al. Isolation and identification of Japanese encephalitis virus from mosquitoes in Zhejiang province. Zhonghua Liu Xing Bing Xue Za Zhi, 2008, 29(7):712 - 715.

[9] Mason P W, et al. Molecular characterization of a neutralizing domain of the Japanese encephalitis virus structural glycoprotein. J Gen Virol, 1989, 70 (Pt 8):2037 - 2049.

[10] Takada K, et al. Definition of an epitope on Japanese encephalitis virus (JEV) envelope protein recognized by JEV - specific murine CD8 + cytotoxic T lymphocytes. Arch Virol, 2000, 145(3):523 - 534.

[11] 乔宪凤,等. 猪乙脑病毒 WHe 株的 PrM - E、NS1、E - NS2A 基因的克隆及序列测定. 中国预防兽医学报, 2003(3):191 - 194.

H7N9 禽流感病毒可在雪貂间通过气溶胶传播

许黎黎[1],鲍琳琳[1],邓 巍[1],董丽波[2],朱 华[1],陈 霆[1],吕 琦[1],李枫棣[1],袁 静[1],向志光[1],高 凯[1],徐艳峰[1],黄 澜[1],李彦红[1],刘江宁[1],姚艳丰[1],于 品[1],雍伟东[1],魏 强[1],张连峰[1],秦 川[1]

1 中国医学科学院医学实验动物研究所,卫生部人类疾病比较医学重点实验室,国家中医药管理局人类疾病动物模型三级实验室,北京

2 中国疾病预防控制中心病毒病预防控制所,国家流感中心传染病预防控制国家重点实验室,北京

摘要:人感染 H7N9 禽流感患者数量至今仍在继续攀升,尽早了解 H7N9 病毒对哺乳动物的致病性及通过气溶胶传播的可能性,对于应对 2013 年秋冬可能再次来袭的疫情、制定正确的防控策略,具有举足轻重的意义。利用已建立的各亚型流感雪貂模型,通过系统观察动物感染后的临床症状、死亡率、病毒组织分布,以及组织病理学分析,H7N9 病毒对雪貂的致病性被证实低于高致病性禽流感 H5N1,而与 2009 年 pdmA(H1N1)相当。H7N9 病毒可在感染雪貂的上下呼吸道、心脏、肝及嗅球中复制。值得注意的是,H7N9 病毒在雪貂间可通过气溶胶进行低效率传播。对被传染上的雪貂携带的病毒进行分离并测序,相较于攻毒毒株,病毒出现了 4 处突变:PB2 的 D678Y、HA 的 R157K、NP 的 I109T,以及 NA 的 T10I。以上数据提醒我们,H7N9 病毒已具备在哺乳动物间通过气溶胶传播的能力,在秋冬季来临时应进一步提高监测力度,防止可能出现的人际传播事件。

一、引言

2013 年初,始于我国华东地区的人感染 H7N9 禽流感疫情至今已造成 133 人感染,44 人死亡,大多数患者发病前有过活禽接触史[1]。尽管目前疫情仍处

于散发状态，尚无明确证据表明 H7N9 病毒已具备在人际间通过空气传播的能力，但仍有 3 起疑似家庭聚集案例的报道[2]。另外，序列分析结果证实，除首例确诊 H7N9 患者外，绝大部分已进行全基因测序的 H7N9 患者分离株 HA 基因受体结合区的 210 - loop 中均发生了 Q226L(H3 numbering，下同)的突变[1,3]。该位点的变异会导致病毒与流感病毒人源受体(α2,6 唾液酸受体)的结合能力增强，从而导致病毒更易于在人际间进行传播[4-5]。同时，目前已进行全基因组测序的几株 H7N9 患者分离株，PB2 蛋白均携带有 627K 或 701N，这两个变异已被证实可显著提高高致病性禽流感 H5N1 和 H7N7 病毒在哺乳动物体内的复制能力[6]。因此，尽早利用哺乳动物模型来了解 H7N9 病毒对哺乳动物的致病性及通过气溶胶传播的可能性，对于应对 2013 年秋冬可能再次来袭的疫情、制定正确的防控策略，具有举足轻重的意义。

在本研究中，利用已建立的包括 H7N9 在内的各亚型流感雪貂模型，通过综合评价动物感染后的临床症状、死亡率、病毒组织分布以及组织病理学分析，对 H7N9 病毒、高致病性禽流感 H5N1 病毒，以及 2009 年 pandemic A (H1N1)病毒对雪貂的致病性进行比较，同时，还对 H7N9 病毒能否在雪貂间通过气溶胶传播进行评估。

二、材料与方法

(一) 病毒

H7N9 禽流感病毒株 A/Anhui/1/2013 分离自我国第 3 例确诊病例，患者为 35 岁安徽籍女性，发病前 1 周去过当地活禽交易市场，发病后第 8 天开始给予达菲(oseltamivir)治疗，但仍于发病后第 19 天死亡[1]。取患者排毒期咽拭子接种 9 ~10 日龄鸡胚进行扩增，再接种狗肾细胞(MDCK)，使用 Reed - Muench 法[7]测定病毒的半数致死剂量($TCID_{50}$)。高致病性禽流感 H5N1 毒株 A/Vietnam/1203/2004 和 2009 年 pandemic A (H1N1)毒株 A/California/07/2009，则分别接种鸡胚和 MDCK 细胞后，测定其 $TCID_{50}$值。

(二) 雪貂实验

1. 致病性实验

12 只 6 ~ 12 月龄、经血凝抑制实验(HI)鉴定血清对 H1/H3/H5 以及 H7N9 流感病毒均呈阴性的 SPF 级去势雪貂被随机分为 4 组，每组 3 只，分别经鼻黏膜接种 400 μL 10^8 $TCID_{50}$的 A/Anhui/1/2013 (H7N9)，10^6 $TCID_{50}$的 A/Anhui/1/2013(H7N9)，10^6 $TCID_{50}$的 A/California/07/2009 (H1N1)，以及 10^4 $TCID_{50}$的 A/

Vietnam/1203/2004（H5N1）。实验开始前1周，将所有雪貂的皮下植入芯片，感染后每天读取动物的体温和体重数值，并记录是否出现流涕、打喷嚏、活动度降低等临床症状。同时，感染后1，3，5，7，9天分别取所有雪貂的鼻和咽拭子，转移至1 mL PBS中，接种MDCK细胞测定病毒滴度。其中接种10^6 $TCID_{50}$ H7N9病毒的雪貂，感染后第3天和第7天各分别安乐解剖一只，而接种H5N1和pdm A（H1N1）的雪貂则在感染后第5天将存活动物全部安乐解剖，检测病毒的组织分布和各脏器的病理改变。另外，接种10^8 $TCID_{50}$ H7N9病毒的雪貂每天对其胸腔进行显微CT扫描，观察肺部病变进程。

2. 传播性实验

12只6～12月龄、经血凝抑制实验（HI）鉴定血清对H1/H3/H5以及H7N9流感病毒均呈阴性的SPF级去势雪貂被随机分为4组，每组3只，其中两组分别经鼻黏膜接种400 μL 10^6 $TCID_{50}$的A/Anhui/1/2013（H7N9），或10^4 $TCID_{50}$的A/Vietnam/1203/2004（H5N1），单独饲养于气溶胶传播设备的进风口笼具中，另外6只未感染雪貂则在24小时后置于气溶胶传播设备的另一侧排风口笼具中，分别建立6组一对一气溶胶传播实验组。该气溶胶传播设备可使两只动物间实现单向气流的空气接触，但笼具间的铁丝挡板杜绝了直接接触的可能（图1F）。实验开始前1周，将所有雪貂的皮下植入芯片，感染后每天读取动物的体温和体重数值，并记录是否出现流涕、打喷嚏、活动度降低等临床症状。同时，感染或接触后1，3，5，7，9，11，13天分别取所有雪貂的鼻和咽拭子，转移至1 mL PBS中，接种MDCK细胞，测定病毒滴度。感染或接触后14天，采集雪貂血清进行血凝抑制实验，检测病毒特异性抗体转阳情况。为避免人为操作因素导致的污染事件发生，在每次进行动物实验时，一律按照先操作未感染雪貂，更换外层手套后再操作感染雪貂的程序进行。

所有动物实验操作方案均经中国医学科学院医学实验动物研究所动物伦理委员会批准通过（批准号ILAS－PC－2013－007），所有涉及H7N9、H5N1，及2009pdm A（H1N1）病毒的相关实验均在ABSL－3实验室中进行。

（三）病毒滴度测定

雪貂组织转移至1 mL PBS中，用电动匀浆器研磨成乳剂，3000 *g* 离心10分钟后取上清。将组织上清、鼻咽拭子，或肺泡灌洗液分别进行10倍稀释至10^{-8}，接种于单层培养MDCK细胞的96孔细胞培养板中，每个稀释度4个复孔，CO_2培养箱中37℃静止培养，观察记录各孔细胞病变（CPE）情况，连续观察3天，用1%火鸡血球复检，出现凝集反应的结果记录为阳性。最后根据Reed－Muench法计算各标本的$TCID_{50}$值。

（四）病理学检测及免疫组织化学分析

雪貂安乐解剖后取主要脏器组织，经 10% 福尔马林固定、石蜡包埋、常规病理组织切片处理后，进行 H－E 染色及镜检观察。同时，组织切片与抗 A 型流感病毒 NP 蛋白的鼠单抗（1∶200 稀释）4℃孵育过夜，PBS 洗涤 3 次后，再与 HRP 标记的羊抗鼠二抗（1∶5000 稀释）孵育，最后经 DAB 显色后镜检观察。

（五）显微 CT 扫描

雪貂麻醉后仰卧置于锥形束显微 CT 扫描仪（Inveon，Siemens Healthcare）台面上。扫描时，使用 70 kVp 的电压及 400 mA 的电流，曝光时间为 800 ms，扫描视野为 72.44 mm × 71.31 mm。使用单一管探测器在 360°圆形轨道及 1°步距角时获取投影图像，并使用常规 CT 重建程序（COBRA Exxim，v6.3）及滤过反向投影技术对图像进行重建，最终分辨率达 70.74 μ/pixel。

（六）血凝抑制实验（HI）

感染雪貂的 H7N9 或 H5N1 特异性抗血清效价依照 WHO 发布的血凝抑制实验操作标准[8]，使用 0.5% 火鸡红细胞进行检测。

（七）病毒全基因组测序

从被气溶胶传染上 H7N9 病毒的雪貂鼻拭子中提取病毒 RNA（RNeasy Mini Kit，Qiagen），并逆转录为 cDNA 后（Superscript Ⅱ，Invitrogen），使用共计 198 对 H7N9 特异性引物进行病毒全基因组扩增，PCR 产物经胶回收（QIAquick Gel Extraction Kit，Qiagen）后，使用 ABI 3730xl 全自动 DNA 分析仪（Life Technologies）进行序列测定。

（八）统计学分析

使用 SPSS 11.5 软件包对各实验组间数值进行统计学分析，$P < 0.05$ 被认为数据间具有统计学差异。

三、结果

（一）H7N9、H5N1、与 2009 pdm A（H1N1）对雪貂的致病性比较

4 组分别经鼻黏膜接种 10^8 $TCID_{50}$ 的 A/Anhui/1/2013（H7N9）、10^6 $TCID_{50}$ 的 A/Anhui/1/2013（H7N9）、10^6 $TCID_{50}$ 的 A/California/07/2009（H1N1），以及

10^4 $TCID_{50}$的 A/Vietnam/1203/2004（H5N1）的雪貂感染后，全部出现体重下降、体温升高、流涕、打喷嚏、活动度减低、食欲减退等临床表现。其中 3 只感染 H5N1 病毒的雪貂中的 1 只于接种后第 4 天死亡，其余雪貂则全部存活。感染 10^8 或 10^6 $TCID_{50}$ H7N9 病毒的雪貂的体重下降峰值分别为 10.9% 及 9.2%，而感染 2009 pdm A（H1N1）或 H5N1 病毒的雪貂体重下降最高则达 8.2% 及 13.0%（表 1，图 1A）。对感染 10^8 $TCID_{50}$ H7N9 病毒的雪貂，每天进行胸腔显微 CT 扫描，证实感染后 6～14 天雪貂肺组织的左上叶、右上叶及中叶逐渐出现轻度至双边毛玻璃样阴影（图 1C）。

表 1　H7N9、H5N1、与 2009 pdm A（H1N1）对雪貂的致病性比较

病毒	临床症状			解剖时间	病毒滴度/($\lg TCID_{50}\cdot g^{-1}$)								
	体重下降/%	打喷嚏	死亡		气管	肺	脑	心脏	肝	脾	肾	小肠	嗅球
H7N9	6/6[a] (10.9/9.2)[b]	6/6	0/3	3 d. p. i.	4.54	2.37	–	3.19	–	–	–	–	5.41
7 d. p. i.	3.92	3.16	–	–	2.65	–	–	–	–				
2009 pdm A(H1N1)	3/3 (8.2)	2/3	0/3	5 d. p. i.	–	1.91	–	–	–	–	–	1.87	–
H5N1	3/3 (13.0)	3/3	1/3	5 d. p. i.	5.17	3.93	4.92	1.80	–	–	1.82	3.31	–

[a] 出现该临床表现的动物数量占总观察数量的比例；[b] 感染 10^8 $TCID_{50}$ H7N9 病毒的雪貂体重下降峰值为 10.9%，而感染 10^6 $TCID_{50}$ H7N9 病毒的雪貂体重下降峰值为 9.2%

所有 4 组雪貂的上呼吸道（鼻拭子和咽拭子）均从感染后第 1 天开始排毒。对于鼻拭子而言，除第 5 天感染 3 种病毒的雪貂排毒滴度无显著性差异外（$P>0.05$），其余时间点感染 2009 pdm A（H1N1）的雪貂鼻拭子病毒滴度均显著高于感染 H7N9 或 H5N1 病毒的雪貂（$P<0.05$）。而对于咽拭子而言，感染 2009 pdm A（H1N1）的雪貂病毒滴度显著高于感染 10^6 $TCID_{50}$ H7N9 或 H5N1 病毒的雪貂（$P<0.05$），但在第 1 天和第 3 天，与感染 10^8 $TCID_{50}$ H7N9 病毒的雪貂滴度间无统计学差异（$P>0.05$）（图 1B）。

感染 10^6 $TCID_{50}$ H7N9 病毒的雪貂于第 3 天和第 7 天各安乐解剖 1 只，感染 2009 pdm A（H1N1）或 H5N1 的雪貂则在第 5 天将存活动物全部解剖，比较 3 种病毒在雪貂体内的组织分布嗜性。组织病理学结果证实，感染 H7N9 病毒后的

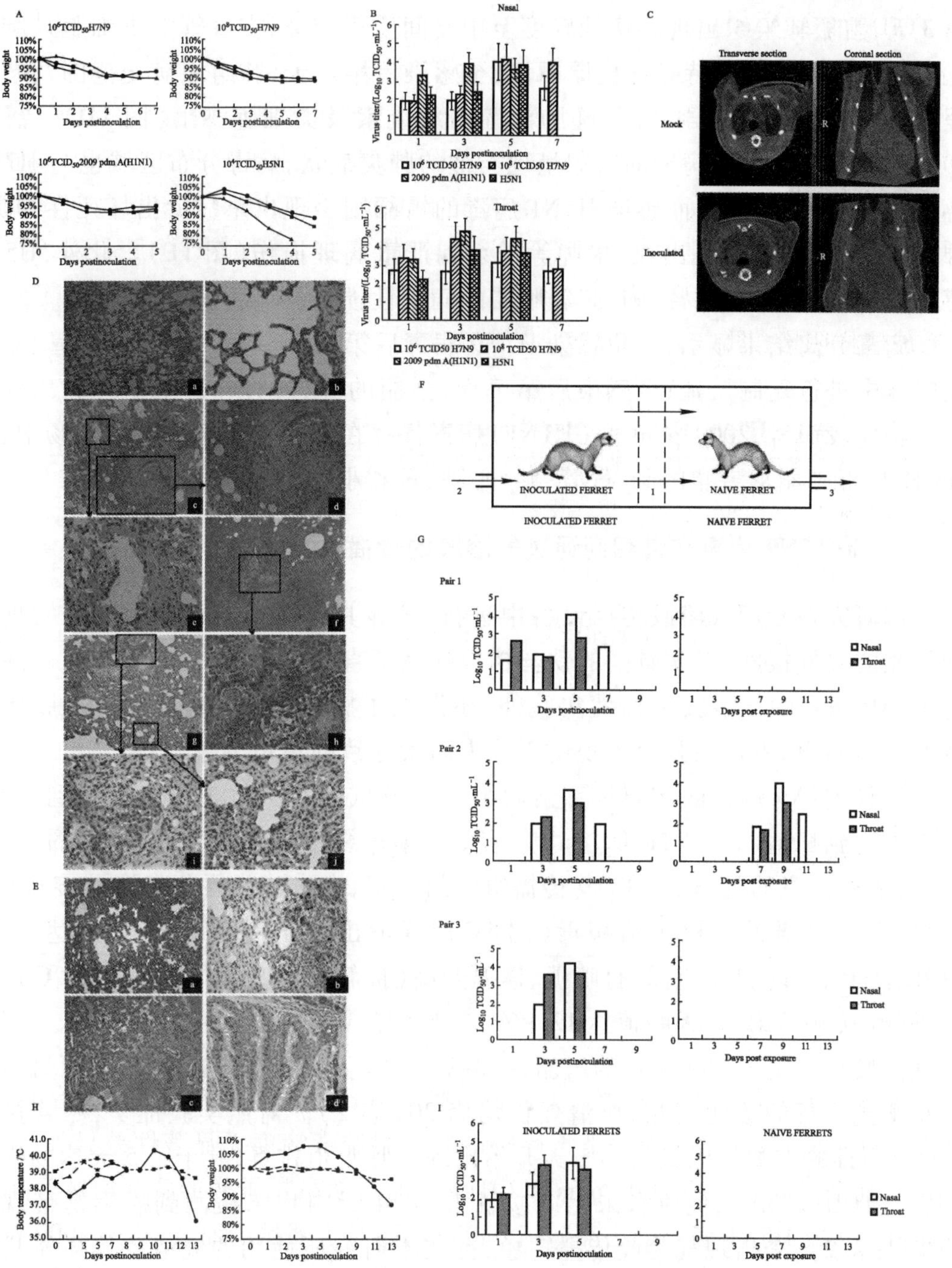

图 1 H7N9 病毒对雪貂的致病性及气溶胶传播性

A,4 组分别经鼻黏膜接种 10^8 $TCID_{50}$ 的 A/Anhui/1/2013 (H7N9)、10^6 $TCID_{50}$ 的 A/Anhui/1/2013(H7N9)、10^6 $TCID_{50}$ 的 A/California/07/2009 (H1N1),以及 10^4 TCID50 的 A/Vietnam/1203/2004 (H5N1)的雪貂感染后体重下降情况。B,分别感染 H7N9、2009 pdm A(H1N1),及 H5N1 病毒的雪貂鼻咽拭子排毒情况。C,感染 10^8 $TCID_{50}$ 的 H7N9 病毒的雪貂胸腔显微 CT 扫描。D,感染 H7N9 病毒的雪貂肺组织切片 H-E 染色及免疫组化结果。E,感染 2009 pdm A(H1N1)或 H5N1 病毒的雪貂肺组织切片 H-E 染色及免疫组化结果。F,气溶胶传播设备示意图,箭头代表单向气流方向。G,H7N9 病毒气溶胶传播实验中感染和气溶胶接触雪貂的上呼吸道排毒情况。H,每只气溶胶接触雪貂的体温及体重变化情况。实线:被传染上 H7N9 病毒的雪貂;虚线:未被传染上 H7N9 病毒的雪貂。I,H5N1 病毒气溶胶传播实验中感染和气溶胶接触雪貂的上呼吸道排毒情况第 3 天，雪貂肺组织出现多病灶轻度至中度间质性肺炎，支气管上皮细胞及肺泡上皮细胞 H7N9 病毒特异性抗原阳性；至感染后第 7 天，肺组织病变范围及严重程度进一步扩大或加剧，并伴随肺泡腔内纤维素及炎细胞渗出（图 1D）。感染 2009 pdm A（H1N1）病毒的雪貂呈现类似的肺炎症状，病毒分布区域也与 H7N9 感染的雪貂基本一致，而感染 H5N1 病毒的雪貂则表现出重症渗出坏死性肺炎，肺组织可见炎性充血、出血、水肿等一系列严重病理损伤（图 1E）。此外，H5N1 感染还能引起雪貂肝、肾、脑、脾等脏器的病理性损伤及坏死。

病毒分离结果显示，雪貂感染 H7N9 病毒后第 3 天，病毒可在肺、气管、心脏及嗅球中进行复制繁殖；至感染后第 7 天，雪貂的肺、气管和肝脏中可分离到病毒。相比较而言，2009 pdm A（H1N1）病毒仅存在于感染雪貂的肺和小肠中，而 H5N1 病毒则能从雪貂的肺、气管、脑、心脏、肾和小肠中得以分离（表 1）。

（二）H7N9 病毒在雪貂间通过气溶胶的传播性实验

本研究在专用气溶胶传播设备中进行，该笼具设备可使两只动物间实现单向气流的空气接触，但笼具间的铁丝挡板杜绝了直接接触的可能（图 1F）。除进行 H7N9 病毒的气溶胶传播性实验外，还设立了感染 H5N1 病毒及气溶胶接触的对照雪貂组，来评估是否出现由于人为因素导致的污染事件。

接种 H7N9 病毒的雪貂于感染后第 1 天鼻拭子和咽拭子均能检测到排毒，第 5 天达到峰值（$10^{3.94}$ $TCID_{50}$/mL）（表 2），排毒终止于感染后第 9 天（图 1G）。然而，值得注意的是，3 组 H7N9 传播组中的一组，在未感染雪貂气溶胶接触后 7 ~11 天，上呼吸道中检出活病毒（图 1G），峰值出现于接触后第 9 天，达 $10^{4.01}$ $TCID_{50}$/mL，同时出现流涕、打喷嚏、体温升高（接触后第 9 天峰值达 40.4℃）、体重下降（接触后第 13 天峰值达 12.9%）等典型感染后临床症状（图 1H）。此外，被气溶胶传播上 H7N9 病毒的雪貂，接触后第 14 天抗血清效价达 640，而另两只未检测到排毒的接触雪貂，血清效价均为 20（表 2）。对照实验证实，尽管接种 H5N1 病毒的雪貂从感染后第 1 天开始出现上呼吸道排毒，并于第 5 天达到峰值（$10^{3.88}$ $TCID_{50}$/mL），但所有未感染接触雪貂 14 天内均未检测到病毒携带现象（图 1I，表 2），未出现气溶胶传播现象，证实本研究所使用的气溶胶传播笼具设备运作良好，结果真实可信。

表 2 H7N9 与 H5N1 病毒在雪貂间通过气溶胶的传播情况,每一只雪貂的具体排毒滴度、体温升高、体重下降情况参见图 1G-I

病毒	感染雪貂				气溶胶接触雪貂				
	打喷嚏	排毒	排毒起始时间	峰值/($lg TCID_{50} \cdot mL^{-1}$)	打喷嚏	排毒	排毒起始时间	峰值/($lg TCID_{50} \cdot mL^{-1}$)	血清转阳率
H7N9	3/3[a]	3/3	1 天	3.94	1/3	1/3	7 天	4.01	1/3
H5N1	3/3	3/3	1 天	3.88	0/3	0/3	–	–	0/3

[a] 出现该临床表现的动物数量占总观察数量的比例

(三) 气溶胶传播阳性雪貂的 H7N9 病毒分离株发生变异

病毒全基因组测序结果显示,相较攻毒毒株,气溶胶传播阳性雪貂的 H7N9 病毒分离株共发生 4 处变异:PB2 的 D678Y、HA 的 R157K、NP 的 I109T,以及 NA 的 T10I(表 3)。是否是这 4 处突变中的某一个,或者某几个的组合,导致 H7N9 病毒在哺乳动物间通过气溶胶传播能力的增强,需要利用反向遗传学技术,分别构建携带不同组合突变的重组病毒,进行进一步的研究。

表 3 气溶胶传播阳性雪貂的 H7N9 病毒分离株变异情况

病毒	氨基酸位点			
	PB2	HA	NP	NA
	678	148/157[b]	109	10
A/Anhui/1/2013[a]	D	R	I	T
传播雪貂分离株	Y	K	T	I

[a]序列获取自 Global Initiative on Sharing All Influenza Data (GISAID) 数据库。Accession No.: EPI439503 至 EPI439510.

[b]H7/H3 numbering

四、讨论

已有研究证实,H7N9 禽流感已跨越由禽到人的物种传播屏障[3],然而,值得注意的是,并非所有的患者均有过禽类接触史,并且目前已出现 3 起疑似家庭聚集案例的报道。因此,尽早了解 H7N9 病毒是否具有在哺乳动物间通过气溶胶传播的能力,对于应对未来可能再次来袭的疫情、制定正确的防控策略,具有举足轻重的意义。在本研究中,我们发现 H7N9 病毒可有效地在雪貂的上下呼吸道内复制，并且可通过气溶胶传染给健康雪貂。被传染上的健康雪貂从气溶胶接触后第 7 天才检测到排毒，这与临床患者从接触疑似传染源到出现感染症状的间隔时间普遍大于 6 天高度吻合[1,9]。

Zhu 等报道 3 组感染 A/Shanghai/2/2013 (H7N9) 病毒的雪貂中的一组，也发生了通过气溶胶传播给健康雪貂的事件，但被传染雪貂却是在接触后 3 ~ 8 天检测到排毒[10]。另外 Zhang 等的研究显示，3 组感染 A/Anhui/1/2013 (H7N9) 病毒的雪貂均可通过气溶胶传播给邻笼健康雪貂，尽管被传染上的雪貂并未出现体温升高、体重下降等典型临床症状，分离得到的病毒也未出现任何氨基酸变异[11]。我们推测，研究结果互不完全吻合的原因是由于攻毒毒株的差异，以及雪貂间的个体差异所致。

尽管我们的研究结果证实，相较高致病性禽流感 H5N1，H7N9 呈现相对温和的致病性，并不会导致感染雪貂的死亡，但其能通过气溶胶在雪貂间传播的事实警示我们，决不能放松对 H7N9 病毒的监控，在秋冬季来临时应进一步提高监测力度，防止可能出现的人际传播事件。

参考文献

[1] Gao R, et al. Human infection with a novel avian - origin influenza A (H7N9) virus. New Engl J Med, 2013, 16(368(20)):1888 - 1897.

[2] Li Q, et al. Preliminary report: Epidemiology of the avian influenza A (H7N9) outbreak in China. New Engl J Med, 2013 Apr 24. [Epub ahead of Print].

[3] Chen Y, et al. Human infections with the emerging avian influenza A H7N9 virus from wet market poultry: clinical analysis and characterisation of viral genome. Lancet, 2013, 381 (9881): 1916 - 1925.

[4] Herfst S, et al. Airborne transmission of influenza A/H5N1 virus between ferrets. Science, 2012, 336(6088): 1534 - 1541.

[5] Imai M, et al. Experimental adaptation of an influenza H5 HA confers respiratory droplet transmission to a reassortant H5 HA/H1N1 virus in ferrets. Nature, 2012, 486(7403): 420 - 428.

[6] Hatta M, et al. Molecular basis for high virulence of Hong Kong H5N1 influenza A viruses. Science, 2001, 293(5536): 1840 - 1842.

[7] Reed L J, et al. A simple method of estimating fifty percent endpoints. Am J Hyg, 1938, 27:493 - 497.

[8] World Health Organization, G. i. s. n., Manual for the laboratory diagnosis and virological surveillance of influenza. Geneva, Switzerland: World Health Organization. 2011:140.

[9] Chen Y, et al. Human infections with the emerging avian influenza A H7N9 virus from wet market poultry: clinical analysis and characterisation of viral genome. Lancet, 2013.

[10] Zhu H, et al. Infectivity, Transmission, and Pathology of Human H7N9 Influenza in Ferrets and Pigs. Science, 2013, 341(6142): 183-186.
[11] Zhang Q, et al. H7N9 influenza viruses are transmissible in ferrets by respiratory droplet. Science, 2013, 341(6144): 410-414.

H7N9 禽流感小鼠和雪貂模型的建立

许黎黎，鲍琳琳，邓　巍，朱　华，陈　霆，吕　琦，李枫棣，
袁　静，向志光，高　凯，徐艳峰，黄　澜，李彦红，刘江宁，
姚艳丰，于　品，雍伟东，魏　强，张连峰，秦　川

中国医学科学院医学实验动物研究所，卫生部人类疾
病比较医学重点实验室，国家中医药管理局人类疾病动物模型
三级实验室，北京

摘要：建立 H7N9 禽流感的小鼠和雪貂模型，以及标准化的模型评价技术，是对相关药物或疫苗进行效用评价，以及对病毒的致病机制展开研究的前提保证。鼻腔接种 A/Anhui/1/2013（H7N9）病毒后，动物均表现出典型的临床症状，包括体重下降（小鼠、雪貂）、体温升高（雪貂）、竖毛（小鼠）、流涕或打喷嚏（雪貂）、死亡（小鼠）。小鼠和雪貂的呼吸道排毒高峰分别出现在感染后第 2 天和第 3～5 天。除呼吸道外，H7N9 病毒还可从感染小鼠的脑、肝、脾、肾、小肠，以及雪貂的心脏、肝、嗅球中分离得到。小鼠和雪貂模型的病理表现为中度至重度肺炎。感染 14 天时，小鼠和雪貂对 H7N9 病毒特异性的抗血清滴度分别可达 160 和 1280。动物模型同时还表现出显著的白细胞减少、淋巴细胞减少，中性粒细胞增多。综合以上比较医学、病原学、分子生物学、病理学方面的评价指标，证实 H7N9 禽流感的小鼠和雪貂模型构建成功，可为进一步的基础或应用研究奠定坚实的动物实验基础。

一、引言

自 2013 年 3 月以来，我国以华东地区为代表的 10 省市先后出现不明原因重症肺炎病例，大多数患者发病前有过活禽接触史。病原体经分离鉴定后，于 3 月 31 日将其确诊为人感染 H7N9 禽流感病毒[1]。截至 2013 年 8 月 12 日，全国累计确诊病例 133 例，死亡 44 例。目前病例均为散发，暂无明确的人际间传播证据。该新型禽流感病毒的出现给我国传染病公共卫生应急防治提出了新的挑战，目前亟需构建合适的哺乳动物模型进行相关传播风险预测和防治评价研究，从而对 H7N9 病毒导致大流行的潜在风险进行评估，并为相关疫苗、药物效果评

价和病毒的致病机制研究提供有效的技术支撑手段和应急保障条件。

建立流感动物模型,选择合适的动物是模型建立成败的关键。小鼠由于繁殖周期短、遗传背景均一、个体差异小等优点,被广泛用作流感病毒研究的动物模型。同时,雪貂(*Mustela putorius furo*)是迄今为止最为敏感的流感病毒感染动物模型,它对人流感病毒高度易感,感染后的发病过程和机体反应也与人体非常相似。在本研究中,我们拟分别建立 H7N9 禽流感的 BALB/c 小鼠及雪貂模型。

二、材料与方法

(一) 病毒

H7N9 禽流感病毒株 A/Anhui/1/2013 由我国疾病预防控制中心(CDC)流感中心舒跃龙教授惠赠,分离自我国第 3 例确诊病例,患者为 35 岁安徽籍女性,发病前 1 周去过当地活禽交易市场,发病后第 8 天开始给予达菲(oseltamivir)治疗,但仍于发病后第 19 天死亡[1]。取患者排毒期咽拭子接种 9~10 日龄鸡胚进行扩增,再接种狗肾细胞(MDCK),使用 Reed - Muench 法[2]测定病毒的半数致死剂量($TCID_{50}$)。

(二) 动物建模

1. BALB/c 小鼠

雌性 6 周龄 SPF 级 BALB/c 小鼠经轻度麻醉后滴鼻接种 50 μL A/Anhui/1/2013 (H7N9)病毒,其中 3 组小鼠(每组 10 只)分别接种 10^8,10^7,或 10^6 $TCID_{50}$ 的病毒,每天观察小鼠的临床症状及死亡情况至感染后 14 天。另外 30 只小鼠均接种 10^6 $TCID_{50}$ 的病毒,于感染后 1,2,3,5,7 天分别随机挑选 6 只,解剖后进行病毒组织分布及病理学检测。

2. 雪貂

9 只 6~12 月龄、经血凝抑制实验(HI)鉴定血清对 H1/H3/H5 以及 H7N9 流感病毒均呈阴性的 SPF 级去势雪貂被随机分为两组。组一包括 3 只,经鼻黏膜接种 400 μL 10^8 $TCID_{50}$ 的 A/Anhui/1/2013 (H7N9)病毒,每天拍摄其胸片观察肺部病变进程;组二包括 6 只,经鼻黏膜接种 400 μL 10^6 $TCID_{50}$ 的 A/Anhui/1/2013 (H7N9)病毒,于感染后第 3 和第 7 天分别随机安乐 2 只,检测病毒的组织分布和各脏器的病理改变。实验开始前 1 周,将所有 9 只雪貂的皮下植入芯片,感染后每天读取动物的体温和体重数值,并记录是否出现流涕、打喷嚏、活动度降低等临床症状。同时,感染后 1,3,5,7,9 天分别取所有雪貂的鼻和咽拭子,转移至 1 mL PBS 中,接种 MDCK 细胞,测定病毒滴度。

所有动物实验操作方案均经中国医学科学院医学实验动物研究所动物伦理委员会批准通过(批准号 ILAS - PC - 2013 - 009),所有涉及 H7N9 病毒的相关实验均在 ABSL - 3 实验室中进行。

(三) 病毒滴度测定

动物组织转移至 1 mL PBS 中,用电动匀浆器研磨成乳剂,3000 g 离心 10 分钟后取上清。将组织上清、鼻咽拭子或肺泡灌洗液分别进行 10 倍稀释至 10^{-8},接种于单层培养 MDCK 细胞的 96 孔细胞培养板中,每个稀释度 4 个复孔,CO_2 培养箱中 37℃ 静止培养,观察记录各孔细胞病变(CPE)情况,连续观察 3 天,用 1% 火鸡血球复检,出现凝集反应的结果记录为阳性。最后根据 Reed - Muench 法计算各标本的 $TCID_{50}$ 值。

(四) 病理学检测及免疫组织化学分析

动物安乐解剖后取主要脏器组织,经 10% 福尔马林固定、石蜡包埋、常规病理组织切片处理后,进行 H - E 染色及镜检观察。同时,组织切片与抗 A 型流感病毒 NP 蛋白的鼠单抗(1:200 稀释)4℃ 孵育过夜,PBS 洗涤 3 次后,再与 HRP 标记的羊抗鼠二抗(1:5000 稀释)孵育,最后经 DAB 显色后镜检观察。

(五) 血常规分析

使用 Beckman Coulter 公司的 ACT TM 全血分析仪对动物抗凝血中的白细胞总数、淋巴细胞、中性粒细胞等进行检测分析。

(六) 显微 CT 扫描

雪貂麻醉后仰卧置于锥形束显微 CT 扫描仪(Inveon, Siemens Healthcare)台面上。扫描时,使用 70 kVp 的电压及 400 mA 的电流,曝光时间为 800 ms,扫描视野为 72. 44 mm × 71. 31 mm。使用单一管探测器在 360°圆形轨道及 1°步距角时来获取投影图像,并使用常规 CT 重建程序(COBRA Exxim, v6. 3)及滤过反向投影技术来对图像进行重建,最终分辨率达 70. 74 μ/pixel。

(七) 血凝抑制实验(HI)

感染动物的 H7N9 特异性抗血清效价依照 WHO 发布的血凝抑制实验操作标准[3],使用 0. 5% 火鸡红细胞进行检测。

（八）统计学分析

使用 SPSS 11.5 软件包对各实验组间数值进行统计学分析，$P<0.05$ 被认为数据间具有统计学差异。

三、结果及讨论

（一）H7N9 禽流感小鼠模型的建立

尽管小鼠感染流感病毒后并不出现发烧、流涕等典型的呼吸道症状，但其表现出的死亡、体重下降、竖毛等症状也可被用作评价流感病毒致病性的重要观察指标。本研究中，BALB/c 小鼠感染 H7N9 病毒后的存活情况如图 1A 所示，其中接种 10^6 $TCID_{50}$病毒的小鼠 14 天内全部存活，而 10^7 或 10^8 $TCID_{50}$病毒对小鼠的致死率分别达 20% 和 60%。小鼠感染 10^6 $TCID_{50}$病毒后，第 2 天开始出现体重下降的现象，第 9 天体重降至最低，仅为攻毒前的 71.1%，随后体重逐渐上升直至完全恢复（图 1B 及表 1）。此外，部分小鼠感染后第 3 天开始出现竖毛现象，第 4 天时所有小鼠均出现并持续至感染后第 14 天［图 2A（i）及表 1］。

表 1 BALB/c 小鼠和雪貂感染 10^6 $TCID_{50}$的 H7N9 病毒后的临床表现及病毒复制情况

	感染后天数	临床表现			病毒滴度/($\lg TCID_{50}\cdot g^{-1}$)							
		体重下降[a]	竖毛[a]	死亡[a]	BALF[d]	肺	脑	心	肝	脾	肾	小肠
BALB/c 小鼠	1	3/10	0/10	0/10 (0%)	3.75 (4/6)[b]	4.15 (4/6)	–	–	–	–	–	–
	2	8/10	0/10	0/10 (0%)	2.31 (5/6)	5.69 (5/6)	–	–	–	1.25 (2/6)	1.88 (4/6)	–
	3	9/10	7/10	0/10 (0%)	2.75 (6/6)	4.38 (6/6)	–	–	–	–	–	0.69 (5/6)
	5	8/10	10/10	0/10 (0%)	3.58 (6/6)	5.38 (6/6)	–	–	0.58 (2/6)	–	–	–
	7	8/10	10/10	0/10 (0%)	2.31 (6/6)	3.69 (6/6)	–	–	–	–	–	–

续表

	临床表现			解剖时间	病毒滴度/(lg $TCID_{50}$ · g^{-1})								
	体重下降	打喷嚏[a]	死亡[a]		气管	肺	脑	心	肝	脾	肾	小肠	嗅球
雪貂	9/9 (10.7/9.3)[c]	9/9	0/9	3d. p. i	4.92 (2/2)[d]	2.59 (2/2)	–	2.82 (1/2)	–	–	–	–	5.41 (2/2)
				7d. p. i	4.11 (2/2)	2.87 (2/2)	–	–	2.16 (1/2)	–	–	–	–

[a] 出现该临床表现的动物数量占总观察数量的比例;[b] 病毒检测阳性的动物数量占总解剖动物数量的比例;[c] 感染 10^8 $TCID_{50}$ H7N9 病毒的雪貂体重下降峰值为 10.7% ,而感染 10^6 $TCID_{50}$ H7N9 病毒的雪貂体重下降峰值为 9.3%;[d] 肺泡灌洗液

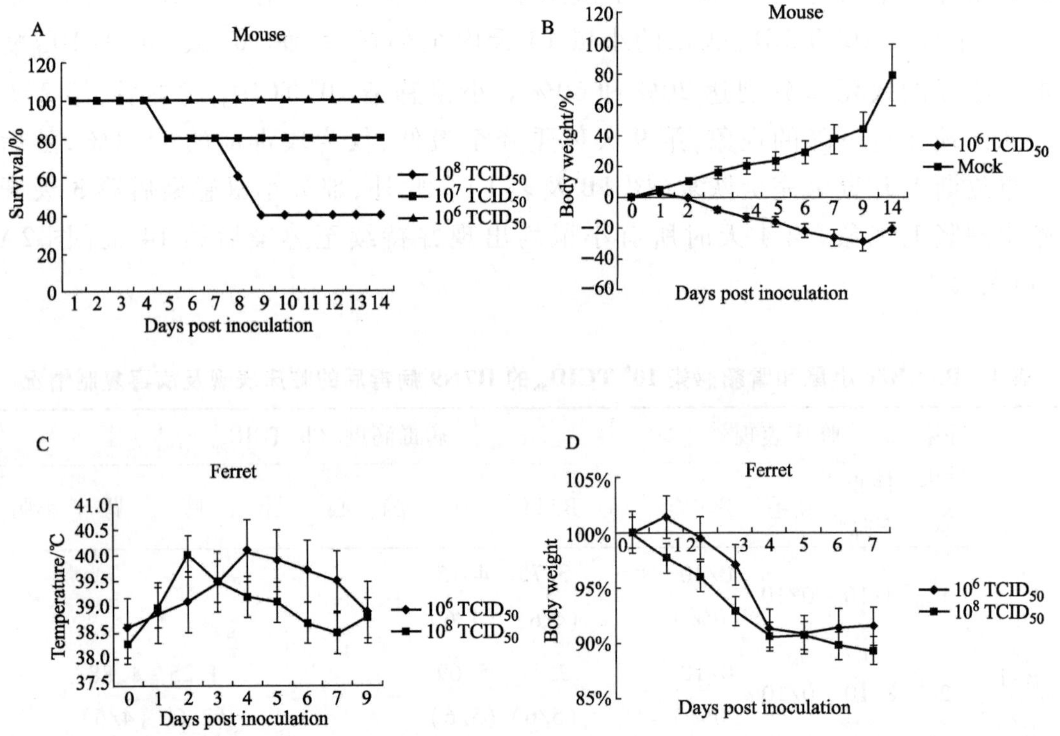

图 1 BALB/c 小鼠和雪貂感染 H7N9 病毒后的存活率、体温、体重变化情况

A,小鼠分别感染 10^8, 10^7, 或 10^6 $TCID_{50}$ 的 H7N9 病毒后的存活率;B,小鼠感染 10^6 $TCID_{50}$ 的 H7N9 病毒后的体重下降情况;C,雪貂感染 10^8 或 10^6 $TCID_{50}$ 的 H7N9 病毒后的体温上升情况;D,雪貂感染 10^8 或 10^6 $TCID_{50}$ 的 H7N9 病毒后的体重下降情况

接种 10^6 $TCID_{50}$ 病毒的小鼠在感染后 1,2,3,5,7 天各安乐解剖 6 只,分析病毒的组织分布及小鼠各脏器的病理改变。大体解剖结果证实,从感染后第 3 天至第 7 天,小鼠肺组织均可见单点或多点病灶(图 2A (ii)),但心脏、肝、脾、肾、

脑组织均未发现明显肉眼可见病变。从感染后第 1 天至第 7 天，小鼠的支气管肺泡灌洗液(BALF)及肺组织均可检测到排毒，其中 BALF 排毒的峰值出现在感染后第 1 天($10^{3.75}$ $TCID_{50}$/mL)，而肺组织的排毒峰值出现在感染后第 2 天($10^{5.69}$ $TCID_{50}$/g)(图 3A 及表 1)。除呼吸道外，病毒还可从小鼠的脑、肝、脾、肾和小肠中检出(表 1)。

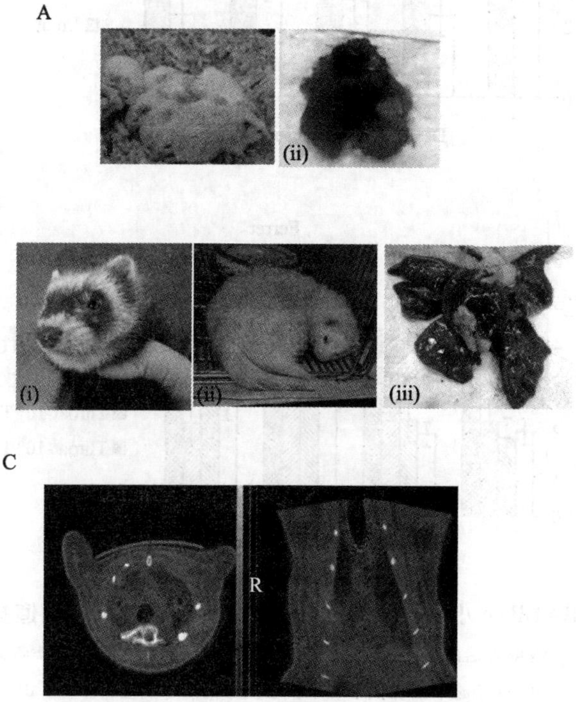

图 2 BALB/c 小鼠和雪貂感染 H7N9 病毒后的临床症状及肺组织大体解剖情况

A，小鼠感染 H7N9 病毒后的情况，(i) 临床表现，(ii) 肺组织大体解剖观察；B，雪貂感染 H7N9 病毒后的情况，(i&ii) 临床表现，(iii) 肺组织大体解剖观察；C，雪貂感染 H7N9 病毒后胸腔显微 CT 扫描成像，圆圈及箭头指向的是炎性损伤部位

为进一步验证 H7N9 病毒的组织分布嗜性，我们同时进行了免疫组织化学(IHC)检测，发现病毒抗原主要分布于肺支气管上皮细胞、脑脉络丛、小肠绒毛柱形细胞，以及肾小管内(图 4A (i－iv))。同时，我们还对所有的组织切片进行了 H－E 染色，结果证实从感染后第 1 天起，肺组织即呈现出典型的流感病毒感染的病理表现，包括炎性充血和渗出性病理改变等。感染后 3～7 天，肺组织病变面积进一步扩大，并发展为重度间质性肺炎[图 4A (v－viii)]。

感染后第 14 天，对存活小鼠的眼眶静脉丛血清进行血凝抑制实验，测定对 H7N9 病毒的特异性抗体效价，结果证实所有小鼠均出现抗血清转阳，对 H7N9 病毒的效价达 80～160。

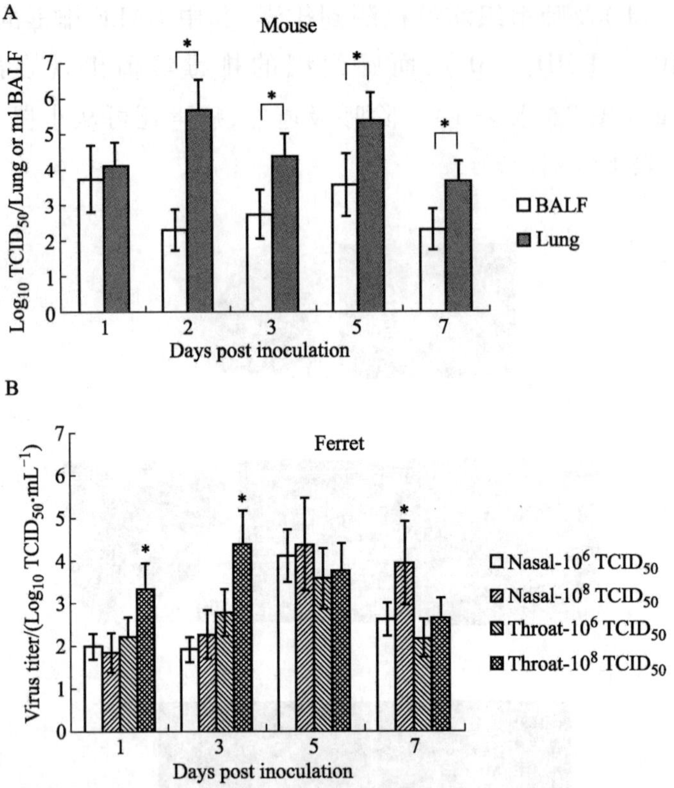

图 3　BALB/c 小鼠和雪貂感染 H7N9 病毒后的呼吸道排毒情况

A,小鼠感染 H7N9 病毒后的支气管肺泡灌洗液(BALF)及肺组织携带的病毒滴度;B,雪貂感染 H7N9 病毒后的鼻拭子和咽拭子携带的病毒滴度,* $P<0.05$

临床研究证实,患者感染 H7N9 病毒后,会出现显著的白细胞减少症[1,4,5]。在小鼠模型中,我们同样观察到这一现象。与小鼠感染前相比,接种 H7N9 病毒后第 2 ~7 天,小鼠的白细胞总数出现了显著下降($P<0.05$)。感染后第 2 天,还可见显著降低的淋巴细胞和显著升高的中性粒细胞($P<0.05$)(表 2)。

(二) H7N9 禽流感雪貂模型的建立

由于对流感病毒的易感性,早在 1933 年,雪貂就被开发用于构建当时大流行流感的动物模型[6]。本研究中,所有雪貂感染 H7N9 病毒后,均出现典型临床症状,包括体温升高(图 1C)、体重降低(图 1D)、流涕[图 2B (i)]、活动度降低[图 2B (ii)]、食欲下降等。其中接种 10^8 $TCID_{50}$病毒的雪貂,体温升高及体重下降的峰值分别出现在感染后第 2 天和第 7 天,达 40.0℃ 及 10.7%;而接种 10^6 $TCID_{50}$病毒的雪貂,相应的峰值则出现在第 4 天和第 5 天,分别达 40.1℃ 及 9.3%(图 1C 和 D)。

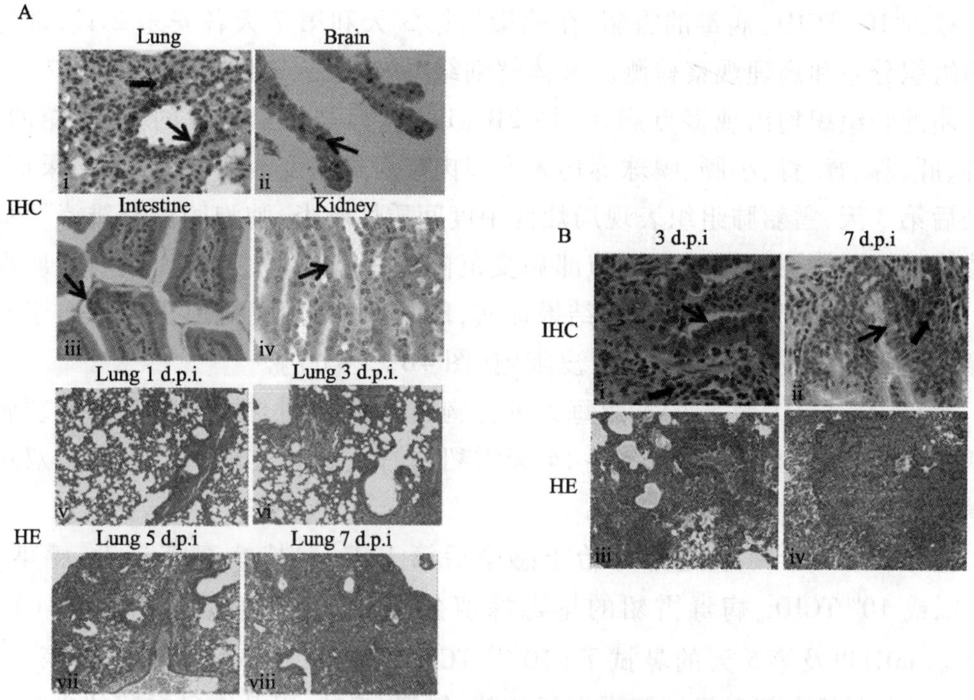

图 4 BALB/c 小鼠和雪貂感染 H7N9 病毒后的组织病理分析

A,小鼠感染 H7N9 病毒后的各组织切片 H－E 染色和免疫组化分析；
B,雪貂感染 H7N9 病毒后的各组织切片 H－E 染色和免疫组化分析

表 2 BALB/c 小鼠和雪貂感染 H7N9 病毒后均出现白细胞减少症

物种	感染后天数	WBC[a]	LY[b]/%	NE[b]/%
小鼠	－1[c]	12.0	78.4	12.5
	1	11.4	64.4	23.3
	2	6.9 *	48.7 *	43.8 *
	3	5.5 *	62.5	27.1
	5	6.8 *	77.1	15.7
	7	5.3 *	64.6	21.5
雪貂	－1	15.9	64.8	17.9
	7	8.4 *	38.8 *	57.6 *
	14	13.4	55.1	37.7 *

[a] 白细胞总数,表示为每微升外周血中 10^3 白细胞数量；

[b] LY;淋巴细胞,NE:中性粒细胞,数值为 6 只小鼠的平均值；

[c] －1 天:感染 H7N9 前一天基础数值；

* 相较 －1 天结果,$P < 0.05$

接种 10^6 $TCID_{50}$病毒的雪貂,在感染后第 3 天和第 7 天各安乐 2 只,进行病毒的组织分布和病理观察检测。大体解剖结果发现,感染后第 3 天和第 7 天,所有雪貂的肺组织均出现多点病灶[图 2B (iii)],但与小鼠类似的是,雪貂的脑、心脏、肝、脾、肾、胃、小肠、嗅球等均未发现肉眼可见病变。H-E 染色结果证实,感染后第 3 天,雪貂肺组织表现局灶性中度间质性肺炎、肺泡腔内纤维素及炎细胞渗出等;而至感染后第 7 天,肺部病变范围进一步扩大,并出现重度间质性肺炎[图 4B (iii-iv)]。免疫组化结果证实,H7N9 病毒阳性抗原主要分布于感染雪貂的支气管上皮细胞和肺泡上皮细胞[图 4B (i-ii)]。

感染 10^8 $TCID_{50}$病毒的雪貂每天进行胸腔显微 CT 扫描,动态观察雪貂肺部的病变进程,结果显示感染后 6~14 天雪貂的右上肺叶逐渐出现轻度至双边毛玻璃样阴影的炎性损伤(图 2C)。

感染雪貂的上呼吸道排毒始于感染后第 1 天,并持续至第 7 天,感染 10^8 $TCID_{50}$或 10^6 $TCID_{50}$病毒雪貂的排毒峰值分别分离自第 3 天的咽拭子($10^{4.38}$ $TCID_{50}$/mL)以及第 5 天的鼻拭子($10^{4.11}$ $TCID_{50}$/mL)(图 3B)。感染后第 3 天,H7N9 病毒可从全部 2 只被解剖雪貂的肺、气管、嗅球,以及 1 只雪貂的心脏中检出,而至感染后第 7 天,全部 2 只被解剖雪貂的气管和肺,以及 1 只雪貂的肝均可检测到 H7N9 病毒的存在(表 1)。

感染后第 14 天,对雪貂进行心脏采血以及 HI 检测,结果证实所有接种雪貂均出现抗体转阳现象,HI 效价高达 160~1280。

此外,感染后第 7 天,雪貂模型同样出现白细胞总数和淋巴细胞数显著降低,以及中性粒细胞数显著升高($P<0.05$;表 2)。

综上所述,H7N9 禽流感病毒感染 BALB/c 小鼠和雪貂后,均出现典型的临床症状,呼吸道及部分其他组织均可检测到病毒复制,并可见与临床患者类似的病理改变,符合科赫法则,证明两种动物模型建立成功,这为进一步研究 H7N9 的致病机理、发病机制,以及对相关药物或疫苗进行临床前效用评价均提供了坚实的动物实验平台保障。

参考文献

[1] Gao R, et al. Human infection with a novel avian-origin influenza A (H7N9) virus. New Engl J Med, 2013,16(368(20)):1888-1897.

[2] Reed L,J, et al. Muench, A simple method of estimating fifty percent endpoints. Am J Hyg,1938,27: 493-497.

[3] World Health Organization, G. i. s. n., Manual for the laboratory diagnosis and virological surveillance of influenza. Geneva, Switzerland: World Health Organization, 2011:140,

[4] Chang S Y, et al. The first case of H7N9 influenza in Taiwan. Lancet, 2013,381(9878): 1621.

[5] Chen Y, et al. Human infections with the emerging avian influenza A H7N9 virus from wet market poultry: clinical analysis and characterisation of viral genome. Lancet, 2013,381(9881): 1916 - 1925.

[6] Smith W, et al. Laidlaw, A virus obtained from influenza patients. Lancet, 1933,222: 66.

结核分枝杆菌膜蛋白功能与转运机制研究

宋厚辉[1],Michael Niederweis[2],方维焕[1,3]

1 浙江农林大学动物科技学院,浙江临安

2 Department of Microbiology, University of Alabama at Birmingham, Birmingham, AL, USA

3 浙江大学动物预防医学研究所/浙江省动物预防医学重点实验室,浙江杭州

摘要: 结核分枝杆菌膜蛋白的原位标记和功能研究是一项非常繁琐的工作。本文结合本实验室近几年在膜蛋白方面的研究进展,对分枝杆菌基因敲除系统、外膜蛋白 OmpA 以及孔蛋白 MspA 在膜定位、药物转运等方面的功能研究进行综述。

关键词: 结核分枝杆菌;膜蛋白;孔蛋白;基因敲除;药物转运

一、引言

结核分枝杆菌(*Mycobacterium tuberculosis*, *Mtb*)是引起肺结核(Tuberculosis, TB)的致病菌,全球约有 1/3 人口为结核杆菌抗体阳性,且为人兽共患。根据 WHO 最新报告,每年约有 145 万人死于 TB[1]。野生动物和家畜结核病,因其在控制上存在盲点,近几年在全球呈现不断上升的趋势[2-4]。*Mtb* 可以通过空气传播,且需要严格的生物安全三级实验室才能进行相关实验操作,因此针对病原和感染生物学的研究受到诸多条件和经费上的限制。目前,研究人员往往利用非致病性的耻垢分枝杆菌(*Mycobacterium smegmatis*, *Msmeg*)或者卡介苗分枝杆菌(*M. bovis* BCG)作为模式菌,通过在非致病菌中表达 *Mtb* 蛋白,来间接研究 *Mtb* 蛋白的功能[5-7]。

结核杆菌膜蛋白作为潜在的药物靶位、细胞受体和纳米通道,越来越受到研究者的关注[8-10]。近 10 年,虽然在抗结核新药的研发上取得一些进展,但是候选药物仍处于临床验证阶段。因结核杆菌细胞壁、细胞膜通透性的特殊性及其在宿主巨噬细胞内长期存活的特殊机制,近 40 年来一直没有具有临床意义的抗结核新药问世[11],目前临床治疗周期仍需要半年之久。卡介苗仅在儿童期对结

核产生部分预防作用,且褒贬不一[12]。因此,寻找新型的治疗结核的药物和药物靶位,仍是当前结核病研究领域的热点。

在结核杆菌基因组中,目前仍有约25%的编码蛋白功能未知。对于未知功能的膜蛋白,需要依赖生物信息学软件,通过已公布的基因组学信息,对蛋白结构和功能进行预测,进而通过试验设计进行验证,包括:膜蛋白表达、纯化、定位,以及感染生物学研究等[6]。本文将结合本实验室近几年在膜蛋白方面的研究进展,对分枝杆菌基因敲除系统、膜蛋白 OmpA 以及孔蛋白(porin)结构和功能方面的研究进行综述。

二、结核分枝杆菌的基因敲除系统

由于 *Mtb* 生长速度慢(大约 16 ~ 24 h 复制一代),缺乏有效的重组酶,对单个功能基因的研究曾一度受到限制。虽然通过传统的同源重组方法,利用温度敏感型复制子构建 *Mtb* 突变株已经成为可能[13-14],由于重组效率低,在时间上无痕突变株的构建目前仍需要大约 6 个月之久。最近,van Kessel[15]等在结核分枝杆菌噬菌体 Che9c 中发现其编码的 gp60 和 gp61 蛋白具有类似大肠杆菌 Rac 前噬菌体重组蛋白 RecE 和 RecT 的功能,其中 gp60 具有 5'—3' dsDNA 外切酶活性,而 gp61 为 ssDNA 结合蛋白,可以促进互补链 DNA 的退火、交换和重组。gp60 和 gp61 可以在分枝杆菌内共同促进重组过程,缺一不可[15]。该研究发现,通过 pJV53 质粒(含有 gp60 和 gp61 表达框)在耻垢分枝杆菌中利用 acetamide 诱导表达 gp60 和 gp61 时,重组效率可以提高 90% 以上;但是在结核分枝杆菌中,利用 gp60、gp61 和解离酶系统(γ^{δ} resolvase/res)进行基因敲除时,虽然同源重组效率显著提高,但容易出现异常重组现象[15]。这一点在本实验室也得到了证实,我们也发现,在筛选平板上出现了非同源重组的克隆,这可能与 pJV53 质粒中 gp60 和 gp61 不稳定表达有关。此外,γ^{δ} resolvase/res 由于 res 序列本身含有多个翻译终止位点,因此无法实现读码框内敲除,而容易造成极性效应。为了更稳定地表达 gp60 和 gp61,我们在 pJV53 质粒的基础上,将 Acetamidase 启动子替换成了可控制表达的 Isovaleronitrile 诱导型启动子;重组方案采用效率更高、且能实现读码框内敲除的 Cre/*loxP* 系统(图 1)。该系统比 γ^{δ}/res 系统切割效率更高[14],且避免了极性效应。除了抗性基因之外,在两个 *loxP* 之间,我们还增加了含有 *gfp* 读码框的标记片段,以加速筛选过程(图 1)。本实验室建立的基因敲除系统[16],在时间上将结核分枝杆菌中无痕缺失突变株的构建从 6 个月缩短到 3 个月,这是目前为止在结核分枝杆菌中构建突变株最快且效率最高的方法。

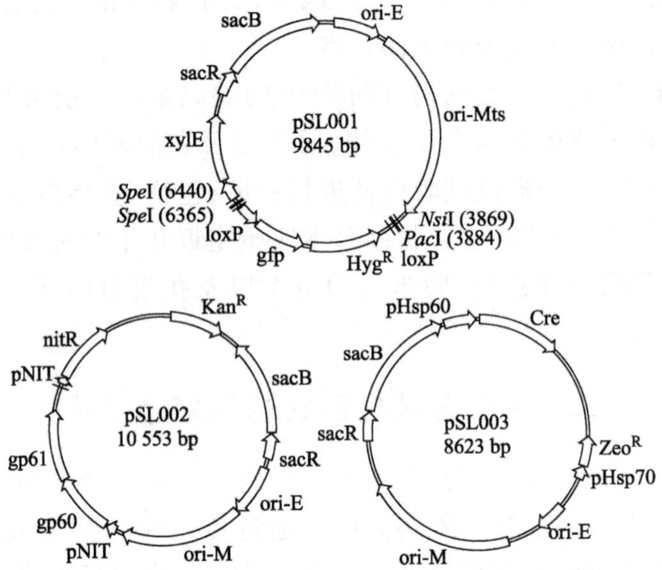

图 1 结核分枝杆菌基因敲除系统

The plasmid pSL001 is a cloning vector for homologous arms of target gene. pSL001 is gp60 and gp61 expression vector under inducible promoter pNIT. pSL003 is Crerecombinase expression vector

三、膜蛋白的定位研究

对细菌膜蛋白定位的研究方法有蛋白酶 K 实验和全细胞 ELISA 等[6-17]。这两种方法的原理是:如果膜蛋白暴露在细胞外部,将会被蛋白酶 K 裂解或者被相应的抗体识别。但是其缺陷是:如果膜蛋白具有蛋白酶抗性;或者被多糖、脂类等包裹,利用蛋白酶 K 和全细胞 ELISA 鉴定膜蛋白均无效,尤其在分枝杆菌等革兰氏阳性菌中,受到多糖和脂类的影响更为严重[17]。因此,如何设计一种精确的实验技术对细菌膜蛋白的定位进行直接观察,一直是困扰研究者的难题。光激活定位显微成像技术(Photo - activated localization microscopy,PALM)是最近几年来逐渐发展起来的新一代三维成像技术[18-19],可以在活体水平进行,且分辨率达到纳米级,并优于激光共聚焦和双光子显微镜。该技术的原理是采用荧光基团修饰方法,将各种常见的荧光蛋白进行突变,突变后的蛋白在光束下(一般为 405 nm 激光或者紫外)被活化,并释放出光子信号,然后利用光激活定位显微镜进行捕获和识别,最终可以捕捉到单分子信号,分辨率达到 5 ~ 20 nm 或者更高[19],其中分辨率的高低取决于荧光蛋白的特性。

目前可以被光子激活(Photoactivatable,PA)的荧光蛋白有:PAGFP[20]、PAmCherry[21]、mEos2[22]、PATagRFP[23]等。如果这些蛋白不被 405 nm 激光激活,在普通荧光显微镜下不呈现任何荧光(mEos2 除外),在光激活定位显微镜下也不释放任何信号。但是这些荧光蛋白一旦被激活,PAGFP[20]、PAmCherry[21]、PATagRFP[23]等在普通显微镜下将呈现荧光,如PAGFP被激活后,在荧光显微镜下为绿色荧光。但对于在普通荧光显微镜下呈现绿色荧光的mEos2,被405 nm激光激活后,将呈现出红色荧光(即出现光转换现象,Photoconvertable),随着激发时间延长,绿色荧光越来越弱,而红色荧光越来越强,且释放出光子。为了能够精确地对*Mtb*膜蛋白的定位情况进行原位追踪,我们采用无致病性的*Msmeg*作为模式菌,以结核分枝杆菌外膜蛋白OmpA作为参考蛋白,应用光激活蛋白mEos2和光激活定位显微成像技术成功进行了膜蛋白的定位[24]。

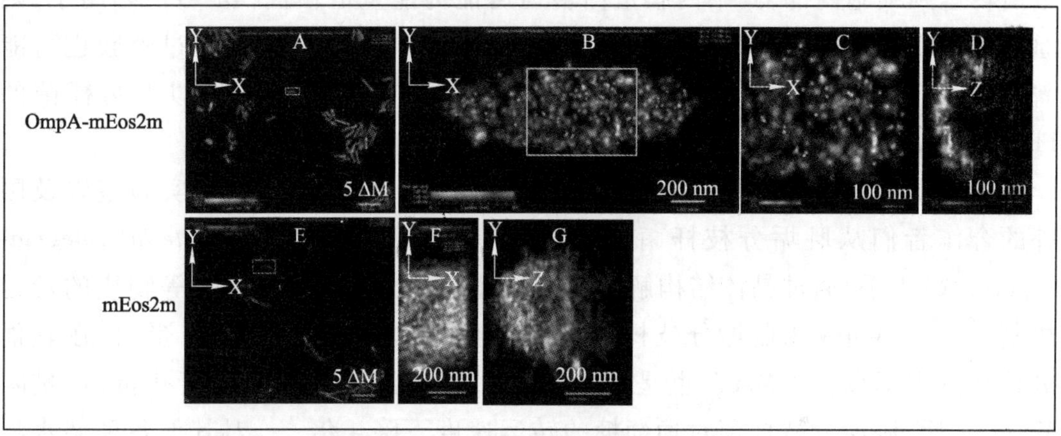

图2 外膜蛋白OmpA在耻垢分枝杆菌细胞膜上的定位

The bacterial cells expressing photoactivatable OmpA - mEos2m (A - D) and mEos2m (E - G) were fixed on slides, activated by 405 nm laser, and visualized under a self - built photoactivated localization microscope (PALM)

图2中的彩色斑点代表光子信号距离拍摄镜头的远近。按照七种色彩,红橙黄绿青蓝紫依次代表光子距离拍摄镜头由近到远。然后通过计算机软件计算出光子在物体上的分布。由于OmpA - mEos2m融合蛋白主要定位于细胞膜上,所以通过纵切面(Y - Z轴,图2D)可以看到所有光子信号形成一个"桶状"(Barrel - like)或者"带状"(Belt - like)结构;而单一的mEos2m蛋白,由于位于细胞内,在Y - Z纵切面图中将呈现均匀分布(图2G)。PALM显微镜下的X - Y(横切面)和Y - Z(纵切面)并不需要对细菌进行物理切割,而是通过软件转换实现三维成像。

四、分枝杆菌孔蛋白MspA与药物转运

分枝杆菌含有非常强大的脂肪酸代谢系统,其细胞膜上含有所有已知的脂类和聚酮生物合成系统,组成细胞膜的脂肪酸是大肠杆菌的5倍[25]。此外,分枝杆菌的细胞膜是目前已知生物膜中最厚的[26-27],形成了一道天然屏障,对许

多毒性化合物、大多数抗生素、化疗药物和消毒剂等都能产生耐药性[26]。因此，在目前结核病的标准治疗方案中，可选的药物非常有限。在过去40年内一直没有新药问世的一个可能的原因是革兰氏阳性胞内菌细胞膜的低通透性。

（一）革兰氏阳性胞内菌细胞膜的跨膜转运机制

革兰氏阳性胞内菌对物质的跨膜转运可能是孔蛋白介导的过程，并存在以下几种可能的转运方式：① 疏水性物质通过在磷脂双层中暂时溶解，能直接穿透细胞膜；② 小分子和亲水性物质则通过孔道蛋白穿过外膜[28]，然后通过内膜蛋白转运到细胞内部，其中内膜蛋白转运可能为能量依赖性；③ 多价阳离子，则通过自我驱动的方式通过外膜[29]；④ 对于特定的化合物，即使穿过外膜也可能需要特定转运蛋白的帮助，以能量依赖性的方式进行转运，类似大肠杆菌的FhuA和FepA[30]。

为了揭示革兰氏阳性胞内菌对不同物质的跨膜转运机制，本实验室以及国外的合作者们从耻垢分枝杆菌外膜孔蛋白porin MspA（*Mycobacterial smegmatis*porin A）入手，通过晶体结构解析MspA对糖类、氨基酸、抗生素等物质的转运机制[31-32]。MspA为耻垢分枝杆菌特有的8聚体、"高脚杯"状孔蛋白，在其他分枝杆菌中不存在。MspA也是目前为止了解最清楚的分枝杆菌孔蛋白，敲除MspA之后，耻垢分枝杆菌对葡萄糖的转运速度下降4倍[33]，对其他各种亲水物质的转运受阻[34]，而且会降低其对青霉素、氯霉素等多种抗生素的敏感性[35-36]。在巨噬细胞中，耻垢分枝杆菌MspA缺失株可以增加其对NO介导的杀伤作用的抗性[37]，也就是说缺失MspA后，耻垢分枝杆菌在体外对营养物质的摄取能力减弱，导致生长滞后[33]，但是在体内却可以延长其在巨噬细胞中的存活时间[37]，这说明营养物质、抗生素和宿主细胞内的小分子杀伤因子都是通过MspA的孔道进行物质交换的。如果在无孔蛋白的卡介苗分枝杆菌中表达MspA，该菌对营养物质的转运能力和对抗生素的敏感性都会提高[38]。这说明MspA可以通过改变细胞膜的通透性，引起细菌对抗生素的抗性发生改变。近期，我们发现，MspA转运的底物与孔蛋白孔径大小、电荷和亲水性有关，而且结核分枝杆菌对磷酸盐的转运比耻垢分枝杆菌更快[39]。这为揭示MspA在同属不同种细菌之间的功能提供了理论依据。

（二）孔蛋白在革兰氏阳性菌中的双刃剑功能

在大肠杆菌、沙门氏菌、霍乱弧菌和耶尔森氏菌等革兰氏阴性菌中，孔蛋白缺失同时也意味着细菌对宿主细胞的黏附力和侵袭力减弱，最终导致细菌毒力降低[40-42]。而在分枝杆菌等革兰氏阳性菌中，情况恰恰相反，孔蛋白并不改变巨噬细胞对细菌的简单吞噬[37]，也不影响抗体相关的反应[43]，但孔蛋白的表达可以降低结核分枝杆菌的毒力以及增加对泛素肽 Ub2 的敏感性[44]。孔蛋白在革兰氏阴性和阳性菌中为何具有截然相反的功能，尚不得而知。即使在同属于革兰氏阳性菌的另一个胞内菌肺炎军团菌（*Legionella pneumophila*）中，孔蛋白的存在也有利于细菌在宿主细胞内的生存，可以增强细菌的毒力[45]。

事实上，在耻垢分枝杆菌基因组中，存在 4 个完全相同拷贝的孔蛋白，分别存在于基因组的 4 个不同位置，命名为 MspA、MspB、MspC、MspD。正常情况下，MspA、MspB、MspC、MspD 可以相互之间结合成八聚体，形成中间大约有 10 Å 的亲水性、负电荷孔道（图 3A－3B），负责营养物质等各种亲水性化合物的转运。将 4 个孔蛋白的编码基因完全敲除后，该菌将不能存活。我们发现，敲除 3 个孔蛋白编码基因后（ML16、*mspA/C/D*），该菌对同位素标记的葡萄糖（glucose）、岩藻糖（trehalose）、丝氨酸（serine）、硫酸盐（sulfate）、甘油（glycerol）和磷酸盐（phosphate）的转运速度比野生型分枝杆菌慢 25～50 倍（图 3C－3D）。双缺失 MspA/MspC 后在耻垢分枝杆菌表型上，表现为对内酰胺类等抗生素抗性增加 32

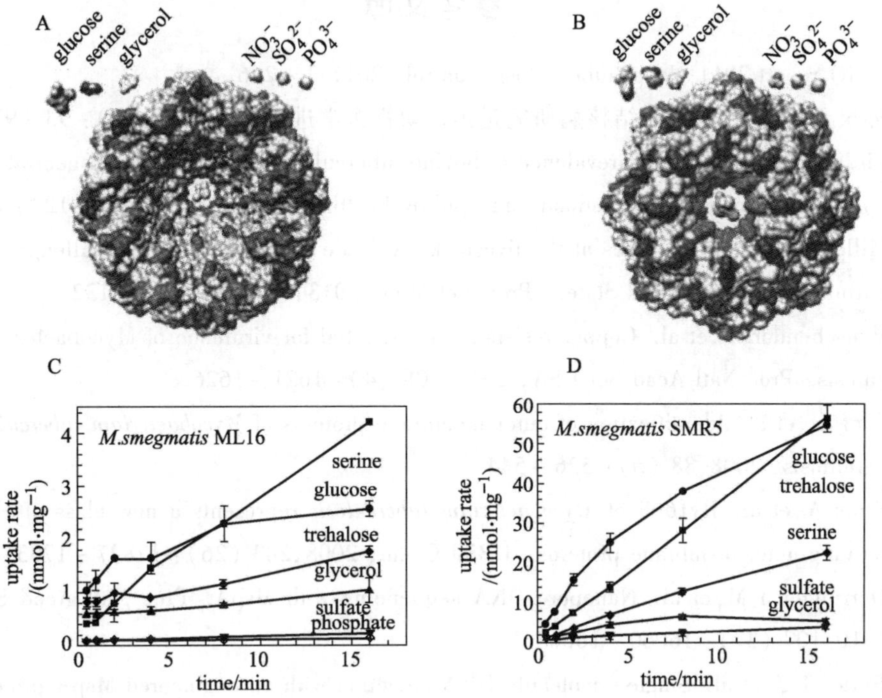

图 3　孔蛋白 MspA 结构

上面视图（A）底部视图（B）。MspA 孔道内的分子为葡萄糖。耻垢分枝杆菌孔蛋白缺失株 ML16（MspA/C/D）（C）和野生型 SMR5（D）对同位素标记的葡萄糖（glucose）、岩藻糖（trehalose）、丝氨酸（serine）、硫酸盐（sulfate）、甘油（glycerol）和磷酸盐（phosphate）的转运

倍以上,通透性减少 75 倍以上[46],在巨噬细胞内存活时间变长[44]。这说明,孔蛋白 MspA 是分枝杆菌运送营养物质和药物的必需通道。

五、结论

膜蛋白或孔蛋白在不同种属的细菌中功能多样,尤其对于探索潜在的药物靶位等研究具有非常重要的意义。MspA 是否可以作为辅助靶向药物将是进一步探讨的命题。由于该蛋白在 100℃ 的高温环境中能够长时间保持通道活性,最近该蛋白已被成功用于纳米通道测序研究。该技术是现代测序技术的革命,可以在 6 h 之内解析 10 亿个 DNA 碱基,其费用仅需要 900 美元。而当初花费了 10 亿美元的人类基因组计划,耗时 3 年才解析了一个草图;如果采用纳米测序,在 15 分钟之内就可以完成。MspA 是目前为止最适合用作纳米测序的孔蛋白[见发表在 Science,2012,336 (6081): 534 - 537 上的评论]。关于分枝杆菌膜蛋白 MspA 用作纳米测序的研究,纯属一个意外发现。膜蛋白的一些型功能仍有待我们去探索。

参考文献

[1] WHO report 2011 global tuberculosis control. 2011:1 - 246.

[2] 孙泉云,等. 野生动物结核病研究进展. 动物医学进展, 2010,31 (8): 93 - 97.

[3] Firdessa R, et al. High prevalence of bovine tuberculosis in dairy cattle in central ethiopia: implications for the dairy industry and public health. PLoS One, 2012,7 (12): e52851.

[4] Miller R S, et al. Diseases at the livestock - wildlife interface: status, challenges, and opportunities in the United States. Prev Vet Med, 2013,110 (2): 119 - 132.

[5] Wolschendorf F, et al. Copper resistance is essential for virulence of Mycobacterium tuberculosis. Proc Natl Acad Sci USA, 2011,108 (4): 1621 - 1626.

[6] Song H, et al. Identification of outer membrane proteins of *Mycobacterium tuberculosis*. Tuberculosis, 2008,88 (6): 526 - 544.

[7] Siroy A, et al. Rv1698 of *Mycobacterium tuberculosis* represents a new class of channel - forming outer membrane proteins. J Biol Chem, 2008,283 (26): 17827 - 17837.

[8] Derrington I M, et al. Nanopore DNA sequencing with MspA. Proc Natl Acad Sci USA, 2010,107 (37): 16060 - 16065.

[9] Butler T Z, et al. Single - molecule DNA detection with an engineered MspA protein nanopore. Proc Natl Acad Sci U S A, 2008,105 (52): 20647 - 20652.

[10] Svetlikova Z, et al. Role of porins in the susceptibility of *Mycobacterium smegmatis* and *Mycobacterium chelonae* to aldehyde - based disinfectants and drugs. Antimicrob Agents Chemother, 2009,53 (9): 4015 - 4018.

[11] Ginsberg A M. Tuberculosis drug development: progress, challenges, and the road ahead.

Tuberculosis (Edinb), 2010,90 (3): 162 - 167.

[12] Tyagi A K, et al. Development of vaccines against tuberculosis. Tuberculosis (Edinb), 2011.

[13] Song H, (2008): Construction of unmarked deletion mutants in mycobacteria. In: T. Parish, and A. Brown (Eds): *Mycobacteria protocols*. Ottawa: Humana Press, 2008: 279 - 295.

[14] Song H, et al. Functional expression of the Flp recombinase in *Mycobacterium bovis* BCG. Gene, 2007,399 (2): 112 - 119.

[15] van Kessel JC, et al. Recombineering in *Mycobacterium tuberculosis*. Nat Methods, 2007,4 (2): 147 - 152.

[16] Wu X, et al. Development and application of homologous recombination knockout system in Mycobacterium tuberculosis. Wei Sheng Wu Xue Bao, 2012,52 (9): 1151 - 1159. (in chinese)

[17] Brok R, et al. The C - terminal domain of the Pseudomonas secretin XcpQ forms oligomeric rings with pore activity. J Mol Biol, 1999,294 (5): 1169 - 1179.

[18] Shtengel G, et al. Interferometric fluorescent super - resolution microscopy resolves 3D cellular ultrastructure. Proc Natl Acad Sci U S A, 2009,106 (9): 3125 - 3130.

[19] Betzig E, et al. Imaging intracellular fluorescent proteins at nanometer resolution. Science, 2006,313 (5793): 1642 - 1645.

[20] Testa I, et al. Spatial control of pa - GFP photoactivation in living cells. J Microsc, 2008, 230 (Pt 1): 48 - 60.

[21] Subach FV, et al. Photoactivatable mCherry for high - resolution two - color fluorescence microscopy. Nat Methods, 2009,6 (2): 153 - 159.

[22] Baker SM, et al. Green - to - red photoconvertible fluorescent proteins: tracking cell and protein dynamics on standard wide - field mercury arc - based microscopes. BMC Cell Biol, 2010, 11:15.

[23] Subach FV, et al. Bright monomeric photoactivatable red fluorescent protein for two - color super - resolution sptPALM of live cells. J Am Chem Soc, 2010,132 (18): 6481 - 6491.

[24] Huang L, et al. Membrane protein characterization by photoactivatable localization microscopy. Sheng Wu Gong Cheng Xue Bao, 2012,28 (11): 1378 - 1387.

[25] Cole ST, et al. Deciphering the biology of *Mycobacterium tuberculosis* from the complete genome sequence. Nature, 1998,393 (6685): 537 - 544.

[26] Brennan PJ, et al. The envelope of mycobacteria. Annu Rev Biochem, 1995,64 29 - 63.

[27] Lambert PA. Cellular impermeability and uptake of biocides and antibiotics in Gram - positive bacteria and mycobacteria. J Appl Microbiol, 2002,92 Suppl:46S - 54S.

[28] Nikaido H. Porins and specific diffusion channels in bacterial outer membranes. J Biol Chem, 1994,269 (6): 3905 - 3908.

[29] Hancock RE, et al. Interaction of aminoglycosides with the outer membranes and purified lipopolysaccharide and OmpF porin of *Escherichia coli*. Antimicrob Agents Chemother, 1991,35 (7): 1309 - 1314.

[30] Braun V, Bacterial solutions to the iron - supply problem. Trends Biochem Sci, 1999,24 (3): 104 - 109.

[31] Niederweis M. Nutrient acquisition by mycobacteria. Microbiology, 2008,154 (Pt 3): 679 - 692.

[32] Faller M, et al. The structure of a mycobacterial outer - membrane channel. Science, 2004,303 (5661): 1189 - 1192.

[33] Stahl C, et al. MspA provides the main hydrophilic pathway through the cell wall of *Mycobacterium smegmatis*. Mol Microbiol, 2001,40 (2): 451 - 464 (Authors' correction appeared in Mol Microbiol 457:1509).

[34] Song H, et al. Expression of the *ompATb* operon accelerates ammonia secretion and adaptation of *Mycobacterium tuberculosis* to acidic environments. Mol Microbiol, 2011,80 (4): 900 - 918.

[35] Stephan J, et al. Multidrug resistance of a porin deletion mutant of *Mycobacterium smegmatis*. Antimicrob Agents Chemother, 2004,48 (11): 4163 - 4170.

[36] Danilchanka O, et al. Identification of a novel multidrug efflux pump of *Mycobacterium tuberculosis*. Antimicrob Agents Chemother, 2008,52 (7): 2503 - 2511.

[37] Fabrino DL, et al. Porins facilitate nitric oxide - mediated killing of mycobacteria. Microbes Infect, 2009,11 (10 - 11): 868 - 875.

[38] Mailaender C, et al. The MspA porin promotes growth and increases antibiotic susceptibility of both *Mycobacterium bovis* BCG and *Mycobacterium tuberculosis*. Microbiology, 2004,150 (Pt 4): 853 - 864.

[39] Song H, et al. Uptake of sulfate but not phosphate by *Mycobacterium tuberculosis* is slower than that for *Mycobacterium smegmatis*. J Bacteriol, 2012,194 (5): 956 - 964.

[40] Osorio CG, et al. The *ompU* paralogue *vca*1008 is required for virulence of *Vibrio cholerae*. J Bacteriol, 2004,186 (15): 5167 - 5171.

[41] Chatfield SN, et al. Role of ompR - dependent genes in Salmonella typhimurium virulence: mutants deficient in both ompC and ompF are attenuated in vivo. Infect Immun, 1991,59 (1): 449 - 452.

[42] Mildiner - Earley S, et al. Characterization of a novel porin involved in systemic *Yersinia enterocolitica* infection. Infect Immun, 2006,74 (7): 4361 - 4365.

[43] North RJ, et al. Immunity to tuberculosis. Annu Rev Immunol, 2004,22:599 - 623.

[44] Purdy GE, et al. Decreased outer membrane permeability protects mycobacteria from killing by ubiquitin - derived peptides. Mol Microbiol, 2009,73 (5): 844 - 857.

[45] Krinos C, et al. Role of the 25 kDa major outer membrane protein of Legionella pneumophi-

la in attachment to U - 937 cells and its potential as a virulence factor for chick embryos. J Appl Microbiol, 1999,86 (2): 237 - 244.

[46] Stephan J, et al. The growth rate of *Mycobacterium smegmatis* depends on sufficient porin - mediated influx of nutrients. Mol Microbiol, 2005,58 (3): 714 - 730.

Advanced Molecular Detection and Public Health Security

Lihua Xiao

School of Resources and Environmental Engineering, East China University of Science and Technology, Shanghai, China
Division of Foodborne, Waterborne, and Environmental Diseases, National Center for Emerging and Zoonotic Infectious Diseases, Centers for Disease Control and Prevention, Atlanta, GA, USA

Molecular surveillance systems such as PulseNet, CaliciNet, and CryptoNet have played a major role in surveillance and investigation of infectious diseases and public health security in the United States. They improve the identification and investigation of foodborne, waterborne, person – to – person, and zoonotic outbreaks; promote the surveillance of endemic diseases and emerging infectious pathogens; and promote real – time sharing of surveillance data and collaborations in prevention and control of infectious diseases among various federal, state, and local agencies and between epidemiologists and laboratorians. This is best demonstrated by the success of PulseNet, which has been adopted by 87 public health laboratories in the United States and 83 member countries around the world in the investigation of foodborne bacterial illnesses.

A 2011 US CDC program review of the molecular surveillance systems by a panel of external experts, however, suggested that CDC "runs the risk of going from **outdated to obsolete and then to irrelevant**" without strong investments in modern molecular surveillance systems that incorporate the next generation sequencing technology and bioinformatics. These new tools have recently been used successfully in tracking the source and transport of carbapenem – resistant *Klebsiella pneumoniae* in a deadly healthcare – associated outbreak in the United States, investigations of the massive outbreak of *E coli* O104:H4 in Germany and other European countries and a national outbreak of *Vibrio cholerae* in Haiti, and identification of genetic recombination as a driving force for the emergence of virulent outbreaks subtypes of *Cryptosporidium hominis*.

As a response to the recommendations of the expert panel, the US CDC has recently initiated the Advanced Molecular Detection (AMD) program. This new budget initiative of $40 million per year for five years combines next generation sequencing with advanced computing and bioinformatics in molecular surveillance of infectious diseases. Some of the priorities of the AMD include improvement of pathogen identification and detection using genomics; development and adaptation of next generation diagnostics to meet evolving public health needs; implementation of enhanced, sustainable, and integrated laboratory information systems; development of tools for prediction, modeling, and early recognition of emerging infections and identification of intervention targets; and improvement of bioinformatics and genomics capacities at CDC and state public health laboratories. The new program attempts to modernize existing molecular surveillance systems at CDC, especially PulseNet, and expand the use of these new capacities to other CDC national infectious disease surveillance networks such as Healthcare – Associated Infections Program and National Antimicrobial Resistance Monitoring System. The ultimate goals of AMD are to save life and protect public health security.

China has weak or no national molecular surveillance systems for key infectious diseases, but has in recent years developed high capacities for next generation sequencing, comparative and functional genomics, and bioinformatics. Thus far, it has not used these new technologies and expertise in the development of modern molecular surveillance systems to combat highly endemic infections and ever – emerging zoonotic pathogens. China is now at a critical stage where it could make major contributions to the world in the development and implementation of advanced national and international molecular surveillance systems to prevent and control emerging infections and foodborne and waterborne illnesses. This would take the determination of policy makers and high level public health program managers, and coordinated efforts of public health personnel and the infectious disease research communities.

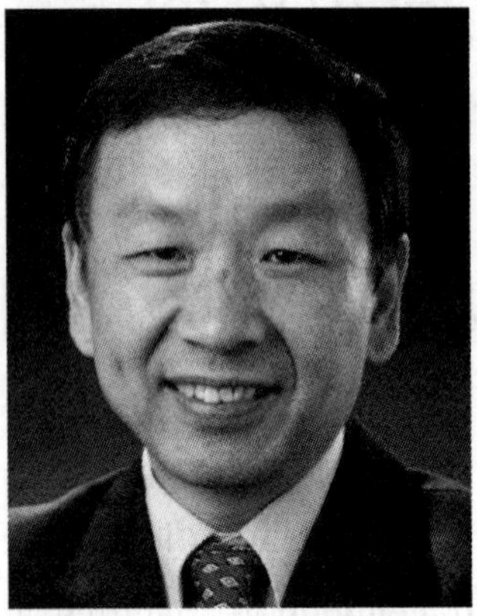

肖立华 国家“千人计划”特聘教授,华东理工大学资源与环境工程学院教授、博士生导师。主要研究方向为人兽共患寄生虫的分子流行病学。作为课题负责人,目前正在主持国家自然科学基金海外及港澳学者合作研究基金延续资助项目,并为国家自然科学基金委重大国际合作项目的合作者。在国际重要学术刊物上发表论文280篇,论文被引用9800余次,h指数54。出版专著4部。任8个SCI期刊的副主编/编委。应邀在国际学术大会、著名大学和研究机构做特邀报告70余次,并参与组织了十多次国际学术会议。2012年获美国寄生虫学会杰出成就奖。

2009 年至 2012 年国内临床分离猪链球菌药物敏感性分析

吴　超,孙小美,金梅林

农业微生物国家重点实验室,华中农业大学动物医学院,湖北武汉

摘要:对 2009 年至 2012 年国内临床发病猪分离的 98 株猪链球菌进行药物敏感性分析。利用购于美国 DADE BEHRING 公司的链球菌药物敏感性检测板,采用微量稀释法对试验菌株进行药物敏感性分析。猪链球菌对四环素、红霉素、阿奇霉素、克林霉素 4 种抗生素的耐药率均在 89% 以上,其他药物耐药率均在 20% 以下,共发现 22 种耐药谱。与本实验室 2003—2008 年耐药性数据比较分析显示:猪链球菌的耐药谱从 11 种增加到 22 种;发现了耐受 7,8,10 和 12 种抗生素的耐药谱;17 种抗生素中红霉素、阿奇霉素、克林霉素、氯头孢菌素、头孢吡肟、头孢噻肟、头孢呋辛的耐药率均增加。猪链球菌的耐药谱增多,对部分药物的耐药率增加,表明猪链球菌耐药性更加严重了。

关键词:猪链球菌;抗生素;耐药性

一、引言

猪的链球菌是一种重要的人畜共患病原微生物[1],研究表明猪链球菌已经替代了马链球菌兽疫亚种成为猪源链球菌病的首要病原[2],2005 年我国四川资阳爆发的人感染猪链球菌疫情导致数十人死亡,造成重大财产损失,对我国公共卫生安全构成严重威胁[3]。本实验室曾对 2003—2008 年从临床发病猪中分离的 126 株猪链球菌进行了耐药性检测。为了解猪链球菌在我国的耐药性变化趋势,规范使用抗菌药物对猪链球菌进行有效防控,我们于 2009—2012 年继续对相同分离猪场的发病猪进行猪链球菌分离,对 98 株临床分离猪链球菌进行了耐药性检测。

二、材料

从国内大部分省份发病猪的肺、脑、心、脾、血液和关节等部位分离的病料,利用胰蛋白大豆琼脂平板培养并经过 *gdh* - PCR 检测[4]和 16sr RNA 基因测序鉴定[5],分离到 98 株猪链球菌,冻干保存于 -80℃ 备用。

三、方法

采用微量稀释法,使用美国 DADE BEHRING 公司生产的链球菌药物敏感性检测板,检测猪链球菌对 17 种抗菌药物的最低抑菌浓度。方法如下:取生理盐水(0.9% NaCl)3 mL,挑取 TSA 培养基(5% 新生牛血清)上孵育 18 h 的菌落进行乳化,对比 0.5 麦氏比浊液,当浊度相当时,含菌浓度约为$(1\sim2)\times10^{8}$ CFU/mL,充分振荡混匀。取 0.1 mL 菌悬液于 25 mL 的 M-H 肉汤中充分混合。吸取 115 μL 加入药敏检测板各孔中,加入完毕后放于生化培养箱内,35℃孵育 20~24 h。当孵育完毕且无杂菌生长即开始计数,最小抑制浓度(MIC)值为细菌没有生长且抗生素浓度最低孔对应数值;当某种抗生素所有孔均无生长时,MIC 值为小于等于最低浓度;当某种抗生素所有孔均生长时,MIC 值为大于最高浓度。

所有试验数据均采用χ^2-检验或 fisher 精确检验进行处理,$P<0.05$ 的试验数据被认为具有统计学意义。

四、结果

猪链球菌对四环素、红霉素、阿奇霉素、克林霉素 4 种药物的耐药率均在 89% 以上,其他药物耐药率均在 20% 以下,未发现耐受万古霉素和阿莫西林的菌株(见图 1)。

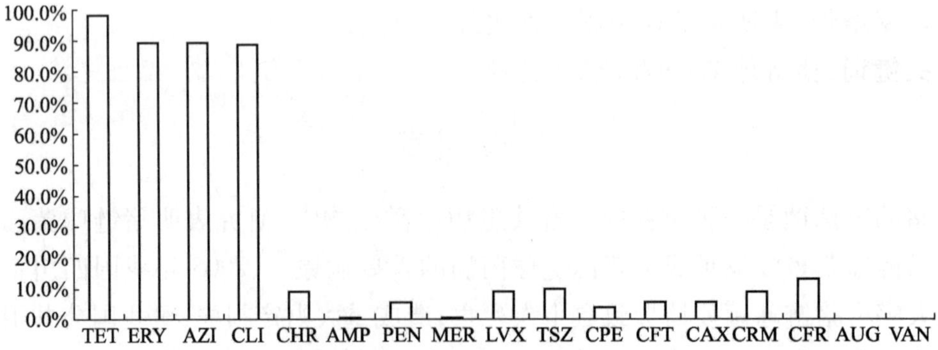

图 1 猪链球菌对 17 种抗生素的耐药率

注:TET,四环素;CLI,克林霉素;AZI,阿奇霉素;ERY,红霉素;PEN,青霉素;AMP,氨苄西林;CHR,氯霉素;LVX,左旋氧氟沙星;VAN,万古霉素;TSZ,甲氧苄氨嘧啶/磺胺甲噁唑;AUG,阿莫西林/克拉维酸钾;CFR,氯头孢菌素;CRM,头孢呋辛;CFT,头孢噻肟;CAX,头孢曲松;MER,美罗培南;CPE,头孢吡肟

98 株猪链球菌除 2 株对所有抗生素均敏感外,共表现 22 种耐药谱,同时耐受红霉素、克林霉素、阿奇霉素和四环素的菌株最多,占 69.4%,仅对四环素耐受的菌株占 8.0%,其余 20 种耐药谱的耐受菌株均仅占 1.0%。发现了除万古霉素与阿莫西林外耐受 15 种抗生素的猪链球菌(见图 2)。

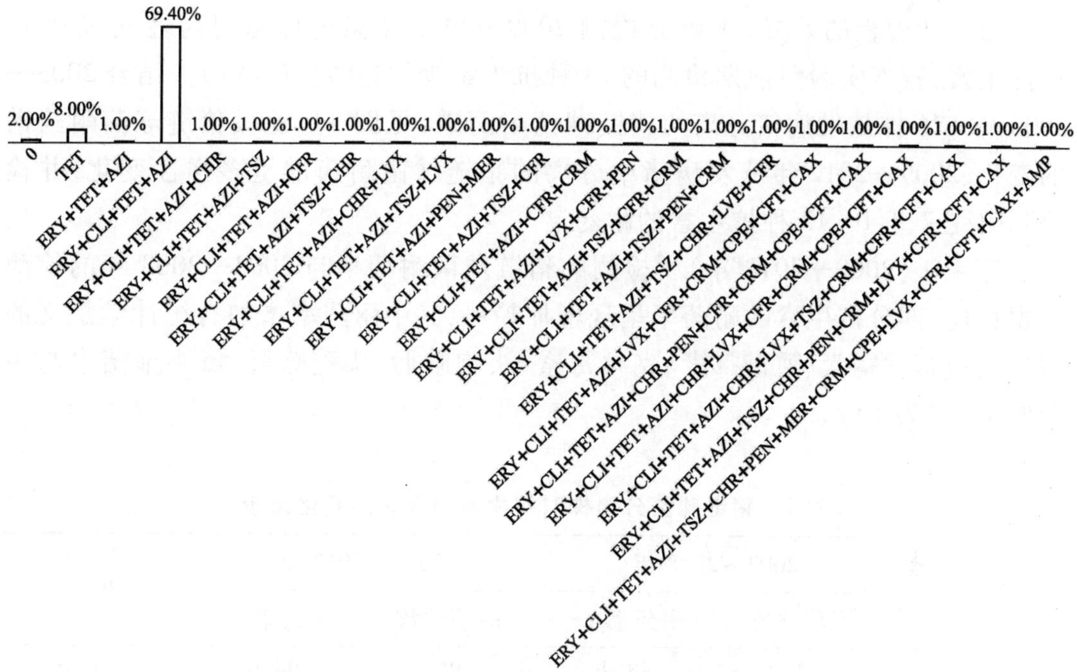

图 2 2009 -2012 年 98 株临床分离猪链球菌耐药谱分布图

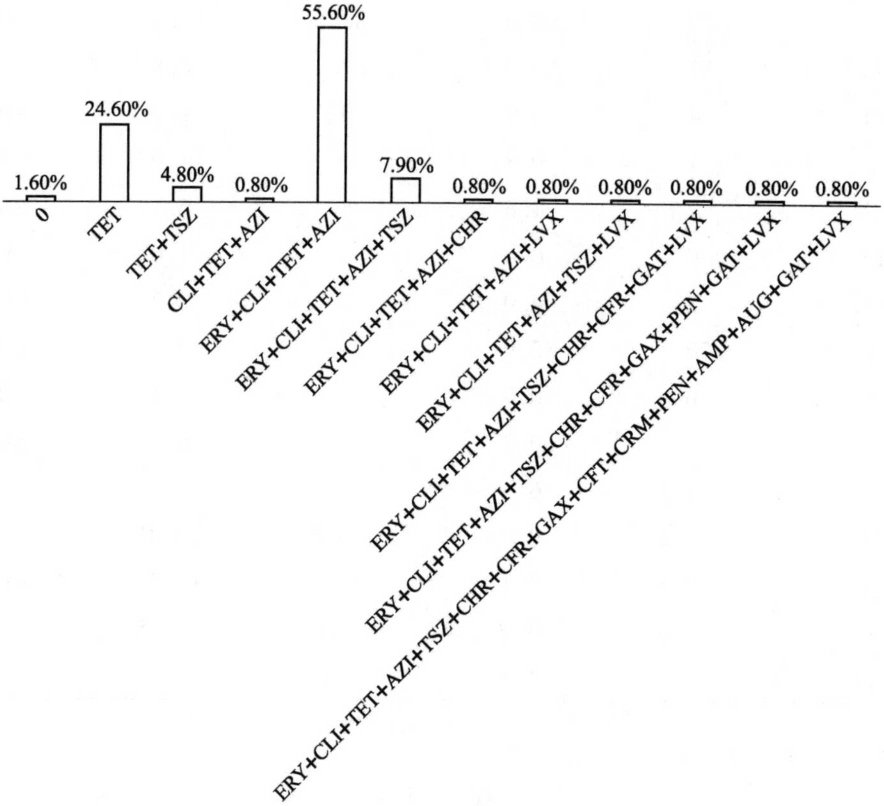

图 3 2003 -2008 年 126 株临床分离猪链球菌耐药谱分布图

由于药敏板的差异，本研究检测2009—2012年猪链球菌耐药性共包括17种抗生素，较本实验室前期检测的18种抗生素少加替沙星（GAT）。结合2003—2008年126株从发病猪分离的猪链球菌耐药谱（见图3），比较猪链球菌耐药谱的变化，2009—2012年从发病猪中分离的猪链球菌耐药谱呈多样性变化，并检测到耐受7，8，10，12种抗生素的耐药谱。

近4年（2009—2012年）所检测的猪链球菌耐药率与2003—2008年的检测数据相比，部分抗生素的耐药率呈现增加趋势，其中耐药率增加有统计学意义的抗生素包括红霉素、阿奇霉素、克林霉素、头孢吡肟、头孢噻肟、氯头孢菌素与头孢呋辛（见表1）。

表1 猪链球菌分离株对抗生素耐药率的变化比较

抗生素	2003－2008年		2009－2012年		*P*值
	耐药株数	耐药率/%	耐药株数	耐药率/%	
TET	124	98.4	96	98.0	>0.05
ERY	86	68.3	88	89.8	<0.01
AZI	87	69.0	88	89.8	<0.01
CLI	87	69.0	87	88.8	<0.01
CHR	4	3.2	9	9.2	>0.05
AMP	1	0.8	1	1.0	>0.05
PEN	2	1.6	6	6.1	>0.05
MER	0	0.0	1	1.0	>0.05
LVX	5	4.0	9	9.2	>0.05
TSZ	20	15.9	10	10.2	>0.05
CPE	0	0.0	4	4.1	<0.05
CFT	1	0.8	6	6.1	<0.05
CAX 2	1.6	6	6.1	>0.05	
CRM 1	0.8	9	9.2	<0.01	
CFR	3	2.4	13	13.3	<0.01
AUG 1	0.8	0	0.0	>0.05	
GAT	3	2.4			

五、讨论

猪链球菌是一种耐药性细菌[6]，严重的耐药性为猪链球菌防控造成了很大的困难。国内一些地方性的耐药性调查研究不断被报道，为地方上防控猪链球菌病提供了指导。本实验室曾对 2003—2008 年分离的临床发病猪源猪链球菌进行了耐药敏感性分析，为临床治疗猪链球菌病提供了参考，本研究继续对 2009—2012 年分离菌株进行药敏分析，从而为当前猪链球菌病的防控提供指导。

目前猪链球菌对红霉素、阿奇霉素、克林霉素等抗生素的耐药率还在增加，原因可能是：虽然以上 3 种抗生素在猪链球菌的防控中已不再广泛使用，但是，它们在防控其他疾病中可能被使用，使猪链球菌被动地承受了这些抗生素的选择压力。除此以外，氯头孢菌素、头孢吡肟、头孢噻肟、头孢呋辛等抗生素的耐药率升高。猪链球菌对头孢类抗生素的耐药率虽都在 20% 以内，但是 10 年间，猪链球菌对大部分所检头孢类抗生素的耐药率都在不同程度地增加，提示我们，在防治猪链球菌时应规范使用头孢类抗生素。

试验数据显示，四环素、红霉素、阿奇霉素和克林霉素的耐药率均大于 89%，而其他十余种抗生素的耐药率均不足 20%，可以用于防控猪链球菌病，从耐药率的角度讲，最适合作为防治猪链球菌药物的抗生素依次是万古霉素、氯霉素、喹诺酮类、β - 内酰胺类和磺胺类。

参考文献

[1] Lun Z R, et al. Streptococcus suis: an emerging zoonotic pathogen. Lancet Infect Dis, 2007, 7: 201 - 209.

[2] Wei Z, et al. Characterization of Streptococcus suis isolates from the diseased pigs in China between 2003 and 2007. Vet Microbiol, 2009, 137: 196 - 201.

[3] Yu H, et al. Human Streptococcus suis outbreak, Sichuan, China. Emerg Infect Dis, 2006, 12: 914 - 920.

[4] Okwumabua O, et al. A polymerase chain reaction (PCR) assay specific for Streptococcus suis based on the gene encoding the glutamate dehydrogenase. FEMS Microbiol Lett, 2003, 218: 79 - 84.

[5] Chatellier S, et al. Phylogenetic diversity of Streptococcus suis strains of various serotypes as revealed by 16S rRNA gene sequence comparison. Int J Syst Bacteriol, 1998, 48 Pt 2: 581 - 589.

[6] Palmieri C, et al. Streptococcus suis, an Emerging Drug - Resistant Animal and Human Pathogen. Front Microbiol, 2011, 2: 235.

金梅林 博士，华中农业大学二级教授，曾多次获得国家科技进步奖二等奖，湖北省科技进步奖一等奖等，以通讯作者发表 SCI 论文超过 50 篇。

人兽共患病防控战略研究意见和建议

王力俭,王治才,黄 炯

新疆畜牧科学院兽医研究所,新疆乌鲁木齐

一、引言

人畜共患病不仅是当今人类医学和动物疫病重点关注的领域,而且也是人类健康和社会可持续发展所面临的重大挑战之一。近年来,几乎每1~2年就会出现1种全球性流行的新发传染病;曾严重威胁人畜健康的一些传染病如炭疽、鼠疫、狂犬病、结核病、布鲁氏菌病等时有死灰复燃。随着全球经济一体化,世界贸易和旅游业的发展,现代交通工具的方便快捷,以及人类对自然的开发利用,一些地方性流行的疾病变成了世界性流行,原来特定宿主的病原开始向人类和家养动物扩散。

研究表明,世界卫生组织(WHO)所分类的1415种人类疾病中,61%种疾病属于人兽共患病。人类已知的300多种传染病中,除10余种仅感染人类外,其余均是人兽共患传染病;近年发生的175种新发传染病中,有132种是人兽共患传染病,占新发传染病总数的75.4%。人兽共患传染病曾给人类发展造成了巨大的危害,当前人兽共患传染病的防控形势依然十分严峻。人兽共患病已经成为影响世界公共卫生安全的重大问题,受到WHO和各国政府以及国内外学者的高度重视和广泛关注。如果不及早采取有效预防措施,应对和防控已经流行或即将发生的人兽共患病,我国经济发展的成果将可能被人兽共患病流行所耗尽。

在我国,开展人兽共患病防控策略的研究,探讨适合我国政治体制、经济发展水平和国民素质的人兽共患病防控体系、运行机制,防治法规,防控技术,提出具有战略性、前瞻性、全局性、科学性,且具有可操作性和可持续性的防控政策与策略,是当前人兽共患病防控研究中需要重点考虑和解决的关键性问题。

根据新疆人兽共患病流行的现状以及防控工作中的问题,结合近30年来的防控经验和教训,对人兽共患病的防控战略研究提出以下几点意见和建议。

二、与经济和科学文化素质相适应的人兽共患病防控政策和法律法规研究

政策、法律法规是指导和规范人们行为和操作的依据。政策、法律法规的可行性、科学性以及这些法律法规的实施是否有可靠、持续的经济和财政支持，是决定该项工作成败的关键。研究和制定适合我国农牧区实际的防控政策与法律法规是人兽共患病防控工作可持续发展的关键。

我国在20世纪90年代以前，虽然财力有限，但是在执行疫病防控政策上易于实现，许多疫病得到有效控制。改革开放以后，虽然国家投入增加，主要在重大动物疫病防控上，也曾制定了一系列与人兽共患病防治相关的法律法规和技术标准，这些法律法规也为我国人兽共患病防控和执法提供了一定的依据，但受市场经济等因素的影响，控制手段操作相对困难，与我国人兽共患病防控实际需求还有较大差距。其主要体现在：

（一）法律法规执法主体不明，衔接不紧，缺乏完善的法律保障体系

仅从动物源性人兽共患病防控看，自改革开放以来，各部门相继制定和推出了一系列与动物防疫、畜产品安全、人兽共患病防控相关的法律法规，这些法律法规在保障我国畜牧业健康发展和畜产品安全中发挥了重要作用，但与动物防疫以及人兽共患病防控工作实际和国际贸易的需要相比，仍有较大差距，还存在一些问题。

目前我国制定和颁布的与动物疫病和食品有关的法律有《传染病防治法》《进出口商品检验法》《进出境动植物检疫法》《食品卫生法》《药品管理法》；政府部门颁布的法规、规章有《兽药管理条例》《生猪屠宰管理条例》《饲料和饲料添加剂管理条例》等，这些法律、法规大多是由相关部门起草立法，法与法之间不衔接，执法主体混乱；法规的制定上也严重滞后，有的法律缺少体系化管理和配套法规支持，执行和操作难度较大。如《动物防疫法》，迄今尚未出台配套实施细则，原有部分内容已不适合当前我国动物疫病防控的实际；虽然我国已经开始实行首席兽医官制度，但缺乏官方兽医管理的相关法律，使执法人员身份不明，首席兽医官的执法活动困难重重。

在动物源性人兽共患病防控法律法规方面，我国虽制定了《动物防疫法》《进出境动植物检疫法》及其实施条例、《兽药管理条例》和《饲料和饲料添加剂管理条例》，但没有形成完整的兽医工作法律体系，缺少一个兽医工作的基本法。在兽医管理体制、执业兽医管理、突发重大动物疫情的应急、动物诊疗、畜产品卫生质量等方面也没有立法。尽管控制动物源性人兽共患病有《中华人民共和国

动物防疫法》为依据，但是本法对于违法行为处罚过轻，违法成本低，震慑力明显不够。依法管理时养殖户和养殖场不配合的现象常见，出现采样难、扑杀难、免疫难、无害化处理难等问题。上述情况不仅严重影响了我国动物源性人兽共患病法律法规的严肃性和权威性，而且常常造成疫病的蔓延和扩散。

（二）现有法律法规与国际相关法律法规不衔接

2007 年新修订的《中华人民共和国动物防疫法》在认真总结近年来防控重大动物疫病的实践基础上，重点对重大疫病、人兽共患病的免疫、检疫、疫情报告和处理等制度作了修改、补充和完善，新增了疫情风险评估、疫情预警、疫情认定、无规定动物疫病区建设、官方兽医、执业兽医管理、动物防疫保障机制等方面的内容，但动物卫生法规的现状与国际相比仍有很大差距。

当前，世界贸易组织（WTO）协调管理正逐步从边境口岸的进出口管理转向各成员国公认的法律法规和标准制定。根据贸易自由化原则、非歧视性原则、促进公平竞争原则和透明度原则，WTO－SPS 强调各成员国在防控动物疫病流行、实施动物卫生措施时，必须遵循同等待遇和透明度原则，并强调所有成员国采用国际标准、准则。这就要求我国动物防疫立法过程应更加透明，应更多地参照世界动物卫生组织（OIE）《国际动物卫生法典》《动物疫病诊断技术和疫苗标准手册》以及国际营养标准委员会的标准，进一步与国际接轨。这样不仅有利于我国畜产品的进出口贸易，避免国际争端，而且有利于动物源性人畜共患病的防控。

（三）与人兽共患病防控相关的政策和法律法规的落实缺乏可靠的经济保障，不具备可持续发展

兽医在人兽共患病防控中发挥着十分重要的作用。兽医行业承担着保障动物健康、人兽共患病防控、保障食品卫生安全等重要职能。为保障该行业发展，国家相继出台了一系列财政支持政策，财政投入总量不断扩大，财政覆盖面不断拓宽，在扑杀补助、兽医卫生监督、动物疫情和畜产品安全监测、兽药研制与开发等环节的资金投入也在逐年大幅增加。但财政经费的增加与该行业的发展需要仍然有较大差距。对动物的疫病监测、染疫动物扑杀、强制免疫、免疫标示、死亡动物的无害化处理、扑杀补贴、防疫员补助均需要大量的资金支撑。虽然各级政府逐年加大了对动物防疫工作的财政支持和投入，但缺口仍然很大。由于经费紧缺，部分地区发生疫情或检测出染疫畜禽后，强制扑杀的补偿标准非常低，养殖户对正常的防疫工作产生抵触情绪，瞒报疫情、私自处理染疫畜禽、抵制免疫接种，进一步加大了动物源性人兽共患病的疫情风险，增加了防控的难度。由于所制定的防控政策与当前的经济发展不匹配，导致防控工作的不可持续性。

三、进一步开展人畜共患病的流行病学调查

准确、可靠的疫情和国情调查是科学合理地制定人兽共患病政策法规的基础(或必要条件)之一。只有了解和掌握国内外人兽共患病流行病学,了解和借鉴不同经济水平国家和地区人兽共患病防控的经验和教训,才能制定出科学合理、可操作,具有可持续发展的防控技术政策和防控技术措施。

近年来,虽然国家对人兽共患病防控十分重视,并投入了大量的人力、财力、物力进行动物疫病和人兽共患病的流行病学调查,但由于缺乏合理的配套政策和财政保障,这些工作很难取得真实可靠的调查结果。特别是在动物源性人兽共患病调查中,部分养殖户以及地方官员出于对当地经济和政绩以及个人利益的考虑,常常对重要疫情的调查采取消极抵制、隐藏染疫畜禽、隐瞒疫情,使得调查工作很难获得真实可靠的疫情数据。依据不真实数据制定出的防控政策和措施理所当然地脱离实际而缺乏可操作性和可持续性。

在进行流行病学调查的同时,还需研究发达国家在不同发展时期以及不同经济发展水平的国家、地区的人兽共患病防控的政策、法律法规、技术措施,学习和借鉴这些国家和地区人兽共患病防控的经验和教训,研究制定出循序渐进、可持续发展、适合我国当前政治、经济、文化发展水平的防控策略。

四、对现有的人畜共患病诊断监测以及防控技术进行甄别和分析,制定和建立可操作性强的防控技术方法

除近年来新发的人兽共患病外,我国农业、医学和科技部门均已投入了大量的资金,对现有的主要人兽共患病的流行病学、诊断监测和防控进行了持续性研究并取得了一系列成果。但是,有些重要疫病的发病率,如牛结核病、牛羊布鲁氏菌病、炭疽、包虫病等,不仅没有得到控制反而在持续升高。究其原因,除了政策、经济方面的影响因素外,可能与这些研究结果的实用性和可操作性不强有关。

在进行新一轮的人兽共患病防控研究中,为了防止重复研究,建议组织专家首先对现有的各主要人兽共患病研究成果:诊断检测技术、流行病学调查方法、防控技术与策略进行逐一的清理与分析,找出现有技术存在的问题和缺陷,结合国内外的先进技术方法,针对性地进行研究与改进;在重视基础研究的同时,加强研究成果的实用性和可操作性。

五、防控人兽共患病公共卫生体系建设和完善的研究

人兽共患病的有效防控需要建立一个各级部门参加的、多方密切合作和高

效的组织领导机构，来行政管理、统一协调公共卫生体系。这个体系应包括生物学、动物医学、人类医学所涉及的野生动物专家、临床医生、兽医、研究人员、实验室专业人员、兽医官和公共卫生官员等。无论是在动物源性还是医源性人兽共患病、烈性传染病的监测中，应在国家级层面上建立兽医、人医、野生动物疫源疫病监测为一体的病原监测体系，通过加强兽医监测能力和建立规范化的疫病信息互通渠道，在病原研究、流行病学调查、疾病监测、疫情预警等领域真正实现信息互通、优势互补、资源共享，使新出现的病原和具有人和动物共感染潜力的病原能够被及早发现，并对可能的人的感染做出及时、准确的预警。

在公共卫生体系的建立中，应结合我国科学技术发展与经济实力，研究制订针对不同时期和不同地区的中、长期的人兽共患病防疫规划，加强各级各类疾控中心的软硬件建设和药物器材储备，普及人兽共患病预防知识，提高全民防治人兽共患病和烈性传染病的意识。

同时国家应加强人兽共患病诊断、监测及防控的技术储备，建立一个技术支撑体系。在发生重大疫情或烈性传染病时，可在最短时间内进行临床诊断监测，传染源追踪，传播途径分析，未知病原体分子分型、基因或蛋白成分分析，并以最快的速度制定出有效防控对策。

空肠弯曲菌致格林-巴利综合征动物模型的建立

薛 峰[1],曾德新[1,2],徐 飞[1],杨跃飞[2],
王小波[2],张小荣[2],李震中[3],蒋 原[1]

1 江苏出入境检验检疫局动植物与食品检测中心,江苏南京
2 扬州大学兽医学院,江苏扬州
3 河北医科大学第二医院,河北石家庄

摘要:利用巴马小香猪构建空肠弯曲菌致格林-巴利综合征(GBS)的动物模型。选取致人GBS源空肠弯曲菌株,采用3×10^{12} CFU/mL、3×10^{11} CFU/mL、3×10^{10} CFU/mL、3×10^{9} CFU/mL、3×10^{8} CFU/mL、3×10^{7} CFU/mL、3×10^{6} CFU/mL、3×10^{5} CFU/mL等浓度对8组巴马小型猪灌胃攻毒,每头猪攻毒10 mL,同时设立对照组。24 h后开始病原菌分离试验,连续分离3次;从第二周开始定期采集组织及血液样本,通过免疫学检测及组织病理切片判定病变情况。攻毒组中(32份)有14份血清中GM1-IgG抗体为检测阳性,阳性检出率为43.75%,其中有12份阳性血清来自$10^{9}\sim10^{12}$攻毒组中。第4~5周采集样本的病理组织切片H/E染色显示,抗体阳性试验猪的大脑出现了噬神经元、小血管周围间隙增宽、神经中央染色溶解等现象;切片LFB染色显示,在发病模型动物的小脑白质和腰膨大出现了轻度脱髓鞘现象。结果表明,空肠弯曲菌诱导GBS的浓度在3×10^{9} CFU/mL以上即可,组织样本及血液采集在攻毒后4~5周较理想。

关键词:空肠弯曲菌;GBS;动物模型

一、引言

格林-巴利综合征(GBS)又称吉兰-巴雷综合征或急性炎症性脱髓鞘性多发性神经病(AIDP),是由体液和细胞共同介导的单向性自身免疫性周围神经病[1]。诱发GBS的因素一般为空肠弯曲菌、巨细胞病毒、EB病毒、肺炎支原体、乙型肝炎病毒、人类免疫缺陷性病毒等,其中最常见的是空肠弯曲菌,达到85%[2]。其病变主要侵犯脊神经根、脊神经和颅神经,有时也累及脊膜、脊髓及

脑部。病变严重可致死，其死亡率达到5% ~10%[3]。

目前空肠弯曲菌致GBS的致病机理尚不明确。一般认为，空肠弯曲菌致GBS是因为空肠弯曲菌的LPS上的LOS在分子结构上与人类神经节苷脂表位之间具有分子模拟现象，从而导致交叉免疫反应。但是除了LOS，是否还有其他大分子物质参与了GBS的诱发？在自身免疫过程中机体内的哪些物质起到正向的协调作用或是治疗作用？如果能利用合适的动物模型找出这些关键的因素，无疑对GBS的研究和治疗有极大的帮助。然而，迄今为止，国际上尚未有公认的空肠弯曲菌诱导GBS动物模型的报道。

在以往的研究中，学者们已建立了多种动物模型。赵晓燕等使用兔作为实验动物构建动物模型，对O19型菌株对神经的致病作用进行研究[4]；C. Wim Ang等用小白鼠和兔作为模型，进行GBS的相关免疫反应的研究[5]；Anthony P. Moran等用兔构建动物模型，研究*CJ*诱导GBS的分子致病机制[6]；G. Parthasarathy等用猪构建动物模型，研究*CJ*的侵染机制[7]。本研究拟采用广西巴马小香猪构建空肠弯曲菌诱导GBS的动物模型。

二、材料

（一）菌株及实验动物

人源空肠弯曲菌LLcj由河北第二医科大学李春岩院士惠赠，1月龄广西巴马小香猪购自上海交通大学实验动物中心。

（二）主要试剂

Carry - Blair运送培养基购自中国科学院上海昆虫科技开发公司，布氏肉汤、哥伦比亚血琼脂购自OXOID公司，微氧产气袋购自日本MGC公司，PCR试剂盒及引物、探针购自TaKara公司，脱脂绵羊血购自生工生物技术有限公司，其他试剂均为国产分析纯级产品。

（三）主要仪器

台式冷冻离心机，德国Eppendorf公司；三气培养箱，德国Binder公司；恒温金属浴（CHB - 100型），杭州大和热磁电子有限公司；快速混匀器，德国Eppendorf公司；核酸蛋白检测仪，德国Eppendoff公司；荧光定量PCR仪ABI7500，美国ABI公司；酶标仪，美国Thermo fisher公司；DMR显微镜，德国Lecia公司；组织切片机，德国Lecia公司。

（四）数据分析软件

SPSS 13.0 数据分析软件。

三、方法

（一）菌株复苏

将冻存菌株从－70 ℃冰箱中取出自然化冻。取200 μL 菌液于5 mL 布氏肉汤中，5% O_2、10% CO_2、85% N_2、37 ℃环境中培养48 h。

（二）传代培养

将复苏菌株接种于哥伦比亚血平板，5% O_2、10% CO_2、85% N_2、37℃环境中培养48 h。连续传代2～3次，恢复菌株活性。

（三）攻毒菌液的制备

挑取单菌落接种于布氏肉汤中（10% CO_2，5% O_2，85% N_2，37 ℃）增菌48 h，4500 r/min×5 min 离心后，用生理盐水调制终浓度分别为 3×10^{12} CFU/mL、3×10^{11} CFU/mL、3×10^{10} CFU/mL、3×10^{9} CFU/mL、3×10^{8} CFU/mL、3×10^{7} CFU/mL、3×10^{6} CFU/mL、3×10^{5} CFU/mL 的菌悬液备用。

（四）实验动物分组

广西巴马小香猪36头，体重3.5～4 kg，雌雄各半，随机分为9个组：对照组（4只）、高剂量攻毒组（4只）、中高剂量攻毒组（4只）、中剂量攻毒组（4只），低剂量攻毒组（4只），低$_2$剂量攻毒组（4只）、低$_3$剂量攻毒组（4只）、低$_4$剂量攻毒组（4只）及低$_5$剂量攻毒组（4只）。采集各小猪血液，备用。本动物试验得到江苏出入境检验检疫局动植物与食品检测中心伦理委员会的认可和授权。

（五）攻毒方法

攻毒前12 h禁食，攻毒时每头猪先灌注10 mL $NaHCO_3$中和胃酸。高剂量组口腔灌注 3×10^{12} CFU/mL 的菌悬液10 mL，中高剂量组口腔灌注 3×10^{11} CFU/mL 的菌悬液10 mL，中剂量组口腔灌注 3×10^{10} CFU/mL 的菌悬液10 mL，低剂量组口腔灌注 3×10^{9} CFU/mL 的菌悬液10 mL，低$_2$剂量组口腔灌注 3×10^{8} CFU/mL 的菌悬液10 mL，低$_3$剂量组口腔灌注 3×10^{7} CFU/mL 的菌悬液10 ml，低$_4$剂量组

口腔灌注 3×10^6 CFU/mL 的菌悬液 10 mL，低$_5$剂量组口腔灌注 3×10^5 CFU/mL 的菌悬液 10 mL，对照组口腔灌注生理盐水 10 mL。

（六）病原菌分离

攻毒后每间隔 24 h 对各攻毒组及对照组通过肛拭子进行病原菌的分离，连续采集 3 次；经前增菌[8]后同时用国标检测法[8]和荧光定量 PCR 法[9]进行病原菌的检测。

（七）样本采集

从第二周开始，每间隔一周各组选 1 头小猪用于样本采集。用 BD Vacutainer 血清采集管采集血液，血液采集完成后立即在 4 ℃，4500 r/min × 30 min 离心，吸取血清后保存于 −70 ℃；

采集大脑、小脑、腰膨大、颈膨大、坐骨神经、臂神经、动眼神经等组织样，同时保存于 4% 的福尔马林溶液和液氮中。24 h 之后，将保存于 4% 的福尔马林溶液的组织适当清洗后重新存入新的 4% 的福尔马林溶液。

（八）免疫学检测

ELISA 检测血清中 GM1 – IgG 抗体成分[10]。用 PBS 将 GM1 稀释至 2 μg/mL，每孔 100 μL，包被酶标板 4 ℃过夜；1% 牛血清白蛋白（BSA）封闭，37 ℃湿盒孵育 2 h；1∶50 稀释血清样本每孔 100 μL，并设双复孔，37 ℃孵育 2 h；磷酸盐吐温缓冲液（PBST）洗 3 次，拍干；加入辣根过氧化物酶标记的 IgG，37 ℃ 孵育 1 h；PBST 洗 3 次；显色液（TMB）避光显色 15 min；2 mol/L 硫酸终止显色；450 nm 波长读值。所得数据用 SPSS 13.0 数据分析软件比较分析。

（九）组织病理切片

将大脑、小脑、腰膨大、颈膨大、臂神经、坐骨神经、动眼神经等组织固定好后，用石蜡包裹、切片，做成厚度约 0.4 μm 的病理切片。每个组织样本切 6 片，3 片用于 H/E 染色，另外 3 片用于 Luxol Fast Blue 染色。切片完成后用 Leica DMR 显微镜下观察并摄影。

四、结果

（一）病原菌分离结果

经国标法和荧光定量 PCR 方法联合检测，国标方法或荧光定量 PCR 方法任意一种方法检测阳性均算检出阳性。攻毒组共有29个为阳性检出，对照组均为检测阴性；32个攻毒单位在24 h的阳性检出率为90.6%，48 h的阳性检出率为68.8%，72 h的阳性检出率为50%；前4个攻毒组在24 h的阳性检出率为100%（如表1）。

表1　病原菌分离结果

分组	24 h		48 h		72 h	
	GB	PCR	GB	PCR	GB	PCR
G－1	+	+	+	+	−	+
G－2	+	+	+	+	+	+
G－3	+	+	−	+	+	+
G－4	+	+	−	−	−	−
ZG－1	+	+	+	+	−	+
ZG－2	+	−	+	+	+	+
ZG－3	−	+	−	−	−	−
ZG－4	+	+	+	+	−	+
Z－1	−	+	−	+	−	−
Z－2	+	+	+	+	+	+
Z－3	−	+	+	+	+	+
Z－4	+	+	+	+	+	+
D－1	+	+	−	−	−	−
D－2	−	+	−	+	−	−
D－3	+	−	−	−	−	−
D－4	−	+	−	+	−	+
D_2－1	+	+	+	+	+	+
D_2－2	−	−	−	−	−	−
D_2－3	+	−	−	−	−	−
D_2－4	+	+	−	+	−	−
D_3－1	−	−	−	−	−	−
D_3－2	−	+	+	+	+	+

续表

分组	24 h		48 h		72 h	
	GB	PCR	GB	PCR	GB	PCR
D_3-3	−	+	−	+	−	+
D_3-4	−	+	−	+	−	−
D_4-1	+	−	+	+	−	−
D_4-2	−	−	−	−	−	−
D_4-3	+	+	−	+	−	+
D_4-4	−	+	−	−	−	−
D_5-1	−	+	−	−	−	−
D_5-2	−	+	−	+	−	−
D_5-3	+	+	−	+	−	+
D_5-4	−	+	−	+	−	+
CG − 1	−	−	−	−	−	−
CG − 2	−	−	−	−	−	−
CG − 3	−	−	−	−	−	−
CG − 4	−	−	−	−	−	−

注:G:高剂量组,ZG:中高剂量组,Z:中剂量组,D:低剂量组,D_2:低$_2$剂量组,D_3:低$_3$剂量组,D_4:低$_4$剂量组,D_5:低$_5$剂量组;CG:对照组.表中"+":检测阳性,"−":检测阴性

(二)免疫学检测结果

用ELISA检测法对36份血清样检测。用棋盘法确定血清的最佳稀释倍数为1:50。然后对36份血清样分别检测,每份样做3个平行重复。将对照组的4个检测结果取平均值后分别同32个病理组进行比较,以比值大于2.0者为检测阳性。攻毒前32份血清均为GM1－IgG抗体检测阴性;攻毒后,在32个病理组中有14份的血清中GM1－IgG抗体为检测阳性,分别出现在高剂量组(3个)、中高剂量组(4个)、中剂量组(2个)、低剂量组(3个)、低$_2$剂量组(1个)和低$_4$剂量组(1个),阳性检出率为43.75%;4个对照样血清均为检测阴性。在设计的梯度病理组中并没有显著的梯度差异,其结果如表2。

表 2　血清中 GM1－IgG 抗体含量检测结果

分组	重复	攻毒前	攻毒后	*P*	检测结果
G－1#	3	0.092 ±0.001	0.124 ±0.007	<0.01	－
G－2&	3	0.095 ±0.004	0.328 ±0.314@	<0.01	+
G－3 *	3	0.096 ±0.002	0.501 ±0.072@	>0.01	+
G－4 **	3	0.096 ±0.010	0.426 ±0.036@	<0.01	+
ZG－1 **	3	0.096 ±0.003	0.395 ±0.046@	<0.01	+
ZG－2 *	3	0.100 ±0.008	0.412 ±0.007@	<0.01	+
ZG－3#	3	0.092 ±0.003	0.335 ±0.016@	<0.01	+
ZG－4&	3	0.096 ±0.006	0.343 ±0.042@	<0.01	+
Z－1 **	3	0.091 ±0.002	0.258 ±0.011@	<0.01	+
Z－2&	3	0.096 ±0.001	0.133 ±0.006@	<0.01	－
Z－3#	3	0.101 ±0.005	0.099 ±0.002	>0.05	－
Z－4 *	3	0.089 ±0.005	0.356 ±0.061@	>0.01	+
D－1 **	3	0.095 ±0.003	0.209 ±0.007@	<0.01	+
D－2 *	3	0.098 ±0.005	0.355 ±0.019@	<0.01	+
D－3&	3	0.094 ±0.003	0.305 ±0.017@	<0.01	+
D－4#	3	0.099 ±0.008	0.095 ±0.031	>0.05	－
D_2－1 *	3	0.094 ±0.005	0.218 ±0.006@	<0.01	+
D_2－2 **	3	0.097 ±0.006	0.109 ±0.013	<0.01	－
D_2－3&	3	0.089 ±0.007	0.098 ±0.003	<0.01	－
D_2－4#	3	0.102 ±0.015	0.097 ±0.021	>0.05	－
D_3－1&	3	0.099 ±0.008	0.095 ±0.025	>0.05	－
D_3－2 **	3	0.103 ±0.008	0.121 ±0.012	<0.01	－
D_3－3 *	3	0.091 ±0.028	0.089 ±0.009	>0.05	－
D_3－4#	3	0.102 ±0.007	0.009 ±0.042	>0.05	－
D_4－1 *	3	0.096 ±0.002	0.010 ±0.015	<0.01	－
D_4－2#	3	0.085 ±0.016	0.089 ±0.005	<0.01	－
D_4－3 **	3	0.095 ±0.001	0.254 ±0.011@	<0.01	+

续表

分组	重复	攻毒前	攻毒后	P	检测结果
D_4 -4&	3	0.100 ±0.003	0.105 ±0.004	<0.01	-
D_5 -1#	3	0.108 ±0.008	0.095 ±0.010	>0.05	-
D_5 -2&	3	0.094 ±0.002	0.097 ±0.009	<0.01	-
D_5 -3 *	3	0.099 ±0.012	0.105 ±0.006	<0.01	-
D_5 -4 **	3	0.097 ±0.009	0.095 ±0.013	>0.05	-
Mean value	12	0.095 ±0.003	0.098 ±0.006	<0.01	-

注：本表为36个血清样本的GM1 - IgG抗体含量检测结果，其中对照组为4个样本的平均值所得；G：高剂量组，ZG：中高剂量组，Z：中剂量组，D：低剂量组，D_2：低$_2$剂量组，D_3：低$_3$剂量组，D_4：低$_4$剂量组，D_5：低$_5$剂量组；#：第2周取样，&：第3周取样，*：第4周取样，**：第5周取样，对照组则每周取一个样；@与对照组相比具有显著性（$P<0.05$）；表中"+"：检测阳性，"-"：检测阴性

（三）组织病理切片

分别对36头猪的相应组织做病理切片，每个组织做6张切片，3张用于H/E染色，3张用于LFB染色。根据病理切片观察到，只有8头猪经H/E染色后能观察到炎症反应现象，其中低剂量组2个（分别采样与第4和第5周），中剂量组1个（采样于第4周），中高剂量组3个（分别采样于第4和第5周），高剂量组2个（采样于第5周）；且这8头猪中只有2头经LFB染色后能观察到轻微脱髓鞘现象，其中中高剂量组1个（采样于第5周），高剂量组1个（采样于第4周）。

1. H/E染色

切片H/E染色结果显示，在发病模型动物的大脑出现了噬神经元、小血管周围间隙增宽、神经中央染色溶解等现象，如图1。

2. Luxol Fast Blue染色

切片LFB染色结果显示，在发病模型动物的小脑白质和腰膨大出现了轻度脱髓鞘现象，如图2。

五、讨论

空肠弯曲菌是引起人类细菌性腹泻的主要病原菌，对人的感染率不亚于沙门氏菌和志贺氏菌，特别是其作为前驱因子诱发GBS，对人类造成了极大的威胁。目前，空肠弯曲菌已受到人们的广泛关注，在研究空肠弯曲菌致病机理的过程中，研究人员运用了多种动物构建动物模型，然而，迄今为止，国际上尚未有公认的空肠弯曲菌诱导GBS动物模型的报道。因此，模拟人感染GBS的模式，建

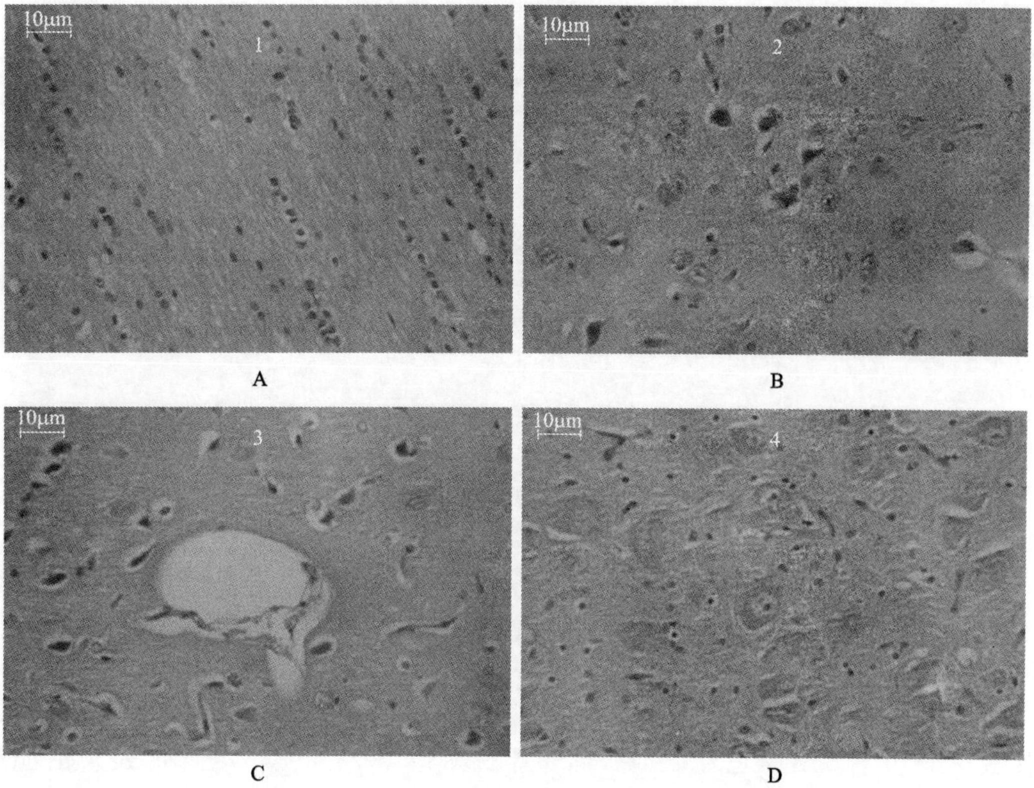

图1　H/E 染色病理切片图

A，对照组大脑组织；B，大脑噬神经元；C，Virchow-Robin 间隙增宽；D，大脑的神经中央染色溶解

立一个适用于研究空肠弯曲菌诱发 GBS 致病机理的动物模型具有重大意义。

在模式动物的选择方面：鉴于猪在心血管系统、消化系统、皮肤系统、骨骼发育、营养代谢等方面与人类具有较大的相似性，利用猪构建动物模型，可以在极大程度上模拟人感染 *CJ*、引发肠胃炎、GBS 病发的整个过程；其次，巴马小型猪在原产地均为长期近亲交配形成的封闭群体，具有体型小、遗传稳定等特点，这样既方便实验操作，又可保证个体间在基因型方面的均一性，以便于后期基因表达的研究[11, 12]。因此，应用巴马小型猪构建动物模型可以保证此项研究的可操作性和科学性。在菌株的选择方面：为了保证菌株的致病能力以及与人的极大相关性，我们选择了从 GBS 患者体内分离得到的致人 GBS 源空肠弯曲菌。

在动物模型的构建中，我们设立了 8 个梯度攻毒组和 1 个阴性对照组，以了解不同攻毒剂量所达到的不同效果。根据免疫学检测结果显示，高剂量组在整体上略高于低剂量组，但是梯度攻毒组之间并没有表现出显著梯度差异，这可能是由于空肠弯曲菌作为前驱感染因子的不确定性，并非有空肠弯曲菌感染就会诱发免疫反应或者并非高剂量的空肠弯曲菌就能引发高强度的免疫反应，而与

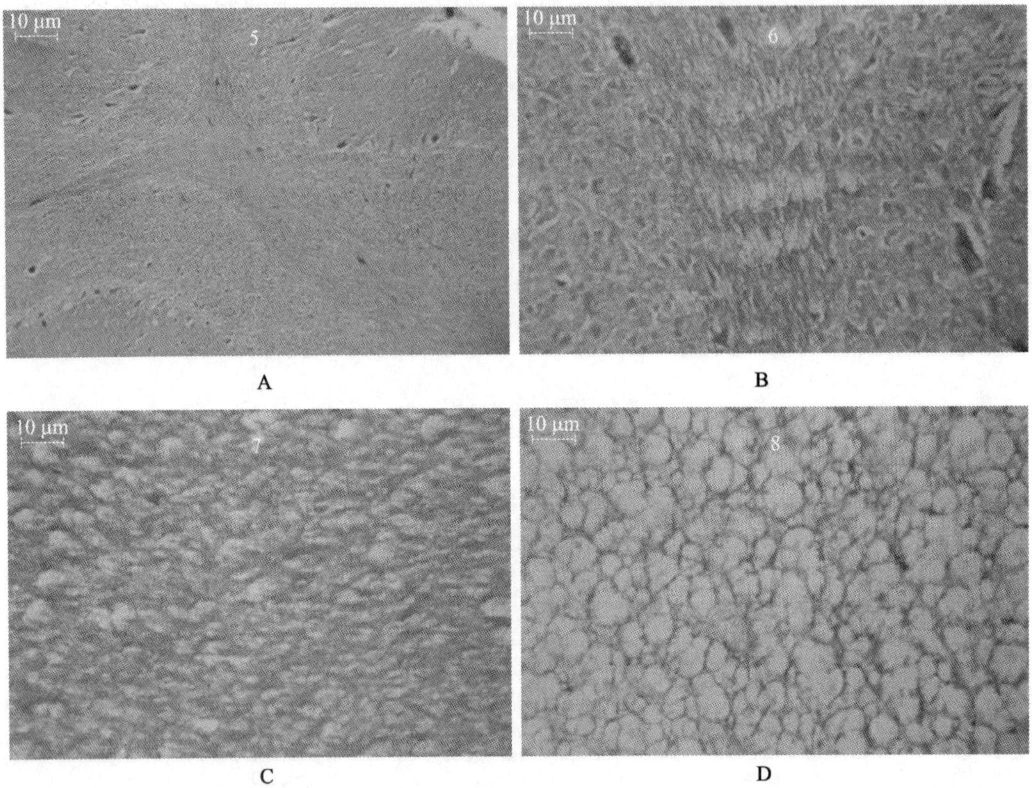

图 2 LFB 染色病理切片图

A，对照组小脑；B，小脑白质轻度脱髓鞘；C，对照组腰膨大；D，腰膨大轻度脱髓鞘

个体体质差异有关。通过 ELISA 检测血清中的 GM1 - IgG 抗体，32 个病理组中只有 14 个的血清表现为检测阳性，发病率为 43.75% 。值得关注的是，这些阳性血清大部分都出现在前 4 个攻毒组，虽然在个体方面空肠弯曲菌诱导 GBS 存在一定的不确定性，但是我们可以得出空肠弯曲菌诱导 GBS 的较为理想的攻毒剂量。此外，GM1 - IgG 抗体的产生，符合 *CJ* 感染相关轴索型 GBS 的分子模拟理论[10]，这也验证了该动物模型构建的可行性。

以往的研究表明，GBS 症状会伴随着神经组织的炎症反应或者典型的脱髓鞘现象[13]，因此我们通过 H/E 染色和 LFB 染色来分析模式动物的病变情况。通过 H/E 染色，我们在 14 个免疫反应阳性个体中发现，有 8 个的相关组织出现了大脑噬神经元、大脑小血管周围间隙增宽、神经元中央染色质出现程度不等的溶解等病变现象；通过 LFB 染色，我们发现，其中有 2 个免疫反应阳性个体的小脑和腰膨大区域出现了典型的 GBS 病变症状即脱髓鞘。在 14 个免疫反应阳性个体中，只有 8 个个体表现出了相应的病变反应且只有 2 个个体表现出了典型的 GBS 症状，这可能是由于空肠弯曲菌感染只诱发相应的免疫反应，而没有对相应的组织造成实质性的伤害,也可能是因为大部分个体的自身免疫反应对相关组织造成的损伤过于微妙,以至于我们通过病理切片无法辨别。虽然只有2个个体出现了脱髓鞘现象,但这足以表明此动物模型构建的成功性以及对空肠弯曲菌致GBS致病机理研究的实用性。

血清学分析结果显示,前4个攻毒组的阳性血清所占比例很大;而病理切片结果则显示,在攻毒后第四周和第五周采集样本的个体病变现象较为明显,因此确定此动物模型的攻毒剂量在 $3\times10^{9}\sim3\times10^{12}$ CFU/mL 均可,组织样本及血液采集的最佳时间为攻毒后4~5周。

参考文献

[1] Ryan M M. Guillain - Barre syndrome in childhood. J Paediater Child Health, 2005, 41: 237 - 241.

[2] Schmidt - Ott R, et al. Improved serological diagnosis stresses the major role of campylobacter jejuni in triggering guillain - barré syndrome. Clin Vaccine Immunol, 2006, 13 (7): 779 - 783.

[3] Wegmuller B, et al. Direct polymerase chain reaction detection of *Campylobacter jejuni* and *Campylobacter coli* in raw milk and dairy products. Appl Environ Microbiol, 1993, 59 (12):4378 - 4383.

[4] 赵晓燕,等. 空肠弯曲菌抗体对兔周围神经致病作用的研究. 中风与神经疾病杂志, 1999,6 (16):325 - 327.

[5] Ang C W, et al. Host factors determine anti - GM1 response following oral challenge of chickens with guillain - Barre Syndrome derived campylobaceter jejuni strain GB11. J Plos One, 2010,5: e9820.

[6] Anthony P. Moran et al. Antibodies induced by ganglioside - mimicking Campylobacter jejuni lipooligosaccharides recognise epitopes at the nodes of Ranvier. J Neuroimmunol, 2005,165: 179 - 185.

[7] Parthasarathy G, et al. Recombinant interleukin - 4 enhances Campylobacter jejuni invasion of intestinal pig epithelial cells (IPEC - 1). Microb Pathog, 2009,47:38 - 46.

[8] GB - T 4789.9 - 2008 食品卫生微生物学检验 空肠弯曲菌检验.

[9] Inglis G D, et al. Direct quantification of Campylobacter *jejuni* and Campylobacter *lanienae* in feces of cattle by real - time quantitative PCR. Appl Environmental Microbiol, 2004, 70 (4): 2996 - 2306.

[10] Wang X H, et al. Study on the critical antigen that induces immume damage of peripheral nerve following Campylobacter jejuni infection. J Clin Pediatr, 2011, 29(1): 68 - 72.

[11] Feng W H, et al. In utero infection by porcine reproductive and respiratory syndrome virus is suffi2cient to increase susceptibility of piglets to challenge by Streptococcussuis type Ⅱ.

J Viro, 2001,5:4889 -4895.
[12] 王爱德. 广西巴马小型猪的选育研究. 中国比较医学杂志,2004,3 (14):160.
[13] Gregson N A, et al. Reactivity of serum IgG anti - GM1 ganglioside antibodies with the lipopolysaccharide fractions of Campylobacter jejuni isolates from patients with Guillain - Barre syndrome (GBS). J Neuroimmunol, 1997: 28 -36.

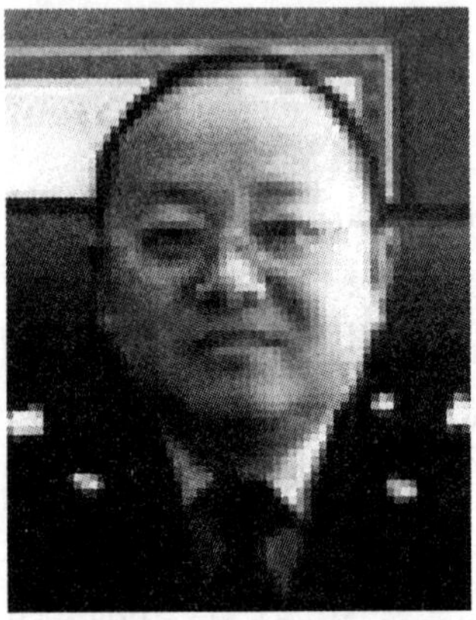

蒋原 1964年10月生,博士,研究员,国家质检总局优秀中青年专家,江苏省"333高层次人才培养工程第二层次培养对象",现任江苏出入境检验检疫局副局长,江苏省政府食品安全专家、中国兽药药典委员会委员、食品安全国家标准评审委员会委员、国家质检总局科技委食品检测专业委副主任委员、国家认监委检验检疫标准食品专业委副主任委员、江苏省畜牧兽医学会副理事长、江苏省食品科学与技术学会副理事长,中国检验检疫科学研究院客座研究员、合肥工业大学黄山学者特聘教授、扬州大学兼职教授、南京农业大学硕士研究生导师。主要分管进出境动植物监管和检测工作,从事食源性病原微生物、转基因产品检测、兽药动力学和食品中非法添加及残留物检测等方面的研究,主持或参加科技部、国家质检总局和省市地方科技部门科研项目30多项,获得国家科技进步奖二等奖1项、荣获省部级科研奖励10余项。在国内外杂志发表论文30多篇,主持和参与编写著作10部。

副猪嗜血杆菌氟喹诺酮耐药的分子特征研究

张　强，时玉兰，孙小美，金梅林

农业微生物国家重点实验室，华中农业大学动物医学院，湖北武汉

摘要：目前，氟喹诺酮的耐药机制研究已有许多报道，然而，副猪嗜血杆菌的氟喹诺酮耐药机制研究却仍然很缺乏。本研究通过对138株副猪嗜血杆菌临床分离菌株进行耐药性检测（左氧氟沙星和恩诺沙星），结合喹诺酮耐药相关基因（*gyrA*，*gyrB*，*parC*，*parE*）的序列比对，进而分析副猪嗜血杆菌氟喹诺酮耐药的分子特征。发现了与氟喹诺酮耐药相关的10个潜在突变位点，分别为 *gyrA*（87D→N/Y/G，452D→V/G，627G→E），*gyrB*（211V→I，254D→G），*parC*（73S→R/I，227Q→H，379L→I，578C→Y）和 *parE*（551T→A），其中除了 *gyrA*（87D→N/Y/G）外，其余9个突变位点为首次发现。

关键词：副猪嗜血杆菌喹诺酮；耐药性；突变位点

一、引言

副猪嗜血杆菌（*Haemophilus parasuis*）可以引起猪的格氏病（Glasser's disease），临床上以体温升高、关节肿胀、呼吸困难、多发性浆膜炎、关节炎和高死亡率为特征，严重危害仔猪和青年猪的健康[1]。目前，副猪嗜血杆菌病在全球范围影响着养猪业的发展，给养猪业带来了巨大的经济损失。然而，由于抗生素的不合理使用以及滥用，副猪嗜血杆菌的耐药性也越发明显，尤其是对氟喹诺酮类药物的耐药性更为严重[2]。本研究通过对副猪嗜血杆菌氟喹诺酮耐药性的流行率进行分析，结合其耐药相关分子特征研究，以期对氟喹诺酮的临床用药提供指导，有利于更好地治疗副猪嗜血杆菌病。

二、材料和方法

（一）材料

138株临床菌株为2002—2009年分别取自河南省、湖北省、浙江省、上海、江西省、广东省和广西壮族自治区等地猪场中的病猪。用于检测菌株MIC值的试纸条E－test购自瑞典AB Biodisk，Solna。

（二）仪器

J62MC、JA214 离心机，Backman 公司；UV21700 紫外可见分光光度仪，日本岛津公司。

（三）方法

利用 E - test 检测 138 株临床分离菌株对左氧氟沙星和恩诺沙星的 MIC 值，进而分析其耐药性。

利用已测序菌株 SH0165 的序列，分别设计 *gyrA*、*gyrB*、*parC*、*parE* 的引物[3]，由上海桑尼公司合成，引物序列和 PCR 条件如表 1。

表 1　4 个基因 *gyrA*、*gyrB*、*parC*、*parE* 引物序列及 PCR 扩增条件

基因	引物	引物序列（5’-3’）	引物大小/bp	PCR 条件
gyrA	*gyrA* - F	ATGAGTGAATTGGCTAAAGATAT	2667	94℃ 40 s，55℃
	gyrA - R	TTATGCTTCTTCAACAGATAAAT		40 s，72℃ 3 min
				（30 个循环）
gyrB	*gyrB* - F	ATGTCAGAACAAAATCAACCA	2433	94℃ 40 s，55℃
	gyrB - R	TTAAATGTCTAAATTTGCATATAAG		40 s，72℃ 3 min
				（30 个循环）
parC	*parC* - F	ATGCCGATTAAGCGTTTT	2208	94℃ 40 s，55℃
	parC - R	CTAATCTACAATTTCAACTTCAAC		40 s，72℃ 3 min
				（30 个循环）
parE	*parE* - F	ATGTCAGAAAAACGCTACG	1902	94℃ 40 s，55℃
	parE - R	TTATAAATCCGCCTCATCA		40 s，72℃ 2.5 min
				（30 个循环）

通过 PCR 扩增目的基因后，基因片段送至上海桑尼公司测序，然后对基因序列进行比对。

三、结果

通过 E - test 检测，138 株临床分离菌株对左氧氟沙星和恩诺沙星的耐药率分别为 5.8% 和 60.1%，见表 2。

表 2 138 株临床分离菌株对恩诺沙星和左氧氟沙星的耐药率

菌株	恩诺沙星		左氧氟沙星	
	敏感株	耐药株	敏感株	耐药株
副猪嗜血杆菌分离菌株	130(94.2%)	8(5.8%)	55(39.9%)	83(60.1%)

喹诺酮耐药的相关基因为 *gyrA*、*gyrB*、*parC* 和 *parE*，分别对 138 株临床分离菌株的 4 个耐药相关基因进行 PCR 扩增，然后，对其进行基因序列测定(上海桑尼)，序列比对后，结合菌株的耐药性，分析其耐药分子特征，发现了 10 个喹诺酮耐药基因相关位点[3]，如表 3 所示。

表 3 138 株副猪嗜血杆菌临床分离菌株的喹诺酮耐药分子特征

菌株数量	MICs/($mg \cdot L^{-1}$)		*gyrA*			*gyrB*		*parC*			*parE*
	EF	LE	87D	452D	627G	211V	254D	73S	227Q	379L	578C	551T
20	0.004 - 0.75	0.004 ~ 0.125	—	—	—	—	—	—	—	—	—	—
35[a]	0.047 - 1	0.016 ~ 0.38	—/N/Y	—/V/G	—/E	—/I	—/G	—/R/I	—/H	—/I	—/Y	—/A
31[b]	1.5 - 6	0.25 ~ 1.5	N/Y/G	—/V/G	—/E	—/I	—/G	—/R/I	—/H	—/I	—/Y	—/A
52	1.5 - 32	0.25 - 16	N/Y/G	V/G	E	I	G	R/I	H	I	Y	A

[a]该 35 株菌株为敏感菌株，但其 10 个耐药相关位点均有部分发生了点突变；

[b]该 31 株菌株为耐药菌株，但其 10 个耐药相关位点均只有部分发生了点突变

对 138 株菌株的喹诺酮耐药分子特征进行进一步分析，发现 ParC 的 73 位点的突变与其他 9 个位点的突变在影响喹诺酮耐药性形成的过程中存在协同作用，具体表现为：当 10 个位点中仅有 ParC 的 73 位点发生突变时，菌株的耐药性较未发生突变的菌株显著增加；而当 10 个位点都突变时，菌株的耐药性较仅 ParC 73 位点发生突变的菌株显著增加，结果见表 4。

表 4　突变位点之间对耐药性形成的协同作用

组别	菌株	MICs /(mg·L⁻¹)	*gyrA*			*gyrB*		*parC*			*parE*	P 值
		EF	87D	452D	627G	211V	254D	73S	227Q	379L	578C	551T	
A	9425	0.004	—	—	—	—	—	—	—	—	—	—	
	9471	0.004	—	—	—	—	—	—	—	—	—	—	
	9492	0.006	—	—	—	—	—	—	—	—	—	—	
B	7097	0.125	N	V	E	I	G	—	H	I	Y	A	0.017[a]
	7732	0.25	N	V	E	I	G	—	H	I	Y	A	
	9533	0.094	N	V	E	I	G	—	H	I	Y	A	
	9534	0.125	N	V	E	I	G	—	H	I	Y	A	
C	8598	2	N	V	E	I	G	R	H	I	Y	A	0.003[b]
	8188	6	N	V	E	I	G	R	H	I	Y	A	
	8195	8	N	V	E	I	G	R	H	I	Y	A	
	8462	4	N	V	E	I	G	R	H	I	Y	A	
	8473	3	N	V	E	I	G	R	H	I	Y	A	
	7891	3	N	V	E	I	G	R	H	I	Y	A	
	7770	6	N	V	E	I	G	R	H	I	Y	A	

[a] B 组中菌株 MIC 值较 A 组中菌株 MIC 值的 *P* 值;

[b] C 组中菌株 MIC 值较 B 组中菌株 MIC 值的 *P* 值

四、讨论

本研究中,发现的 10 个喹诺酮耐药基因相关突变位点,其中 *gyrA* 87D→N/Y/G 已有相关报道证明,此位点的突变对细菌喹诺酮的耐药性形成具有关键性作用[4],而其他 9 个突变位点,均为首次报道。实验结果表明,菌株耐药性的产生,确实受到了耐药相关基因突变的影响。本研究发现,*gyrA* 87D→N/Y/G 在耐药菌株中的突变率为 100%,而其他位点的突变均未达到 100%,证明,*gyrA* 87D→N/Y/G 为副猪嗜血杆菌喹诺酮耐药性形成的基础和前提,其他位点则起到了协助的作用。突变位点之间对耐药性形成的协同作用,使得菌株的耐药性进一步增加,进而更容易产生高水平耐药菌株,为临床治疗带来了更大的困难。另外,突变位点多样性反映了耐药性形成的多样性,为临床合理用药提供了参考和基础。

参考文献

[1] Blackall P J, et al. Analysis of Haemophilus parasuis by multilocus enzyme electrophoresis. Vet Microbiol, 1997, 56:125 - 134.

[2] Zhou M, et al. Haemophilus parasuis encodes two functional Cytolethal distending toxins: CdtC contains an atypical cholesterol recogni - tion/interaction region. PLoS One 2012, 7: e32580.

[3] Zhang Q, et al. Molecular characterisation of resistance to fluoroquinolones in Haemophilus parasuis isolated from China. Int J Antimicrob Agents, 2013, 42:87 - 89.

[4] Zhang Q, et al. Fluoroquinolone - resistant haemophilus parasuis isolates exhibit more putative virulence factors than their susceptible counterparts. Clini Microbiol, 2013, 51(9): 3130 - 3131.

金梅林 博士，华中农业大学二级教授，曾多次获得国家科技进步二等奖，湖北省科技进步一等奖等，以通讯作者发表 SCI 论文超过 50 篇。

加强协同创新 有效应对人兽共患病

贾敬敦

中国农村技术开发中心,北京

摘要:近年来,以高致病性禽流感、狂犬病为代表的人兽共患病的频繁发生,对人民生命健康和公共安全构成了严重威胁。本文主要针对我国人兽共患病防控形势以及防控总体思路和重点任务等问题进行了系统分析,并提出了相应的对策和建议,以期为建立人兽共患病协同防控体系提供参考。

关键词:人兽共患病;协同创新;防控对策

一、引言

传染病特别是人兽共患病严重危害人民的生命健康与公共安全,并影响经济发展和社会稳定。对于发展中国家,由于受经济发展水平和食品、医疗卫生条件的限制,人兽共患病被列入公共卫生防控重点,因此,在发展中国家,保障公共卫生最重要在于对人兽共患病等传染病的防控与救治。21 世纪以来,我国重大传染病事件频发,2002 年底爆发的重度急性呼吸系统综合征(SARS)造成我国 5327 人发病,349 人死亡;2004 年爆发的 H5N1 高致病性禽流感,造成 30 余人死亡,死亡和销毁的家禽达数千万;2005 年在我国江苏、四川等地暴发人猪链球菌病,共导致 200 多人感染,50 多人死亡。由于这些人兽共患病事件危害大、影响范围广,引起了我国政府高度关注,国务院均成立了防控指挥部,采取应急措施紧急应对[1]。特别是 2013 年,在上海和安徽暴发的 H7N9 禽流感,在很短的时间内相继在江苏、浙江、河南、北京等多地出现,导致全国 130 人感染,35 人死亡,直到目前感染机制、传播途径和致病机理依然不是十分清楚,防控形势依然严峻,防控难度不断增大。因此,对于人兽共患病这样的传染病,由于涉及面广、危害严重,防控难度大,必须根据新形势,依靠协同创新,加强有效应对。

二、人兽共患病防控面临新形势

世界卫生组织(WHO)统计资料表明,人类新发传染病 80% 来自动物,50% 的动物传染病可以传染给人。由此可见,传染病在人和动物之间的界线越来越模糊,防控形势越来越严峻[2]。

(一)人兽共患病呈现新发、多发的态势,病原新,影响范围大

自20世纪70年代以来,世界人兽共患病的疫情出现上升的趋势,仅新发现和重复出现的人兽共患病就有30多种,如SARS、高致病性禽流感、链球菌病、狂犬病、疯牛病、登革热、炭疽、结核病、乙型脑炎、布鲁氏菌病等。部分人兽共患病已呈现全球传播和蔓延之势,其发生和发展已超越国界及区域地理限制,是需要全球共同面临的挑战。

(二)工业化、城市化、农业现代化加速发展导致人兽共患病流行呈现新威胁

工业化、城市化导致的人员流动对人兽共患病的传播和流行造成了重要影响。随着城市化不断发展,大量农村人口进入城市,2012年我国农民工统计总数已达2.6亿,同时,随着交通进入高铁时代,人员的流动更加频繁,仅2013年国庆长假道路水路运送旅客就达6.15亿。这些庞大的人员流动数量,极大增加了人兽共患病流行传播的机会。同时,随着农业现代化进程不断推进,养殖密度不断增加,畜禽感染病原机会增多,新发人兽共患病风险也在不断增加[3]。

(三)伴随生活水平提升,宠物大规模豢养,极大增加了人兽共患病在动物与人间暴发流行的可能

近20多年来,随着生活水平的提升,我国宠物豢养数量急剧上升,种类不断增多。据不完全统计,全国犬和猫的饲养数量已超过3亿,其中,北京、上海、广州、重庆、武汉并列为全国五大宠物城市。宠物与人类密切接触,日常相伴,在给人们带来无穷乐趣的同时,也给人兽共患病传播带来了难以觉察的隐患。宠物自身的某些疾病,包括狂犬病、寄生虫病、细菌性疾病等均可传给人类,这些疾病严重危害了人类的健康[4]。

(四)病原衍进呈现新特点,给人兽共患病防控带来新挑战

近年来,由于环境变化、人和动物交叉感染,导致人兽共患病病原变异加快、毒力不断增强,使原有疫苗不能有效地进行保护,从而出现新的疫情。另外,部分疫病在重点地区呈现散发性流行,而且临床表现日趋复杂,经常出现一种所谓的"免疫失败"现象,有的表现为非典型性感染、有的表现外表健康的隐性带毒感染等,出现这些现象的主要原因是病原长期免疫压力下,为了继续生存所致,使疫病流行出现新变化,给疫病控制带来了新的挑战。

(五) 多病原混合感染、协同致病使得人兽共患病防控难度不断增大

目前,多种病毒混合感染、病毒与细菌混合感染以及病毒与支原体混合感染等现象十分常见,有些病原感染后可发生免疫抑制或免疫缺陷,使疫情加重,死亡率升高。同时,免疫抑制后可能导致其他疫苗的免疫失败,造成继发感染和持续性感染,使疫病长期在人群(动物)中存在,难以根除,这给人兽共患病的防控增加了难度,在临床上针对某一疫病进行单一防控常常难以奏效。

(六) 野生动物的自然疫源性疾病不断蔓延增加了人兽共患病暴发的风险

由于人类开发自然规模和强度的增加,造成病原体、传播媒介和动物宿主群落分布和生态变化,野生动物栖息地逐渐缩小,野生动物食物链被破坏,迫使动物从森林深处迁移到森林边缘觅食,增加了人类、家畜与媒介昆虫、野生病原携带者接触机会,可能引起新的人兽共患病发生。同时,全球气候变暖也使昆虫的活动空间及繁殖数量得以增加,从而致使一些虫媒性人兽共患病的感染范围和地域得到不断扩大。许多过去仅限于热带亚热带的虫媒性疫病,现已逐步向温带地区扩散。

三、协同创新、系统部署,加快构建新型人兽共患病防控体系

(一) 人兽共患病防控总体思路

1. 坚持人、动物、环境三位一体,联防联控;

2. 坚持创新健康理念,按照“同一世界、同一健康”的理念,逐步实现人类健康、动物健康和环境健康统筹协调;

3. 坚持防控关口前移,实现早期预警、有效防控、有效救治,最大限度减少感染人数,降低经济损失;

4. 坚持畜禽、宠物、经济动物、野生动物防控人兽共患病的系统部署、统筹推进;

5. 坚持依靠科技创新,既要保证人类健康,也要保证动物健康和环境安全。

(二) 明确人兽共患病防控的重点任务

1. 切实加强科技创新,提高防控人兽共患病科技支撑能力

系统开展病原生态学、分子流行病学、跨物种感染机制等基础研究,掌握病原进化、变异、流行传播规律,尤其是要加强宠物、野生动物病原流行分布,以及病原跨境传播机制等薄弱环节的基础研究,形成系统研究能力;加快共性关键技

术和防控产品的研发,开展新型疫苗、鉴别诊断试剂、快速诊断试剂等产品开发和疫病净化根除技术集成创新;加强人兽共患病防控知识的科学普及,提高公众防病意识,形成健康卫生的生活方式,构建公众自我防护、自我保健的屏障。

2. 切实加强重要人兽共患病的监测预警

加强监测技术研究,全面提高疫情监测能力;结合信息处理技术、分析技术和网络技术,建立人兽共患病监测预警预报系统,实现资源、信息的共享和及时反馈;开展全国范围人兽共患病的有效监测,尤其是要加强对宠物、野生动物以及流浪动物传染源的预警预报,对境外流行、尚未传入我国的重点外来人兽共患病加强风险管理。

3. 建立有效的处置技术研究和储备

坚持以人为本,加大人用疫苗、人用药物的研究开发,积极开展中医中药防控人兽共患病的实践[5];加强动物的救治技术研究,尤其是要加快宠物、野生动物人兽共患病救治技术的储备;强化环境处置技术,保障环境健康卫生,重点开展废弃物综合利用、无害化处理技术、生物防护器械、生态型消杀药剂与器械研究。

4. 切实建立协同防控机制

建立跨部门、跨区域的有效协同机制,实现信息共享、互联互通;加强产学研结合,促进多学科、多领域有效的交叉、协作和共享,实现创新资源的高效配置和综合集成;鼓励高校、科研院所、卫生、动物防疫等不同行业、不同技术方向联合攻关,实现跨领域、跨学科的协同创新;要针对流行传播的新形势、新特点,研究制定防控预案,建立级别响应机制,变临时应急应对为常态化的有效应对。

四、相关建议

(一) 研究制定人兽共患病防控规划

针对人兽共患病防控的新需求,及其跨行业、跨领域的特点,调动各方力量,研究制定专项防控规划,对防控策略、防控重点、区域布局、科学研究和技术储备、能力建设、人才培养等重要问题进行部署,指导防控工作的科学、系统开展。

(二) 加强人兽共患病防控科技创新能力建设

加大人兽共患病科技创新力度,加强投入,形成系统、完整的研究项目与课题部署,特别是支持中长期研究项目的开展,努力提升我国人兽共患病防控技术研究水平;加强病原资源库、动物模型库、重点实验室、工程中心等科技条件建设,加强大型科学仪器设备共享,形成若干高效、开放、共享、体系完备的研究平台和数据共享平台;加强人兽共患病防控领域创新团队、科技领军人才以及实用技术人才和工程技术人才培养。

(三) 加强人兽共患病防控国际交流与合作

进一步加大同世界动物卫生组织(OIE)、世界粮农组织(FAO)和 WHO 等国际组织的交流与合作,不断完善国际疫情沟通机制;积极开展重大人兽共患病防治措施、技术、经验的交流和成果共享;加快建立与周边国家和地区的联防联控机制,积极参加全球遏制重大人兽共患病的行动。

(四) 探索建立以企业为主体的协同创新机制

大力推动养殖企业建立健康饲养模式,推进畜牧业发展方式向生态化、标准化和集约化转变;加强生物药物企业技术改造和升级,鼓励加强细胞悬浮培养、分离纯化、免疫佐剂及保护剂等新技术研发和成果转化,积极建立产业协同创新联盟,打造具有国际竞争力的企业创新集群。

参考文献

[1] 宋晓晖,等. 动物源性流感病毒与人流感流行. 科技导报,2009,27(9):19 - 24.

[2] 马广鹏. 我国重大动物疫病流行现状及防控技术进展. 中国预防兽医学报,2012,34(8):673 - 676.

[3] 张仲秋. 兽医工作形势与任务. 中国动物检疫,2013,6:1 - 2.

[4] 夏咸柱. 宠物与人类健康. 中国比较医学杂志,2010,20(11):5 - 7.

[5] 王陇德. 我国重大传染病控制中的问题与对策. 中华医学杂志, 2004,23(84): 1944 - 1947.

贾敬敦 50 岁,博士,研究员,科技部农村技术开发中心主任,北京师范大学兼职教授,澳大利亚国际农业研究中心政策顾问委员会委员,国际水稻所灌溉稻项目指导委员会成员。长期从事科技管理和科技发展战略、科技规划、科技政策,及农业与农村发展、区域发展战略研究。参加了国务院颁布的《农业科技发展纲要》(2001 - 2010)的战略调研和编写工作,参加了《国家中长期科学和技术发展规划纲要》战略研究和编制工作;多年来,参加了中央 1 号文件的起草工作。曾担任国务院防治非典型肺炎指挥部科技组联合办公室常务副主任,国务院防控高致病性禽流感指挥部科技组联合办公室常务副主任,科技部汶川特大地震科技救灾前方联络组组长。

浅谈人兽共患病

金宁一

军事医学科学院军事兽医研究所，吉林长春

一、引言

世界卫生组织（WHO）所分类的1415种人类疾病中，有61%属于人兽共患病。人类已知的300多种传染病中，除十余种仅感染人类外，其余均是人兽共患传染病。近年发生的175种新发传染病中，有132种是人兽共患传染病，占75.4%。人兽共患传染病曾给人类造成巨大的危害。当前人兽共患传染病的防控形势十分严峻。一方面，新发和烈性人兽共患病如重度急性呼吸系统综合征（SARS）、禽流感、甲型H1N1流感、病毒性出血热等疫情不断出现，近年来几乎每1~2年就出现1种全球性流行的新发传染病；另一方面，曾严重威胁人类健康的狂犬病、乙型脑炎、登革热等时有死灰复燃。

二、世界范围内人兽共患病流行呈现新特点

随着世界人口的增长，人类活动以及全球气候的变化，人类与自然界原有的病原携带生物（如昆虫、犬等）接触的增加，世界范围内虫媒疾病和野生动物引起的传染病愈演愈烈[1]。如20世纪70年代末在埃及出现的裂谷热，1976年非洲中部出现的埃博拉出血热，1998年在马来西亚出现的尼帕病毒病疫情，以及近年来不少国家流行的登革热等。随着全球经济一体化，世界贸易和旅游业的发展，现代交通工具的方便快捷，不少原来呈地方性流行的疾病变成世界性流行。如1999年在北美大陆出现的西尼罗河病毒疫情。随着现代养殖业规模化、工业化的不断发展以及人类与家畜家禽、野生动物接触的增加，病原体原有种间障碍不断降低，并被逐步打破。如20世纪80年代在英国出现的疯牛病，2013年源于非洲啮齿类动物的猴痘在美国泛滥等。

（一）侵袭人类的人兽共患病种类不断增加

已存在于动物和人的生态圈中，人们对这些疾病只知是传染病，却了解不够、认识不足，未被认识为具有传染性的人兽共患病，随着人类的进步和科学的

发展,分离和了解了相关病原体,属于“老病新发现”,如猴白血病、猫白血病、T细胞淋巴瘤白血病等;早已存在于动物和人群中,却未被认识,近年来才被发现和鉴定为人兽共患病,如军团病、莱姆病、病毒性肝炎等。

一些病毒和细菌随外界环境的变化、抗生素滥用和疫苗使用不当,病原的基因变异加快,原来不致病的病原体增加了毒力基因;原来的基因发生了突变或重组,改头换面成为新的具有致病作用或强致病作用的病原体,感染动物和人类。如高致病性禽流感原本只感染家禽发病,对水禽和哺乳动物不致病,而现在不仅能使水禽重度感染、严重发病引致死亡,而且感染哺乳动物和人,并引起死亡。

近年来人兽共患病的疾病谱发生显著变化,由以细菌性疾病为主转变为病毒性疾病为主。目前病毒性疾病已占人兽共患病种类的70%以上[2]。

(二) 自然疫源性人兽共患病陆续侵扰人类

原来存在于动物生态圈中,只感染动物的病原体,而今跨越种间屏障开始感染人类。这也是新的人兽共患病发生的一种原因。如在考证艾滋病起源时发现,艾滋病病毒的祖先最初起源于非洲的红顶白眉猴和斑点鼻猴身上所特有的病毒,是由它们体内的两种猴病毒通过基因交换和基因重组,最终演变成了现在的艾滋病病毒。但这一基因变异过程并没有发生在猴子身上,而是发生在捕食猴子的黑猩猩体内,可以说黑猩猩是最早感染艾滋病的动物,而非洲的土著居民与黑猩猩接触和利用猴血液注入体内滋补,是当今艾滋病病毒侵扰人类的重要环节。近年来的疯牛病和羊痒病也与人类克-雅病密切相关。埃博拉出血热来自于猴,猫抓病来自于猫科动物,莱姆病的病因来自于鼠、狐、狼、兔、鹿等30多种野生哺乳动物和在多种家畜间传播的伯氏疏螺旋体等。

特别是在2003年SARS疫情、2004年禽流感风波之后,来源于动物的人兽共患病、自然疫源性传染病在公共卫生学上的意义更加凸显重要。

三、我国人兽共患病对人类的危害加重

随着人口和动物数量的增加、生活环境的相互逼近,人类对家畜(禽)高密度、集约化饲养以及其他畜牧业方式的改变,人员、动物及动物产品国际频繁流动,人类活动对动物栖息地和自然生态地改变或破坏,气候和其他环境因素对野生动物种群和它们之间相互关系的影响,以及国家和全球的安全形势等,无疑会改变人、动物和病原多年自然进化形成的稳定状态,使人的健康时刻受到来自动物、昆虫、食品和水源等传播的感染性疾病以及来源于环境毒物、抗生素的滥用和生物恐怖袭击等因素的威胁。

据有关部门统计,随着我国养殖业的迅速发展,特别是从国外引进种畜、种

禽和动物产品的数量明显增加，由于基层检疫单位对国外新发现动物传染病缺乏了解，难以采取有效的诊断、监测手段以及相配套的防疫卫生技术，导致一些新的传染病传入并在我国流行。

（一）国内疫病种类逐年增加

新中国成立以来我国只消灭了两种传染病。据农业部 1986 – 1990 年对畜禽疫病进行普查的结果，我国畜禽传染病有 202 种，且新疫病不断出现，如 20 世纪 80 年代以来新发现的疫病就有 17 种，其中传染病 15 种，寄生虫病 2 种。

（二）老病出现新症状、老病原出现新变异

人兽共患病原在环境压力与机体免疫压力下，不断发生变异，出现新的变异株与血清型，如口蹄疫、禽流感、猪流感、鸡传染病性支气管炎等，病原毒力变异导致新的流行，甚至造成灾难性的后果。如禽流感对哺乳动物的毒力增强，导致人群感染已成现实。与此同时，使一些烈性传染病病原出现非典型感染与发病，如目前流行的非典型新城疫与非典型猪瘟，给疾病的控制与消灭带来极大的困难。

（三）多病原并发、继发使疾病复杂化

集约化养殖增大了疾病传播速度与流行强度。全球经济一体化、世界贸易和旅游业的发展，不少原来呈地方性流行的疾病变成世界性流行。临床发病动物常能检测出多种病原，如猪伪狂犬病毒与细小病毒、猪繁殖与呼吸综合征病毒、猪 II 型圆环病毒等呈混合感染。给疾病的诊断、预防和控制增加难度，经济损失巨大。

（四）人兽共患病对人的威胁越来越大

近年来全球一个共同的问题是人类越来越面临着动物病原的威胁，如 SARS 和艾滋病等的研究结果发现，病原溯源都与动物有关。高致病性禽流感原本只感染家禽发病，对水禽和哺乳动物不致病，而现在不仅能使水禽高度感染并能严重发病死亡，而且感染哺乳动物和人，并引起死亡。这警示随着环境、气候和生态的变化，某些动物病原已经突破种间屏障，直接感染人，给人类造成巨大威胁。

四、人兽共患病生物安全形势紧迫

战争中利用生物制剂在历史上屡见不鲜，而 2001 年美国的炭疽袭击事件则说明和平时期生物恐怖的威胁依然存在。为了达到具有较强杀伤力和破坏力的

目的,恐怖分子选用的病原或致病因子往往是针对任何动物均具有感染或致病力的人兽共患病原。因此,如何应对这类袭击也是对现在公共卫生体系的一大挑战。

(一) 人兽共患病原生物恐怖成为全球最大恐怖威胁

由于恐怖活动的发展变化,以及科学技术发展等对有效管控众多病原体带来的挑战,使得发生生物恐怖的时间、地点、病原体种类和实施主体等不确定性增加,致使生物恐怖防御难度极度增大。鉴于此,美国等西方发达国家自 2001 年起一直把生物恐怖袭击作为国家面临的最大安全威胁,并为防御生物恐怖袭击能力建设,持续进行有计划的系统部署。我国“东突”等恐怖组织以及疆独、藏独分子暴力活动猖獗,并与国际恐怖组织进行勾结。由于恐怖组织活动的日益国际化,往往在这些恐怖分子背后还存在着国际敌对势力的身影,具有从国外获得生物剂或其制造技术的潜在可能,以及发动生物恐怖袭击的高度危险。相对而言,我国应对恐怖袭击尤其是生物恐怖袭击的能力建设,近年来虽然取得了长足进步,防御与处置能力显著增强,但与面临的生物恐怖威胁形势相比,我们在科技装备、队伍建设、管理体制以及民众教育等方面还存在很多不足。

(二) 人兽共患病生物安全防控形势严峻

人兽共患病是威胁人类健康的主要因素,是危害人类社会发展的重要安全问题,是全球共同面临的重大问题。近年来陆续发生的 SARS、禽流感、甲型 H1N1 流感事件[3,4]在造成人员死亡的同时,更给有关国家及世界经济发展造成了巨大损失,产生了严重的社会恐慌,甚至引发了政治问题。特别是 2003 年 SARS 事件发生后,我国从国家安全、社会稳定、经济发展和民众健康的高度,综合部署加强人兽共患传染病防控工作,系统建设疫情信息系统,显著加强科学技术研究,大力普及传染病防控知识,并在随后的禽流感、甲型 H1N1 流感等疫情处置以及汶川地震、玉树地震等多起重大自然灾害疫情防控中发挥了重要作用,反映了我国传染病防控工作已进入到新的发展阶段。但是,传染病的基础研究、鉴别与诊断技术、药物疫苗的研制与储备、疾病信息的分析与预警等还存在一些问题,与发达国家相比仍存在较大差距,传染病防控能力建设尚不容乐观,还需要国家继续重视,科技人员继续努力,宣传普及工作有待加强。

(三) 人兽共患病原实验室生物安全风险日益增长、隐患复杂多样

实验室的生物安全主要体现在实验室广泛收集、研究多种多样的微生物特别是人兽共患病原微生物,并且大量利用现代生物技术进行基因操作,从而使微

生物获得新的特征,甚至人工合成微生物。近年来,多种亚型流感病毒、脊髓灰质炎病毒甚至天花病毒等的人工合成与修饰,使生命科学实验室成为人工“制造”病原体场所的风险日益增大[5,6]。2011 年,荷兰病毒学家荣·费奇研究团队和美国威斯康星大学病毒学家河冈义裕的研究团队,有关 H5N1 高致病性禽流感病毒基因突变研究的报道,再次掀起全球对生物技术谬用的高度担忧。该事件可能对未来国际生物安全形势造成潜在的严重而长期的负面影响,成为一些科学家尝试类似研究的合法合规的“范例”,给新发传染病的暴发提供了可能,也给生物履约和防生物扩散等方面带来了诸多挑战。我国对生物技术谬用研究或恶意研究比较重视,反对类似研究,已制定了科学家行为准则以及实验室生物安全管理制度等。

科技人员在高等级生物安全实验室内,对微生物遗传物质进行改构与修饰,使微生物获得毒力、毒性、感染性或耐药性增强、感染途径或环境适应性改变等特征。如果这些遗传工程微生物使实验操作人员不慎感染,或者泄露到自然界而感染实验室以外的人员,甚至在自然界继续发生“恶性”变异,那么就可能对人类社会的健康安全造成严重威胁。遍布世界各地的大量生物安全实验室是威胁人类安全的另外一个重大隐患[7]。生物安全实验室特别是高等级实验室是开展病原微生物研究的专用设施,而设施的物理安全、人员安全以及病原体保藏安全等是这类实验室安全的重要保证。设施的老化、人员的复杂以及运转过程中的人员疏忽等是造成这些实验室事故的主要因素,而现实社会中恐怖分子以及犯罪分子恶意破坏这类设施的风险也在增大,使实验室生物安全面临更为复杂的威胁。

总之,人兽共患病及生物安全问题是当前国际安全的重要威胁,鉴于生物安全的复杂性和动态性,生物安全也将是未来相当长时期内影响国际安全与发展的主要问题之一。21 世纪初以来,国际生物安全形势总体趋于负面,如《禁止生物武器公约》履约谈判等长期核心问题仍然存在,而随着科学技术快速发展以及国际安全形势的发展变化,一些新的生物安全问题日趋成为国际安全的重要威胁,这是国际社会需要认真思考和慎重对待的重大问题。

参考文献

[1] Wenger A, et al. International Biodefense Handbook. ETH Zurich: Center for Security Studies, 2007.

[2] Russell P K, et al. U. S. medical countermeasure development since 2001: a long way yet to go. Biosecur Bioterror, 2012, 10(1): 66 – 76.

[3] Morens D M, et al. The challenge of emerging and re – emerging infectious diseases. Na-

ture,2004,430(8): 242 - 249.

[4] Webster R G, et al. H5N1 outbreaks and enzootic influenza. Emerg Infect Dis,2006,12(1): 3 - 8.

[5] Gaudioso J, et al. Biosecurity and research: minimizing adverse impacts. Science,2004, 304(30):687.

[6] Cello J, et al. Chemical synthesis of poliovirus cDNA: generation of infectious virus in the absence of natural template. Science,2002,297(5583) : 1016 - 1018.

[7] United States Government Accountability Office. Preliminary Observations on the Oversight of the Proliferation of BSL - 3 and BSL - 4 Laboratories in the United States[R/OL]. http: / /www. gao. gov/products/ GAO - 08 - 108T,2007 - 10 - 04.

我国部分地区警犬蜱流行病学调查

王望宝[1,2],刘占斌[2],包喜军[3],刘文春[2],叶俊华[2]

1 浙江省衢州市常山县畜牧兽医局,浙江常山

2 公安部南昌警犬基地,江西南昌

3 公安部南京警犬研究所,江苏南京

摘要:为了解我国警犬蜱感染流行情况,对32个警犬技术工作单位2007—2011年间蜱感染流行病学进行了初步调查,并于2011年3-9月采集了21个警犬技术工作单位警犬蜱虫进行蜱种鉴定;此外,还对从12省份采集到的蜱虫进行巴贝斯虫的检测。结果显示:近5年来,警犬感染蜱的情况在18个省、4个自治区、2个直辖市普遍存在;警犬感染蜱在夏季和秋季达高峰期;对采集的蜱样本进行蜱种鉴定,共有血红扇头蜱、铃头血蜱和草原血蜱3个蜱种;从12个省份20个警犬技术工作单位采集的蜱虫中,有12个单位蜱虫体内未检测到巴贝斯虫感染,8个单位蜱虫体内检测到巴贝斯虫,检测到的巴贝斯虫均为韦氏巴贝斯虫。

关键词:警犬;流行病学;蜱种;巴贝斯虫

一、引言

蜱(Ticks)是依赖吸取动物血液为生的节肢动物,目前被认为是除蚊子之外最重要的人及动物疾病传播媒介,此外,蜱也是动物病原的携带和传播者[1]。通过蜱叮咬吸血,能够使人及动物感染多种病原,包括细菌、蠕虫、原虫、病毒等[2],引起人和动物莱姆病、斑点热、Q热、森林脑炎、出血热、巴贝斯虫和边虫病等一系列疾病[3]。此外,蜱寄生于动物皮肤,能吸食大量的血液,刺激叮咬部位发炎、过敏,有时宿主还会因为神经毒素而呈现运动功能麻痹性瘫痪[3-5]。蜱目分为3个科:软蜱科 Argasidae、硬蜱科 Ixodidae、纳蜱科 Nuttalliellidae,在中国分布有软蜱科和硬蜱科[6]。其中最常见、危害最大的为硬蜱科,其次为软蜱科。不同硬蜱种有着不同的生物学特性和生态学特性,此外,不同的蜱媒疾病的传播需要不同的蜱种[7]。因此了解不同地区警犬蜱种分布和蜱携病原对保证警犬健康极为重要。

近年来,有关警犬感染硬蜱的情况时有报道[8-10],但是调查都是集中在某些地区,调查的区域比较狭窄;对蜱携带巴贝斯虫的研究也比较少。为更全面了解警

犬感染蜱和蜱携带巴贝斯虫的情况，笔者对2007—2011年间全国20个省、4个自治区、2个直辖市的32个警犬技术工作单位的警犬进行了流行病学初步调查，并将调查材料进行了整理。此外，为有效防治蜱病及为蜱媒疾病提供参考依据，采集了21个单位的犬蜱进行了蜱种鉴定；对所采集的20个单位的犬蜱运用巢式PCR方法检测巴贝斯虫。

二、材料和方法

（一）调查范围

全国20个省、4个自治区、2个直辖市的32个警犬技术工作单位的全部警犬。

（二）调查方法

以问卷调查方式及实地调查方式对32个警犬技术工作单位感染蜱情况进行初步调查。

（三）调查内容

调查的32个单位中，以各单位为独立调查对象。对各单位所在地理位置、近5年来警犬感染蜱存续的月份、每年感染最严重月份，以及每年感染最严重月份的感染率和带蜱指数进行流行病学初步调查。其中，以警犬体表发现蜱为感染阳性。感染率=各单位感染蜱警犬总数/各单位警犬总数；带蜱指数=各单位警犬感染蜱总数/各单位感染蜱警犬总数；每月感染严重情况以每月感染率和带蜱指数为评定标准。调查问卷中，感染率分为0、0～50%、50%～100%三个范围，分别用A、B、C表示；带蜱指数分为0、0～30、30～100、100以上，分别用a、b、c、d表示。

（四）蜱种采集、保存和鉴定

2011年3－9月间选取有蜱感染的21个警犬单位，每个单位随机挑选8只警犬及相应的犬舍，每只警犬或相应犬舍采集蜱数不少于20只，各单位采集一次，采集到的蜱置于75%酒精中，带回实验室进行蜱种鉴定。采集到的蜱在显微镜下，参照陈泽等[6]、邓国藩等[7]蜱属、种检索表从形态学上进行鉴定。

（五）巴贝斯虫检测

2011年3－9月间选取12个省份有蜱感染的20个警犬单位，各单位采集蜱虫一次，每个单位采集饱血雌蜱30只。采集的饱血雌蜱，运用试剂盒提取DNA，针对巴贝斯虫属18S rDNA，参照文献[11]合成引物，首轮引物：Bab5（5′－AAT-

TACCCAATCCTGACACAGG－3′）和 Bab8（5′－TTTCGCAGTAGTTCGTCTTTAAA-CA －3′），次轮引物：Bab6（5′－GACACAGGGAGGTAGTGACAAGA －3′）和 Bab7（5′－CCCAACTGCTCCTATTAACCATTAC－3′）。运用巢式 PCR 扩增，PCR 产物用 1% 琼脂糖凝胶电泳检测，测序，并将测序结果在 NCBI 上进行序列比对，确定巴贝斯虫种。

三、结果

（一）感染蜱单位概况

2007—2011 年间，调查的 32 个警犬单位中只有 3 个单位的警犬没有蜱感染史，所在地理位置为：云南省昆明市盘龙区、辽宁省沈阳市黄河北大街白山路和黑龙江省哈尔滨市香坊区珠江路。其他 29 个单位的警犬都有不同程度感染，其所在地理位置为：海南省海口市南渡江畔、三亚市迎宾路，广东省佛山市南海区、深圳市罗湖区，广西壮族自治区南宁市兴宁区，福建省福州市晋安区、厦门市后溪新村、泉州市丰泽区，浙江省杭州市西湖区，江西省南昌市新建县、赣州市章贡区，湖南省长沙市经济开发区，贵州省贵阳市云岩区，安徽省合肥市肥西路，湖北省武穴市栖贤路，重庆市江北区，四川省成都市金牛区，江苏省南京市安德门，河南省郑州市金水大道，陕西省西安市学士路，宁夏回族自治区银川市北京东路，山西省太原市五一路，河北省石家庄市鹿泉市寺家庄镇，山东省济南市马鞍山路，北京市东城区，吉林省长春市朝阳区，内蒙古自治区呼和浩特市新城区，黑龙江省伊春市乌马河区和新疆维吾尔自治区乌鲁木齐市炉院街。2007—2011 年间 29 个单位警犬感染蜱的单位数为 8～11 个不等，具体情况见表 1。

表 1　32 个警犬技术工作单位 2007—2011 年蜱感染情况调查结果统计表

年份	调查单位总数	阳性单位数	感染最为严重月份的不同感染率和带蜱指数单位数						
			Aa	Bb	Bc	Bd	Cb	Cc	Cd
2007	32	11	21	4	1	0	2	3	1
2008	32	9	23	3	0	0	2	3	1
2009	32	11	21	4	0	0	0	6	1
2010	32	8	24	2	1	0	0	3	1
2011	32	8	24	3	0	0	0	4	1

注：表中 Aa：感染率为 0、带蜱指数为 0；Bb：感染率为 0～50%、带蜱指数为 0 ～30；Bc：感染率为 0～50%、带蜱指数为 30 ～100；Bd：感染率为 0～50%、带蜱指数在 100 以上；Cb：感染率为 50% ～100%、带蜱指数为 0 ～30；Cc：感染率为 50% ～100%、带蜱指数为 30 ～100；Cd：感染率为 50% ～100%、带蜱指数在 100 以上

（二）感染蜱存续的月份及每月感染单位数

2007—2011年间，在有感染史的29个单位中，最早在3月份出现，最迟在11月份才消失；其中感染单位数较多的月份集中在5-10月。具体各月份感染蜱的单位数见图1。

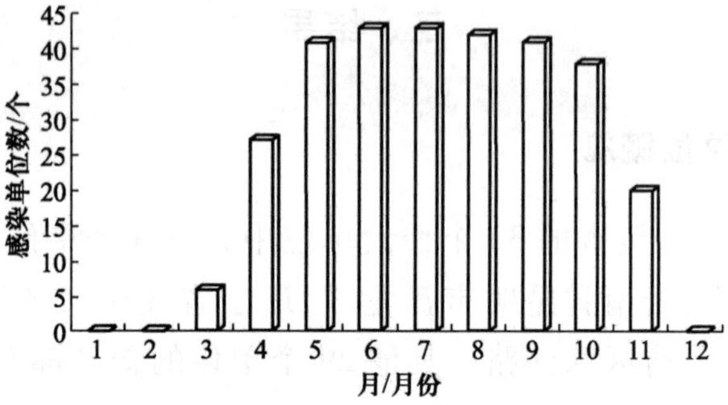

图1　2007—2011年间每月感染单位数

（三）5年间各单位感染最严重月份分布及感染最严重月份的感染率和带蜱指数

调查统计结果表明，感染最严重月份从5月份到10月份都有分布，其中5，6，7，8，9，10月份为感染最严重月份，单位数分别为5，7，14，13，5，3个，由此可知蜱在夏季和秋季感染最为严重。此外，各年份最为严重月份的感染率、带蜱指数大部分在0%～50%，0～30和50%～100%，30～100范围内。各年份及各年份中蜱感染最严重月份具体情况见表1。

（四）蜱种鉴定

从21个单位采集到的蜱进行了蜱种鉴定，分为3个种，分别为血红扇头蜱*Rhipicephalus sanguineus*、铃头血蜱*Haemaphyszlis campanulata*和草原血蜱*Haemsphysalis verticalis*。各蜱种地理分布如下，血红扇头蜱：福建省福州市、厦门市，广东省广州市、深圳市，四川省成都市，重庆市，湖南省长沙市，山西省太原市，河南省郑州市，江西省南昌市，海南省三亚市、万宁市、乐东县、琼中县、海口市、白沙县，广西壮族自治区南宁市；铃头血蜱：江苏省南京市，河北省石家庄市，江西省南昌市；草原血蜱：江西省南昌市。不同蜱种低倍显微镜下的形态如图2所示。

（五）巴贝斯虫感染情况

以巴贝斯虫属18S rDNA为目的片段序列进行比对，巴贝斯虫检测结果表

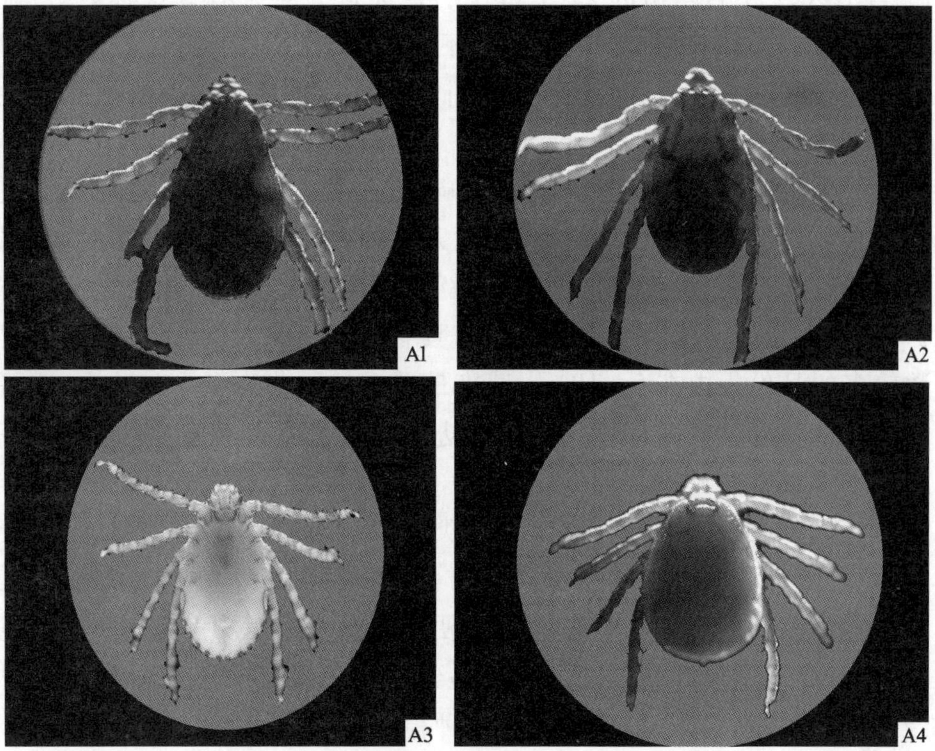

图 2 三蜱种在低倍显微镜下的形态图(40 ×)

A1：未吸血血红扇头蜱雄蜱；A2：未吸血血红扇头蜱雌蜱；A3：未吸血草原血蜱雄蜱；A4：未吸血铃头血蜱雄蜱

明，20 个单位采集的饱血雌蜱中，有 8 个单位的蜱虫携带巴贝斯虫，经基因比对确定巴贝斯虫均为韦氏巴贝斯虫。这 8 个单位所在地理位置及检出率为：海南省 3.33%、广东省 3.33%、广西壮族自治区 13.3%、浙江省 6.67%、重庆市 26.67%。从河北省、河南省、湖南省、江苏省、山西省、福建省和江西省的 12 个单位采集到的蜱虫中未检测到巴贝斯虫。

四、分析与讨论

从感染单位数、各单位警犬感染率和带蜱指数来看，所调查的 32 个单位在 2007—2011 年间警犬感染蜱虫已相当严重。在调查中，我们还了解到，所调查的有感染蜱史的 29 个单位都采取了手抓蜱、犬身杀虫剂浸泡、犬舍及犬身杀虫剂喷雾等方法相结合进行灭蜱。其中有 21 个单位警犬蜱得到有效控制，8 个单位蜱控制效果一般，不能彻底地杀灭蜱虫，在停药后容易再次暴发。这可能跟用药剂量、用药频率和蜱耐药株产生有关，其原因有待进一步研究。

全国 21 个省、4 个自治区、2 个直辖市的 32 个警犬技术工作单位中，18 个省、4个自治区、2个直辖市的29个单位的警犬近5年来有蜱虫感染史，说明蜱在我国大部分地区都有分布。蜱能适应不同气候，在不同地区生存，这同时也说明了蜱有很强的适应能力。为更好地控制蜱，对蜱自然条件下的生活习性的研究是很有必要的。

蜱类的生活史受多种生态因子的影响，其中温度和湿度对发育和生殖的影响研究较多。在适宜的温度范围内，温度升高可以提高蜱的代谢速度，增强对营养物质的吸收和利用，温度降低使代谢率下降，发育缓慢；湿度是影响蜱类发育的又一因子，适宜的湿度对于蜱类的发育具有重要意义[12]。而本次调查发现感染次数较多的月份集中在5－10月；感染最严重的季节为夏季和秋季，这可能是因为夏季和秋季温度较高、湿度较大，促进了蜱的发育和生殖，从而使得警犬在夏季和秋季蜱虫感染流行。

国内外蜱分类方法主要有形态学分类、细胞学分类、遗传杂交试验、生物化学分类、化学分类和分子生物学分类等方法[13]，用形态学分类方法基本上可以把蜱种鉴定出来。但在运用形态学分类硬蜱属时，应该采用最新的陈泽等[6]的蜱属检索表，而邓国藩等[7]描述的蜱种检索表可以借鉴。所以本次调查采用陈泽等[6]的蜱属检索表和邓国藩等[7]的蜱种检索表相结合用于蜱种鉴定。

从21个有感染史的警犬单位中，采集到3种蜱，分别为血红扇头蜱、铃头血蜱和草原血蜱。其中不同地区的17个单位的优势蜱种为血红扇头蜱，这也进一步证明了血红扇头蜱是一种全球分布的喜好犬为宿主的硬蜱[14]。血红扇头蜱也是一种喜好室内环境生存的蜱[15]，所以在感染血红扇头蜱的单位，应该着重进行犬舍的灭蜱工作。此外，在其他4个单位中，3个单位采集到铃头血蜱，另一单位采集到草原血蜱，说明犬是多种蜱种的宿主。由于工作量较大，人员有限，所以此次我们只采集了21个单位的蜱进行鉴定，其他的警犬单位的蜱种有待研究。

从12个省份20个单位采集到的蜱虫中，有8个单位的蜱虫检测到巴贝斯虫，12个单位的蜱虫体内未检测到，说明警犬感染巴贝斯虫的风险比较大。8个单位采集蜱虫体内检测到的巴贝斯虫均为韦氏巴贝斯虫，表明韦氏巴贝斯虫为优势虫种。重庆市、广西壮族自治区、浙江省、广东省、海南省的8个单位蜱虫检测到巴贝斯虫，因此这些单位的警犬应加强灭蜱，防止巴贝斯虫在警犬中扩散；同时应对已感染巴贝斯虫的警犬做到早隔离，早治疗。

参考文献

[1] Coddingtonja J A, et al. Arachnida. In: Levin S A. Encyclopedia of biodiversity, vol 1. New York: Academic Press, 2001: 199－218.

[2] Jongejan F, et al. The global importance of ticks. Parasitology, 2004, 129 (Suppl 1): 53－

514.
[3] 谭善杰. 硬蜱的危害及防治. 山东畜牧兽医,2011(4):39.
[4] 孔繁瑶. 家畜寄生虫学 -2 版. 北京:中国农业大学出版社,1997:240.
[5] 包喜军,等. 蜱感染致犬麻痹的诊断与治疗. 中国兽医杂志,2011,47(5):64.
[6] 陈泽,等. 蜱总科新分类系统的科、属检索表. 中国寄生虫学与寄生虫病杂志,2011,29(4):302 -305.
[7] 邓国藩,等. 中国经济昆虫志. 北京:科学出版社,1991:5 -350.
[8] 叶俊华,等. 某警犬场犬蜱的调查与综合防制报告. 中国养犬杂志,1997,8(4):19 -20.
[9] 马玉海,等. 华南军警犬体表寄生虫蜱调查及防治. 中国兽医科技,1998(8):34.
[10] 朱鸣. 上海地区警犬蜱流行病学调查和防控技术的研究. 上海:上海交通大学,2009.
[11] Wei Q,et al. Human babesiosis in Japan: isolation of Babesia microti - like parasites from an asymptomatic transfusion donor and from a rodent from an area where babesiosis is endmic. J Clin Microbiol,2001,39(6):2178.
[12] 郑洪远. 长角血蜱的野外生态学研究. 河北:河北师范大学,2008.
[13] 范雄林,等. 蜱分类研究进展. 中国媒介生物学及控制杂志,1998,9(5):385 -387.
[14] Anatriello E,et al. An insight into the sialotranscriptome of the brown dog tick, Rhipicephalus sanguineus. BMC Genomics,2010,11:450 -467.
[15] Dantas - Torres F. Biology and ecology of the brown dog tick, *Rhipicephalus sanguineus*. Parasites&Vectors,2010, 3:26 -37.

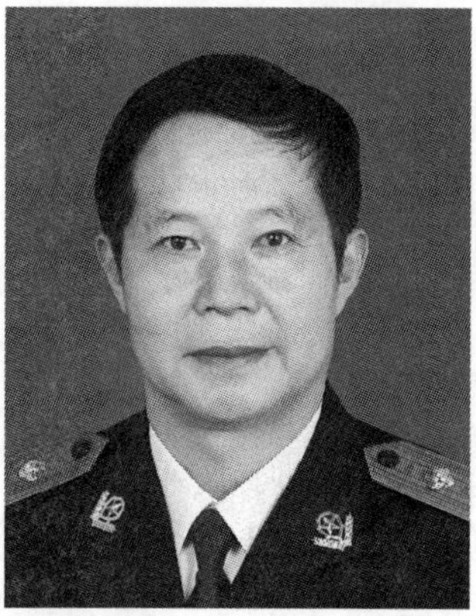

叶俊华 1957 年 5 月生,现任公安部南昌警犬基地研究员,技术二级警监,警犬疾病防治专家组组长,江西农业大学兼职教授,研究生导师。主要从事警犬疾病防治临床、科研、教学及管理相关工作。

先后主持和参加完成 20 余项省部级以上科研项目科研工作,获省部级科技进步奖一等奖 1 项,二等奖 4 项,三等奖 4 项。发表科技论文 100 余篇,主编及参编出版学术专著 16 部, 培养研究生多名。荣立个人三等功 2 次;分别于 1996 年和 2001 年 2 次被公安部授予"全国优秀公安科技先进个人"荣誉称号;2000 年被公安部授予"全国优秀人民警察"称号;2002 年享受公安部部级特殊津贴; 2009 获新中国 60 年畜牧兽医科技贡献奖(杰出人物)荣誉称号;2012 年被中国兽医协会授予"首届中国十大杰出兽医"荣誉称号。

我国的食源性寄生虫病与防控

刘明远[1],刘　全[2],方维焕[3],尹继刚[1],姜　宁[1]
李建华[1],张西臣[1],王学林[1],白　雪[1],吴秀萍[1]

1 吉林大学人兽共患病研究所/人兽共患病研究教育部重点实验室,吉林长春
2 军事医学科学院军事兽医研究所,吉林长春
3 浙江大学,浙江杭州

一、食源性寄生虫病在食品安全中的战略作用和地位

食源性寄生虫病的定义:食源性寄生虫病是指所有能够经口随食物(水源)感染的寄生虫病的总称,分为食物寄生性(内源性)寄生虫病与食物污染性(外源性)寄生虫病。根据食物种类可分为六大类,包括肉源性寄生虫病、植物源性寄生虫病、淡水甲壳动物源性寄生虫病、鱼源性寄生虫病、螺源性寄生虫病、水源性寄生虫病。在我国流行和危害严重的食源性寄生虫病有包虫病、肉孢子虫病、带绦虫/囊尾蚴病、弓形虫病、旋毛虫病、华支睾吸虫病、广州管圆线虫病、异尖线虫病、姜片吸虫病、隐孢子虫病、贾第虫病。

我国地域辽阔、人口众多;食源性寄生虫病种类多、分布广、感染高、危害大、疫情突发性强、各地流行程度不一,控制食源性寄生虫病的流行是保证我国食品安全和人民身体健康极其重要的环节,加强食源性寄生虫病防控研究势在必行。

(一)造成大量原因不明公共卫生事件频发

食源性寄生虫病是除突发性继烈性人兽共患病(如重度急性呼吸系统综合征 SARS、禽流感等)之外可长期和经常制造突发性、不明原因重大公共卫生事件(怪病)的典型病种。

我国是世界上旋毛虫病危害最为严重的少数几个国家之一。旋毛虫病在我国被列为三大人兽共患寄生虫病(旋毛虫病、囊虫病及棘球蚴病)之首,而且也是肉类进出口、屠宰动物以及我国政府提出让人民吃上“放心肉”首检和必检的人兽共患病。自 1964 年至 2005 年年底,我国仅论文报道的旋毛虫病爆发流行

达700余起,病例达26 000余人,死亡253人。其中95%的病例由猪肉引发,疫区主要分布于云南、广西、西藏及东北地区。据不完全统计,仅云南省每年就有数十起的暴发流行。2009年2月18日在云南兰坪暴发的、一度引起公众恐慌及国家高度关注的、群体性发病与致死的不明原因疾病,其引发"元凶"最终被确诊为旋毛线虫。

广州管圆线虫于1935年由我国陈心陶教授首先发现,但直到1945年才在我国台湾发现首例人体广州管圆线虫病,我国大陆1984年才发现首例广州管圆线虫病。1997年浙江温州发生了首次广州管圆线虫病暴发流行,发病人数达60多例。

根据1980—2000年的流行病学调查,我国广东、广西、海南、云南、浙江、福建和辽宁等省均发现有该虫分布。广州管圆线虫的终宿主为啮齿类动物,主要为鼠类;中间宿主主要为软体动物,约有56种,其中最主要的有褐云玛瑙螺、福寿螺、蜗牛、蛞蝓等,自然感染率各地从17.2%到88.5%不等。广州管圆线虫病的自然疫源地常呈点状分布。该病多为散发病例,但近年随着福寿螺的引进、繁殖,及其在华南、华东等地的推广,以及人们饮食习惯的变化,有进食不熟或半生螺肉史,部分有进食"醉蟹"和吞吃青蛙的习惯,广州管圆线虫病也常有暴发流行,如福建省、云南省及北京市等地,均发生过多次因食用螺肉而集体感染的公共卫生事件。

2011年底至2012年初,云南省宾川县出现"怪病"的消息引发各种猜测和议论。经过国家、省、州各级卫生部门共同努力,"怪病"元凶最终被确定为一种罕见寄生虫——大片形吸虫。随着治愈患者陆续出院,媒体的追访发现,我国在少见、罕见寄生虫病防控方面尚存不少短板。

(二)隐性感染人数攀升

根据卫生部关于印发《2006－2015年全国重点寄生虫病防治规划》的通知,卫生部于2001年6月至2004年底在全国31个省、自治区、直辖市组织开展的"第二次全国人体重要寄生虫病现状调查"的调查结果显示,我国食源性寄生虫感染率在局部地区明显上升。调查表明,带绦虫感染率为0.3%,比1990年第一次全国调查的结果上升了52.5%,推算全国感染带绦虫人数为55万人。目前我国主要食源性寄生虫中,弓形虫与旋毛虫的感染率(比90年代)分别上升了45.2%、69%,推测感染人数分别达到1亿和4000万。由于动物源性食品带虫率的增高,导致人感染机会的增加,我国居民的弓形虫平均感染率在12%以上,其中女性感染率14%以上,显著高于男性居民(10%左右)。对东北地区的孕妇弓形虫感染率的调查显示,10%以上孕妇是弓形虫携带者。据统计,肝吸虫病的平均感染率比1990年上升了75%,其中广东、广西、吉林的上升幅度尤为明显,分别上升了182%、164%和630%。吉林省华支睾吸虫人群感染率为4.8%,是全国流行区的2倍,成为全国的重灾区。我国首例人管圆线虫病确诊于1984年,随着市场经济的发展,南货北运普遍,造成广州管圆线虫感染源的扩散。此外,近年来人们的膳食结构发生了很大改变,一些螺、蜗牛等也成了食物来源,如福寿螺已被大量养殖,畅销全国各地,供人们食用,与之相伴随的是广州管圆线虫病的流行呈上升趋势。到2008年年底,我国已在黑龙江、辽宁、北京、天津、江苏、浙江、福建、广东、云南等9省市(自治区、直辖市)及香港特别行政区报告了广州管圆线虫病例近400例,其中近90%病例发生于群体感染。

(三)中间宿主广泛,感染率升高

食源性寄生虫有着广泛的宿主,不论是其感染终末宿主还是中间宿主,种类繁多,包括哺乳动物、鸟类、鱼类等多种动物。当前世界各国都十分重视对食源性寄生虫病的防控,建立了一系列的检测、监测和预警措施,但我国对食源性寄生虫病的防治技术相对落后,造成我国食源性寄生虫病的流行和危害仍十分严重,中间宿主广泛,感染率升高。

包虫方面:我国主要以泡型包虫病(多房棘球蚴病)和囊型包虫病(细粒棘球蚴病)为主,10种家畜可被感染,其中绵羊的平均感染率约为64%、牛55%、猪13%,家畜平均感染率约50%,其中新疆最严重,有些地区高达100%。

肉孢子虫方面:家畜感染率高达70%~100%。我国猪的感染情况为:广州生猪检出率在4.3%~8.1%之间,西安、武汉、兰州、济南猪的感染率分别为10%~30%、71%~80%、26%~34%和59.5%~61.5%。广西发现猪的米氏肉孢子虫平均自然感染率41.7%。在云南省昆明,猪的肉孢子虫自然感染率为68%。我国牛的感染情况:河南82.5%,湖南水牛几乎为100%;通过屠宰时和死后对牦牛背最长肌、腰肌、食道、舌肌等横纹肌的肉眼和实验室检查方法,发现牦牛肉孢子虫的感染率为6%。羊的感染情况:青海省绵羊的肉孢子虫感染情况调查以湟源县(85.3%)最高;其次为海北州和海南州都在70%以上,西宁地区的感染率为73.6%(376/511)。青海省都兰县羊胴体肉孢子虫病检验结果显示,在393只被检羊胴体中,检出肉孢子虫阳性胴体201只,阳性率51.2%(201/393),每0.1 g肉样的虫体感染范围0~234个,平均感染强度8.7个。河南53.3%。昆明地区马肉孢子虫包囊的自然感染率为78%,驴的自然感染率为92.3%。

带绦虫/囊尾蚴方面:猪带绦虫感染在我国29个省市,特别是在农村地区仍然流行。贵州省9个地区猪囊虫病调查结果表明,屠宰猪囊尾蚴阳性率为

7.6%,血清学阳性率为13.7%。四川省凉山彝族自治州是猪囊虫病疫区,猪感染率为3.3%~10.4%,最高达到25%~30%。除了猪带绦虫,牛带绦虫也是人类绦虫感染的病原体。新疆维吾尔族自治区伊犁自治州1991–2006年间屠宰牛的牛囊尾蚴检出率为0~2.6%。

弓形虫方面:弓形虫可感染200多种动物,包括哺乳类、鸟类和鱼类等。使用血清学或病原学等方法在绵羊、山羊、马、鸡、猪、犬、猫和牛等家畜/禽中发现弓形虫感染,并且感染率较高。广州地区家养猫的血清阳性率高达70%以上,带虫率高达50%。我国北方散养鸡弓形虫感染率在35%以上。吉林省猪弓形虫PCR检测阳性率为30.0%,牛阳性率为13.7%。

旋毛虫方面:相关资料显示,目前我国已发现11种动物感染旋毛虫病,分别为猪、犬、牛、猫、鼠、狐狸、黄鼠狼、貂、貉、熊及鹿。除海南和台湾尚无报道外,其他省份均已成为动物旋毛虫病疫区。在一些高发省份和地区猪的感染率高达10%~30%,狗的感染率高达30%~50%。河南猪的感染率为4.3%,其中邓州市高达36.1%,新野县高达50.4%;云南为3%;湖北为6.8%。东北地区犬的带虫率也很高,如黑龙江为44.8%,吉林为98.2%,内蒙古为23.5%,辽宁为35.6%。

华支睾吸虫方面:可作为华支睾吸虫第一中间宿主的淡水螺目前已发现10种,包括豆螺科的纹沼螺、中华沼螺、曲旋沼螺、赤豆螺、槲豆螺、长角涵螺,黑螺科的方格短沟蜷,黑龙江短沟蜷和瘤拟黑螺以及拟沼螺科的琵琶拟沼螺。华支睾吸虫的第二中间宿主十分广泛,仅在日本、韩国、我国大陆和台湾所发现的可作为华支睾吸虫第二中间宿主的淡水鱼就有139种,分属16科、71属,其中在我国(含台湾省)发现102种,分属15科、59属。常见的家养鱼种,如鲤鱼、鲢鱼、青鲩、白鲩、鲫鱼等均易被感染。

异尖线虫方面:异尖线虫分布十分广泛,不论是其终末宿主(鲸类、鳍足类)的感染还是中间宿主(海鱼类、头足类)的感染在世界各大水域均存在,主要集中分布在北太平洋和北大西洋沿岸及其岛屿。20多个国家或地区已报道有上百种鱼寄生有异尖线虫,感染率最高的鱼类有鳕(88%)、鲱(88%)、岩鱼(86%)等,此外鲑鱼、鲭等也有感染的报道。

姜片吸虫方面:据国内外报道,可作为姜片吸虫中间宿主的扁螺达13种,我国已证实有4种,包括尖口圆扁螺,主要分布于中国、南亚、印度及菲律宾;半球多脉扁螺,主要分布于中国、日本、印度;凸旋螺,分布于中国、东南亚及南亚各国;大脐圆扁螺,分布于中国和印度。

（四）经济损失巨大

食源性寄生虫病不仅给畜牧业的生产和发展带来巨大危害，同时造成严重的经济损失。我国卫生部于 2001－2004 年底在全国 31 个省、自治区、直辖市组织开展了人体重要寄生虫病现状调查，结果显示我国食源性寄生虫病的发病率在局部地区明显上升，一些地区已成为全国的重灾区，已成为流行区因病致贫的重要原因，严重阻碍着我国经济发展的步伐。

在包虫病方面，它已成为危害世界范围的一个重要的公共卫生和经济问题。泡型包虫病在我国西部地区被喻为第二“癌症”，是高度致死的疾病，主要分布在四川、青海、西藏、甘肃和新疆等省（自治区）的牧区和半农半牧区，病死率达 51/10 000。根据 2004 年全国人体重要寄生虫病现状调查显示，全国包虫病患者约为 38 万人，血清学阳性率 12%，B 超检患病率 1.1%，而治疗一例包虫病的费用高达 2700～8000 元/人，这就给当地居民带来极大的生活困难，造成巨大的经济损失。我国以囊型包虫病为主，动物感染包虫病每年使我国畜产品经济损失达 8 亿元以上。

在带绦虫/囊尾蚴病方面，世界动物卫生组织（OIE）将囊虫病列为 B 类疾病，是联合国卫生组织列为需要根除的六大疾病之一，是世界范围内公认的社会经济病。该病在我国分布相当广泛，根据 2004 年全国人体重要寄生虫病现状调查显示，带绦虫虫卵阳性率 0.28%；囊尾蚴病血清阳性率 0.58%（553/96008），带绦虫感染人数约为 55 万人，治疗带绦虫病的费用为 3918.93 元/人，总费用 313 亿元（55 万人），因此，猪带绦虫囊尾蚴病可造成沉重的疾病负担和经济损失。我国每年猪囊尾蚴感染的猪肉达 2 亿公斤，直接经济损失达 1.21 亿美元。山东省报道本病患者平均直接经济损失占家庭年收入的 82%，最高可达年收入的 6 倍，同时，该省由于猪带绦虫囊尾蚴病的病人和病猪造成年经济损失达 3.5 亿元以上。

在弓形虫病方面，如美国每年因先天性弓形虫病导致胎儿不可逆转损害甚至导致胎儿死亡和流产所造成的经济损失达 77 亿美元，英国每年因弓形虫病所造成的损失竟达 120 亿美元。我国 2004 年全国人体重要寄生虫病现状调查显示弓形虫血清学结果为 7.9%，而推测弓形虫感染人数已达到 1 亿，从这个感染人群来看，经济损失可想而知。

在旋毛虫方面，目前世界各国均把屠宰动物的旋毛虫病检验作为首检和强制性必检项目，以此来切断其由动物向人的传播，这也致使旋毛虫病成为目前世界范围内投入控制费用最高的食源性人兽共患寄生虫病。国际屠宰法规定，所有生猪屠宰厂的屠宰生产线必须配备专门的旋毛虫病检验室。仅以 2004 年生猪屠宰的旋毛虫病检验费用为例，欧盟 5.7 亿欧元，美国 10 亿美元。我国自 1956 年起即将旋毛虫病的检验列为生猪屠宰的强制性必检项目。目前每年仅用于猪的旋毛虫病检验费用多达 18 亿元人民币。

在欧盟，近年因食马肉而引发的人旋毛虫病频发。除对屠宰生猪检验外，在过去的 25 年中，欧盟对马旋毛虫病的检验费用高达 1.2 亿欧元。

另外，检出和销毁病猪的直接损失巨大，河南 1975 - 1985 年仅旋毛虫病造成的经济损失达 450 万元，每年平均 45 万元。13 年间至少销毁 27 400 头猪，平均年损失达 200 万元以上（每头 1000 元人民币）。目前我国除海南和台湾尚无报道外。其他省份均为猪旋毛虫病疫区，因此如果从全国范围来看，直接损失可能更为巨大。人旋毛虫病医疗费用巨大，1964—2005 年我国已报道的病例达 26 000 余人，隐性感染人数达 4000 万人，仅用于急性发病病例的治疗费用就高达数百亿元人民币。

（五）对人类身体健康造成严重威胁

食源性寄生虫常寄生在人体各个器官，对人体器官造成严重危害，对全球公共健康产生着重大影响，成为影响社会经济发展的重要公共卫生问题。因此，食源性寄生虫病的防治也是保障人民身体健康的重要举措。

包虫病是由棘球绦虫的幼虫寄生于人体和动物体内所引起的一种人畜共患寄生虫病，病源是棘球绦虫的幼虫，它的六钩蚴在体内发育成细粒棘球囊肿，故又称为包虫囊肿。泡型包虫病生长较快，肝脏明显肿大，晚期肝功能损害，发生转移时出现转移病灶所在脏器产生的症状。棘球蚴体积大，直径可达 5 ~ 10 cm，生长力强，不仅压迫周围组织使之萎缩和功能障碍，还易造成继发感染。如蚴囊破裂，可引起过敏反应甚至死亡。

肉孢子虫病是通过生食或半生食肉类（含有肉孢子囊的猪、牛、羊、马等的肌肉或内脏）而感染的食源性人畜共患寄生虫病。猪肉孢子虫和牛肉孢子虫因寄生于人小肠，又称人肠肉孢子虫病。家畜（马、牛、羊、猪）感染肉孢子虫后，通常不表现临床症状，即使严重感染，病情也很轻微，但由于大量虫体的寄生，使局部肌肉变色而降低肉品的利用价值，甚至不能食用。人肉孢子虫病主要分急性肠型肉孢子虫病和急性肌肉型肉孢子虫病。急性肠型肉孢子虫病往往在人食用被肉孢子虫污染的牛肉、猪肉 1 天后出现症状，表现为恶心、腹泻、呕吐、便秘等临床症状，有的还有脱水、腹胀、腹部触痛、关节酸痛等症状；人肌肉肉孢子虫病临床表现为肌肉疼痛、发烧、皮疹、心肌炎症、支气管痉挛和皮下肿胀等症状。1978 年联合国粮农组织和世界卫生组织把肉孢子虫在全球范围内的重要性及对经济和人类健康的影响列为专题讨论，加强肉孢子虫的防控具有重要的经济和公共卫生学意义。

囊尾蚴病与带状绦虫病是分别由绦虫幼虫和成虫引起的食源性寄生虫病,是严重危害人民身体健康的寄生虫病,在人和牛(牛带绦虫)、人与猪(猪带绦虫)之间完成生活史,只有猪囊尾蚴可引发人的囊尾蚴病,而且人是所有带绦虫的唯一终末宿主。带绦虫对人体的危害主要表现为腹部隐痛、恶心或烧灼感,约有30%的患者会出现食欲亢进或减少、体重减轻等。猪囊虫病可依据感染部位不同分为脑囊虫病、眼囊虫病和皮肌囊虫病,其中多为脑囊虫病患者,脑囊虫病可出现癫痫、颅内高压和精神障碍等症状。

弓形虫病是由弓形虫引起的一种自然疫源性人畜共患寄生虫病,与人类优生优育和农牧业发展,艾滋病、恶性肿瘤和器官移植病人等有密切关系。弓形虫对人的危害主要表现以下几种:① 在免疫功能正常的成年人,虫体主要寄生在脑组织内,在神经细胞内形成包囊。在包囊内的虫体称作缓殖子,虫体分裂繁殖较慢,在虫体分裂和从人体细胞内释放出来时,宿主一般没有明显的特殊临床症状。但近几年的研究发现,弓形虫感染可能与一些神经系统的症状有关,可能是弓形虫在寄生过程中分泌一些虫体的分子,干扰感染周围神经细胞的正常功能。目前有关弓形虫感染对人的神经系统的影响,仍是病原与宿主相互作用方面研究的重要内容之一。② 引起急性致死性感染。在免疫功能低下的病人(如艾滋病人、接受免疫抑制治疗的病人),处于慢性感染的缓殖子可能转化为速殖子,在病人体内迅速繁殖,造成组织细胞的大量破坏。据统计,在东南亚地区的艾滋病患者,有18%感染急性弓形虫病。③弓形虫性角膜炎。弓形虫卵囊进入人的眼睛进而在局部繁殖,引发角膜炎症,严重者可导致失明。有些胎儿在母体内感染弓形虫,出生时就表现眼部弓形虫感染的症状。④ 严重先天性弓形虫病。一般带虫孕妇在妊娠期间很少发生虫体激活,由慢性感染转化为急性感染的现象。但在孕期无论发生初次感染还是再感染后,出现威胁母体和胎儿健康甚至生命安全的急性感染的机会很大。弓形虫可穿过胎盘,进入胎儿体内对胎儿的脑组织具有很高的嗜性,是导致先天性脑损伤和畸形儿的重要原因之一。我国每1万名新生儿中,有13名为先天性感染,人的先天性弓形虫病在胎儿或婴幼儿可出现发育畸形、智力障碍等临床症状。因此,控制弓形虫的感染将有助于提高我国人口健康水平。

旋毛虫病是人生食或半生食含有旋毛虫的肉类(主要为猪肉)后,旋毛虫在胃液的作用下很快被消化脱囊释放出来成为肠道感染性肌幼虫后,侵入宿主肠黏膜上皮细胞;经4次蜕皮后发育为成虫,成虫可在体内持续数周;雌雄交配后的成虫于感染后第5天产出新生幼虫,新生幼虫通过毛细血管及淋巴管经血液循环移行分布于全身,其中主要寄生部位为骨骼肌细胞。旋毛虫感染后可在宿主体内长期寄生，被感染者常终生带虫，通常表现为原因不明的常年肌肉酸痛和无力（似风湿），重者丧失劳动能力。急性期患者主要表现为发烧、面部水肿、肌痛、腹泻。症状往往持续数周，从而造成机体严重衰竭，重度感染者可造成严重的心肌及大脑损伤从而导致死亡。

华支睾吸虫病是由华支睾吸虫即肝吸虫寄生在人或动物的肝胆管内所引起的以肝胆病变为主的一种人兽共患性疾病，也称为肝吸虫病。华支睾吸虫病又是一种重要的食源性寄生虫病，人主要通过生食或半生食含有华支睾吸虫活囊蚴的淡水鱼虾而感染。寄生在胆管内的华支睾吸虫成虫通过破坏胆管上皮和黏膜下血管，再加上虫体的分泌物、代谢产物和机械刺激等因素的作用，可引起胆道的一系列病理改变，包括胆管炎、胆囊炎和胆结石等，严重者并发门脉性肝硬化静脉曲张破裂出血，或因成虫长期堵塞胆管而导致胆汁性肝硬化，成虫阻塞胰管可引起胰管炎及胰腺炎。极少数儿童和青少年患者甚至可致侏儒症。同时资料显示，华支睾吸虫感染与胆管癌、肝癌的发生有一定的关系。

广州管圆线虫病是人通过食用含感染性幼虫的福寿螺和玛瑙螺等螺类而感染的一种食源性人兽共患寄生虫病，感染性幼虫主要存在于淡水中、蜗牛和蛞蝓体内、转续宿主（如淡水鱼、虾、青蛙和蟹）体内或污染的蔬菜上，因此有时生吃瓜果、蔬菜或喝生水也会导致感染。广州管圆线虫对人体的损害主要是由于虫体寄生在人的脑脊液中，引起头痛、头晕、发热、颈部僵硬、面神经瘫痪等症状，严重者可致痴呆。嗜酸性粒细胞显著升高是本病的特征，儿童患此病，如不及时治疗可导致死亡。

异尖线虫病是由于食入寄生在海鱼体内的含三期幼虫的海产品而感染，这些三期幼虫在胃内消化后变成有侵袭力的幼虫并进入消化道引起胃线虫病。异尖线虫引起的病变主要在胃（胃异尖线虫病）、小肠和大肠（肠异尖线虫病）。胃异尖线虫病一般在食入受感染的食物 1 ~ 12 h 后出现临床症状，患者出现恶心、呕吐、腹部疼痛。肠异尖线虫病症状出现于食入受感染食物 48 h 后，除具有胃异尖线虫病的症状外，患者体温升高，右下腹剧烈疼痛并出现肠梗阻。人体如再次受异尖线虫幼虫侵入，旧的感染处可能发生强烈的变态反应，即“Atrhus”现象，成为威胁公共健康的世界性疾病。

姜片吸虫病是布氏姜片吸虫寄生于人的小肠内引起的肠道寄生虫病。姜片吸虫感染人体后引起营养不良、白蛋白减少。从临床表现上，轻度感染仅有上腹部微痛；中度感染常发生间歇性腹泻、腹痛、恶心、呕吐等症状；重度感染者，消化道症状严重，常发生营养不良，消瘦、贫血、面部或全身浮肿甚至出现腹水。严重感染的儿童可有智力减退、发育障碍等，反复感染者可因衰竭、虚脱而死亡。

隐孢子虫是全球性的地表水源污染物，也是美国胃肠疾患的第二大病因。

尽管在所有年龄段的人群都有感染,但主要感染对象是儿童。由于能抵抗标准的水氯化处理方法,引起了公共卫生方面的极大关注。由于其感染剂量低(10个卵囊可感染),且可同时感染大批人群,成为潜在的生物恐怖病原。症状与机体的免疫状况相关,从大量的自限性的腹泻到致命的营养不良和脱水。

贾第虫目前已被列为全世界危害人类健康的10种主要寄生虫之一。贾第虫病曾在国际旅游者中流行,故又被称为“旅行者腹泻”。已被美国列入“生物恐怖”的病原之一。贾第虫病严重威胁着人和动物的健康,尤其是婴幼儿期的儿童或者动物,可能引起生长迟缓,更有可能引起免疫缺陷病人的死亡。

(六)造成食源性寄生虫病流行的主要原因

动物源性食品消费量攀升,饮食习惯改变,生食或半生食在部分地区和人群成为时尚。近年来,食源性寄生虫病患病率不断上升,尤其是以往少见或罕见的病例明显增多,原因主要概况为以下3点。

1. 不良饮食习惯

人们的防范意识不强,使食源性寄生虫病的爆发有机可乘。误食污染的食品、烹饪时生熟食品未分开加工、厨房污染等都增加了食源性寄生虫病感染机会。同时食源性寄生虫病的感染群体不断地扩大改变,人们总会把食源性寄生虫病和“穷、脏”联系在一起,因为食源性寄生虫病过去多见于农村或经济比较落后的地区。但随着城市居民生活水平的不断提高,生活方式的改变,一味地追求美味,一些人以生食、半生食海鲜及肉类为时尚,却忽略了对疾病的防范,从而使生活水平相对较高的人群感染食源性寄生虫的概率增加。

2. 食物种类的增加

随着生活条件不断改善,动物性食品的数量及种类也发生了改变,扩大了感染的来源。如野生动物逐步成为人类的“盘中餐”。野生动物作为食源性寄生虫病的最终宿主或中间宿主,在食源性寄生虫病的传播过程中发挥着重要的作用,增加了感染食源性寄生虫病的风险。

3. 气候环境的变化

全球气候环境的变化,更有利于部分食源性寄生虫病的传播。

4. 独特的膳食习俗

在云南部分少数民族地区,仍有生食或半生食肉类的习俗或习惯,通过对云南记载比较完备的348起旋毛虫爆发流行统计显示;喜食生或半生肉类食品如“生皮”、“剁生”等人群的旋毛虫病易患风险为无此食性人群的5.64倍。打假斗士及科普学家方舟子曾因旋毛虫病而质疑云南名吃“过桥米线”安全性的撰文“一种寄生虫的传奇”并被推到网络的风口浪尖,过桥米线似乎遭到了前所未有的安全危机,一时间网络上打响了一场云南名吃声誉包围战。方舟子此言虽因缺乏充足的实验依据而欠严谨,但也折射出旋毛虫病的危害与对食品安全所造成的威胁,已引起业内业外人士及公众的广泛关注。

(七)研究投入与水平存在诸多短板

食品安全是社会公共安全的重要组成部分,与人民群众的身体健康和生命安全息息相关,是构建和谐社会的重要基石。近年来我国食品安全事业发展迅速,食品安全科技支撑体系初步完善,系统规范的安全生产体系初显成效,多层次、多渠道的教育培训体系正在兴起,公众食品安全意识大幅度提高,但相比之下,我国食品安全问题中食源性寄生虫病防控工作仍面临着严峻挑战,还存在许多问题。如食源性寄生虫病流行病学的基础资料不足,最近10年基本未开展全国性食源性寄生虫病的流行病学调查;食源性寄生虫病的基础研究十分薄弱,研究经费严重不足;研究队伍不稳定,防治队伍萎缩;人体寄生虫病防控和动物寄生虫病防控不衔接;防控经费投入不足,各地防治工作发展尚不平衡等。与发达国家相比,科学完备的食源性寄生虫检测、监测、评估、预警及应急处置体系刚处于起步阶段。

1. 在带绦虫/囊尾蚴病研究方面

目前,囊虫病的诊断普遍采用血清学方法。用血清学方法检测抗体,尤其是用分离纯化的猪囊虫糖蛋白为检测抗原的Western blot和EITB方法,具有很高的特异性(接近100%)和敏感性,已成功用于猪的囊虫病诊断。用糖蛋白,如GP50进行ELISA分析几乎没有背景噪音,而且与免疫印迹具有几乎一样的特异性和敏感性,可用于人、猪和犬等的抗体检测。但这些方法存在以下3个缺陷:1)清除虫体后,针对成虫抗原的抗体仍然持续一段时间;2)检测结果与虫体负荷没有相关性;3)不能区分活虫体与钙化或死亡的虫体。利用免疫学方法借助单抗检测血清或脑脊液中的循环抗原的方法,可以克服上述缺陷,其检测血清的敏感性为85%,特异性为92%。因此,如何提高循环抗原检测的敏感性和特异性是囊虫病诊断的主要研究方向。

2. 在弓形虫病研究方面

广州地区家养猫的血清阳性率高达70%以上,带虫率高达50%。但其他地区猫的感染情况尚未明了;也不清楚在目前的饲养管理条件下及动物福利状况下,其他动物的感染情况、分布规律;对弓形虫在我国人及动物间的传播规律尚缺乏足够认识。对病原分布及流行规律的认识的缺乏直接阻碍了对弓形虫病的有效防控。

弓形虫入侵和感染宿主的过程,同时也是一个与宿主机体相互作用的过程。

从微观和宏观上,有哪些因子、哪些调控机制具体参与了弓形虫与宿主感染的相互作用关系？究竟是哪些因素促进了弓形虫慢性感染的发生和组织包囊的形成？弓形虫的各个感染阶段,蛋白表达和宿主细胞蛋白各存在什么差异？总之,弓形虫的一系列生物学特性研究有待完善。宿主抗弓形虫感染的免疫机制是什么？尽管弓形虫已被发现100余年,但我们对其生物学特性尚缺乏深刻了解。

在诊断检测方面,目前已报道应用于弓形虫病实验室诊断检测的方法较多,各有优缺点。其中以病原学的诊断方法最可靠,但费时且易漏检;免疫学方法在临床上应用较普遍,多种血清学诊断方法可供流行病学调查和生前诊断,特别是IHA、ELISA及胶体金技术为弓形虫病提供了敏感、特异的诊断方法,但抗体出现较晚,不适合感染的早期检测。随着以核酸扩增技术为基础的分子生物学技术的迅速发展,国内外已有多种PCR诊断方法开始报道应用于弓形虫病的诊断,其特点是灵敏、特异并可在早期做出诊断,但操作方法繁琐,需专门仪器,目前仅限于实验室应用。

3. 在旋毛虫病研究方面

国际公认的旋毛线虫属分为9个种及3个未命名的血清型。我国近年虽开展了部分研究工作,但由于受分离株数量及动物来源种类的限制,真正的种类存有情况及其全面的流行病学资料尚不完善。

由于病原的特殊性与复杂性,一些虫体的基本生物学特性仍未阐明,其中主要体现在以下几个方面:① 旋毛线虫种类依赖于气温的生态分布性及种类分布的经度与纬度区域性(T1呈全球性分布,T2主要分布于寒冷地区,T8主要分布于炎热的非洲等);② 旋毛线虫寄生动物的异嗜性(T1主要感染猪,而T2主要感染犬科动物,T4主要感染禽类等);③ 旋毛线虫基因的低变异与古老性(众多基因在进化树中比细菌还古老);④ 旋毛线虫不同发育时期虫体蛋白表达的差异性与免疫逃避的相关性;⑤ 旋毛线虫可引发寄生细胞的凋亡性等。

旋毛虫病仍在不断暴发与流行,但对屠宰动物旋毛线虫的检验仍停留在170年前发现该寄生虫时使用的显微镜镜检法。目前,旋毛线虫病诊断主要依靠临床症状及流行病学史,辅以免疫学方法,如ELISA等。旋毛线虫不同发育时期具有不同的抗原表达,从而诱导相应的不同抗体,而目前所采用的抗原则主要来自肌幼虫时期的虫体抗原,致使肌幼虫抗原不能识别早期感染虫体(成虫与新生幼虫)刺激机体所产生的抗体(存在严重的检验盲区),特异敏感的免疫学方法始终未被纳入标准方法。因此,筛选特异性及敏感性的抗原,以建立快速和特异的检测(诊断)方法,已成为国内外众多学者的研究焦点。

在广州管圆线虫病研究方面,广州管圆线虫的幼虫寄生于人的中枢神经系统,引起以急性剧烈头痛为主要表现的嗜酸性粒细胞增多性脑膜炎或脑膜脑炎,以及脊神经根炎。虫体侵入宿主中枢神经系统必须要突破两层屏障系统,其致病机制目前还不清楚。弄清这些关键的基础问题对于指导广州管圆线虫病的防治非常重要。

广州管圆线虫病传统的病原诊断,主要靠从患者脑脊液或受累组织和器官中查找到虫体而确诊,其敏感性很低,容易漏诊和误诊。尚缺乏敏感特异、快速、简便的标准化诊断试剂盒。近年来,间接荧光抗体试验、免疫酶染色法以及酶联免疫吸附试验等方法相继被试用于检测动物或人体广州管圆线虫感染,都具有一定的敏感性和特异性。标准化诊断试剂盒的研发存在的问题是:其一,诊断用抗原、抗体的大批量来源及其诊断试剂的标准化和产业化;其二,诊断试剂在敏感性和特异性的效能尚有待提高;最终实现特异循环抗体和循环抗原的联合检测是广州管圆线虫病诊断研究的发展方向。

4. 在隐孢子虫病研究方面

隐孢子虫病在1990年后在世界各地受到广泛重视。在不同国家和地区,由于经济、社会和环境条件不同,隐孢子虫病传播特点以及由动物到人的传播风险差异很大。对隐孢子虫的分子流行病学和群体遗传学研究对于了解隐孢子虫的传播动态、感染/污染源追踪、虫体致病性的差异等具有重要意义。目前,我国的研究主要集中在人和一些养殖动物的感染率的调查方面,并且感染率主要是通过显微镜镜检的方法获得。我国在隐孢子虫的分子流行病学方面的研究刚刚开始,对于隐孢子虫病在我国的流行规律、病原分布、人兽共患的风险知之甚少,严重制约了对该病的预防和控制。

目前,国内外对隐孢子虫致病机制和宿主—寄生虫相互作用了解甚少。尽管使人致病的两种主要隐孢子虫的基因组测序已经在2004年完成,但对预测的3000多种蛋白质的表达和功能研究进展缓慢,也影响了有效药物和疫苗的研制。因此,加强对隐孢子虫侵入机制、毒力因子和保护性免疫的研究具有重要意义。

目前,我国对隐孢子虫的病原检测主要通过显微镜镜检的方法,但敏感性低,且不能区别虫种。分子生物学方法在诊断中很少被采用。国外普遍采用的虫种/基因型鉴别方法主要依赖于巢式PCR,但这些方法具有容易污染和费时的缺点,无法满足临床样品检测的需要。因此,有必要研究快速、定量和具有虫种区分能力的分子生物学诊断技术和免疫学方法。食品中隐孢子虫的检测方法目前国内外研究很少,还无标准检测方法。

二、发达国家食源性寄生虫病防控策略

(一) 欧盟等发达国家食源性寄生虫病防控的策略

1. 欧盟

欧盟食源性和水源性人兽共患病(FWD)计划设立于2006年,目前该计划覆盖了炭疽、肉毒梭菌中毒、布鲁氏菌病、空肠弯曲菌病、霍乱、隐孢子虫病、包虫病、贾第虫病、甲型肝炎、军团杆菌病、细螺旋体病、李斯特菌病、诺瓦克病毒感染、沙门氏菌病、志贺氏菌病、弓形虫病、旋毛虫病、土拉菌病、伤寒、副伤寒、克雅二氏症、致病性大肠杆菌感染和耶尔森鼠疫杆菌病等疾病。

FWD计划的目标是:

(1) 提高和协调食源性和水源性人兽共患病的监测。

该计划的一个重要目标是提高和协调欧盟的监测系统,以提高对食源性和水源性人兽共患病的病原学、危险因素和危害性的认识。该计划的长远目标是建立针对越来越多的病原微生物的分子水平监测平台。

(2) 提高食源性和水源性人兽共患病的预防和控制水平。

(3) 增强早期检测能力及对暴发的协调反应能力。

(4) 促进公共卫生部门、兽医部门及食品相关部门的合作。

此外,欧盟在实验室建设上设立了参考实验室和工作实验室,参考实验室负责人员培训、疑似样品的最后确认;工作实验室负责样品的检测。

2. 美国

在美国,每年有4800万人因食入污染的食物而感染,大约占总人口的1/6,大多数情况下为散发,但暴发流行案例可以提供更多有关病原传播、致病以及如何预防的信息。每年疾病控制中心(CDC)负责收集来自全国各个州和地区的由肠道细菌、病毒、寄生虫和化学污染物所引起的暴发案例。

美国有很多食源性疾病的监测体系。大多数CDC的监测体系数据来源于各个州或地区的公共卫生机构。这些监测体系对于食源性疾病的检测和预防暴发流行起到了重要作用。CDC是这些监测体系的主管机构。

(1) 食源性疾病主动监测系统(Foodborne Disease Active Surveillance Network, FoodNet)

该系统定期汇报食源性疾病的流行趋势,追踪国家食品安全法规的运行效果。该体系是CDC"新发传染病计划"的重要组成部分。该系统收集的信息来自美国10个州。这些州拥有4600万人口,约占美国人口总数的15%。检测的项目包括通过食物传播的7种细菌(弯曲杆菌、李氏杆菌、沙门氏菌、志贺氏菌、大肠杆菌 O157 或非 O157、弧菌和耶尔森鼠疫杆菌）和 2 种寄生虫（隐孢子虫和环孢子虫）。该系统始建于 1995 年，主动收集经确诊被感染的病例。这些流行病学信息为公共卫生部门分析和决策提供了重要依据。该监测系统是 CDC、美国农业部食品安全和监测系统（USDA - FSIS）、食品和药品管理局（FDA）以及 10 个州的健康部门的合作体系，这 10 个州分别是康涅狄格州、佐治亚州、马里兰州、明尼苏达州、新墨西哥州、俄勒冈州、田纳西州及加利福尼亚州、科罗拉多州和纽约州的部分县。

（2）食源性疾病暴发监测系统（Foodborne Disease Outbreak Surveillance System，FDOSS）

CDC 负责收集由肠道细菌、病毒、寄生虫和化学污染物所引起的暴发事件的报告。各地、州的公共健康部门通过全国疫病暴发汇报系统（National Outbreak Reporting System，NORS），将信息汇报给食源性疾病暴发监测系统，这些信息包括暴发的时间和地点、感染人数及发病症状、导致暴发的食物种类、食物制备及加工地点，以及相关的病原。CDC 的监测团队对这些数据进行分析处理，更好地理解食源性暴发对公共卫生的危害，以及引起食源性暴发的病原、食物、设施及相关因素。从 2009 年开始，该系统还包括水源性传播、人 - 人传播和直接与动物接触传播几个部分。

（3）食源性疾病暴发网上数据库（Foodborne Outbreak Online Database，FOOD）

有关食源性寄生虫病的暴发数据，可从食源性疾病网上数据库（food borne outbreak online database）获得，该数据库对美国 1998 年至 2010 年期间每年的暴发情况进行了汇总，从而使公众及时了解这些信息。这些信息的来源是下属各个州、地区的卫生部门。

（4）食源性疾病暴发的溯源（Tracking and Reporting Foodborne Disease Outbreaks）

着重介绍暴发的规模，报告制度，当前的数据分析，污染发生的地点和起因以及 CDC 在暴发过程中的作用。

（5）环境健康专家系统（Environmental Health Specialists Network，EHS - Net）

该系统将环境健康专家、流行病学专家和实验室工作人员联系起来，找出与食源性疾病暴发相关的环境因素，从而更好地预防食源性疾病的发生。来自各个州和地区卫生机构的研究人员通过环境评价获取信息，并上报 CDC。该系统成立于 2000 年，着重于食源性疾病的环境因素。该系统参与者包括来自 9 个州的环境健康专家，食品和药品管理局（FDA），美国农业部的食品安全监督部门

(FSIS/USDA)和 CDC。CDC 已建立了通过 EHS - Net 的电子汇报系统,寻找与食源性疾病暴发的环境相关因素。

(6) 具有公共卫生意义的寄生虫的实验室鉴定(DPDx: Laboratory Identification of Parasites of Public Health Concern)

该系统提供了相关寄生虫的详细的文字介绍、图片库、诊断方法的操作步骤以及诊断帮助。DPDx 网站提供诊断帮助和培训,诊断帮助的内容包括远程诊断、实验室询问和技术转让;培训可通过互联网、各种培训班及光盘等。

(7) 年度总结报告

CDC 每年按照病原种类和食品种类,出版食源性疾病暴发总结报告,对各州、地区汇报的食源性疾病的暴发情况进行总结,使人们快速了解食源性疾病对人类健康的影响,以及与疾病暴发相关的各种因素(如病原、食物、设施等)。

3. 日本

第二次世界大战之后,70% 以上的日本人感染肠道寄生虫,这种情况与当今一些发展中国家的情形类似。然而,经过短短的 30 年,日本消灭了主要的食源性寄生虫病,在这 30 年间,寄生虫学研究和寄生虫控制计划具有很大的优先权。在大学和研究机构,寄生虫部门的地位十分重要,并且寄生虫学研究与实际应用联系得非常密切。在 1950 年,只有 30% 的人口能得到安全的水源供应,因此水源性疾病的暴发频繁。随着 1955 年水供应法律的颁布实施,带来了水净化系统的革命性变化,大大降低了水源性传染病的发生率。综合协调环境、卫生和疾病三方面因素,充分利用国家在科学技术和医药卫生方面取得的重大成果,是取得成效的重要因素。另外,政府卫生部门与一些非政府组织密切合作,共同参与寄生虫病的防控计划。很多研究人员也主动参与该计划。教育部门与卫生部门的密切合作也是非常关键的。在全国范围内,学校成为公共卫生的基础设施,教师提供健康教育,研究人员提供指导,并执行定期驱虫计划。1958 年通过了学校健康法律,对在校儿童进行大规模集体检查和选择性药物治疗。

4. 澳大利亚

澳大利亚于 2000 年成立了食源性疾病监测网(OzfoodNet),加强对食源性疾病的监督,在国家水平对食源性疾病的流行情况进行描述和分析,为食源性疾病预防措施的制定提供依据。该网络每年出一份年度报告。

(二) 国外食源性寄生虫病总体控制策略

对抗一切寄生虫的基本策略是卫生条件的改善和适当的食物加工方式。其他的措施仅适用于某些种类的寄生虫。现将控制措施总结如下。

1. 改善环境卫生条件

对于很多经粪口途径感染的寄生虫来说,正确处理人和动物的粪便,以阻止食物和饮水的污染是最基本和最有效的策略。然而,在很多发展中国家,这些粪便被用作为灌溉庄稼的肥料,对这些粪便的堆积发酵可有效杀灭寄生虫卵。

控制苍蝇、蟑螂和其他昆虫,可有效控制寄生虫感染性阶段散播到食物上。尽管对新鲜水果和蔬菜的清洗可以去除包囊、卵囊和寄生虫虫卵,但对多叶蔬菜和草莓很难彻底洗净。在食品加工过程中,经常洗手、用干净的器皿等措施来防止交叉感染非常重要。

2. 动物饲养及监督

在发达国家,在猪的饲养过程中限制与粪便及其污染的饲料接触,可有效地降低旋毛虫及绦虫病的发生率;对啮齿类动物的控制可有效预防猪食入感染的啮齿类动物。感染动物可用药物治疗以消灭虫体,某些寄生虫也可用疫苗来预防。监测系统可以检测到猪肉、牛肉和鱼肉体内的寄生虫。这些系统保证在美国,供应给消费者的肉产品不含有寄生虫。

3. 腌制、浸酸、烟熏和发酵处理

热烟熏方法可以消灭异尖线虫,但冷烟熏的方法不能杀灭虫体。用 2.6% 的乙酸和 8% ~9% 的盐腌制 6 周可杀灭异尖线虫,但如果盐的浓度降低到 5% ~6%,腌制的时间需延长到 12 周。传统的墨西哥浸酸泡制的方法能够杀灭绦虫的幼虫(囊尾蚴)。通过发酵方法制备干香肠和火腿能够灭活原虫和蠕虫的幼虫,pH 低和水分活性低共同作用以杀灭虫体。

4. 烹调和加热处理

通过对食物充分的烹饪和水煮可破坏寄生虫的感染性阶段虫体,但微波炉加热并不能保证杀死肉类和鱼类体内的寄生虫,这是由于其加热不均匀,虫体仍存活在未充分加热的部位。建议消费者将可能感染旋毛虫的猪肉或野生动物肉加热到内部温度达 71℃。要杀死鱼肉中的异尖线虫,需 60℃ 加热 10 分钟或 70℃ 加热 7 分钟。

5. 冷冻

对一些生食的食物,如鱼类和一些肉类,冷冻 2 ~3 天可灭活或杀死一些寄生虫。要杀死异尖线虫,需在商用气流冷冻机上 -30℃ 制冷不少于 15 小时,或在家用冰箱 -20℃ 制冷不少于 7 天。其他一些寄生蠕虫需要不同的冷冻时间。

要杀死猪肉中的旋毛虫,需在 -17℃ 冷冻 20 天,或在 -23.3℃ 冷冻 10 天,或 -29℃ 冷冻 6 天。但这样的条件还不足以杀灭野生动物体内的旋毛虫。据报道,在冷冻 24 个月的北极熊和灰熊体内还存在感染性旋毛虫包囊。

6. 过滤、氯化及其他消毒剂

过滤系统可去除水中大多数原虫卵囊或包囊。但隐孢子虫是个例外,水源隐孢子虫引起的暴发事件表明,过滤不能有效去除隐孢子虫。氯化处理可消灭水中的原虫,但卵囊和包囊抵抗力较强。用1.5%的漂白粉溶液、醋、高锰酸钾溶液(24 mg/L)或饱和食盐水可杀灭一些线虫和吸虫的感染性幼虫,然而,在26℃条件下盐腌(浓度3 g盐/10 g鱼肉)储存一周的鱼体内,还存在感染性吸虫。10%的氨水处理3小时可以杀死94%的蛔虫卵,但是其他的消毒剂效果较差。

7. 其他的物理方式处理

放射线可以消灭一些新鲜食物的寄生虫,低剂量的放射线(0.5 ~0.7 kGy)可以破坏幼虫从而阻止感染,但是如果要消灭肉中的所有旋毛虫,需要高剂量的放射线(6 ~7 kGy)。据报道,0.1 ~0.15 kGy的剂量可以杀灭鱼体内的吸虫包囊,但要消灭所有的原虫卵囊,则需要5 kGy的剂量。

据报道,高静水压力法是一个潜在而有效的非加温处理灭活异尖线虫的方法,紫外线可以灭活水中的贾第虫包囊,臭氧可杀灭水中的原虫,超声处理可以灭活水中的隐孢子虫卵囊。

8. 破坏寄生虫的生活史

寻找寄生虫整个生活史中可以被攻击的薄弱环节也是寄生虫病防控策略之一。如对绦虫病人,进行驱虫可以消灭成虫,从而减少囊虫病的发病率。寄生虫在外界环境中以包囊和虫卵的形式存在,并且对干燥和其他外界不良因素具有抵抗力。如肝片吸虫卵在流动的水中可以存活122天,在粪便中可存活1年;贾第虫包囊在冷水中可存活数月。

很多寄生虫在其生活史的不同阶段寄生于一种或多种动物,对这些动物寄生虫感染的防控有助于减少虫体的数量。然而,要彻底控制野生动物群体非常困难,要消灭作为中间宿主的一些蜗牛和甲壳类动物也是不现实的。一些寄生虫也可在其他动物完成其生活史,如家养和野生的食肉动物和杂食动物。如狼、熊及其他食鱼的哺乳动物和鸟类,可作为鱼类的绦虫-裂头绦虫的终末宿主,犬和熊也可作为猪有钩绦虫的中间宿主。海狸及一些家养或野生的动物可带有感染人的原虫,这些动物可以作为感染源。因此,正确处理人的粪便并不能全部消灭寄生虫的威胁。

(三)国外食源性吸虫病的防控策略

食源性吸虫病伴随我们经历了漫长的岁月,现在世界上大约有1/10的人口受到感染的威胁,这些以往被忽视的感染现在在许多国家卷土重来,有数以百万计的感染人群。近年来,在一些主要食源性寄生虫病的诊断、流行病学、致病机制、治疗、预防和控制方面取得了重要进展,现分述如下。

1. 食源性吸虫病的诊断

正确的诊断是对患者进行有效的管理以及监控以社区为单位的蠕虫控制计划的关键。造成吸虫病和一些蠕虫病被忽视的一个重要原因是其诊断方面存在困难和挑战。然而,没有一种方法能够适用于所有蠕虫病的诊断,因此,在控制计划的不同阶段需采取不同的诊断方法。寄生虫病的诊断方法主要有三类:① 直接的寄生虫学诊断:如粪便、痰液和其他体液中检测虫卵;② 免疫学诊断(间接诊断);③ 基于分子生物学技术的诊断。对于肝胆寄生虫感染的辅助诊断方法包括超声、CT、核磁造影和组织谐波成像。这些影像设备能揭示胆管的病理变化,如超声可以检出由于感染肝吸虫而引起的胆结石、胆管扩张和纤维化;CT和核磁共振能够确定胆管腔的直径、纤维化、钙化和上皮细胞增生;组织谐波成像能够观察到胆管壁的创伤和结石。新一代的诊断方法基于感染宿主体内的生物标记物的发现,它不仅用于诊断,而且对于药物和疫苗的疗效评估同样具有重要意义。现分述如下:

1)寄生虫学诊断

粪便和痰液中虫卵的检查是食源性吸虫病流行病学调查和控制方法监测的重要手段,有时,从其他的生物体液(如胆汁、十二指肠内容物和胃冲洗物)内也可检出虫卵。粪检的方法有很多种,盐和糖漂浮法广泛应用于线虫卵和绦虫卵的富集;最新发明的 FLOTAC 技术,已用于检测羊的肝片吸虫,目前正在用于其他食源性吸虫病的诊断和评价。

目前应用最广泛的技术是 Kato - Katz 和福尔马林 - 乙酸乙酯技术,对于中度和重度感染具有高度的敏感性,而且可以定量感染强度。但是,通过虫卵检查很难确定种类,因为很多虫卵的形态和大小相似。由于吸虫的产卵量低或在低的感染水平,有时容易漏检。准确的鉴定虫卵需要有经验的技师、高质量的仪器设备并执行严格的操作规程。最终确诊需要通过成虫鉴定,可通过药物驱虫来获得。

随着对蠕虫病的预防性驱虫,低水平的感染越来越普遍,通常采用检测多份粪便样本和采取多种检测方法来提高敏感性,尤其是对吸虫病的诊断。如肺吸虫病的诊断,并不是在每份痰液标本中都能检测到虫卵。

2)免疫学诊断

主要是检测感染期间或感染后所产生的特异性抗体。检测方法包括皮内实验、间接血凝、间接免疫荧光和 ELISA。这些实验采用不同的虫体提取物,如成虫提取物、分泌物或虫卵抗原。可应用于虫体的急性感染期和慢性感染期。如皮内实验采用少量的稀释抗原,注入皮内后,特异性的免疫反应表现为注射部位红肿光亮,通常在注射后 1 天内变得明显。免疫学诊断的关键在于寻找特异性的抗原和优化的检测系统。

3) 分子生物学诊断

近来,检测粪便样本中吸虫卵 DNA 的 PCR 方法已建立并优化,同样,可检测第二中间宿主体内的囊蚴 DNA。与直接的寄生虫学诊断方法和免疫学诊断方法相比,具有更高的敏感性和特异性。但由于设备条件和费用的限制,该方法还不能作为常规的检测方法。

4) 寻找和发现具有诊断意义的生物标记物

目前,通过代谢谱分析(metabolic profiling)策略来寻找蠕虫感染后的生物标记物,可望成为新一代诊断和疗效评估标准。代谢谱采用多种分析工具,如高分辨率的核磁共振光谱和质谱结合多变量的统计学分析,用来定量分析活虫刺激后引起的生化反应。其中,在曼氏血吸虫和日本血吸虫已找到了相关标记物。最近,对棘口吸虫感染后小鼠的不同生物体液的代谢谱进行了鉴定,发现人工实验感染 35 个囊蚴的小鼠,在感染后 1 天其血浆、粪液和尿液样本中的代谢谱发生变化,其中血浆胆碱、乙酸盐、甲酸盐、乳酸盐和尿肌酸水平下降,而血浆葡萄糖水平上升。通过高质量的薄层层析 - 光密度测定法发现,感染棘口吸虫后,小鼠的尿液中丙氨酸和牛磺酸浓度变化。另一项研究采用表面增强激光解吸电离飞行时间质谱技术,对感染肝片吸虫后 12 周的血清生物标记物进行回收,发现在感染后 9 周,转铁蛋白和载脂蛋白 A - IV 明显升高。

这些早期结果预示着代谢谱策略可用于发现生物标记物,但要开发成新的诊断产品可能还需数年,敏感性和特异性是值得考虑的因素,同时,费用及仪器设备的限制也是决定其应用价值的重要因素。

2. 食源性吸虫病的预防、治疗和控制

公共卫生干预手段可以降低吸虫病的感染率和感染强度,从而降低发病率和死亡率,这些手段包括化学治疗、改善卫生条件、食品监督、广泛的宣传教育等。最终的目标是改变人类的行为,因为生食或半生食淡水鱼和其他水产品是感染食源性吸虫病的关键因素。尽管目前尚没有可用的抗食源性吸虫疫苗,但寻找虫体致病相关的基因,为设计和开发疫苗及下一代抗虫药奠定了基础。

1) 化学治疗药物的使用现状

在食源性吸虫病的高发区,化学药物治疗是防控的重点。目前应用的药物主要是吡喹酮和三氯苯咪唑。吡喹酮最早是由 Merck 公司在 70 年代中期合成,在 70 年代末和 80 年代早期由 Bayer 公司改进,该药为抗血吸虫病首选药,广泛应用于非洲、中国和其他一些地区。该药为光谱抗吸虫药,有良好的安全范围,是枝睾吸虫病、后睾吸虫病、肺吸虫病和肠吸虫感染的首选药。对肠吸虫来说，WHO 推荐的单次口服剂量为 25 mg/kg 体重。对于肝吸虫和肺吸虫感染者，推荐每次按 25 mg/kg 体重的剂量，每日 3 次，连用 2 日。这种治疗策略通常用于医院和诊所。对于群体治疗计划，通常采用单次 40 mg/kg 体重的剂量，治疗枝睾吸虫病、后睾吸虫病和肺吸虫病。吡喹酮的药物耐受性很好，只有少量轻微的一过性不良反应，包括腹痛、晕眩、头痛和恶心等。目前，临床上吡喹酮的抗药性还不严重，尽管来自越南的报道称，用 25 mg/kg 体重的剂量连用 3 天治疗华支睾吸虫病，治愈率仅为 29%。随着采用吡喹酮进行预防性治疗的广泛推行，人们越来越担心最终会产生耐药性。

三氯苯咪唑是苯并咪唑的衍生物，是丝虫病的治疗药物，对治疗肺吸虫病有效。该药被开发为兽药产品，目前还没有广泛应用于人类丝虫病的治疗。该药仅在 4 个国家注册使用（厄瓜多尔、埃及、法国和委内瑞拉），推荐餐后服用，剂量为 10 mg/kg 体重，对于重度感染，12 ~ 24 小时重复用药 1 次。治疗后的不良反应包括腹痛、发热、恶心、呕吐等。迄今为止，还没有治疗失败的报道。在兽医临床上，该药的抗药性很普遍，因此，需关注人对该药耐药性的产生。别丁为一种抗菌药，自 60 年代开始用于肝片吸虫病和肺吸虫病的治疗。治疗需持续 10 ~ 15 天。

2）联合用药方案

通过啮齿动物的模型初步研究显示，抗疟药青蒿素、合成的过氧化物以及我国自主研发的新药三苯双脒有望成为新的抗吸虫药。如在慢性肝片吸虫感染的大鼠模型，按 100 ~ 400 mg/kg 的剂量口服给予青蒿琥酯或蒿甲醚，荷虫量可减少 100%。另外，青蒿琥酯或蒿甲醚对大鼠的华支睾吸虫感染模型也具有很好的疗效，按 150 mg/kg 体重的剂量口服，荷虫量可减少 99% ~ 100%。对卫士并殖吸虫感染的仓鼠模型，按 400 mg/kg 体重的剂量单次使用，荷虫量可分别减少 78% 和 66%。对于三苯双脒来说，按 150 mg/kg 体重的剂量口服给予感染华支睾吸虫的大鼠模型，荷虫量可减少 99.1%。对卫士并殖吸虫感染的仓鼠模型，按 400 mg/kg 体重的剂量单次使用，荷虫量可减少 95.7%。但对感染肝片吸虫的大鼠模型没有抗虫活性。

联合用药方案广泛应用于结核病的治疗，由于可供选择的吸虫药种类有限，而且随着预防性驱虫计划的实施，耐药性的出现，使联合用药成为吸虫病治疗的发展方向。

3）综合性控制措施

如果没有后续的防控措施做保障，治疗后很快会出现重复感染。综合性防控措施包括广泛的宣传教育、卫生设施的改善、食品安全的控制。这些是具有挑战性的任务，因为涉及农业传统习惯、宗教文化等，而且需要经费保障。食品安全的控制是保护消费者安全的重要一环，如按照 FDA 推荐的规则，零售商将鱼肉卖给顾客生食之前，需 −20℃以下储存 7 天或 −35℃以下储存 15 小时。将水产品冷冻是消灭囊蚴的有效方法。对那些对鱼类产品未能实行有效的监督的国家，应给予财政上的扶持。另外，推荐实行"危险性分析和关键控制点"计划，该计划是系统的预防性措施，包括危险性分析、关键控制点的确定、预防措施、主要的限制、监测、记录和效果评价。该计划已成功预防和控制了鲤鱼的后睾吸虫，如认真监测水源、饲料和池塘条件，并根据每个危险点制定相应的防范措施。

三、国内食源性寄生虫病防控的现状与存在问题

（一）国内食源性寄生虫病防控研究现状

1．流行病学现状

卫生部于 2001 年 6 月至 2004 年底在全国 31 个省、自治区、直辖市组织开展了人体重要寄生虫病现状调查，以血清学检查方法分别调查了包虫病、囊虫病、肺吸虫病、旋毛虫病和弓形虫病等重要寄生虫病。包虫病共调查 39 826 人，阳性率为 12%；囊虫病调查了 96 008 人，阳性率为 0.58%；肺吸虫病调查了 68 209 人，阳性率为 1.71%；旋毛虫病调查了 93 239 人，阳性率为 3.4%；弓形虫病调查了 47 444 人，阳性率为 7.88%。以上数据说明，上述重要寄生虫病的流行仍较严重。带绦虫感染率为 0.3%，比 1990 年第一次全国调查的结果上升了 52.5%，推算全国感染带绦虫人数为 55 万人；流行区华支睾吸虫感染率为 2.4%，比 1990 年第一次全国调查的结果上升了 75%，推算流行区感染华支睾吸虫人数为1249 万人。2005 年对我国 15 个省市售的水产品抽查显示，在 1165 份样品中发现携带异尖线虫、华支睾吸虫等寄生虫的样品 59 份，占 5.1%。

分析显示，与 10 年前第一次调查结果相比，土源性线虫感染率和感染人数明显下降，而局部地区一些食源性寄生虫感染率明显上升，如原本较为少见的裂头蚴病、广州管圆线虫病以及本已得到基本控制的肺吸虫病、囊虫病病例数均呈上升趋势。土源性线虫感染率比 1990 年下降了 63.7%，感染人数减少了近 4 亿人。但是由于受社会、经济和自然环境等因素的制约，目前全国蠕虫感染率为 21.4%，仍有 11 个省、自治区、直辖市土源性线虫感染率高达 20% ~56%，部分省、自治区食源性寄生虫病呈明显上升趋势。根据 2004 年全国调查结果推算，全国土源性线虫感染人数约为 1.3 亿、肝吸虫（华支睾吸虫）感染人数约为 1249 万、带绦虫感染人数约为 55 万、包虫病患者约为 38 万。另外，一些地区囊虫病（猪囊尾蚴病）、肺吸虫病（并殖吸虫病）、旋毛虫病和弓形虫病的血清学阳

性率也比较高。受重点食源性寄生虫病威胁的人群主要是妇女和儿童,病人大多分布在西部地区、少数民族地区和经济欠发达地区。我国食源性寄生虫病防治形势依然十分严峻。

我国西部地区的带绦虫、旋毛虫、弓形虫等寄生虫感染率比东部地区的感染率分别高 38.6%、69.44%、45.2%。说明食源性寄生虫的感染率在部分省(区、市)明显上升。如广东省和黑龙江省感染率呈数倍上升。1992 年广东省和黑龙江省的食源性寄生虫病人均感染率分别仅为 2.1% 和 1.2%,现在却分别上升到 12.6% 和 40%。广东省不仅地处沿海,而且内陆淡水湖泊水网也非常丰富,华支睾吸虫病、卫氏并殖吸虫病、广州管圆线虫病等水产相关性寄生虫病具有较长的流行历史和较广的流行范围。其中,华支睾吸虫病已列为广东省重点地方病,全省现有病例 500 多万,常住人口的人群平均感染率为 6.33%。在本次调查中,华支睾吸虫是三种淡水水产食源性寄生虫感染中比例最高的,而且还存在着与卫氏并殖吸虫和/或广州管圆线虫混合感染的情况。由于受检者来自寄生虫病门诊的主动就诊者,多数都曾生食水产品或具有嗜酸性粒细胞增高的症状,因此 19.1% 的总阳性率可以在一定程度上代表深圳市高危人群的感染率。

福建省华支睾吸虫人均感染率也由原来的 0.2% 上升到 0.6%。同时有调查结果显示,华支睾吸虫病患者大多是"鱼生"追捧者;肺吸虫病患者主要是由于生食或半生食溪蟹和俗称"小龙虾"的蝲蛄而感染;旋毛虫病患者大多喜食烤肉、涮肉、凉拌生肉等。另外,因生食含囊蚴的红菱、荸荠、茭白等水生植物,也使姜片吸虫病患者剧增。我国还新出现一些极少见或罕见的食源性寄生虫病,如患者因生食淡水鱼、吞食活泥鳅而患上的棘颚口线虫病、阔节裂头绦虫病;食生的海鱼、海产软体动物患上的异尖线虫病;食福寿螺患上的广州管圆线虫病;生饮蛇血、生吞蛇胆患上的舌形虫病和生吃龟肉、龟血患上的比翼线虫病等。因此,了解该类疾病对人类的危害及防治也是大家普遍关心的问题。

2. 防控技术研究现状

1) 诊断技术研究现状

目前,我国对食源性寄生虫病的初步诊断主要依据流行病学诊断:① 是否居住或到过流行区;② 是否有生食或半生食史;③ 是否有易于引起食源性寄生虫病的生活习惯和自然条件。即患者有吃了来自流行区不熟的肉类、鱼类、溪蟹、蝲蛄等食物的病史,结合患者的临床表现而做出诊断。末梢血液嗜酸性粒细胞数明显增多,对食源性寄生虫病,尤其是急性期患者的初步诊断具有重要意义。皮内试验对诊断有初步筛选的价值,但进一步确诊仍须依据在患者的体液或组织活检标本中找到其成虫、幼虫或虫卵。影像学检查为目前国内外寄生虫占位性病变最有效和最直接的检查手段。影像学检查包括 X 线、B 型超声波、X

线断层扫描及核磁共振（MRI）等，可检查寄生在组织或脏器内的部分种类寄生虫的病原体引起的人体器官或组织的占位性病变，如脑囊虫病的 MRI 阳性率可达 83.7%。

实验诊断分为病原学诊断与免疫学诊断两类。检测患者血清、体液或排泄分泌物中的抗体或抗原，对诊断具有十分重要的价值。其中，改良加藤氏镜检法是 WHO 推荐的蠕虫病原学检查方法，但由于粪检本身的技术局限性，对于感染度较低的城镇病例漏检率高。基于对我国第二次人体重要寄生虫病调查结果分析看，血清学与病原学的符合率仅为 31.7%。不同性别组患者感染情况分析表明，男性感染率明显高于女性，可能与当今社会男性社交应酬机会多过女性，且男性生食水产更多有关。从年龄组分析结果来看，20～59 岁的劳动力人群 3 种食源性寄生虫病的感染率明显高于 20 岁以下的未成年人和 60 岁以上的非劳动力人群，也从另一个方面说明食源性寄生虫病的发生主要与饮食习惯和生活方式有关。

利用虫体匀浆皮内试验和血清学试验等免疫学检查可大大提高诊断阳性率。在诸多血清学诊断试验中，通常以酶联免疫吸附试验（ELISA）、间接荧光抗体试验（IFA）和间接血凝试验（IHA）敏感性较高，若恢复期抗体效价较急性期升高 4 倍以上，更具诊断意义。用 ELISA 夹心法做循环抗原检测，不仅灵敏度高，而且特异性强，成为早期特异性诊断方法。目前已报告用于血液中并殖吸虫、旋毛线虫和弓形虫抗原的早期检测，以及对脑脊液中弓形虫抗原的检测。近 10 年来开展的免疫金标层析试验（ICT）及斑点免疫金渗滤试验（DIGFA），是在免疫渗滤技术和 ELISA 的基础上建立起来的 2 种简易快速的免疫学诊断方法，对临床诊断具有重要价值，目前市场上已有检测各种寄生虫病的试剂盒出售。

2）药物治疗研究现状

食源性寄生虫病的治疗主要应根据患者所感染寄生虫的种类而选择用药。目前临床主要使用的广谱抗寄生虫药是吡喹酮或阿苯达唑。

吸虫或绦虫所引起的食源性寄生虫病首选药物是吡喹酮，不同虫种对吡喹酮的敏感程度也不同，所以剂量及疗程也有所不同。如姜片虫病仅须服用吡喹酮 10～15 mg/kg，单剂即可有效，但治疗寄生在脑部的囊虫病却需吡喹酮 60 mg/（kg·d），2～3 次分服，3 d 为 1 个疗程，往往需要 3～4 个疗程。吡喹酮对肝片吸虫病的疗效极差，改用三氯苯唑或硫氯酚治疗有良效。动物实验和临床观察均证实，左旋吡喹酮是杀虫的主要成分，右旋吡喹酮基本无效。

阿苯达唑对线虫引起的食源性寄生虫病有良好的疗效，但其剂量和疗程也因不同虫种而异，如治疗旋毛虫病，需 20～25 mg/（kg·d），2～3 次分服，5～7 d 为 1 个疗程，必要时可重复疗程。当前，对旋毛虫病和管圆线虫病，阿苯哒唑为首选药物,常用阿苯哒唑和甲苯哒唑两种。前者在肠道更易吸收,且在肝内代谢产生的活性代谢产物———阿苯哒唑亚砜在血浆中浓度较高,可透过血脑屏障,疗效优于甲苯哒唑,因代谢产物从胆汁排除,故对肝吸虫也有效。

值得注意的是,近年已发现一些寄生虫对某些抗寄生虫药物产生了耐药性。最早发现的是耐氯喹或多种抗疟药的恶性疟,后来国外学者在非洲发现,当地血吸虫对吡喹酮产生了一定的耐药性。研究发现,以吡喹酮治疗卫氏肺吸虫病患者时,虫体对药物产生一定的耐药性。三氯苯唑(triclaben - dazole)是治疗肝片吸虫病及肺吸虫病的特效药,10 mg/kg,1 ~2 剂即可治愈这 2 种寄生虫病。但近来欧洲学者发现,在治疗家畜及人的肝吸虫病时,对该药已产生了耐药性。据报道以三氯苯唑治疗 1 例肝吸虫病患者时无效,改用阿苯达唑后治愈。因此,无论原虫还是蠕虫均有可能对治疗药物产生耐药性,进而影响疗效。在治疗食源性寄生虫病患者时,必须因人而异,所使用的治疗剂量及疗程必须充分,必要时也可考虑联合用药,以避免虫体产生耐药性而影响疗效。当然,也须要考虑患者的耐受性及可能产生的药物不良反应。

3. 政策法规

目前,我国在食源性寄生虫防控方面所采取的策略主要包括以下几个方面。

1)充分发挥政府在动检工作中的领导作用

根据《中华人民共和国动物防疫法》规定,各级人民政府对辖区内的动物检疫工作负领导责任。因此,在动检工作中,应充分发挥政府的领导作用,加大各级政府对检疫设备的硬件投入,彻底改变动检设备短缺、检疫手段滞后的局面。

2)健全和完善相关法规

《中华人民共和国动物防疫法》及其相关法规已对动物及其产品的检疫作了详细规定,并发挥了巨大作用,但随着国家的经济发展和两个文明程度的提高,目前仍有一些条款酌待修改和补充完善,如①“绿色通道”如何开展检疫;② 对逃避检疫或经营病死畜禽的处罚规定较笼统,不利于在实际工作中操作;③ 动检人员着装问题。

严厉打击违法违纪违规行为:① 畜牧部门要加强对畜牧执法人员的管理,加大对其违法违纪违规行为的查处力度,规范执法行为,真正做到文明执法、公正执法;② 由政府牵头,组织畜牧、工商、卫生、公安等部门加大对私屠乱宰、逃避检疫、经营病死畜禽的打击力度。

3)技术保障

依靠科技进步,研究和改进了寄生虫病预防、诊断、治疗的技术和方法,从而提高了寄生虫病防治水平。研究制定防治标准和技术规范;研制开发了快速、方便、敏感性高、特异性强的包虫病、黑热病、囊虫病、肝吸虫病诊断工具;开发和研制了安全、有效、价廉的包虫病、囊虫病、肝吸虫病治疗药物和犬包虫病疫苗。加强了寄生虫病防治队伍建设，提高综合防治能力，并使寄生虫病防治专业人员的工作和生活条件逐步得到改善。

完善了兽医防疫体系，通过提高监测技术水平和手段，能够准确及时通报虫情。加强兽医防疫机构的设置，配备较为齐全的化验设备，如引入 HACCP 及量化分级管理体系，我国卫生部 2003 年 9 月在食品企业推行量化分级管理制度。将与食源性疾病发生风险有密切关系的项目设为关键项或给予较高的分值，根据餐饮企业获得的评分进行综合评定分级。量化分级管理标志着我国对食品加工的监督管理从泛泛的全方位管理到以危险因素为基础管理的重大转变，调动企业积极性，促进其加强自身管理能力建设。有计划进行兽医防疫人员的业务培训，提高防疫人员的业务水平，对随科技发展出现的高新技术也要有所了解，要向缺乏防疫常识的个体养殖户开展宣传教育，普及防疫常识、传授防疫技术，使寄生虫病防治工作变为养殖户的自觉行动。在过去寄生虫病流行较为严重的地方，定期、定点监测寄生虫病的流行情况，发现问题要准确及时地通报疫情。要加强科研院所与饲养场的密切联系，实行分级分类指导，制定适宜的防制对策。

4）建立和健全寄生虫病防制的数据资料统计制度

通过定期采用先进的技术方法，进行牛、羊寄生虫检查和流行病学调查研究，获得准确可靠的数据资料，是开展牛、羊寄生虫病防制工作，制定措施的科学依据。数据资料的统计工作要采用计算机数据库管理，并逐步实现网络化。应用计算机预测和预报寄生虫病的发生和流行，分析驱虫药物防治效果，提出详实的数据和准确的结论，不断更新和改进防治技术，完善综合防制措施，提高管理水平。将有效地控制牛、羊的主要寄生虫病的危害，为牛、羊养殖业的发展带来显著的经济效益。

5）建立食源性寄生虫防治示范区

为探索新时期寄生虫病防治工作模式，卫生部疾病控制局在全国多个食源性寄生虫感染率较高的省市县（市）建立了寄生虫病综合防治示范区（简称示范区）。在整个项目实施过程中，健康教育和宣传起到了非常重要的作用。通过采取以健康教育为先导，有计划、有组织、有系统地采取多种形式的宣传教育活动，使目标人群健康教育覆盖率大于 90%，2009 年居民卫生知识知晓率与 2006 年基线调查时相比上升了 147.0%。城乡居民寄生虫病防治知识得到了较大提高，广大人民群众也认识到寄生虫病的危害、防治常识以及进行综合防治的必要性，这样也有利于促使人们自觉自愿地采取有利于健康的行为。健康知识的普及和卫生行为的改善也大大降低了人群重复感染的风险。2009 年示范区居民卫生行为合格率为97.1%，与2006年基线调查时相比上升102.3%。

（二）食源性寄生虫防控存在的问题

国际上一般把寄生虫病发病率作为衡量一个国家和地区文明程度和社会发展水平的重要标志之一。目前，从我国整体来看，寄生虫病的流行和诊断防治并不乐观，我国食源性寄生虫病病原种类繁多，在感染人体的60多种寄生虫中，食源性寄生虫病高达30多种。寄生虫分布区域的扩大、人们防范意识的减弱、诊断技术更新滞后及食品污染给食源性寄生虫病防控增加了难度。主要体现在以下几方面。

1. 食源性寄生虫病分布的改变

感染区域的扩大给其防控体系增加了难度。原来一些食源性寄生虫病感染的地区主要分布在两广、福建及江、浙等地，以及边远的经济相对落后的地区，但由于受全球经济一体化等社会因素、环境及气候变化等自然因素的影响，各地流动人口增多，国际交流的频繁以及饮食习惯的改变等，使原来的区域界限越来越模糊。部分传播条件向着有利于食源性寄生虫病传播的方向转变，食源性寄生虫病的感染呈现出“南病北移”的趋势；食源性寄生虫病呈持续上升趋势，传播区域正在从农村扩展至城市，感染区域的扩大给其防控体系增加了难度。如在部分地区，人群华支睾吸虫感染率甚至高达60%以上，每年均有因生食猪肉感染旋毛虫而死亡的病例发生。人类专有的寄生虫病逐渐减少，人兽共患寄生虫病不断增加；以乡村流行为主扩展为城乡共有寄生虫病增多；由于人口的快速增长和生活条件不断改善的需要，人类的活动地域越来越大，不可避免地会使人类进入未适应的生态系统，在一些地区常常存在着自然疫源地。随着家畜、观赏动物、伴侣动物和野生动物种群的逐步扩大，尤其是观赏动物和伴侣动物的数量在我国处于快速上升阶段，更增加了食源性寄生虫病传播的机会，如弓形虫病、旋毛虫病、广州管圆线虫病等。都市居民饲养宠物的种类和数量的不断增加，造成一些新发病例、罕见病例逐渐增多，威胁着居民的健康。新发和输入性寄生虫病时有发生。这种趋势使食源性寄生虫病情况复杂，为新发、再发疾病的诊断及治疗带来了困难，增加了食源性寄生虫病疫情暴发的风险。加上目前防治技术尚未有突破性进展，使我国食源性寄生虫病防治工作面临新的挑战。因此，防控体系的面要不断扩大，相对薄弱的环节需要不断加强。

2. 食源性寄生虫病的感染群体有较大的改变

人们总会把食源性寄生虫病和“穷、脏”联系到一起，因为食源性寄生虫病过去多见于农村或经济比较落后的地区。但随着城市居民生活水平的不断提高、生活方式的改变、人口流动性增大，一些人以生食、半生食海鲜及肉类为时尚，烧、烤、涮等大排档受到人们的喜爱，从而使生活水平相对较高的人群感染食源性寄生虫的概率增加。一些食源性寄生虫病，大都市也有发生的潜在威胁，2006年北京市暴发的广州管圆线虫病群体感染就是一个鲜明的例子。

在都市家庭中饲养宠物，使人与动物长期密切接触，因而食源性寄生虫病也从农村、牧区进入城市，当人们在尽享宠物带来的快乐时，也增加了患“宠物病”的风险。猪囊虫病是人类不良卫生习惯导致流行的一个典型例子，由于饲养猪的卫生问题，在人和猪之间形成了人（粪）→猪（肉）→人的恶性循环，即猪接触有绦虫病的患者粪便而患病，人因生食或食入未煮熟的患有猪囊虫病的猪肉而患绦虫病和囊虫病。对猪无圈散放或“连茅圈”极易造成该病的流行。南方的部分少数民族地区有生食猪肉和生食猪血的习俗以及在野外大便的习惯，亦造成了该病在当地的区域性流行。

城镇化进程的加速使大量低文化水平人员进入餐饮加工行业，从业者对食品安全知识了解不够、广大消费者缺乏食品安全知识，没有良好的卫生习惯是食源性寄生虫病发生率不断上升的原因之一。

3. 人们防范意识薄弱是导致食源性寄生虫病感染的主要因素

近年来，食源性寄生虫病患病率不断上升，尤其是以往少见或罕见的病例明显增多，而其流行与不良饮食习惯密切相关。人们的防范意识不强，使食源性寄生虫病的暴发有机可乘。误食污染的食品、烹饪时生熟食品未分开加工、厨房污染等，都增加了食源性寄生虫病感染机会。一味地追求美味，却忽略了对疾病的防范，增加了感染食源性寄生虫病的风险。

另外，由于经济收入、文化程度、从事职业以及生活环境等不同，使人们的生活方式和饮食习惯出现差异，如文化程度低、经济收入较少的农民工，其饮用生水（自来水、河水及井水等）、随地吐痰、生吃蔬菜瓜果、生吃鸡蛋和切生熟食品刀板合用的比例，明显高于经济收入较高的事业单位职工和公务员，而事业单位职工和公务员，外出就餐、出差开会、旅游、正在饲养宠物以及吃一些新奇特色食物（如生吃鱼虾、生食海产动物等）的比例增高。学生饮用生水、在外吃早餐、外出旅游及家中饲养宠物等的比例较高，可能与经济条件有关。另外，大学生及研究生由于来自全国各地，其生活习惯可能受到当地饮食习俗的影响。因此，针对不同职业、层次进行健康教育，改变不良的生活方式和饮食习惯，制定相应的预防措施，是保障人民健康的关键之一。

4. 食源性寄生虫病的诊断技术有待创新

重点食源性寄生虫病防治工作缺乏足够的技术、信息等支持，科研项目面临诸多挑战，近年来，分子生物学技术也逐渐应用到食源性寄生虫病的检测中，巢式 PCR 检测技术的开展及时地检测出了一些病例。但一些新发病例的诊断尚有困难，因检测人员对新病种不熟悉，误诊事件时有发生，延误了疫情的防控。由于诊断技术不够完善、一些技术相对落后，不能及时为患者做出诊断，没能及时控制传染源、切断传播途径，可造成区域甚至全国范围内暴发流行，甚至引起社会恐慌。

在科学研究方面，一是不断提升我国寄生虫病的防治研究水平，强化寄生虫病防治的关键技术研究。特别是加强创新性研究，为现场应用研究或现场防治产品提供更高水平的平台。二是加强转化医学在寄生虫病领域中的应用，促进新型诊治工具的转化与临床推广应用，强化传统技术与现代技术的结合，鼓励应用性产品与工具的研制与开发；三是进一步提升科研能力建设，强化“一锤定音”的专家团队建设，促进现代技术应用于现场，提升我国科研成果对全球防治与消除寄生虫病的服务能力和重要作用。

5. 寄生虫病防治专业人才匮乏

对引进人才的内部环境营造欠佳，存在重引进轻培养、重引进轻稳定、重引进轻使用等现象，不利于优秀人才的成长和脱颖而出。尤其在很多地方，由于基层医师的知识和经验不足，接诊患者时，感染者最初的症状可能只是轻微的发热或感冒症状，往往不追问流行病学史，仅当作普通的发热、感冒进行治疗，发生漏诊。

寄生虫病防治专业人才不足。目前我国的很多专业机构中，寄生虫病防治队伍不稳定，人才流失、队伍断层状况较为严重，寄生虫病防治专业人才不足。近年来我国寄生虫病防治和研究队伍日渐萎缩，学科带头人或项目负责人多数已经退休或即将退休，中青年科技人员中虽不乏优秀者，但能独立指导寄生虫病现场防治工作的人员则较少。在寄生虫病流行如此普遍，感染率在部分地区还如此之高的情况下，不少高校的寄生虫学教学却忽视国情，培养出了许多“只懂分子、不懂虫子”的硕士、博士，并云集在科研和疾控部门，令人忧虑。近年来，部分高校的寄生虫学教研室或寄生虫病防治研究机构经常收到不同医院的疑似寄生虫的待查标本或咨询请求，反映出临床医生对寄生虫与寄生虫病的陌生。因此，迫切需要加快寄生虫病防治专业人才的培养，以促进我国寄生虫病防治事业快速持续发展。

6. 防治经费紧缺

近年来随着科技人员流动的增加、寄生虫病防治经费的缺乏以及个别地区疏于防治与监测，导致寄生虫病疫情回升，已经基本消除或消除的寄生虫病死灰复燃，甚至流行。以往西部地区一些省（区）坚持每年下拨防治经费，使黑热病的控制取得了良好效果。但近几年专项经费没有保证，造成了疫情回升，发病人数增多。如果我国每年能按需给包虫病的预防投入经费，这不仅能保障西部地区广大人民健康,而且每年节约的治疗费用和减少的畜牧业经济损失估计可达数亿元。因此,坚持“预防为主”的卫生工作方针实际上是低投入、高社会效益和高经济效益的利国利民方针。要落实“预防为主”的卫生工作方针,必要的经费保证和政策法规支持是前提,否则就是一句流于形式的口号

政府部门投入少,政府投入难以保证寄生虫病防治的需要。专业防治机构的补偿机制未建立,开展工作得有偿,群众认可吗?群众负担得起吗?措施能持之以恒吗?面对以上困境,我们不能束手无策,必须靠创新的工作意识,更新观念,积极开展工作。

食源性人兽共患性病原体利用食物这一工具将疫病由动物传播到人,并具有高效性和变化性,加之,新的或未知的食源性人兽共患性病原体的不断出现,对于我国这样一个超过13亿人口、多民族多饮食文化、食品动物数量巨大的国家,如何有效预防和控制食源性人兽共患病的发生是一个巨大的挑战。除了建立高效的监测系统、风险评估及管理制度和有效的防控措施外,兽医、公共卫生人员和食品安全专家间需要建立切实可行的对话和合作机制,加大政府在制度和经费上的投入,共同攻克食源性人兽共患病。

新中国成立以来,卫生事业的发展和人民生活水平不断提高,原来在我国广泛流行的土源性寄生虫病已经在绝大部分城镇地区得到了良好的控制,感染率持续下降。然而,食源性寄生虫病的流行却随着人们食物结构与饮食习惯的改变出现了新的变化和蔓延趋势,成为影响我国食品安全和人民健康的主要因素之一

总之,经过几代人的努力,国内外在食源性寄生虫病的防治已经取得了一定的成绩,建立了一些较有效的食源性寄生虫病的防治技术,但就我国而言,目前尚没有系统完整的食源性寄生虫病的预警体系,尤其是近年来,伴随消费者饮食习惯的改变,食源性寄生虫病等食品安全问题日益突出,包虫病、猪囊尾蚴病、旋毛虫病、华支睾吸虫病及广州管圆线虫病等地方流行病依然危害严重,由于生饮蛇血、生吞蛇胆而引起的舌形虫病以及类似大片吸虫怪病也屡有报道,食源性寄生虫病的控制任重而道远。

四、我国食源性寄生虫病防治面临的机遇与挑战

(一) 挑战

1. 人们对食品安全的需求

近年来随着诸多食品安全事件的频频爆发,食品安全已引起国家和政府的高度重视。长期以来,中国的食品科技体系主要是围绕解决食物供给数量而建

立起来的,重点放在数量安全,而对食品的质量安全关注则相对较少。食品安全性问题已影响到一个国家、多个国家乃至整个国际社会的经济、政治稳定。由于食品卫生问题而导致的全球性恐慌事件已充分证明了这一点。如英国的疯牛病、法国的旋毛虫病以及李氏杆菌病、SARS、禽流感、四川的猪链球菌病、北京的广州管圆线虫病、美国的沙门氏菌花生酱,以及我国新近发生的大规模乳业三聚氰胺污染。根据2002年世界卫生组织的资料,每年发生的食源性疾病案例达到数十亿。

由于烹饪方法、饮食习惯、膳食结构及生态环境的改变,以及检测技术水平的提高,食源性寄生虫病越来越占据凸显的位置。同时随着国家对食品安全问题重视的不断提高,为食源性寄生虫病的防治也提出了更高的要求。

2. 打破贸易壁垒的需要

食源性疾病和食品污染已成为一个巨大的、不断扩大的世界性公共卫生问题,食源性寄生虫病防控也是贸易壁垒的需要。我国肉类总产量占世界总产量的30%,居世界第一。2006年生猪出栏6.3亿头,猪肉产量达5197万吨,占世界猪肉总产量(10 373万吨)的1/2,然而出口量不足丹麦(500万人口)的1/30,主要原因源自我国肉食品安全性信誉。

3. 技术层面的短板

1)食源性寄生虫生活史复杂、抗原组成多样

大多数食源性寄生虫是一个多细胞结构的个体,并且都有一个复杂的生活史,因此寄生虫抗原比较复杂,种类繁多,其化学成分可以是蛋白质或多肽、糖蛋白、糖脂或多糖。就来源而言(来自虫体、虫体表膜、虫体的排泄分泌物或虫体蜕皮液、囊液等),可概括为体抗原(somatic antigen)和代谢抗原(metabolic antigen)。体抗原中包括来自表膜的表面抗原(surface antigen);代谢抗原有各腺体分泌物、消化道排泄物、幼虫蜕皮液等。另一方面,这些抗原具有属、种、株、期的特异性。寄生虫生活史中不同发育阶段既具有共同抗原,又具有各发育阶段的特异性抗原,即期特异性抗原。共同抗原还可见于不同科、属、种或株的寄生虫之间,这种特点反映在免疫诊断方面,经常产生交叉反应。这些都给食源性寄生虫病的防治工作带来巨大挑战。

2)我国食源性寄生虫病流行特点发生改变

目前,从我国整体看,寄生虫病的流行和诊断防治并不乐观。我国食源性寄生虫病病原种类繁多,在感染人体的60多种寄生虫中,食源性寄生虫病高达30多种。近年来,我国食源性寄生虫病流行呈以下特点:① 食源性寄生虫病的感染率急剧上升;② 以往少见或罕见的寄生虫感染时有发生,如2006年广州管圆线虫病在北京的爆发,造成了社会民众紧张;③ 一些机会性致病寄生虫感染率

正在不断上升；④ 食品及人口流动性大大增加，给一些外来寄生虫病的传播提供了条件，从而构成了新的传染源；⑤ 一些原本被控制的寄生虫病（如血吸虫病）又死灰复燃，再度肆虐；⑥ 由于国际交往日益频繁，援外人员可能把一些国内原先没有的寄生虫带到国内。

我国食源性寄生虫病的分布已发生变化，感染区域的扩大给其防控工作带来挑战。原来一些食源性寄生虫病感染的地区主要分布在两广、福建及江浙等地，以及边远的经济相对落后的地区，但由于受全球经济一体化等社会因素、环境及气候变化等的影响，各地流动人口增多、国际交流的频繁以及饮食习惯的改变等，使原来的区域界限越来越模糊。部分传播条件向着有利于食源性寄生虫病传播的方向转变，食源性寄生虫病的感染呈现出“南病北移”的趋势；食源性寄生虫病呈持续上升趋势，传播区域正在从农村扩展至城市，感染区域的扩大给其防控体系增加了难度。如在部分地区人群华支睾吸虫感染率甚至高达60%以上；每年均有因生吃猪肉感染旋毛虫而死亡的病例发生。人类专有的寄生虫病逐渐减少，人兽共患寄生虫病不断增加；以乡村流行为主扩展为城乡共有寄生虫病增多；由于人口的快速增长和生活条件不断改善的需要，人类的活动地域越来越大，不可避免地会使人类进入未适应的生态系统，在一些地区常常存在着自然疫源地。随着家畜、观赏动物、伴侣动物和野生动物种群的逐步扩大，尤其是观赏动物和伴侣动物的数量在我国处于快速上升阶段，更增加了食源性寄生虫病传播的机会，如弓形虫病、旋毛虫病、广州管圆线虫病等。都市市民饲养宠物的种类和数量的不断增加，造成一些新发病例、罕见病例逐渐增多，威胁着市民的健康。新发和输入性寄生虫病时有发生。这种趋势使食源性寄生虫病情况复杂，为新发、再发疾病的诊断及治疗带来了困难，增加了食源性寄生虫病疫情暴发的风险。

（二）机遇

1. 政府高度重视

随着全球经济的高速发展，民生、健康越来越受到关注，因此与人民健康密切相关的食品安全问题也得到了极大的重视。自古“民以食为天”。食品安全不容忽视，食品安全无小事，它涉及政府、企业和消费者。因此，食品安全问题引起了各级政府的高度重视，成了目前迫切需要解决的问题之一。

国务院办提出了2012年食品安全工作的主要任务是，坚持标本兼治、着力治本、主动出击，深化食品安全治理整顿，加大严惩重处力度，切实解决影响人民群众食品安全的突出问题，坚决遏制食品安全违法行为多发态势；进一步完善食品安全监管体制机制和法规、制度、标准体系，努力消除监管盲区、死角，健全食品安全监管长效机制;加强食品安全监管力量,努力提高食品安全监管能力,促进食品安全水平不断提高。

2. 经济发展水平提高

我国经济发展水平的提高为食源性寄生虫病的防控提供了机遇。目前食源性寄生虫病防控经费缺乏,个别地区疏于防治与监测,导致寄生虫病疫情回升,已经基本消除或消除的寄生虫病死灰复燃,甚至流行。以往西部地区一些省(区)坚持每年下拨防治经费,使黑热病的控制取得了良好效果。但近几年专项经费没有保证,造成了疫情回升,发病人数增多。如果我国每年能按需给包虫病的预防投入经费,这不仅能保障西部地区广大人民健康,而且每年节约的治疗费用和减少的畜牧业经济损失估计可达数亿元。因此,坚持"预防为主"的卫生工作方针实际上是低投入、高社会效益和高经济效益的利国利民方针。

经济发展也为食源性寄生虫病防控技术研究提供了条件。现在已有条件对我国系统的食源性寄生虫病本底调查,建立高通量的食源性检测技术,完善监测与预警体系。

3. 科学技术发展有诸多突破

1)基因工程技术等现代生物技术为食源性寄生虫诊断试剂标准化提供了机遇

寄生虫病诊断方法包括病原学、免疫学及分子生物学方法。病原学诊断包括病料虫体镜检、动物接种及细胞培养。病原学诊断方法较为简单,结果可靠,但检出率低,耗时,容易漏诊,一般不能进行生前诊断。免疫学诊断包括染色试验、凝集试验、酶联免疫吸附试验、免疫胶体金技术等。但这些方法存在敏感性、特异性及重复性问题,其主要原因在于所用的抗原多为虫体混合抗原,抗体多为多克隆抗体,因而试剂无法标准化,批次之间差别很大。随着 DNA 重组技术的不断成熟和表达系统的完善,运用分子克隆技术可以获得大量纯化均一的寄生虫抗原,现有的表达系统包括大肠杆菌、酵母菌、分枝杆菌、哺乳动物细胞和昆虫细胞等。单克隆抗体技术也为获得抗食源性寄生虫的均一抗体提供了可能,为寄生虫诊断试剂标准化提供了可能。

随着现代生物技术的发展,一些新的诊断方法,尤其是高效、精确的诊断方法,其中生物芯片技术、生物传感器技术、高通量测序技术方法必将是未来寄生虫病诊断技术发展的方向。

2)新药靶标鉴定技术为寄生虫病药物靶点鉴定提供了机遇

寄生虫基因组测序的完成,为新药靶标的研究提供了前所未有的机遇。药物靶标研究是创新药物的源头,可能成为食源性寄生虫病虫药物治疗的突破口,产生重大的经济效益和社会效益。1996 年 Goodman 等对医药产业收集的资料分析之后,发现市场上用于治疗干涉的所有药物中仅有483个靶标,其中约45%是细胞膜受体,28%是酶类,包括激酶(11%)、离子通道(5%)、核受体(2%)、DNA(2%)。虽然这几年上市的新药有100多个,但新增的药物靶标不超过25个。有限的药物靶标数目说明,药物靶标的发现是药物发现的一个瓶颈。

近年来,随着基因组学、蛋白组学、生物信息学的快速发展,以及RNA干扰、噬菌体展示等新兴技术的出现,寄生虫药物靶标搜寻和验证方法不断出现,包括基于EST等基因数据库的药物靶标鉴定、反义寡核苷酸技术、蛋白质组学、蛋白芯片、噬菌体展示等技术用于大规模筛选药物靶标成为现实。虽然目前确定的药物靶点还很少,药物靶标的发现与验证的各种方法也存在种种不足,毫无疑问重要寄生虫基因组测序完成,功能基因组研究的深入,为发现更多药物靶标提供了可能,这将有利于食源性寄生虫病药物发现和开发的进程。

3)新型疫苗制备技术发展为食源性寄生虫免疫预防研究提供了机遇

寄生虫疫苗研究经历了致弱活疫苗、灭活或粗抗原疫苗、亚单位疫苗、合成肽和重组抗原疫苗、抗独特型疫苗和DNA疫苗等。灭活苗是主要利用寄生虫不同生活阶段的虫体制备的全虫抗原或可溶性粗抗原,但由于从虫体得到的抗原来源有限,多数寄生虫也不能通过体外培养大量获得,给灭活苗或粗抗原苗的制备造成了一定的局限性。减虫活疫苗存在安全性问题、生产成本高等问题,促使人们去研究和开发新的疫苗。基因工程疫苗已成为寄生虫疫苗研究的主流,然而,要发展寄生虫分子疫苗,首先必须寻找寄生虫免疫原性较高的抗原,因此,筛选寄生虫免疫高效抗原,以及寄生虫各个生活阶段的免疫特异性抗原蛋白,将成为未来寄生虫疫苗发展的主要趋势。通过新的方法来寻找高特异性、高保护性的疫苗抗原分子,成为寄生虫学疫苗研究的方向。

分子生物学和免疫学的迅速发展、各种新技术的出现及其应用极大地推动了新型疫苗的研究。在减毒疫苗和灭活疫苗基础之上,人们希望研制出更加安全、高效的免疫制剂,如近年来研究的核酸疫苗、多肽疫苗以及重组载体疫苗等都已处于迅猛发展的态势。然而,在新型疫苗的研究使用中,仅用基因克隆技术获得的一些抗原还无法取得有效的免疫保护作用。真正有效的疫苗不仅依赖于鉴定和克隆出能诱导具有免疫保护作用的抗原,还有赖于构建优良的载体系统,研究和评估抗原诱发免疫保护作用的机制和途径。用于制备新型疫苗的载体包括重组细菌、重组病毒、DNA载体、RNA载体、树突状细胞、T细胞以及多肽等。

基于“序列-结构-功能”的反向疫苗学加快了疫苗候选抗原筛选鉴定步伐,为食源性寄生虫疫苗的合理设计与开发提供了一种新的策略。寄生虫全基因组序列被测定,应用生物信息学SignalP、PredTMBB、LipoP、TMHMM、Phobius、PSORT-B和SubLoc等分析软件,筛选寄生虫表面蛋白和分泌蛋白疫苗候选抗原,可望给研究者们提供大量可资挖掘利用的数据资源,给寄生虫病疫苗的开发带来新的机遇。

五、食源性寄生虫防控的科学发展方向

(一) 技术层面科学发展方向

1. 深入开展全国范围食源性寄生虫病流行病学调查研究与分析,建立食源性寄生虫病数据库、地理信息系统

寄生虫生活史复杂,涉及终末宿主—人、第一中间宿主、第二中间宿主和保虫宿主等,且种类众多。深入开展全国性的食源性寄生虫病流行病学调查研究与分析,通过对我国食源性寄生虫病种类、中间宿主存在情况、地理分布,人、家畜和野生动物带虫情况及其流行规律等进行流行病学调查,确定我国境内的食源性寄生虫病流行情况,摸清家底,为更好地防治食源性寄生虫病提供重要参考依据。

2. 大力推进食源性寄生虫快速、敏感和特异检测技术科技创新及应用

开发研制高通量的食源性寄生虫快速检测技术,加快从传统的检测方法向快速的分子生物技术、免疫学技术、蛋白质指纹图谱技术、自动化仪器、基因芯片技术等方向发展。目前来看,以分子生物学方法为主的食源性寄生虫检测技术是主要发展方向,尤其是DNA指纹图谱技术近年来得到快速发展。对于一种未知病原生物,为了提高寄生虫检出率、缩短检测时间、简化检测程序,集免疫磁珠分离和分子检测为一体的快速检测是今后的发展方向,而将生物芯片技术或多重PCR与荧光探针定量技术相结合,形成一套完整分子生物学方法,可使食源性寄生虫的检测逐步向灵敏度高、特异性强、重复性好、简易、经济的方向不断发展。必须加强肉类食品的食源性寄生虫检测技术。应根据动物性食品的特点,研究不同加工产品在不同条件下食源性寄生虫检测技术。特别是要跟进水源中食源性寄生虫检测技术研究。食源性寄生虫生活史复杂,有不同的发育阶段,尤其要开展早期发育阶段检测技术研究。重点建立不同食源性寄生虫的国家参考实验室和检测中心。

3. 加强食源性寄生虫病防控体系建设

从畜牧业生产角度,要加强食源性寄生虫病预防与控制,包括加强食源性寄生虫病疫苗创制;新药的研制与开发;特别要重视水源杀灭食源性寄生虫药物研究。可建立食源性寄生虫防治示范区,推进和发展规模化、标准化养殖场和养殖小区,建立和健全寄生虫病防控的数据资料统计制度。从食品加工业和餐饮业的预防与控制角度,加大餐饮业食品安全管理与监督力度,加强食品原料的食源

性寄生虫污染因素的控制是降低食源性寄生虫病发生的有效手段。继续加强肉品卫生检验,兽医卫生评价与处理,加强食品的跟踪溯源及控制研究。加强对水源、淡水鱼养殖及市场销售的检测与监控。结合我国的实际情况,建立全国水质监控系统,重点监控水源汇水区域内农牧场排放的污废水,保护水源,对饮用水系统中食源性寄生虫存在水平、疫情进行较为全面的研究和控制。

4. 加大食源性寄生虫基础研究

我国在食源性寄生虫的基础研究方面较为薄弱。对我国食品安全造成重大威胁的食源性寄生虫的生物学特性以及病原体与宿主相互作用的本质等缺乏深入了解。积极开展食源性寄生虫基因组学、转录组学、蛋白质组学的研究,获得病原体的遗传信息资料,系统开展病原体与宿主相互作用分子机制的研究。利用基因组、蛋白质组和代谢组等技术,从基因和蛋白质水平研究食源性寄生虫致病机制、传播规律等,发现和检测新的靶标分子,为更好地控制食源性寄生虫奠定基础。

(二)政策与管理层面科学发展方向

1. 加大经费投入

国家科技部在"十五"、"十一五"规划均设立了"食品安全关键技术"重大科技专项,这些课题的设立对于我国食品安全科技支撑体系的完善起到了巨大的推动作用。然而由于课题规模以及资金的局限,所加强和从事的研究领域还不是很全面,在某些方面(尤其对食品中病原的监测和检测技术)还存在明显的漏洞。目前国家在食品卫生和安全的监管方面过于强调食品污染,包括化学污染(农药、兽药、霉菌毒素等)和致病性与中毒性微生物污染,而对当前影响我国食品安全、危害公众健康的来自动物源或植物源性食品本身所带有的病原微生物,尤其是食源性寄生虫的防控和监管效能相对较低,防控研究方面投入力度相对较少。食源性寄生虫病防控研究技术上存在诸多短板,缺乏专项投入("十五"、"十一五"期间整个食源性病原微生物防控无专项投入)。因此,应大力加强科技立项、课题研究等经费投入。

2. 建立有效的国家食源性寄生虫病监测和预警体系,制定切实可行的应急措施

各级动物和人医 CDC 应建立一套应对我国当前易爆发流行的食源性寄生虫病的预警机制。积极收集有关疫情信息,加强监测和调查研究,建立有效的国家食源性寄生虫病网络检测系统和国家实验室网络。一旦接到疫情报告或发现疑似病例,立即报告上级主管部门,启动预警方案。针对不同食源性寄生虫病特点制定和采取应急措施,及早扑灭疫情,防止食源性寄生虫病的扩散和蔓延。

3. 加强国际合作

学习发达国家和地区，如欧盟、美国、澳大利亚、新西兰等地区食源性寄生虫病控制和检测技术的先进经验，调研食源性寄生虫防控的立法，监管的历史、现状及发展趋势以及经验教训，多层面开展和加强与世界各国政府、科研院所之间在食源性寄生虫方面的交流与合作。

4. 培养一批食源性寄生虫病的监测及防治科研人才

目前全国各省、市、自治区和下属的县(市、区)，虽然成立了有关动物和人的卫生监督所和疾病预防控制中心，但对食源性寄生虫病的监测和防治措施普遍不熟悉；建议农业部、卫生部和中国疾病预防控制中心以及中国动物疾病预防控制中心，尽快举办各类食源性寄生虫病培训班，以便在各地建立食源性寄生虫病检测、鉴定的防治队伍。开展食源性寄生虫病监测时，应根据各地不同的危害病种有所侧重。通过加强科技立项、课题研究等经费投入，培养一批食源性寄生虫病稳定的科研队伍。

5. 做好宣传、教育和培训，多层次提高人民对食源性寄生虫病的认识

食源性寄生虫病的传播和流行与人们的行为密切相关，主要经口感染，预防感染是关键。大力宣传、引导和教育群众逐步改变不利于健康的生活方式和饮食、卫生习惯，提高群众的防病意识和自我保护能力，并摒弃不良卫生和饮食习惯。切实加强对畜牧业生产人员、食品加工企业、消费者的食源性寄生虫病培训和教育。因此，有关科研单位及部门应积极开展各种形式的科普教育，普及卫生知识，利用现代传媒手段(包括电影、电视、录像、广播和编制各种食源性寄生虫病科普教材与宣传图片或画册)，特别要构建网络信息平台。

6. 完善管理体制建设

建立健全食品安全相关法规与标准，加强监管组织建设和各部门的协调和沟通。畜牧业生产、食品工业、生产企业和餐饮业严格实行食品安全保障体系。

六、建议与对策

(一) 技术层面

1. 开展大规模全国性的、深入的流行病学调查，摸清本底

我国食源性寄生虫的基础研究较为薄弱，对我国食品安全造成重大威胁的食源性寄生虫的种类及其生物学特性等缺乏深入了解和有效的防治措施；对许多重要食源性寄生虫的检测及诊断无标准检测方法。解决这些重要问题的基础是对病原体生物学以及病原体与宿主相互作用本质的深刻理解。需要开展食源

性病原体的生态学、流行病学研究，弄清我国食源性寄生虫的基本情况，并利用基因组、蛋白质组和代谢组等技术，从基因和蛋白质水平研究食源性寄生虫致病机制、传播规律等，检测新的靶标分子，为更好地控制动物源性食品污染问题奠定基础。

2. 加大我国重要食源性寄生虫病检测与防控技术研究

开发研制高通量食源性寄生虫快速检测技术，加快从传统检测方法向快速的分子生物学技术、免疫学技术、代谢技术、蛋白质指纹图谱技术、自动化仪器、基因芯片技术等方向发展。

（二）政策与管理层面

1. 设立重要病种参考实验室与工作实验室

建立重要食源性寄生虫病参考实验室，负责疫病防治基础研究与应用研究，解决动物疫病防治工作中的重大和关键性技术难题。研究动物疫病诊断、预防、控制和扑灭等方面的技术，并负责对规定动物疫病做出最终诊断结论。收集、整理、分析动物疫病的流行病学信息，负责动物疫病的诊断、监测并进行技术指导、培训。工作实验室负责临床样品的检测。

2. 建立完善的监测、预警网络信息系统及上报制度

建立完善的疫情上报制度，建立应对我国当前易爆发流行的食源性寄生虫病的预警机制。积极收集有关疫情信息，加强监测和调查研究。一旦接到疫情报告或发现疑似病例，立即报告上级主管部门，启动预警方案。及时防治疫情的爆发流行。加强食源性寄生虫病的监测，以便及时分析、评价，并对食源性寄生虫病的爆发、流行做出预警。

3. 加强媒体教育

食源性寄生虫病的传播和流行与人们的行为密切相关，预防感染是关键。因此，应积极开展各种形式的科普教育，普及卫生知识，要利用现代传媒手段引导和教育群众逐步改变不利于健康的生活方式和饮食、卫生习惯，并对不健康的行为和习惯对健康的危害进行宣传，提高群众的防病意识和自我保护能力，摒弃不良卫生和饮食习惯，控制传染源。

参考文献

[1] 张小萍，等. 上海市市售食品食源性寄生虫污染状况调查. 中国血吸虫病防治杂志，2012，24(4)：404－409.

[2] 徐鹏，等. 辽宁省猪寄生虫流行区系调查. 畜牧与兽医，2010，42(8)：68－70.

[3] 丁义玲，等. 荆州市农贸市场食源性寄生虫病原学调查. 安徽农业科学，2010，38(24)：

13124 - 13125.
[4] 杨文川,等. 我国当前重要人体食源性寄生虫病原. 厦门大学学报(自然科学版), 2006,45(z1):163 - 165.
[5] 李文会,等. 河北白洋淀水生动物寄生虫的初步调查. 动物医学进展,2010,31(8):113 - 116.
[6] 周晓农,等. 中国寄生虫种质资源平台建设的理论与实践. 中国寄生虫学与寄生虫病杂志,2006,24(z1):1 - 10.
[7] 张进顺. 生物分类学进展与人体寄生虫分类—介绍一种新的寄生虫学分类系统. 中国寄生虫学与寄生虫病杂志,2006,24(6):466 - 470.
[8] 张小娟,等. 广西南宁市郊居民寄生虫感染状况初步调查. 广西医科大学学报,2011,28(4):650 - 652.
[9] 李文祥,等. 寄生虫对宿主种群的调节. 水生生物学报,2002,26(5):550 - 554.
[10] 赵玉强,等. 山东平原地区鼠体外寄生虫种类的调查研究. 寄生虫与医学昆虫学报, 2008,15(4):238 - 240.
[11] 蒋诗国,等. 2007 年重庆市土源性寄生虫监测结果分析. 热带医学杂志,2008,8(12): 1278 - 1281.
[12] 杨小龙,等. 寄生虫抗药性及应对措施. 医学动物防制,2006,22(6):402 - 403.
[13] 蒋次鹏. 今日中国包虫病地区分布. 中华医学杂志(英文版),2002,115(8):1244 - 1247.
[14] 鲍佳春,等. 包虫病治疗进展. 中国血吸虫病防治杂志,2010,22(2):197 - 199.
[15] 李小军,等. 猪住肉孢子虫病的研究进展. 中国人兽共患病学报,2012,28(7):718 - 722.
[16] 陈连勇,等. 肉孢子虫流行病学研究进展. 中国人兽共患病学报,2008,24(7):675 - 678.
[17] 景志忠,等. 猪囊尾蚴病免疫原的分子生物学研究进展. 中国兽医科技,2004,34(11): 35 - 44.
[18] 齐文娟,等. 寄生虫病 DNA 疫苗研究进展. 中国血吸虫病防治杂志,2011,23(3):340 - 344.
[19] 廖申权,等. 猪弓形虫病诊断与药物治疗研究进展. 中国人兽共患病学报,2006,22(4):371 - 374.
[20] 尹创成,等. 水源性弓形虫病的研究进展. 中国畜牧兽医,2011,38(4):180 - 182.
[21] 袁玉花. 猪旋毛虫病的研究进展. 畜禽业,2000(10):14 - 15.
[22] 马鸣旺,等. 旋毛虫成虫抗原的免疫保护性研究进展. 国际医学寄生虫病杂志,2008,35(3):166 - 168.
[23] 刘刚,等. 华支睾吸虫病流行病学研究进展. 现代畜牧兽医,2009(11):54 - 56.
[24] 李孝军,等. 简单异尖线虫过敏症研究进展. 中国畜牧兽医,2012,39(6):185 - 188.
[25] 潘长旺,等. 我国广州管圆线虫病流行病学研究进展. 国际医学寄生虫病杂志,2009,36

(5):336 -342.

[26] 赵长城,等. 隐孢子虫病流行病学研究进展. 畜牧与兽医,2004,36(12):41 -44.

[27] 李发武,等. 人体隐孢子虫病分子流行病学研究进展. 中国人兽共患病杂志,2004,20(8):704 -706.

[28] 王中全,等. 贾第虫病流行病学研究进展. 国外医学(寄生虫病分册),2005,32(3):99 -105.

[29] 刘全,张西臣. 蓝氏贾第虫基因转染研究进展. 中国人兽共患病杂志,2004,20(3):251 -253.

[30] Wang QP,et al. Human angiostrongyliasis. Lancet Infect Dis,2008,8(10):621 -630.

[31] Chen XG,et al. Angiostrongyliasis, Mainland China. Emerg Infect Dis,2005,11(10):1645 -1647.

[32] Gottstein B,et al. Epidemiology, diagnosis, treatment, and control of trichinellosis. Clin Microbiol Rev,2009,22(1):127 -145.

[33] Wang Z,et al. Detection and genotyping of Entamoeba histolytica, Entamoeba dispar, Giardia lamblia, and Cryptosporidiumparvum by oligonucleotide microarray. J Clin Microbiol, 2004, 42:3262 -3271.

[34] Visvesvara G S,et al. Pathogenic and opportunistic free - living amoebae: Acanthamoeba spp. ,Balamuthia mandrillaris, Naegleria fowleri, and Sappinia diploidea. FEMS Immunol Med Microbiol,2007, 50:1 -26.

[35] Pasparakis G,et al. Synthetic polymers for capture and detection of microorganisms. Analyst,2007, 132:1075 -1082.

[36] Campbell G A,et al. Near real - time detection of Cryptosporidium parvum oocyst by IgM - functionalized piezoelectric - excited millimeter - sized cantilever biosensor. Biosens Bioelectron,2008, 23:1039 -1045.

[37] Kramer M F,et al, Herbert BR, Simpson - Stroot JM, Lim DV. Development of a Cryptosporidium oocyst assay using an automated fiber optic - based biosensor. J Biol Eng,2007, 1:3.

[38] Baeumner A J,et al. A universal nucleic acid sequence biosensor with nanomolar detection limits. Anal Chem,2004, 76:888 -894.

[39] Snowden T S,et al. Anion recognition: synthetic receptors for anions and their application in sensors. Curr Opin Chem Biol,1999, 3:740 -746.

[40] Campbell G A, et al. Near real - time detection of 16, Cryptosporidium parvum oocyst by IgM - functionalized piezoelectric - excited millimeter - sized cantilever biosensor. Biosens Bioelectron,2008, 23:1039 -1045.

[41] Kramer M F,et al. Development of a Cryptosporidium oocyst assay using an automated fiber optic - based biosensor. J Biol Eng,2007, 1:3.

[42] Baeumner A J,et al. A universal nucleic acid sequence biosensor with nanomolar detection

limits. Anal Chem,2004, 76:888 - 894.

[43] Snowden T S, et al. Anion recognition: synthetic receptors for anions and their application in sensors. Curr Opin Chem Biol,1999, 3:740 - 746.

[44] 方舟子.一种寄生虫的传奇.大众健康,2012,(5):120 - 121.

重组蛋白的大肠杆菌可溶性表达策略及其在人畜共患病防控上的应用

全明薇,易　立,程世鹏

中国农业科学院特产研究所,北京

摘要:人畜共患病一直是危害人类健康和社会发展的重要因素,科学地研究行之有效的防控手段是积极的解决策略。重组蛋白是将目的基因克隆到表达载体上,并转入宿主细胞体内得以表达的蛋白质分子。本文就近年来发展迅猛的重组蛋白技术,讨论了如何提高重组蛋白的可溶性表达量,并对重组蛋白在人畜共患病上的应用进行了简单的介绍。防控人畜共患病是一项长期而艰巨的任务,重组蛋白将会随着研究的深入和技术的成熟具有更广阔的发展前景。

关键词:重组蛋白;可溶性表达;重组蛋白疫苗;ELISA 诊断

一、引言

长期以来,人畜共患病都是危害人类健康、影响经济发展、破坏社会安定的重要因素之一。人畜共患病因具有病源复杂、传播迅速、发病率和死亡率高的特点,而成为人类健康的"头号杀手"。据统计,目前已知的人畜共患病共有 250 多种,中国已证实的有 90 多种;人类传染病的 60% 来源于动物,而 50% 的动物传染病可以传染给人类[1]。近年来爆发的 SARS 疫情、H_7N_9病毒、禽流感疫情等再一次为人类敲响了警钟,建立健全行之有效的人畜共患病防控措施已势在必行。重组蛋白是将目的基因克隆到表达载体上,并转入宿主细胞体内得以表达的蛋白质分子。重组蛋白被广泛用于医药工业、畜牧养殖业及农业等,在人畜共患病的防控上重组蛋白也发挥了重要作用。

二、重组蛋白的可溶性表达

表达重组蛋白的系统有 *E. coli*、酵母、昆虫、哺乳动物细胞、转基因动植物及其他微生物宿主。其表达形式有胞外的分泌表达、胞内的可溶性表达与胞内的不溶性表达(一般以包涵体形式存在)。在多种重组蛋白技术中,大肠杆菌表达系统是目前应用较为广泛的一种方法。它具有基因组特征明确、操作简便、成本低、繁殖快、表达量高、抗污染等优越性。但利用该系统也存在一定的不足之处,如重组蛋白表达过程中的二硫键形成能力有限,而且原核表达系统缺乏真核表达系统蛋白翻译后的修饰加工过程,不利于重组蛋白天然构象的形成,表达的重组蛋白也不能被有效地分泌至胞外,因此,表达的重组蛋白质常聚集成错误折叠的、不溶性的、非功能性的包涵体。包涵体需要复杂的变性和复性过程,才能形成有活性的蛋白质分子,用于后续的研究工作如构建重组疫苗、重组单克隆抗体、重组蛋白 ELISA 检测方法等,不仅费时费力增加成本,还会在某种程度上影响某些新生疫病的研究工作进程。优化大肠杆菌表达系统以提高可溶性重组蛋白的表达量,可以省去繁琐的变性复性工作,节约时间,提高效率,同时也能降低生产成本,是重组蛋白产业化生产的必然发展趋势。提高大肠杆菌系统有效表达重组蛋白的策略包括构建合适的表达载体、通过基因工程将某些修饰加工机制相关基因导入大肠杆菌、促进表达系统的周质及胞外分泌,其他方法如选择合适的发酵条件、提高翻译效率、增加 mRNA 的稳定性及共表达稀有密码子等。其中,促进表达系统的周质及胞外分泌是目前研究应用较多、成功经验相对丰富的一种常用方法。

(一) 构建高效的表达载体

选择合适的、利于重组蛋白高效表达,同时又不会出现本底表达而影响宿主正常生长的表达载体是一个复杂的过程,需要多次重复实验,不断地筛选和优化。刘嘉琦等为了探讨不同表达载体对桑树低温诱导蛋白基因 *wap25* 表达量的影响,分别用 pET-28a 和 pGEX-4T-2 原核表达载体对 *wap25* 基因在相同条件下进行了表达[2]。结果表明,虽然 *wap25* 基因在 pET-28 中能够表达,但表达量却很低;但是,*wap25* 基因构建到 pGEX-4T-2 表达载体,却能得到高效表达。

选择合适的启动子也是构建高效表达载体的关键。一般认为,理想的启动子应具有强启动性、严格受调控基因调控、易被诱导等特点。强启动性有助于重组蛋白有较高的表达比例;调控基因能严格调控启动子起始蛋白翻译于菌体达到一定浓度后,以保证总蛋白的表达量,尤其是当表达的重组蛋白对宿主有一定毒性作用时;诱导重组蛋白表达过程应尽量操作简便且易于控制,如温度诱导、IPTG 诱导。汪林等应用 IPTG 成功诱导克隆的变形链球菌葡糖基转移酶催化活性区基因并获得可溶性融合蛋白的表达[3]。

(二) 促进重组蛋白的周质间和胞外分泌

细胞胞质内的还原环境会抑制二硫键的形成,某些依赖二硫键才能形成天然构象的重组蛋白在细胞内分泌，就会多以无功能形式的包涵体存在，而细胞周质间蛋白含量少，利于重组蛋白的浓缩和纯化；周质间的蛋白酶含量也较胞内少，重组蛋白不易被降解；周质间是一个氧化环境，利于二硫键的形成，从而有助于某些重组蛋白的正确折叠。因此，促进重组蛋白的周质间和胞外分泌是促进重组蛋白可溶性表达的关键。

1．信号肽

"信号肽假说"是 Gunter Blobel 于 20 世纪 70 年代提出的，该假说阐述了信号肽牵引的外源蛋白分泌通路，随后 20 年 Blobel 小组证实了该假说的正确性和普遍性。重组的分泌蛋白 N 端一般有一段 由 15 ~ 30 个氨基酸残基组成的可切割序列，即信号肽。它主要参与蛋白的分泌过程 ，多位于分泌蛋白 N 端。信号肽由 3 个区域构成，分别为带正电荷 N 末端碱性区域，它能影响蛋白质的穿膜效率（Inouye [4]等报道，将大肠杆菌脂蛋白 N 端进行定点突变，使其所带正电荷数目发生特定改变，分别为 +2、+1、0 、-1，结果表明，脂蛋白产量与正电荷数呈正相关，而带负电荷时，脂蛋白以未折叠形式存在于细胞质中）；含中性氨基酸的疏水中心，它是信号肽的主要功能区，为重组蛋白转运至周质间提供基本条件（有实验表明，人溶菌酶在酿酒酵母中心的分泌效率与信号肽疏水区肽链长度或 Leu 含量有关）；带负电荷的高极性 C 末端，是信号序列切割位点，也称加工区。信号肽没有严格专一性，不同的信号肽对同一蛋白的引导效率是不一样的；而在不同的表达系统，不同的信号肽的分泌效率也是不一样的，需要选择适当的信号肽或 对信号肽进行改造，才能促进外源蛋白的高效表达。大肠杆菌的外膜蛋白如 OmpA 、OmpF、λ 噬菌体受体 LamB、热稳定肠毒素 STⅡ 等或周质蛋白如碱性磷酸酶 PhoA、麦芽糖结合蛋白 MBP、DsbA 等，是目前普遍采用的信号肽，此外还有金黄色葡萄球菌蛋白 A 和胡萝卜软腐欧文氏果胶酶裂解酶（PelB）[5]。信号肽在重组蛋白分泌至细胞周质和细胞外的过程中起着重要作用，在工业化生产外源蛋白的纯化工艺方面具有广阔的发展前景。

2．分子伴侣与融合蛋白

缺乏折叠辅助是制约真核蛋白质在大肠杆菌中有效表达的瓶颈问题，而分子伴侣能够识别含多肽结构的分子在折叠过程中形成的非天然构象，参与新生多肽链的转运、正确折叠和错叠蛋白的解聚或降解过程，从而保证目的蛋白的正常构象和功能活性。因此，在细胞内共表达分子伴侣以帮助目的蛋白的正确折叠已成为当前的研究热点。分子伴侣包括蛋白质、核糖体、RNA，甚至一些磷脂；此外，某些蛋白稳定剂 ，如甘油和其他多元醇，也能提高折叠的效率，被称为"化学分子伴侣"；"细胞渗透物"是细胞中的一类有机小分子，能够帮助细胞对付诸如高渗的应激 ，也起着化学分子伴侣的作用[6]。大肠杆菌胞浆蛋白质的折叠需要3种分子伴侣系统：TF、Dna K - DnaJ - GrpE 和 GroEL - GroES ，它们在蛋白质折叠的过程中起着独立却又相辅相成的作用[7]。在实际应用中，目的蛋白折叠的全过程都需要分子伴侣的协助，单一的分子伴侣往往不足以满足要求，这时就需要组合分子伴侣，选择合适有效的分子伴侣需要不断筛选。

融合标签是一种能在细菌中以可溶性状态高度表达的蛋白质，常被用于提高重组蛋白的可溶性表达及其检测与纯化。易立等用添加 His 标签的 PET - 28a 表达系统成功地表达并纯化了犬瘟热病毒 H 基因 5′端，Western blot 分析表明，表达产物能够被犬抗 CDV 阳性血清所识别，具有良好的抗原性 ，为血清学诊断方法的建立和基因工程疫苗的研究奠定了基础[8]。

(三) 提高 mRNA 稳定性和翻译效率

提高目的基因 mRNA 的稳定性，防止其被核酸酶降解，能有效地提高目的蛋白的表达量。mRNA 的 5′ - UTR 和 3′ - UTR 端形成的发夹结构能增加 mRNA 的稳定性。翻译起始密码子与 SD 序列之间的 5 ~ 13 bp 距离能够影响翻译起始的效率，翻译起始部位 mRNA 的二级结构也能影响表达的效率，因此通过基因突变定点改变 SD 附近的序列或者遮蔽 mRNA 的二级结构，都能提高翻译的效率。

除上述方法外，通过基因工程将某些修饰加工机制相关基因导入大肠杆菌（如糖基化、磷酸化、酰胺化等）、选择合适的发酵条件（如低温诱导、适宜的 IPTG 浓度等）、共表达某些稀有密码子（尤其针对含有大量稀有密码子的重组蛋白）等方法，都可以不同程度地提高重组蛋白的可溶性表达，并已在实践中取得一定成功的经验。

三、重组蛋白在人畜共患病防控上的应用

现代社会，畜牧养殖业呈现出规模化、集约化的发展趋势，越来越多的养殖户投入此行业，不但解决了普遍存在的就业难问题，有助于社会经济增长、维护国家安定；产量、质量和品种日渐丰富的畜禽产品在改善人们日常膳食结构方面也起到了积极作用，利于人们均衡、健康饮食和营养全方面的摄入，对增强全民体质和社会和谐发展有着重要意义。然而，在畜牧养殖业高速发展的同时，常见畜禽疫病也时有发生，还出现了一些新生疫病，尤其是一些人畜共患病，更让养殖户及消费者惶惶不安，严重影响了该行业市场经济及人类的健康。致力于畜禽疫病，特别是危害严重的人畜共患病方面的研究工作者正紧锣密鼓地深入研究行之有效的防控及治疗方案。随着基因工程技术的日益成熟，重组蛋白越来越被人们熟知，并已在人类生活、生产及人畜共患病防控上取得了初步应用。

获得高表达量的重组蛋白，是将重组蛋白应用到实际生产中的基本条件，如前所述，各种提高重组蛋白表达量的技术已获得一定成功经验。下面就重组蛋白具体应用进行简要阐述。

（一）重组蛋白疫苗

布鲁氏菌病是由布鲁氏菌引起的一种人畜共患病，世界动物卫生组织(OIE)将其列为B类动物疫病，我国也将其列为二类动物疫病。布鲁氏菌病由于病原类型复杂、宿主范围广泛、感染途径丰富、临床危害大等特点，给畜牧业及人类健康带来了严重威胁。目前尚无有效的根治布鲁氏菌病的方法，控制该病传播的最有效手段是预防接种。传统的布鲁氏菌病疫苗多为弱毒苗。世界上广泛使用的有S19和Rev. 1。我国目前有S2、M5活疫苗。活疫苗具有免疫效果明显、持续时间长、成本低廉的特点，但活疫苗有毒力返强的危险、严重的变态反应和干扰血清学诊断，使其应用受到一定的限制。相对这一点，灭活苗使用起来更安全，但免疫时间短、效率低、成本高，也使其应用受到了限制。正是由于上述种种制约，新型的重组蛋白疫苗进入了研究的新视野，为布鲁氏菌疫苗研发开启了新篇章。

Mariri等将P39和铁蛋白BFR通过pET15b载体进行了表达，得到重组蛋白，并进行纯化，吸附于CpG－ODN佐剂，制备成重组蛋白疫苗，免疫小鼠，成功地诱导了Th1型细胞免疫应答；用P39－CpG－ODN三免后，用S544菌株攻击小鼠，保护效果良好[9-10]。

周丽丽克隆了L7/L12和BLS基因，通过载体pET32a进行表达，进一步纯化并与$A1(OH)_3$佐剂吸附制备BLS－L7/L12重组蛋白疫苗，免疫小鼠，ELISA检测显示诱导了以Th2型为主的免疫应答[11]。

此外，O型口蹄疫病毒VP1表位重组蛋白疫苗、鼠疫F1－V重组蛋白疫苗等，也在实验室研究阶段获得了一定的成功。虽然重组蛋白疫苗 由于操作工艺复杂、效果不十分明显等因素，在人畜共患病防控上还只是处于实验室阶段，但随着研究的深入和技术的成熟，重组蛋白疫苗一定会越来越受到重视和被广泛应用。

（二）重组蛋白在ELISA诊断上的应用

猪瘟、猪流感、弓形虫等都是重要的人畜共患病。猪瘟是一种高度接触性的传染病，在我国流行严重；猪流感是猪的一种急性、传染性呼吸道疾病，人流感与禽流感毒株可在猪体内发生基因重配产生抗原漂移而出现新的流感毒株；弓形虫感染正常人后并无明显症状，但易致孕妇出现畸形胎、流产和死胎。艾滋病患者感染弓形虫后易出现弓形虫脑炎危害生命。牛羊感染后也会出现流产等症状。近年来发展迅速的重组蛋白技术为人畜共患病的防控提供了新的思路,科技工作者已将重心转移至敏感性、特异性高的新型重组蛋白 ELISA 诊断方法,致力于研究出更灵敏、更简便、更经济、更有效的疫病检测诊断方法。

魏巍等[12]将猪瘟病毒囊膜糖蛋白 E2 A/D 构建到表达载体上进行原核表达[12],获得的重组蛋白作为抗原,初步建立 ELISA 法对规模化猪场的仔猪母源抗体进行了监测, 结果与目前市场上常用的猪瘟正向间接血凝试剂盒相一致,说明该蛋白可以作为检测猪瘟抗体的诊断抗原,为猪瘟的防治奠定了基础。

尹可等将 H5 亚型猪流感病毒 HA1 基因克隆到 pET－28a(＋)载体上,并在大肠杆菌细胞中进行表达,建立了基于 HA1 重组蛋白的 H5 亚型 SIV 抗体间接 ELISA 检测方法[13]。并通过实验证明其具有良好的特异性和敏感性,适于普通实验室的 H5 亚型猪流感病毒血清学诊断、海关检疫及大规模普查。

Martin 等将 ROP2 的一个片段(196～561)构建到原核表达载体,与六组氨酸的亲和标签进行了融合表达,纯化的融合蛋白用于弓形虫病 IgG、IgM 和 IgA 抗体的检测, IgG 抗体的检测结果表明,重组 ROP2 对慢性感染的检出率为 82.8%,对急性感染病人血清的检出率为 97.6%;IgA 和 IgM 检测的敏感性分别为 80.8% 和 62%。具有较高的特异性和敏感性[14]。

重组蛋白在人畜共患病防控上的应用还处于初步阶段,有相当大的发展空间,已报道的成功经验为重组蛋白应用于人畜共患疫病防控的进一步研究带来了信心和希望。建立有效的、科学的人畜共患病防控的战略性策略是每一位相关工作者的责任与追求。

参考文献

[1] 马世春,等. 人畜共患病的监测与防控. 中国预防医学杂志,2010,11(3):217－219.

[2] 刘嘉琦,等. 桑树低温诱导蛋白基因(Wap25)的原核表达. 中国蚕业,2009,3:25－30.

[3] 汪林,等. IPTG 诱导变形链球菌葡糖基转移酶可溶性表达及活性初步测定. 中华老年口腔医学杂志,2010,8(3):94－97.

[4] Inouye S,et al. Role of positive charge on the aminoterminal region of the signal peptide in protein secretion across the membrane. Biochemistry,1982,79:3438－3441.

[5] 韦雪芳,等. 信号肽及其在蛋白质表达中的应用. 生物技术通报,2006(6):38－42.

[6] 王志珍. 蛋白质折叠和分子伴侣. 生物学通报,2004,39(5):1－6.

[7] 董旭,等. 重组蛋白在大肠杆菌中可溶性表达的策略. 大连医科大学学报,2007,29(4):393－395.

[8] 易立,等. 犬瘟热病毒 H 基因 5′端的表达纯化及抗原性分析. 特产研究,2011(3):6－9.

[9] Al - Mariri A, et al. Induction of immune response in BALB/c mice with a DNA vaccine encoding bacterioferritin or P39 of Brucella spp. Infect Immun, 2001, 69(10):6264 - 6270.

[10] Al - Mariri A, et al. Protection of BALB/c mice against Brucella abortus 544 challenge by vaccination with bacterioferritin or P39 recombinant proteins with CpG oligodeoxynucleotides as adjuvant. Infect Immun, 2001, 69(8):4816 - 4822.

[11] 周丽丽. 布鲁氏菌 BLS - L7/L12 重组亚单位疫苗的初步研究. 北京:军事医学科学院微生物流行病研究所. 2007.

[12] 魏巍,等. 猪瘟病毒囊膜糖蛋白 E2 的原核表达及重组蛋白 ELISA 应用. 畜牧与兽医, 2008,40(4):70 - 72.

[13] 尹可,等. H5 亚型猪流感病毒 HA1 重组蛋白的制备及间接 ELISA 检测方法的建立. 中国兽医科学,2008,38(09):762 - 766.

[14] Martin V, et al. High level of expression of the Toxoplasma gondii - recombinant ROP2 proteni in Escherichia coli as a soluble form for optima1 use in diagnosis. Mol Biotechnol, 2001, 18(3):269 - 273.

仝明薇 生于 1988 年 9 月,黑龙江省七台河市人。2006 - 2011 年就读于东北农业大学,动物医学专业,农学学士。2012 年至今,中国农业科学院,特产研究所,预防兽医专业,硕士研究生。目前主要从事人畜共患病的防治研究。

漯河某鸡场大肠杆菌感染的诊治

王瑞芳，金梅林

农业微生物国家重点实验室，华中农业大学动物医学院，湖北武汉

摘要：报告一例引起河南某鸡场将近30%的鸡排水样稀粪的鸡大肠杆菌感染的诊断与病原分离鉴定，并针对此病提出科学的防治措施。根据常规的流行病学、临床症状以及病理变化做出综合判断，同时对采集的病料进行细菌接种、分离纯化、生化试验等。结合常规检查、细菌的培养特性和生化特性证实此病为大肠杆菌感染。药敏试验结果表明，病原菌对头孢他啶、头孢噻肟、头孢哌酮、头孢噻呋、阿奇霉素、大观霉素、磷霉素敏感，对强力霉素、环丙沙星、克林霉素、复方新诺明、左氧氟沙星不敏感。结合药敏试验结果，采取综合性防治措施，控制了该病。

关键词：大肠杆菌；分离鉴定；药敏试验；诊治

一、引言

禽大肠杆菌病是由病原性大肠埃希氏菌（*Escherichia coli*）引起的禽类多种类型疾病的总称。由于病禽的年龄、抵抗力，病原菌的毒力、感染途径等不同，感染后的症状、病变也不尽相同，感染家禽常表现为腹膜炎、输卵管炎、脐炎、滑膜炎、气囊炎、肉芽肿、全眼球炎、肠炎、心包炎、肝周炎、菌血症、急性败血症等[1]。而且，大肠杆菌引起的鸡群感染是家禽生产中的常见病和多发病，又是一种以致病性大肠杆菌为原发性或继发病原的细菌性传染病，但更多的是继发感染，常与慢性呼吸道病、传染性法氏囊病、新城疫等并发[2-4]。可引起不同日龄鸡群感染发病，主要侵害幼鸡特别是肉鸡。无论单纯感染还是继发性感染均可给养禽业带来严重的经济损失[5]。

通常情况下，大肠杆菌为条件性致病菌。当气候突变、饲料配合不当、营养状况下降和外伤等引起鸡体抗病力下降时，鸡体肠道内致病性大肠杆菌的毒力可能增强，数量增多，导致鸡体正常平衡状态遭破坏，使鸡群发生大肠杆菌感染。2013年4月15日，在河南漯河某养鸡场31日龄的肉鸡有将近30%的鸡排水样稀粪，病鸡精神萎靡，食欲下降，日渐消瘦，开始每天伤亡7～10只，近期每天伤亡40只。曾用过青霉素、安乃近、氟苯尼考、抗病毒药。7 d防新支二联（点眼滴

鼻),21 d 防 NDIV 系(三倍量)。根据病鸡的发病情况、临床症状、剖检变化及实验室诊断,确诊为禽大肠杆菌感染,并根据养殖场实际情况提出综合防治措施,通过药物敏感性试验确定了治疗方案,为在生产实践中更好地应用抗生素防治鸡大肠杆菌感染提供借鉴,现报告如下。

二、材料与方法

(一)主要仪器设备

显微镜、载玻片、接种环、培养皿、苏州净化设备有限公司生产的 SW - CJ - 2G 型双人净化工作台、南京实验仪器厂制造的 WMK - 02 型温度控制器等。

(二)主要试剂与药品

1. 主要试剂:吲哚试剂、甲基红试剂、V - P 试剂等,均购于郑州博赛生物技术股份有限公司。普通肉汤、生理盐水、革兰氏染色试剂等均自行配制。

2. 主要培养基:麦康凯琼脂培养基、伊红美兰琼脂培养基、血液琼脂培养基等购于郑州博赛生物技术股份有限公司;葡萄糖、乳糖、麦芽糖、甘露糖、蔗糖等发酵管购于杭州天和微生物试剂有限公司;普通肉汤、普通琼脂培养基自行配制。

3. 试验鸡:来自漯河某鸡场 31 日龄的病肉鸡。

4. 主要药敏纸片:标准药敏纸片均在有效期内,由北京天坛药物生物技术开发公司生产。抗生素药物种类有 12 种:头孢他啶、头孢噻肟、头孢噻呋、头孢哌酮、大观霉素、环丙沙星、左氧氟沙星、复方新诺明、阿奇霉素、强力霉素、克林霉素、磷霉素。

(三)观察方法

按常规流行病学、临床症状、病理变化等进行综合判断。

(四)实验室检查

1. 镜检:无菌采取疑似禽大肠杆菌感染病鸡的肝脏、脾脏这些病料直接触片,革兰氏染色镜检。

2. 细菌分离与纯化:无菌采取病鸡的肝脏、脾脏组织,无菌操作接种于普通肉汤中,之后挑取菌液接种到伊红美蓝培养基和麦康凯琼脂培养基上,37℃培养 24 h,观察菌落形态,然后分别用灭菌的接种环在伊红美蓝培养基上和麦康凯琼脂培养基上挑取单个紫黑色带金属光泽的疑似菌落和单个粉色疑似菌落涂片染色镜检,确定为待检目的菌后接种于鲜血琼脂平板上,置于37℃温箱中培养24小时后,检测无杂菌生长者,置于4℃冰箱备用[6]。

3. 细菌的形态及培养特性的观察:将上述分离纯化后的细菌分别接种到普通琼脂培养基、伊红美兰琼脂培养基、麦康凯琼脂培养基、血液琼脂培养基中,37℃分别培养24 h,观察其生长情况,同时做涂片革兰氏染色镜检。

4. 细菌的生化特性鉴定:取经24 h纯培养的大肠杆菌疑似分离菌株,分别接种于葡萄糖、乳糖、麦芽糖、甘露醇、蔗糖等生化培养基上。置37℃培养箱中培养18~24 h,观察记录生化反应结果,判定结果参照产品说明书。

(五)药敏试验

1. 采用纸片扩散法[7]:将普通琼脂平板培养24 h的分离细菌的纯培养物作为菌种,挑取待试细菌划线于巧克力平板上,然后在平板内注入少量生理盐水制成细菌混悬液,用灭菌涂布棒在巧克力平板上均匀涂布,最后沿平板边缘涂布一圈。加盖后倒置静置5 min,用镊子将药敏片平放在平板上,并轻压使其紧贴平板表面。将贴好纸片的平板于37℃培养24 h后观察结果[8]。

2. 结果判定:按抑菌圈直径大小作为判定敏感度高低的标准,20 mm以上判为极敏;15~20 mm判为高敏;10~15 mm判为中敏;10 mm以下判为低敏;0为不敏。

(六)治疗

根据病鸡的常规检查和实验室诊断结果,结合药物敏感试验测定筛选的药物,制定合理的治疗方案。

三、结果与分析

(一)常规检查结果

1. 流行情况及临床症状:河南某鸡场将近6000只肉鸡中有约30%发病。病鸡精神沉郁,呆立,呼吸困难,喘气,两翅下垂,竖毛,闭目缩颈,拉黄、灰、白稀粪,饮水、食欲减退或废绝。

2. 剖检病变:剖检病鸡10只,发现鸡只气囊混浊,纤维蛋白渗出性肝周炎、心包炎(图1)。

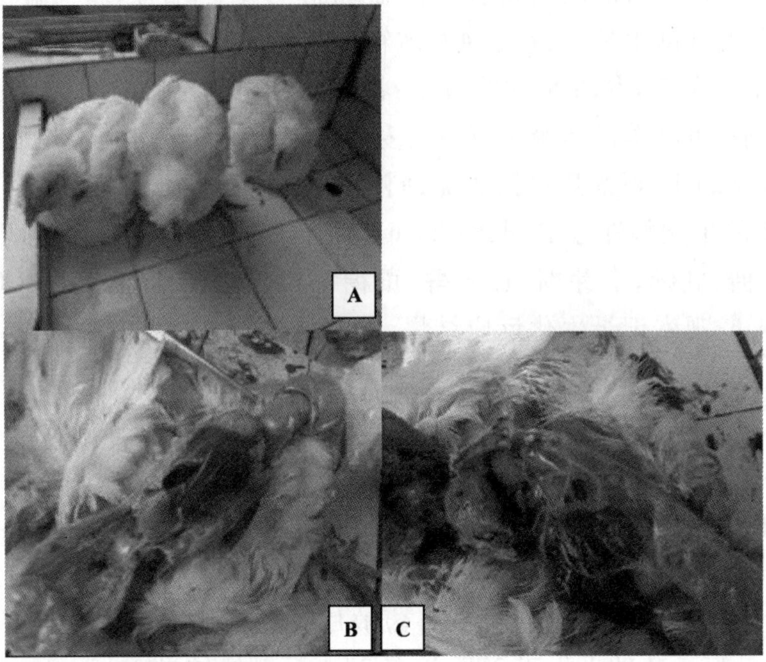

图 1　临床表现和剖检变化

A，病鸡精神沉郁；B，剖检见包心包肝；C，包心包肝、气囊浑浊

（二）实验室诊断

1. 镜检：无菌采取病鸡的肝脏、脾脏直接涂片镜检，革兰氏染色镜检发现，待检物中有大量的革兰氏阴性、两端钝圆、单个或成对排列的短小杆菌。

2. 细菌培养与纯化：将病鸡的病料培养物经培养分离纯化出 1 株大肠杆菌疑似菌株。

3. 细菌培养性状观察：大肠杆菌疑似菌株在普通肉汤中呈现均匀混浊的液体；在普通营养琼脂培养基上为直径 2 mm 左右的表面光滑、半透明、湿润、灰白色圆形微凸起的菌落；在血液琼脂培养基上为圆形、较大、边缘整齐、并有隆起的灰白色菌落，少数菌落溶血；麦康凯琼脂培养基上呈边缘整齐或波状，稍隆起，表面光滑湿润，粉红色或深红色的圆形菌落；在伊红美蓝培养基上形成表面光滑、边缘整齐、紫黑色带金属光泽菌落（图 2）。

4. 生化试验反应结果：对分离的大肠杆菌疑似菌株做生化试验，可知其能分解葡萄糖、乳糖、麦芽糖、甘露醇、半乳糖并产酸产气，不分解蔗糖；吲哚试验阳性，甲基红试验阳性，V-P 阴性，硝酸盐还原试验阳性，枸橼酸盐利用试验阴性，尿素酶试验阴性。参照《伯杰氏细菌鉴定手册》可鉴定该菌为大肠杆菌（结果见图 3－5 和表 1）。

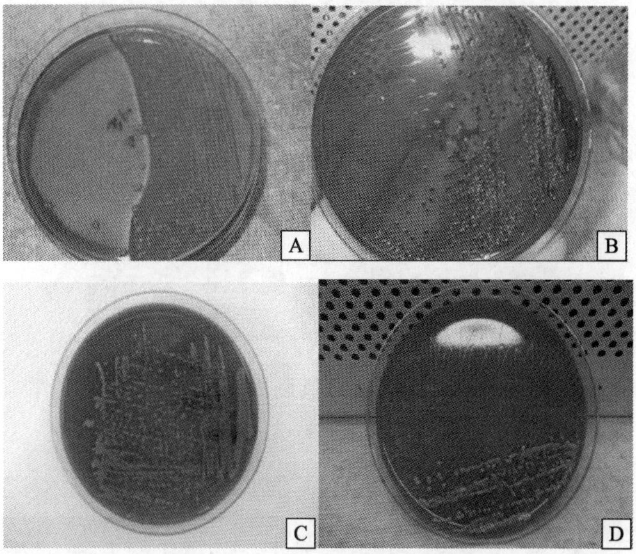

图 2 分离菌在不同培养基上的生长情况

A,细菌在麦康凯琼脂培养基上呈边缘整齐或波状,稍隆起,表面光滑湿润,直径为 1.5 ~ 2.0 mm,粉红色或深红色的圆形菌落;B,细菌在伊红美兰琼脂平板上形成紫黑色带金属光泽菌落; C – D,细菌在血平板上生长旺盛,形成的菌落较大,少数菌落周围有明显的溶血环

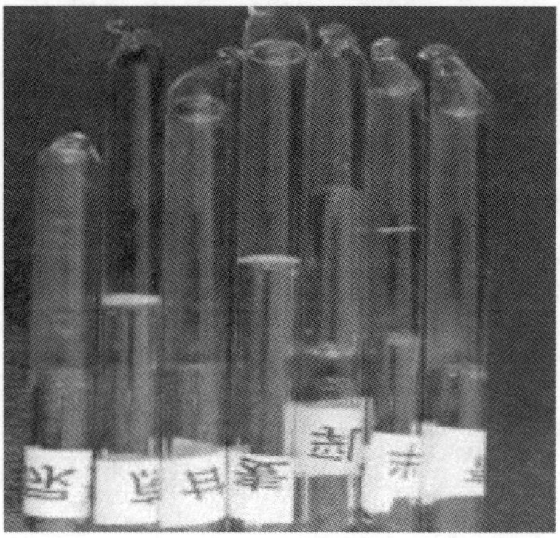

图 3 糖发酵试验结果

大肠杆菌生化试验的结果呈现为:分解葡萄糖、乳糖、麦芽糖、甘露醇、半乳糖并产酸产气,不分解蔗糖

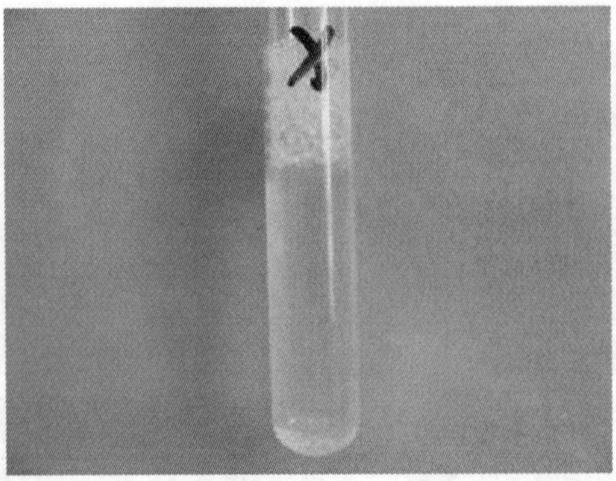

图 4　过氧化氢酶试验结果

在细菌肉汤培养基中滴入几滴 3% 的过氧化氢产生大量气体

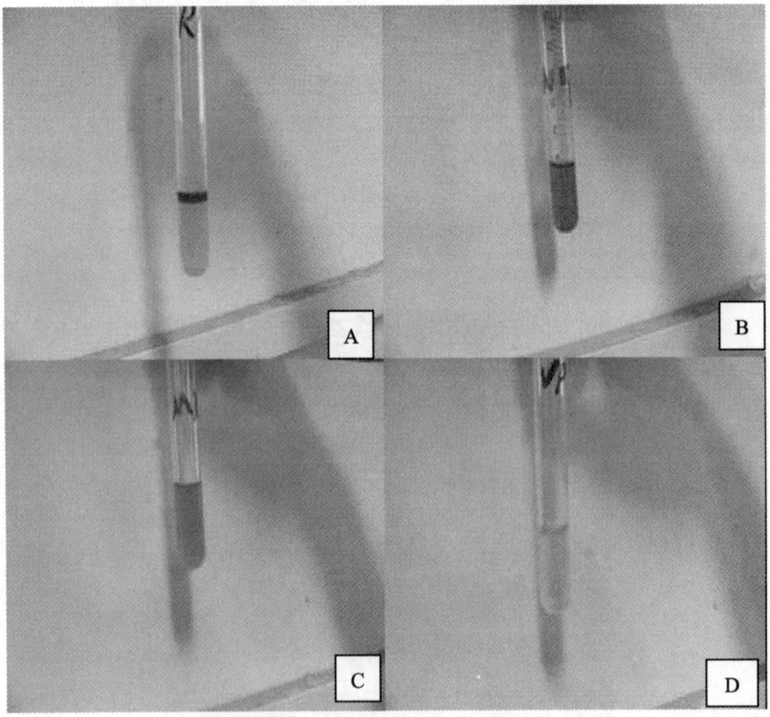

图 5　生化试验结果

A，吲哚试验阳性；B，硝酸盐还原试验阳性；C，甲基红试验阳性；D，V-P 试验阴性

表 1　生化试验结果

项目	葡萄糖	乳糖	麦芽糖	蔗糖	甘露糖	半乳糖	吲哚试验	M－R 试验	V－P 试验	硝酸盐实验	枸橼酸盐
结果	⊕	⊕	⊕	－	⊕	⊕	＋	＋	－	＋	－

⊕，产酸产气；＋，阳性；－，阴性。

5. 药敏试验:纸片法药敏试验结果表明,病原菌对头孢他啶、头孢噻肟、头孢哌酮、头孢噻呋、磷霉素、大观霉素、阿奇霉素敏感,对强力霉素、克林霉素、复方新诺明、左氧氟沙星、环丙沙星不敏感(结果见图6和表2)。

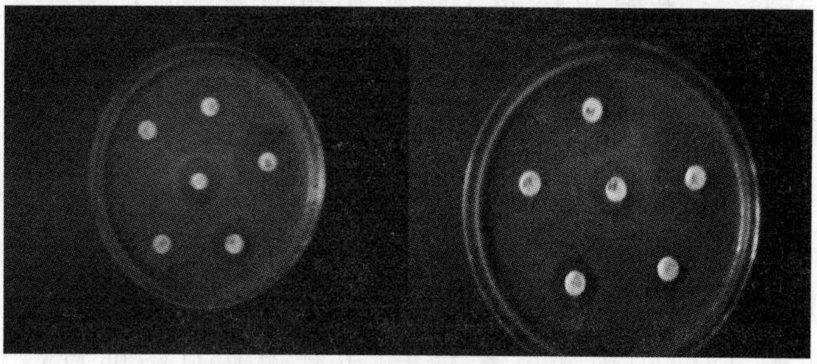

图6　药敏试验结果

药敏试验表明分离的病原菌对头孢他啶、头孢噻肟、头孢噻呋、头孢哌酮、阿奇霉素、磷霉素、大观霉素敏感,对强力霉素、克林霉素、左氧氟沙星、复方新诺明、环丙沙星不敏感

表2　药敏试验结果

药物名称	头孢他啶	阿奇霉素	大观霉素	头孢哌酮	头孢噻肟	头孢噻呋	磷霉素	克林霉素	复方新诺明	强力霉素	环丙沙星	左氧氟沙星
抑菌环直径(mm)	25	20	20	16	14	14	10	0	0	0	0	0

注:抑菌环直径20 mm以上判为极敏;15~20 mm判为高敏;10~15 mm判为中敏;10 mm以下判为低敏;0为不敏

(二) 治疗结果

根据临床症状、实验室诊断及药物敏感测定的结果,利用头孢类和阿奇霉素这些药物联合治疗,同时补充多维,坚持每天消毒一次,注意鸡舍的通风和环境卫生的改善。用药一周后电话回访,鸡群有明显好转,精神开始恢复,采食量逐渐上升。

四、小结与讨论

(一) 诊断结果

根据该病的流行病学、临床症状、剖检变化,结合分离菌株的形态特征、染色镜检、培养特性、生化试验结果等,将该肉鸡场发生的疫情确诊为鸡大肠杆菌感染。

（二）治疗

大肠杆菌极易产生耐药性,药物治疗应采取多种药品交替使用或联合应用。由于在养鸡过程中广大养殖户长期大量滥用抗生素,使大肠杆菌对药物产生抗药性,因此在临床用药中应充分考虑,最好在药敏试验的基础上用药[9]。对于分离纯化的细菌用纸片法进行药敏试验,结果显示该菌株耐药情况严重,大肠杆菌对头孢他啶、头孢噻肟、头孢哌酮、头孢噻呋、磷霉素、大观霉素、阿奇霉素敏感,对强力霉素、克林霉素、复方新诺明、左氧氟沙星、环丙沙星不敏感。这一结果对指导临床用药有参考价值。在实际用药时,尽量选择高度敏感的药物,避免同一药物连续使用,同时药物剂量要充足,可在发病日龄前进行预防性投药,或发病后做紧急治疗。在本病例中,我们依据试验结果,采用头孢他啶和阿奇霉素一个疗程,取得较好效果控制了该病。同时,在停用抗生素后,为避免肠道内正常菌群失调,选用微生态制剂[10]（如乳康生、双歧杆菌制剂、乳酸杆菌制剂),调整体内微生态平衡以提高疗效。

（三）预防与控制

大肠杆菌是人和动物肠道等部位的常在菌,正常时体内菌群处于平衡、协调状态,在1克粪便中约含有10万个大肠杆菌。鸡舍内的每克灰尘含有1万～10万个大肠杆菌[11]。大肠杆菌广泛存在于鸡群中,是一种条件性致病菌,在环境卫生差、饲养管理不良或气候变化时,机体抵抗力下降,就会诱发该病。鸡感染大肠杆菌后,常继发其他细菌或病毒性疾病,或者其他疾病感染后继发该病,加重病情,造成损失。

针对此病的特点,应采取综合防治措施控制该病。主要是搞好环境卫生,对禽舍和用具经常清洁和消毒,严格执行卫生防疫措施,注意通风,控制鸡舍氨气、风尘、温度、湿度,减少应激诱因。加强饲养管理,日常要提供全价优质饲料。夏季还要注意防暑,勤换饮水,认真检查水源是否被大肠杆菌污染。对环境、饮水、空气、孵化设备应定期进行消毒;防止饲料、饲具等被粪便污染。对饲料中的大肠杆菌含量要定期检测;种蛋应来自无本病的鸡群,加强种蛋收集、存放和整个孵化过程的卫生消毒管理,种蛋产出后1.5～2 h应熏蒸消毒,淘汰有裂纹和被粪便污染的种蛋,入孵前再次消毒。在本病例中,养殖户在免疫新城疫以后发病,属于疫苗应激。但应看到,该鸡群在免疫疫苗时已经存在潜伏感染,免疫应激后随即发生呼吸道变化,导致严重的大肠杆菌感染。我们结合药敏结果和该养殖户实际情况采取了药物治疗、改善管理和清洁卫生、严格消毒等综合防治措施,较好地控制了该病。因此,定期对鸡场的大肠杆菌进行分离鉴定和药敏试验,配以敏感的药物治疗和良好的卫生措施,才能收到较好的防治效果。

此外,大肠杆菌具有抗原构造复杂和血清型极多、传播途径多样、发病季节不定、易出现耐药株等特点。因此,可考虑自家疫苗预防大肠杆菌病。目前预防大肠杆菌应用的疫苗有油乳剂灭活苗和蜂胶灭活苗[12],前者是在发病高峰期前10~15天肌内注射该菌苗0.5~1 mL,免疫期可维持3~6个月;后者免疫后,免疫期也可维持6个月。以上两种菌苗的有效保护率均可达80%~100%。但是这两种菌苗均是以特定的血清型菌株制备的菌苗,只能对本血清型的致病性菌株起到免疫作用。为有效地控制该病,有条件的肉种鸡场,应用大肠杆菌当地分离株制备多价灭活疫苗可收到良好效果[13-14]。

参考文献

[1] 戈登 RF,等. 禽病学(第2版). 狄伯雄,等,译. 北京:农业出版社,1991:32-33.

[2] 陈苗芬,等. 家禽大肠杆菌感染. 国外畜牧学(猪与禽),2011,4:35-36.

[3] 陆承平. 兽医微生物学. 北京:中国农业出版社,2000.

[4] 胡慧,等. 禽大肠杆菌和葡萄球菌混合感染的诊断与防治. 河南农业科学,2009(3):114-116.

[5] 卡尔尼克 BW. 禽病学(第10版). 高福,等,译. 北京:中国农业出版社,1999:158-171.

[6] Chen X, et al. Prevalence of serogroup and virulence factors of Escherichia cold strains isolated from pigs with postweaning diarrhea in eastern China. Vet Microb, 2004, 103(1/2):13-20.

[7] Performance standards for antimicrobial susceptibility testing ; Fifteenth informational supplement. CLSI/NCCLS document M100 - S15. Clinical and Laboratory Standards Institute. Wayne P A:USA, 2005.

[8] 崔华敏,等. 肉鸡致病性大肠杆菌的分离与鉴定. 今日畜牧兽医,2008(1):11-12.

[9] Gaastra W, et al. Host - specific fimbrial adhesions of noninvasive enterotoxigenic *E. coli* strains. Microbiolo Rew, 1982, 46(2):12-16.

[10] 李新正,等. 禽病鉴别诊断与防治彩色图谱. 北京:中国农业科学技术出版社,2011(9):119-126.

[11] 王宝英,等. 新编禽病诊断手册. 郑州:中原农民出版社,2006:239-240.

[12] Abdul - Aziz T A. Recognise, Bacteria inactivated propolis on the control effect of chicken *Escherichia coli* disease. World Poultry, 1999, 16(3).

[13] 陈月明. 浅谈家禽大肠杆菌病的诊治. 甘肃畜牧兽医,2003,173(6):26-27.

[14] 王耀邦,等. 鸡大肠自家灭活疫苗的制备与应用研究. 上海畜牧兽医通讯,2009(1):24-25.

Prion 疾病研究进展

杨利峰,赵德明

中国农业大学动物医学院,国家动物海绵状脑病实验室,北京

摘要:中国农业大学国家动物海绵状脑病实验室创建于 2001 年,是国家级的集检测和研究为一体的专业实验室,主要从事 Prion 疾病和牛结核病的发病机制及诊断技术研究工作,在国内外重要学术刊物上已发表学术论文 200 余篇,其中 SCI 收录期刊发表学术论文 69 篇,本文将从 Prion 疾病诊断方法的研究、Prion 疾病易感机制的研究、PrP^{Sc} 的复制、转运机制、PrP^{Sc} 介导神经细胞损伤的分子机制等方面,对近 10 年来本实验室在 Prion 疾病领域的研究进展进行总结讨论,以供读者交流参考。

关键词:Prion 疾病;研究进展;NATSE 实验室

一、引言

传染性海绵状脑病(Transmissible Spongiform Encephalopathies,TSEs)是由朊病毒引起的人和多种哺乳动物以神经退行性变化为主要特征的一种慢性消耗性传染病,也称作朊病毒病。主要包括人的库鲁病(kuru)、克 - 雅氏病(Creutzfeldt - Jakob Disease,CJD)、吉斯特曼综合征(Gerstmann - Straussier - Scheinker Disease,GSSD)、致死性家族失眠症(Fatal Familial Insomia,FFL)和变异克 - 雅氏病(Viriant Creutzfeldt - Jakob Disease,vCJD);动物主要有牛海绵状脑病(Bovine Spongiform Encephalopathy,BSE)、羊痒病(Scrapie)、鹿慢性消耗性疾病(Chronic Wasting Disease, CWD)、传染性水貂脑病(Transmissible Mink Encephalopathy,TME)和猫科动物海绵状脑病(Feline Spongiform Encephalopathy,FSE)。TSE 的共性是:临床上呈现进行性共济失调、震颤、姿势不稳、痴呆、知觉过敏、行为反常等神经症状,病程发展缓慢,但全部以死亡告终;组织病理学病变局限于神经系统,以神经元空泡化、灰质海绵状病变、神经元丧失、神经胶质和星状细胞增生、病原因子 PrP^{Sc} 蓄积和淀粉样蛋白斑块形成为特征,病变通常两侧对称。牛海绵状脑病俗称疯牛病,是对人类影响最大的一类 TSE 疾病。1984 年 12 月首次发

生于英国阿什福德某农场,至此,短短的 20 多年间,疯牛病已扩散到欧洲、美洲和亚洲的几十个国家。随着“疯牛病”的流行,由同一致病因子引起的人的变异型克雅氏病的出现,导致了全世界对“疯牛病”的恐慌。可以说,BSE 给动物和人类健康及国际贸易等领域带来了全球性影响。

目前,对 Prion 疾病易感机制、诊断技术、PrP^{Sc}的复制、转运机制以及 PrP^{Sc}介导神经细胞损伤的机制,仍然存在诸多尚未解决的科学问题,本实验室围绕这些热点作了一些研究工作,具体如下。

二、Prion 疾病诊断方法的研究

中国农业大学国家动物海绵状脑病实验室创建于 2001 年,是国家级的集检测和研究为一体的专业实验室,本实验室承担着我国北方地区动物海绵状脑病的检测和研究任务。实验室分别于 2003 年、2004 年对我国北方羊群进行了羊痒病的流行病学和病理学调查研究。2003 年在对 18 个羊群、9000 多只绵羊的调查中,发现 213 例有临床表现的绵羊并进行扑杀,其中 11 例脑组织样品中出现特异性的病理变化,根据国际标准初步诊断为“羊痒病”。2004 年又对 50 个羊群、23 000 多只绵羊进行了调查,其中 600 余例有临床表现的绵羊进一步检查后,有 70 例初步诊断为“羊痒病”。作为第一手的材料为我国羊痒病的净化提供了宝贵的研究资料。

同时本课题组积极开展了 Prion 疾病诊断试剂盒的研发工作,表达纯化了牛、羊的 PrP^{C} 重组蛋白,免疫小鼠成功制备了 2 株单克隆抗体,并对其生物学特性及功能表位进行了详细的研究,以此为核心诊断试剂成功研发了羊痒病夹心 ELISA 检测方法,并获得了教育部颁发的成果鉴定证书;成功组装了检测疯牛病和羊痒病的 Western - blotting 检测试剂盒。

三、Prion 疾病易感机制的研究

(一) PrP 基因多态性分析

本实验室成功地克隆了奶牛、牦牛、绵羊、鹿、大熊猫、恒河猴、孔雀、珍珠鸡、东北虎、驴、矮马、鸡、家猫和小型猪、海豚等的 PrP^{C} 基因,并对其核苷酸序列及其编码的氨基酸序列进行了测定和分析(部分 GenBank 登录号分别为:AY247262、AY327450、AY327449、AY382893、AY365066、AY365065)。为 Prion 疾病易感性及跨种间屏障机制的研究提供了理论数据。

(二) 朊病毒受体表达及功能研究

朊病毒入侵机体及后续感染过程中,一类可与朊病毒发生相互作用的受体

蛋白起着关键作用，如 37 kDa/67 kDa LRP/LR、N－CAM、ST1、HSP60 等。近年来，越来越多的研究证实，受体 37 kDa/67 kDa LRP/LR 在朊病毒感染神经元过程中的作用尤为突出。同时研究也发现朊病毒入侵机体后，受体 LRP/LR 在朊病毒感染的某些组织表达量发生变化，提示该受体表达量对朊病毒复制具有调控作用。为此，研究朊病毒重要受体 LRP/LR 组织特异性表达量高低及组织定位，将有助于阐明该受体在朊病毒靶组织复制过程中的作用。本课题组利用实时荧光定量 PCR 及免疫组织化学技术对组织中受体进行定量及定位研究。定量研究发现，朊病毒受体 LRP/LR 组织 mRNA 表达量在中枢神经系统高于外周组织，中枢神经系统中表达量最高为大脑皮质，外周组织中表达量最高为心脏，最低为肝脏和肺脏；定位结果发现，该受体特异表达于小肠绒毛刷状缘及局部淋巴结的髓质。总结起来，朊病毒受体 LRP/LR 在中枢及外周器官的组织特异表达揭示其对朊病毒靶组织复制的调控作用；受体 LRP/LR 在特定组织位点的分布提示了朊病毒入侵机体的可能位点。

同时，本课题组对兔的受体 LRP/LR 的表达定位及功能进行了研究。结果表明，LRP/LR 在兔的中枢神经系统中表达量最低，而在生殖系统和消化系统表达量较高。这与易感动物绵羊等的 LRP/LR 分布恰好相反。本研究结果有可能为阐明兔对 Prion 疾病的低易感性提供理论支持。

四、PrP^{Sc}的复制、转运机制

（一）PrP^{c} 与 PrP^{Sc}动态转化反应技术平台领域的研究

根据本实验室克隆的多种动物的朊病毒蛋白基因，利用构建的多种 N 端标记 hexahistidine PET 28aPrP 表达载体，分别表达并纯化了牛、绵羊、金黄地鼠的朊病毒蛋白，同时利用制备的重组朊蛋白，开展了 PrP^{c} 与 PrP^{Sc}动态转化反应技术平台领域的研究，分别探索了 pH、铜离子和 RNA 对重组朊蛋白结构转变的影响。圆二色谱（CD）的检测结果显示，铜离子能够调节酸性条件下的重组绵羊朊蛋白的构象转化，抑制了蛋白结构中 β 折叠增加，而在 pH 5.5 时，二者交互作用于重组绵羊朊蛋白，协同促进朊蛋白结构的转化，促使蛋白结构中 β 折叠明显增加，具有蛋白酶抗性，形成与致病绵羊朊蛋白 PrP^{Sc}相似的生物学功能；而当 RNA 与金属铜离子交互作用时，对重组绵羊朊蛋白的构象进行体外转化调节，揭示二者对朊蛋白结构转化的协同作用，获得了富含 β 折叠的朊蛋白，并对蛋白酶 K 产生了抗性，阐明了核酸与 $CuCl_2$ 对朊蛋白结构转化的分子作用机制。该项研究结果揭示了朊病毒蛋白构象转化选择压力中理化因子所起的重要作用。

（二）朊病毒传播机制中重要免疫细胞的体外研究

巨噬细胞在朊病毒由外周传播到中枢系统过程中，免疫系统起十分重要的作用。本研究为了弄清这些巨噬细胞的作用，将体外培养的腹腔巨噬细胞PrP106-126毒性多肽处理后，经MTT检测，结果表明：① 当多肽浓度 $<50\ \mu mol/L$ 时，巨噬细胞活性不受影响；② 多肽作用后，巨噬细胞PrP基因表达和蛋白表达水平均升高；③ 多肽处理24 h后，巨噬细胞分泌的细胞因子TNF－α含量显著升高，但随着多肽处理时间延长，TNF－α与对照组比较没有显著性差异，表明随着Prion疾病发生和发展，发生于巨噬细胞的前炎症性反应。另一课题组成员研究了PrP106－126对巨噬细胞和人单核细胞的趋化活性，分析了不同激酶抑制剂对巨噬细胞和人单核细胞的趋化效应，并探讨了PrP106－126和P物质对巨噬细胞和人单核细胞的互作效应。这些研究结果揭示，巨噬细胞在Prion感染中可能具有转运病原和协同病原因子复制的功能。

五、PrP^{Sc} 介导神经细胞损伤的分子机制

（一）PrP^{res} 蛋白酶抗性机制的研究

改进了传统的朊蛋白表达的方法，通过引入定点突变的技术去除了多余的氨基酸残基，并通过诱导表达获得了高纯度的牛、羊、金黄地鼠等三种朊蛋白，通过复性后，以此为底物，利用Protein Misfolding Cyclic Amplification（PMCA）技术，在体外无细胞循环的条件下获得了具有部分蛋白酶抗性的二聚体形式的朊病毒。通过体内接种实验鼠后发现，此类朊病毒具有较强的神经毒作用，接种40～60天的实验鼠均表现了不同程度的临床症状，且经TUNEL和线粒体膜电位的检测发现，神经元有明显的凋亡。本实验结果为朊病毒蛋白酶抗性机制的研究提供了良好的研究模型。

（二）朊病毒诱导小胶质细胞激活促进神经元凋亡机制的研究

1. 朊病毒诱导小胶质细胞激活通路研究

体外成功构建了大鼠大脑皮质神经元、小脑颗粒神经元、大脑皮质星形胶质细胞体外定向培养模型；利用人工合成的毒性多肽与神经细胞的互作，对神经细胞朊病毒受体及由朊蛋白介导的神经元死亡信号通路进行了深入系统的研究，取得了重要发现。本研究针对PrP106－126多肽作用小胶质细胞过程中，两种重要的炎性细胞因子IL－1β、TNF－α的基因表达水平的动态变化规律进行了研究，并通过尝试抑制其核转录因子NF－κB的移位来减轻小胶质细胞对神经元的损伤。研究

结果发现，抑制核转录因子 NF－κB 的移位可以显著减轻炎性介质介导的细胞凋亡，从而揭示了朊病进程中小胶质细胞增生导致神经元凋亡的内在机制。

2. 朊病毒与小胶质细胞 CD36 受体互作的研究

研究结果表明，Prion 疾病过程中，CD36 作为 PrP^{Sc}的受体参与了小胶质细胞的激活过程，并证明是通过激活 NF－κB 途径，诱导 IL－1β、IL－6 以及 TNF－α）等产生。为 PrP 复制靶位点的研究提供了新的理论依据。

以此为研究基础，我们发现 CD36 受体参与了朊病毒诱导小胶质细胞激活产生 iNOS 的信号通路，并通过加入抑制剂 PP2 和 Pic 抑制蛋白酪氨酸激酶 Src 家族的 Fyn 和 Syk 激酶，发现 Src 家族的 Fyn 和 Syk 激酶通路参与了朊病毒诱导小胶质细胞 iNOS 的产生。

3. 朊病毒与 NALP3 炎症复合体激活机制的研究

我们首先通过测定小胶质细胞三种不同激活方式中 PrP^{C} 的表达量变化以及对 PrP^{C} 沉默前后小胶质细胞相关激活参数进行比较，来分析 PrP^{C} 在小胶质细胞激活中的作用；其次，我们研究了正常的朊蛋白 PrP^{C} 转变为致病性的 PrP^{Sc}后，PrP106－126 与 NALP3 炎症复合体的关系，以及 PrP106－126 引起小胶质细胞释放促炎因子和趋化因子的机理；最后，我们研究了 PrP106－126 引起小鼠小胶质细胞 NALP3 炎症复合体激活的机制，发现 PrP106－126 可以导致小胶质细胞 caspase 1 的激活以及 IL－1β 的产生，我们利用 siRNA 技术分别沉默 NALP3 和 ASC 蛋白，结果表明，抑制 caspase 1 的激活，IL－1β 的产生显著降低。进而证明了该过程的发生依赖于 NALP3 和 ASC 蛋白的作用。以上结果证明，有三种不同的机制参与了 PrP106－126 诱导的小胶质细胞 NALP3 炎症复合体的激活途径，本研究成果取得了重要的理论突破，为筛选出 Prion 疾病的治疗药物提供了靶位点。

参考文献

[1] Yang L F, et al. Aspirin inhibits cytotoxicity of prion peptide PrP106－126 to neuronal cells associated with microglia activation in vitro. J Neuroimmunol, 2008, 199: 10－17.

[2] Wang Y Q, et al. Polymorphisms of the Prion protein gene in sheep of Inner Mongolia, China. Virus Genes, 2008, 37: 128－130.

[3] Zhou H Y, et al. Induction of macrophage migration by neurotoxic Prion protein fragment. J Neurosci Meth, 2009, 181: 1－5.

[4] Zhang J E, et al. Polymorphisms of the prion protein gene (PRNP) in the Tibetan Mastiff. Anim Genetics, 2009, 40(6): 1001－1002.

[5] Qiao J W, et al. Variable levels of 37/67－kda laminin receptor (RPSA) mRNA in ovine tissues: potential contribution to the regulatory processes of PrPSc propagation? Anim Bio-

technol,2009,20:151 - 155.

[6] Kouadir M,et al. Comparison of mRNA expression patterns of class B scavenger receptors in BV2 microglia upon exposure to amyloidogenic fragments of beta - amyloid and Prion proteins. DNA Cell Biol,2011 30(11):893 - 897.

[7] Kouadir M,et al. CD36 participates in PrP106 - 126 - induced activation of microglia. Plos One,2012,7(1):e30756.

[8] Shi F S,et al. Prion protein participates in the regulation of classical and alternative activation of BV2 microglia. J Neurochem, 2013,124(2):168 - 174.

[9] Zhang S M,et al. PP2 and piceatannol inhibit PrP106 - 126 - induced iNOS activation mediated by CD36 in BV2 microglia. Acta Biochimica et Biophysica Sinica,2013,9:763 - 772.

[10] Wang H N,et al. Expression and distribution of laminin receptor precursor/laminin receptor in rabbit tissues. J Mol Neurosci, 2013,51(2):591 - 601.

[11] Yang X J,et al. Using protein misfolding cyclic amplification generates a highly neurotoxic PrP dimer causing neurodegeneration. J Mol Neurosci,2013,51(3):655 - 662.

[12] Shi F S,et al. The NALP3 inflammasome is involved in neurotoxic prion peptide - induced microglial activation. J Neuroinflam,2012,9(1):73.

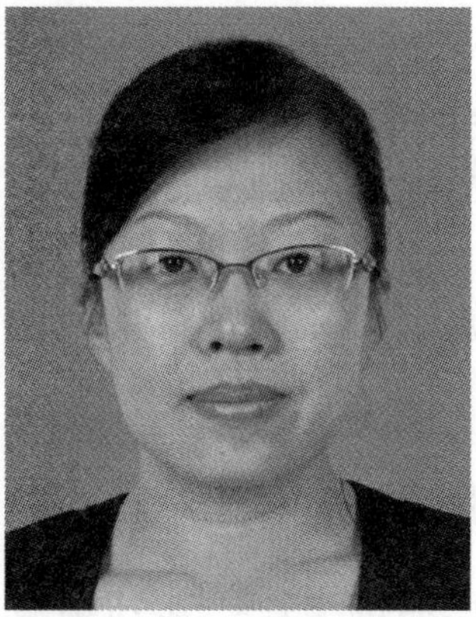

杨利峰 杨利峰 1980 年生,博士,中国农业大学副教授,硕士生导师。主要从事传染性海绵状脑病致病的分子机制及诊断方法的研究。现任中国畜牧兽医学会病理学分会第八届理事会理事、副秘书长;中国兽医病理学家;中国实验动物学会会员;《中国实验动物学报》、《中国比较医学杂志》、《遗传》杂志特约审稿人。作为项目主持人,承担持国家及省部级科研课题 12 项,其中国家自然基金 2 项,教育部博士点基金 1 项,横向项目 2 项,基本科研业务费等 6 项;获批(申请)专利 5 项(均为第一完成人);获得教育部成果鉴定 2 项(第三完成人);作为第一作者及通讯作者发表 Prion 疾病致病分子机制相关的 SCI 收录期刊论文 15 篇,累计影响因子 38.189;参编(译)著作 7 部,作为副主编出版《传染性海绵状脑病》,《实验室生物安全教程》;参编《动物传染性海绵状脑病》、参译《猪病学》第八版、第九版,《奶牛疾病学》、《绵羊和山羊疾病学》等著作。

特种经济动物兽医公共卫生

程世鹏

中国农业科学院特产研究所，吉林省吉林

摘要：人类健康、畜牧业和动物卫生是紧密相连的，兽医公共卫生不仅聚焦于食品卫生和环境的污染，保证食品安全，减少食源性疾病的发生，并且在再发和新发人兽共患病的控制中已经起到不可替代的重要作用。本文简述了兽医在公共卫生方面的作用、兽医公共卫生面临的问题和特种经济动物的兽医公共卫生。

关键词：人兽共患病；特种经济动物；公共卫生

一、引言

世界卫生组织/联合国粮农组织（WHO/FAO）专家定义的兽医公共卫生："兽医公共卫生是专业的兽医技术、知识和策略用于保护和促进人类健康的公共卫生活动的组成部分"[1]。兽医工作是公共卫生工作的重要组成部分，是保持社会经济全面、协调、可持续发展的一项基础性工作。谈起兽医的职责和作用，人们首先想到的是防治动物疾病，为畜牧业的健康发展提供保障，然而兽医还有在公共卫生中的重要作用。

目前，至少有200多种动物疾病作为人兽共患病而使医学和兽医科学紧密相连，使得兽医公共卫生学的作用更加显著。

二、兽医在公共卫生方面的作用

兽医科技工作者首先要保证食品安全，减少食源性疾病的发生。在动物源性食品安全链条上，有着生产、屠宰、加工和销售等诸多环节，兽医在生产源头、屠宰环节上起主要作用，从而为保证食品安全、减少食源性疾病的发生做出贡献；其次，防治人兽共患病，从源头上减少人类感染。

兽医科技进步不仅保障了畜牧业的健康发展，也改善了公共卫生环境。主要任务涉及人兽共患病调查、风险评估、预防食源性疾病、食品安全、环境保护、促进动物生产、食品供应和与动物相关的外来入侵及生态平衡等。

兽医科技工作在人兽共患病的预防控制中已起到不可替代的作用。FAO 和

WHO 专家介绍,人兽共患病是指“人和脊椎动物由共同病原体引起的,又在流行病学上有关联的疾病”。目前,全球有记载的动物传染病已超过 300 种,其中人兽共患病有近 250 种,严重危害公共卫生的有约 90 种,曾经给人类带来深痛灾难和巨大损失的超过 50 种[2]。曾造成大规模流行、死亡率较高的有狂犬病、布鲁氏菌病、禽流感、牛结核病、炭疽、疯牛病、霍乱、钩端螺旋体病、重度急性呼吸系统综合征(SARS)、大肠杆菌 O－157 等。

许多人兽共患病是人与动物的烈性传染病,既可通过同源性链在动物与动物或人与人之间传播,又可通过异源性链在动物与人或人与动物之间流行。如鼠疫、天花、霍乱、伤寒等烈性传染病在人类历史上曾多次暴发世界大流行,给人类带来巨大灾难的同时引发的公共卫生问题倍受关注。最近几年我国卫生部 37 种法定报告传染病中,狂犬病在人兽共患病中死亡人数和病死率均居第一位。近 20 年来,由于动物及动物产品贸易的日益扩大,旅游业、生态环境和气候的变化等因素,人类社会面临着新出现的人兽共患病问题。兽医不仅在为畜牧业的发展服务,也在为人类健康服务,动物卫生体系是公共卫生体系不可或缺的重要组成部分。

三、兽医公共卫生面临的问题

因动物感染、动物性食品污染而造成人兽共患病、食源性疾病不断发生与流行,规模化养殖污染严重等问题出现,使兽医公共卫生面临着威胁和挑战。

据报道,自 20 世纪 70 年代以来全世界新发现疫病达 100 余种,许多新的人类传染病与动物密切相关。艾滋病病毒、马尔堡病毒、埃博拉病毒、新型汉坦病毒、亨德拉病毒、尼帕病毒、西尼罗病毒和猴痘病毒等新病原体出现或感染新宿主,引起新人兽共患病流行。1975 年发现于美国的莱姆病传播快,危害大,被专家称为第二“艾滋病”。1997 年香港发现 H5N1 型人禽流感,导致 6 人死亡,之后在亚洲乃至全球蔓延。SARS 来势凶猛,危害巨大,使全球 8000 多人感染、800 余人死亡。2009 年 4 月发生于墨西哥的甲型 H1N1 流感传播迅速、死亡率高,波及美国,蔓延至美洲,席卷全球,造成空前打击和严重威胁。据 WHO 2009 年公布的疫情通报,截至 2009 年 12 月,甲型 H1N1 流感在全球已造成至少 12 220 人死亡[3]。在我国高致病性禽流感、SARS、甲型 H1N1 流感也引起暴发性流行,目前还面临其他一些外来新病传入的危险。

旧的人兽共患病再度肆虐,流行病学调查发现,一些旧的人兽共患病的发病率和致死率呈上升趋势。炭疽、布鲁氏菌病、鼠疫、流感、狂犬病等危害巨大的人兽共患病,在一些国家和地区不时再现,甚至有回升之势。在我国曾得到有效控制的流行性乙型脑炎、结核病、血吸虫病再度流行,人畜间布鲁氏菌病防制形势严峻,奶牛、羊主产区疫情严重且呈现从牧区、半牧区向农区甚至城市蔓延的趋势。

随着人民生活水平的不断提高,我国城乡居民的人均口粮消费量逐年减少,而畜产品消费量却逐年增多。在肉、蛋、奶等主要畜产品的消费需求不断增长的同时,畜产品的质量安全问题时有发生。如1986年英国首例发现的疯牛病,波及欧洲十几个国家,造成100多人死亡,使英国被迫屠宰320万头病牛和同栏牛。2001年日本、韩国、捷克也先后发现疯牛病,至今已在29个国家发现,疯牛病给全世界的养牛业带来了冲击和挑战。2000年6月发生在日本的雪印乳业公司的牛奶被金黄色葡萄球菌污染事件,造成万人中毒。H7N9型禽流感是一种新型禽流感,于2013年3月在上海和安徽两地率先发现。H7N9型禽流感是全球首次发现的新亚型流感病毒,被该病毒感染均在早期出现发热等症状,尚未证实此类病毒是否具有人传染人的特性。2013年4月经调查,H7N9禽流感病毒基因来自于东亚地区野鸟和中国上海、浙江、江苏鸡群的基因重配。截至2013年8月31日,我国内地共报告134例人感染H7N9禽流感确诊病例,其中死亡45人,病例分布于上海、安徽等12省市。

当前我国公共卫生体系和疫病防控体系面临严峻的挑战。我国公共卫生体系情况复杂:我国人口众多、地缘辽阔,各地区之间经济、社会发展不平衡。我国中西部,特别是农村地区,其疫病谱是典型的发展中国家特点;而东部发达地区的疫病谱已成为发达国家的工业化疫病谱[1]。我国公共卫生体系部门间协作需要改善;虽然我国各有关部委均针对已经发生和可能发生的人兽共患病制定了防控预案,并在实际应对人兽共患病工作中发挥了积极作用。但是缺乏国家层面的专门机构进行统一协调,各部门之间缺乏有效沟通,突出表现为多头管理、分块切割等。我国公共卫生体系和疫病防控的信息交流需要及时、公开、透明,虽然已经建立了人兽共患病联席会议制度,但涉及疫病种类较少,与当前应对人兽共患病突发事件要求相比存在很大差距。

四、特种经济动物的兽医公共卫生

野生动物是许多病原体的天然宿主和传播媒介,人类的许多疾病的发生与野生动物有关,根据动物疫病专家、医学专家等多学科联合研究资料表明,野生动物与人的共患性疫病有200多种,其中常发性疫病有50多种。SARS和禽流感疫情的发生给人类敲响了警钟,野生动物在传染病流行过程中的作用日益引起人们的重视。目前以野生动物为媒介的人兽共患传染病的流行极大地影响了我国人口健康和公共卫生环境。世界范围内传染病频繁发生,中国等国家发生的SARS;美国发生的西尼罗河病、猴痘;2004—2005年在欧亚大陆发生的H5N1

型禽流感显示,由于候鸟的迁徙、野鸟的散毒,在世界范围内流行,造成严重经济损失和国际影响。这些传染病溯源结果均与野生动物有紧密关系,野生动物在传染病发生和流行过程中所起的作用日益引起人们的关注。野生动物作为生物链的重要组成部分,与整个生物界的自然活动息息相关,野生动物是许多病原体的天然储藏库和传播媒介,在动物传染病流行病学环节中占有十分重要的地位。研究表明,许多新出现、再度出现的传染病,尤其是人兽共患传染病均与野生动物有关,后者甚至扮演着重要角色。

2003 年 SARS 在我国暴发流行,造成了重大经济损失和国际影响。研究结果认为,野生蝙蝠可能是非典病毒的源头宿主,野生动物果子狸是中间宿主。H5N1 型禽流感,给包括我国在内的亚洲及北美洲各国的养鸡业造成惨重经济损失,泰国、越南以及我国出现人感染禽流感死亡病例,相关研究表明,H5N1 型禽流感流行很可能是候鸟作为传播媒介。

我国幅员辽阔,野生动物种类繁多。我国特种经济动物饲养业从 20 世纪 50 年代开始,已成为我国畜牧业重要组成部分。据不完全统计,目前我国养殖的特种经济动物有,水貂 5000 万只、狐狸 2000 万只、貉 2500 万只、鹿 80 万头。但由于缺乏相关的监测体系以及防治措施不完善,造成狂犬病等野生动物为媒介的人兽共患病时有发生。

狂犬病是包括中国在内的多数亚洲国家常发生的一种人兽共患病。亚洲是狂犬病高发地区,每年有近 4 万人死于狂犬病,占全球狂犬病死亡人数的 90%[4]。在中国,发病犬仍然是狂犬病主要传染源,同时健康带毒犬传播狂犬病也成为不可忽视的问题,除此之外,野生动物也是狂犬病主要储存宿主。我国人患狂犬病的病例和死亡率虽已连续 5 年呈下降趋势,但有 27 个省份报告病例,仍连续高居我国重点传染病发病率和死亡人数之首, 2008 年全国狂犬病报告发病数 2466 例,死亡 2373 例;2009 年狂犬病报告数 2213 例,死亡 2131 例; 2010 年狂犬病报告数 2048 例,死亡 2014 例;2011 年狂犬病报告数 1917 例,死亡 1897 例;2012 年狂犬病报告数 1425 例,死亡 1361 例。

我国相关科研单位对家养野生动物疾病开展了较多的科研工作,取得了一些成果。尤其是以野生动物为媒介的人兽共患传染病病原生态学和流行病学研究工作,取得了较大进展。初步澄清了我国主要传染病在家养野生动物中的流行特点,为我国野生动物重大人兽共患传染病病原生态学和分子流行病学的研究奠定了基础工作。

野生动物的开发利用给人类带来了可观的经济效益,但无节制地开发和利用野生动物资源将给野生动物带来极大灾难。特别是人类过度滥伐森林,入侵野生动物生态环境,占用野生动物生存领地,使一些鲜为人知的疫病传染给人类，埃博拉出血热、亨德拉病毒感染人类便是实例。同时野生动物也受到了严重的伤害，且不谈生存的破坏对野生动物影响，单单从疾病角度而言，人类和动物疾病已造成多种野生动物物种数量减少甚至灭绝。1991 年和 2003 年埃塞俄比亚狼两次遭到狂犬病侵袭，狼群数量明显减少，已濒临灭绝。犬瘟热病毒最初是犬科、浣熊科、鼬科等科动物感染的烈性传染病，随着人类活动增加，犬瘟热感染动物范围不断增加，目前犬瘟热病毒宿主已增加到包括猫科、灵猫科、熊科、鬣狗科、海豹科以及灵长目猕猴属等十几个科属的动物[5]。犬瘟热病毒与麻疹病毒同属于麻疹病毒科，两者抗原关系密切。犬瘟热病毒宿主范围不断扩大，该病毒能否成为继狂犬病病毒之后又一个危害人类的传染病，尚待进一步的研究。目前犬瘟热病毒的流行已造成包括日本狼在内多个物种濒临灭绝，并造成北美沿海岸 1.8 万只海豹死亡。因此，兽医科技进步有助于开展野生动物为媒介的重要传染病病原生态学和流行病学基础性研究，及时控制烈性传染病在野生动物群落中流行，对野生动物保护具有重要意义。

兽医科技进步对加强特种经济动物人兽共患病病原生物学和生态学研究，及时掌握人兽共患病在野生动物群体的生态学规律，分析流行因素，掌握人兽共患病的疫情特点与流行趋势，对我国特种经济动物人兽共患病的预防和控制具有现实意义。野生动物是人兽共患病的天然病原储存库，绝大多数人兽共患病来源于野生动物，因此，加强野生动物疫病防控是从源头控制人兽共患病的发生和流行的关键。开展野生动物传染病，尤其是人兽共患传染病病原学和病原生态学基础性研究，对保障公共安全，促进我国健康的公共卫生事业具有十分重要的意义。

参考文献

[1] 柳增善. 兽医公共卫生学. 北京：中国轻工业出版社，2010：1 – 2.

[2] 潘明兴. 人兽共患病病原对人感染的预防措施. 动物医学进展，2009，30(2)：125 – 128.

[3] 薛慧文. 兽医公共卫生面临的问题、原因及对策. 动物医学进展，2010，31(S)：217 – 220.

[4] 罗明，等. 我国狂犬病流行状况分析及防制对策. 中国人兽共患病杂志，2005，21(2)：188 – 190.

[5] 何洪彬，等. 犬瘟热的诊断及其预防免疫的研究进展. 动物医学进展，2001，22(1)：12 – 15.

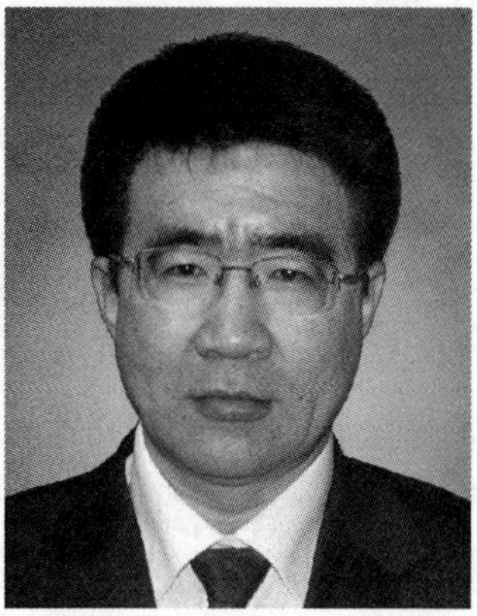

程世鹏 1962年出生，辽宁北票人，博士，二级研究员，博士研究生导师，主要从事特种经济动物疫病防控和生物制品研制研究。现任中国农业科学院特产研究所党委书记、副所长。主持和参加完成科研项目25项，获奖成果15项。主持完成“毛皮动物（貂、狐、貉）生物制品产业化开发”，2009年获吉林省科技进步一等奖，“重要动物病毒病防控关键技术研究与应用”2012年获国家科技进步奖一等奖（第3完成人）。主编著作5部，发表学术论文112篇。吉林省高级专家，享受国务院政府特殊津贴，农业部有突出贡献的中青年专家，兼任中国农学会特产学会副会长、家畜传染病分会常务理事、全国动物防疫专家委员会委员。

禽流感病毒跨种传播机制

高 福

中国疾病预防控制中心,北京

禽流感是典型的人兽共患病,人兽共患病最主要的问题是跨种传播,从一个宿主传播到另一个宿主,主要从哺乳动物到禽,最后到人。一个病毒或细菌在不同物种间传播是我们关注的主要问题。我研究的主要是病毒如何进去的。对于一个细胞,当一个病毒黏附到细胞表面的时候它要进去,细胞表面是第一道防线,这个过程中包含病毒的配体细胞的受体相互作用,我们实验室一直做这个。大家知道病毒可以根据它表面有没有囊膜分为带囊膜的病毒和不带囊膜的病毒。带囊膜病毒上面的囊膜蛋白和宿主细胞受体相互作用,一个病毒如果它突破了细胞膜就会进入到细胞里面,进入之后就会启动一些如带 proteasome,就会启动免疫系统,启动抗原提呈细胞(APC)加工,引起免疫反应。有些病毒如艾滋病病毒、中东呼吸综合征病毒,不会直接感染免疫细胞,如艾滋病毒感染 T 细胞。关于禽流感病毒,需要动物,在流感病毒研究过程中主要是跨种传播,跨种传播主要问题是监测(surveillance)。到底禽流感哪来的?需要大量数据,这些数据需要大家共享。在我们有足够数据之后,需要研究演变(evolution),这个病毒是怎么来的?它是如何起源和产生的?

H7N9 没多久后,H6N1 就在中国台湾出现了,下一次会不会再出现 HxNy,如果出现也不奇怪,美国去年就出现了 H17N10,最近又在猪和蝙蝠身上出现了 H18N11。流感的关键问题:跨种传播和对宿主的适应性。流感病毒是 8 个基因片段编码 14 个蛋白。那么我们实验室感兴趣的是病毒细胞表面的血凝素(HA)和神经氨酸酶(NA)。流感病毒刚才提到了野鸟,它们之间自然循环式是什么关系?为什么总跟水禽有关系?流感病毒主要在水鸟中来回循环的,所以检测流感病毒时,在泄殖腔中有大量病毒。

在 2005 年首次证实野生迁徙鸟感染高致病禽流感 H5N7 病毒,改变了野生迁徙鸟只是流感病毒贮存宿主的定论,*Science* 杂志特地为该文章配发了评论。这种病毒后来在欧洲发现,显然是迁徙鸟带来的。随后的 6 年跟踪研究发现,野生迁徙鸟散播的病毒具有独特分布。

H7N9 哪里来的?全世界野鸟飞行路线有 8 条,有 3 条经过我国。红的经过新疆,黑的经过青海、鄱阳湖(图略)。这次的病毒我们经过分析,写了文章发表在《柳叶刀》,这个对疾病的防控非常重要,关键6个片段,这6个片段H7N9是浙江地区的、上海地区的。我们最近发现不同基因片段差距很大。2009大流感的时候,不管在美国还是英国,相似性达到99%左右。我们最后和浙江疾病控制中心(CDC)和华大基因一起合作,由农业部门50 000份,抽出50份很正常。现在兽医养殖场消毒措施非常好,没有H7N9,主要是活禽市场。活禽市场不好好消毒,如果关闭活禽市场,农业部门、商检部门压力大,不能关闭。

现在从微观上,禽流感病毒要进入细胞,通过唾液酸相互作用进去后,发生融合,将遗传物质释放,这些我们不关心,关心的是怎么进去怎么出来。流感病毒特异性药物有4种,分别是oseltamivir、zanamivir、laninamivir和peramivir。

我们常见的季节性流感是红色(图略),在器官里存在人2、6受体,只有在肺脏里才有2、3受体。这回H7N9既结合人的2、6受体,又结合禽的2、3受体。禽流感根据HA和NA分成两类、16个血清型。从结构角度分成3类,我们从分子生物学角度分析3个聚体,它与受体是怎么结合的。H16HA0切割位点形成了独特的螺旋构象,H16HA0相对于其他的HA0,更能耐受胰酶的切割。流感病毒HA的受体,大家看是怎么结合的,蛋白4个部分与结合受体有关,第一个白的下面底部,然后上面的190 - helix、220 - loop、130 - loop,就这几个部位的氨基酸变化决定了结合人还是禽。结构生成后很好解释,大家看禽的受体是α2,3,是一个6C的糖,结合外部糖的时候在α2,3位、还是α2,6位,一个拐角,在α2,6位结合是暴露一个高度疏水基。

这是举例2009大流感,包括1918大流感,一开始的病毒最早分离物,左侧A、C图的最左侧只结合α2,6受体,不结合α2,3受体,处于225位的氨基酸D发生突变,一个带负电的氨基酸变成基(见图B、D)(图略),既结合人的受体也结合禽的受体。看它的结构基础,K222与D225形成一个盐球,使结合环变窄了,变窄了后,禽的受体穿不过去,所以不能结合禽的受体。结构生物学帮我们解释很好的现象,这就是2013年5月份发表在*Science*上的。对于H5N1,这是荷兰人做的图表,看最上图只结合α2,3、不结合α2,6的4个氨基酸突变后,对α2,3结合下降,对α2,6结合上升。然后结构基础由C式变化变成串式,就这么个构象变化导致它由原来只结合禽受体,现在开始结合人受体。

在蝙蝠体内发现新的病毒,我们利用结构生物学及生物规律证明,H17病毒它的受体,其中间白的那个环,ken - test。所以不能结合唾液酸,这样大家就放心了,已经发表在CRV - POS上了。

这回的H7N9,我们先有病毒。大家知道现在的病毒有上海1和安徽1,存在不同的粒子,上海1早先分离出的病毒是一个混合物,上海1和安徽1大家看到区别了，最左侧 A 图，安徽 1 既结合禽受体又结合人受体，上海 1 对结合禽受体非常好，对人受体结合非常差。我们下面对照 C 图，2009 大流感，看红线显示，其结合人的受体，不结合禽的受体。H5N1 对禽受体结合很好（D 图蓝色曲线）（图略），但不结合人的受体。

上海 1 和安徽 1 的区别在于 8 个氨基酸，其中 4 个未与受体嘌呤结合，安徽的既结合人的又结合禽的，上海 1 结合人的，基本不结合禽的。

大家看上海的 E 图，我们做了，glycans 负责，做了突变，做完之后。院长说了，不能道高一尺，魔高一丈，现在看来还有点问题，道真只有一尺，魔还真有一丈。大家都在推测说，这个氨基酸 226 位的，发生突变，当时我们在文章里也是这么说的。刚说完，自己做完实验，就把自己否定了。就这个氨基酸，不是这个氨基酸负责，第 100 天，我们把氨基酸突变了，226 位，安徽的把 L 变成 Q5，就变成上海的了，结果它既结合人的，也结合禽的，没有彻底改变。

看第 185 位的氨基酸，刚才夏院士的 PPT 里提到的，有 185 位，还没来得及发表。最后我们找到了它的结构基数，为什么认为氨基酸序列非常非常多呢？还有在这个结合环里，所有的大流感它结合唾液酸的位置，就是图上的那个坑，都是拉开的，大家看 D 图，黄色的是安徽的，灰色的是上海的，会发现，安徽的明显比上海的，坑要宽一些，从原子结构来讲，就是两个 N 原子，用结构生物学能够帮助我们回答现在的问题。

再就是目前我们对 HA 结构还有 7 个结构没有解完，N10 的结构，我们也正在做。最后提一下，2013 年我们发表在 *Nature* 杂志上的重度呼吸综合征病毒，出来后很快把它的受体搞明白了，它的受体就是刚才说的免疫细胞 CD26，我们做了功能图。大家看它跟 SARS 受体不互相结合。C 图左是 SARS 对 SARS 受体结合很好。中间图是重度呼吸综合征病毒和它的受体 CD26 结合的情况，那边两个图是它们互相交换不结合。最后看结构解析出来，右图就像“天使的翅膀”（图略），在 *Nature* 上刚发表。

部分省市鸡群空肠弯曲菌和结肠弯曲菌流行状况分析

黄金林[1],许海燕[1],郑国军[2],刘佩红[3],
苏 洁[1],姜 峰[1],潘志明[1],张 弓[1],
刘秀梵[1],焦新安[1]

1 扬州大学 江苏省人兽共患病学重点实验室,江苏扬州
2 涟水县畜牧兽医站,江苏涟水
3 上海市畜牧兽医站,上海

摘要:采用多重 PCR 方法对我国部分省市不同品种、不同类型的鸡群进行空肠弯曲菌和结肠弯曲菌流行病学调查。在 3132 份鸡肛门棉拭样品中,检测出 583 份空肠弯曲菌阳性,平均阳性率 18.61%,48 份结肠弯曲菌阳性,平均阳性率 1.53%;鸡饲养环境样品 217 份,6 份空肠弯曲菌阳性,阳性率 2.76%。不同鸡群感染率悬殊较大,空肠弯曲菌阳性率从 0 到 73.3%、结肠弯曲菌阳性率从 0 到 7.4%。30 个鸡群中空肠弯曲菌阳性的有 26 个,阳性率为 86.67%,结肠弯曲菌阳性率 43.33%。结果表明,我国鸡群中空肠弯曲菌、结肠弯曲菌的流行呈现多样化。

关键词:空肠弯曲菌;结肠弯曲菌;多重 PCR;流行病学分析

一、引言

弯曲菌是重要的人兽共患病原菌[1],能引起散发性和地方流行性胃肠炎暴发,特别是在免疫力缺陷的个体,如癌症患者、艾滋病患者、糖尿病患者、儿童和老年人等[2]。近些年来,弯曲菌感染率在世界各地普遍呈上升趋势,已成为最常见的、急性细菌性肠道传染病。据美国国家食品网的监测,弯曲菌是发病率最高的病原菌,是全球范围内胃肠炎的主要病因,其病例数已超过李斯特菌病、沙门氏菌病和志贺氏菌病[3,4]。另外,格林-巴利综合征(Guillain-Barre syndrome,GBS)是特定血清型空肠弯曲菌感染后最严重的并发症,可以导致呼吸肌麻痹而死亡[5,6]。使人致病的弯曲菌中,99%是空肠弯曲菌,其次是结肠弯曲菌,其他

弯曲菌偶尔致病[7]。

弯曲菌是多种动物,如禽类、牛、羊及狗的正常寄居菌,在生殖道或肠道有大量细菌,可通过分娩或排泄物污染食物和饮水。感染的动物通常无明显病症,但可长期向外界排菌,从而引起人类感染[8]。其中,家禽是弯曲菌病最重要的传染源,消费禽肉与弯曲菌的流行有紧密相关性[9]。因此,加强家禽弯曲菌的预防与监测是控制空肠弯曲菌病的重要前提。

本研究应用多重 PCR 方法,结合常规方法,对江苏、上海、安徽、湖北和海南等 5 个省市 30 个鸡群的 3132 份鸡肛门棉拭样品和 217 份鸡饲养环境样品进行了空肠弯曲菌和结肠弯曲菌的流行状况分析,对该菌的防控具有重要意义。

二、材料和方法

(一) 菌株

空肠弯曲菌(ATCC33560)由上海市出入境检验检疫局惠赠,结肠弯曲菌由丹麦食品与兽医研究所 Mogens Madsen 博士惠赠,大肠杆菌由扬州大学江苏省人兽共患病学重点实验室保存。

(二) 试剂

Taq 酶、buffer、dNTPs、低分子量 PCR Marker 购自北京天根生物工程公司;厌氧罐、微需氧产气袋购自 MGC 公司;常规试剂为国产分析纯试剂。

细菌培养基:Carry - Blair 运送培养基购自中国科学院上海昆虫科技开发公司,弯曲菌培养基 CCDA 琼脂购自 OXOID 公司,布氏肉汤购自北京陆桥技术有限责任公司,绵羊血购自兰州民海生物工程有限公司。

抗生素:甲氧苄氨嘧啶、放线菌酮购自 Wako 公司,利福平、两性霉素购自 Uniche 公司,头孢哌酮购自 Fluka 公司,多黏菌素 B 购自 Amresco 公司。

(三) 被检鸡群

共检测 30 个群鸡,分别为上海市 4 个,安徽合肥地区 3 个,湖北省 4 个,海南省 3 个,江苏南部、中部、北部 3 个。鸡群类型有祖代蛋鸡、父母代肉种鸡、父母代蛋种鸡、商品蛋鸡。品种有海兰鸡、罗曼鸡、青麻鸡、新浦东、小绍兴等。共采集 2609 份。另外,采集江苏农村农户散养鸡 523 份,不同地区环境样品 217 份。

样品采集遵循统计学要求,样品采集后置于运送培养基中,于 24 h 内送达实验室,并立即检测。

（四）多重 PCR 方法

参照何蕊等[10]的方法，引物分别针对弯曲菌 16*S rRNA*（$16S_1$:5′-ATCTAATGGCTTAACCATTAAAC-3′，$16S_2$:5′-GGACGGTAACTAGTTTAGTATT-3′，长度为 857 bp）、空肠弯曲菌 *map* A（$mapA_1$:5′-CTATTTTATTTTTGAGTGCTTGTG-3′，map A_2:5′-GCTTTATTTGCCATTTGTTTTATTA-3′，长度为 589 bp）和结肠弯曲菌 *Ceu* E（$ceuE_1$:5′-AATTGAAAAATTGCTCCAACTAT G-3′，$ceuE_2$:5′-TGATTTTATTATTTGTAGCAGCG-3′，长度为 462 bp），引物由上海博亚生物工程有限公司合成。

（五）弯曲菌国标检测方法

对检测阳性的样品和部分随机选择的阴性样品，按照国标 GB/T 4789. 9-2003 方法进行平行检验[11]。

三、结果

（一）样品检测结果

共检测鸡肛门棉拭样品 3 132 份，583 份空肠弯曲菌阳性、平均阳性率 18.61%，48 份结肠弯曲菌阳性、平均阳性率 1.53%；鸡饲养环境样品 217 份，6 份空肠弯曲菌阳性，阳性率 2.76%，未检出结肠弯曲菌。鸡群空肠弯曲菌阳性率最高可达 73.3%、最低为 0；结肠弯曲菌阳性率最高可达 7.4%、最低为 0。30 个鸡群中空肠弯曲菌阳性的有 26 个，阳性率为 86.67%（26/30）；结肠弯曲菌阳性率 43.33（13/30），呈现多样化和复杂化。结果见表 1、图 1。

表 1　鸡群空肠弯曲菌和结肠弯曲菌的检测结果

地点	被检数	空肠弯曲菌 *C. jejuni*		结肠弯曲菌 *C. coli*	
		阳性数	阳性率/%	阳性数	阳性率/%
上海	349	63	18.0	3	0.9
安徽	501	181	36.1	7	1.4
湖北	516	154	29.8	12	2.3
海南	533	37	6.9	15	2.8
江苏	1233	148	12.0	11	0.9
小计	3132	583	18.61	48	1.53

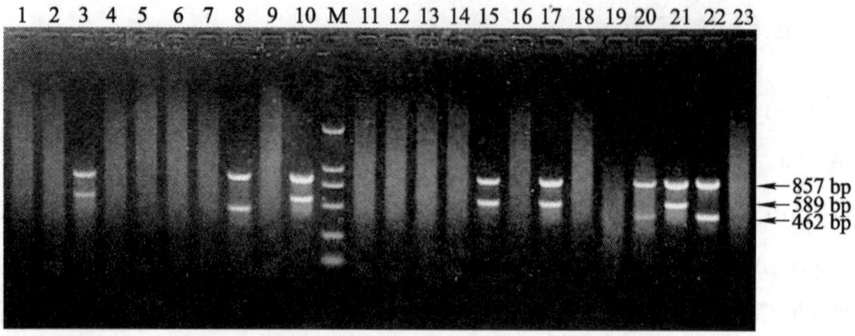

图1　部分样品多重 PCR 检测结果

M：DNA marker；22：positive control of *C. coli*；21：positive control of *C. jejuni*；3，8，10，15，17，20：the clinical positive samples；1，2，4－7，9，11－14，16，18，19：the clinical negative samples；23：negative control

（二）不同地区鸡群检测结果

上海市空肠、结肠弯曲菌阳性率为 18.0%（63/349），0.9%（3/349）；安徽省空肠、结肠弯曲菌阳性率为 36.1%（181/501），1.4%（7/501）；湖北省空肠、结肠弯曲菌阳性率为 29.8%（154/516），2.3%（12/516）；海南省空肠、结肠弯曲菌阳性率为 6.9%（37/533），2.8%（15/533）；江苏省空肠、结肠弯曲菌阳性率为 12.0%（148/1233），0.9%（11/1233）。安徽、湖北两地区空肠弯曲菌的携带率显著高于本次调查的其他地区（$P<0.05$），海南地区结肠弯曲菌的携带率显著高于本次调查的其他地区（$P<0.05$）（见表 1）。

（三）不同鸡群类型检测结果

祖代种鸡样品 850 份，空肠、结肠弯曲菌阳性率为 28.7%（244/850），1.2%（10/850）；父母代鸡样品 400 份，空肠、结肠弯曲菌阳性率为 13.0%（52/400），0.25%（1/400）；商品代鸡样品 1359 份，空肠、结肠弯曲菌阳性率为 18.0%（245/1359），2.6%（35/1359）。结果显示，祖代种鸡空肠弯曲菌的携带率显著高于父母代和商品代鸡群（$P<0.05$），而结肠弯曲菌在商品代鸡群中的携带率要显著高于父母代和祖代种鸡群（$P<0.05$）（见图 2）。

（四）不同鸡群饲养方式检测结果

规模化圈养条件下样品 2609 份，空肠、结肠弯曲菌阳性率为 20.7%（541/2609），1.76%（46/2609）；农村散养鸡样品 523 份，空肠、结肠弯曲菌阳性率为 8.0%（42/523）、0.40%（2/523）。规模化圈养条件下鸡群的弯曲菌携带率显著高于农村散养鸡（$p<0.05$）。结果见图 2。

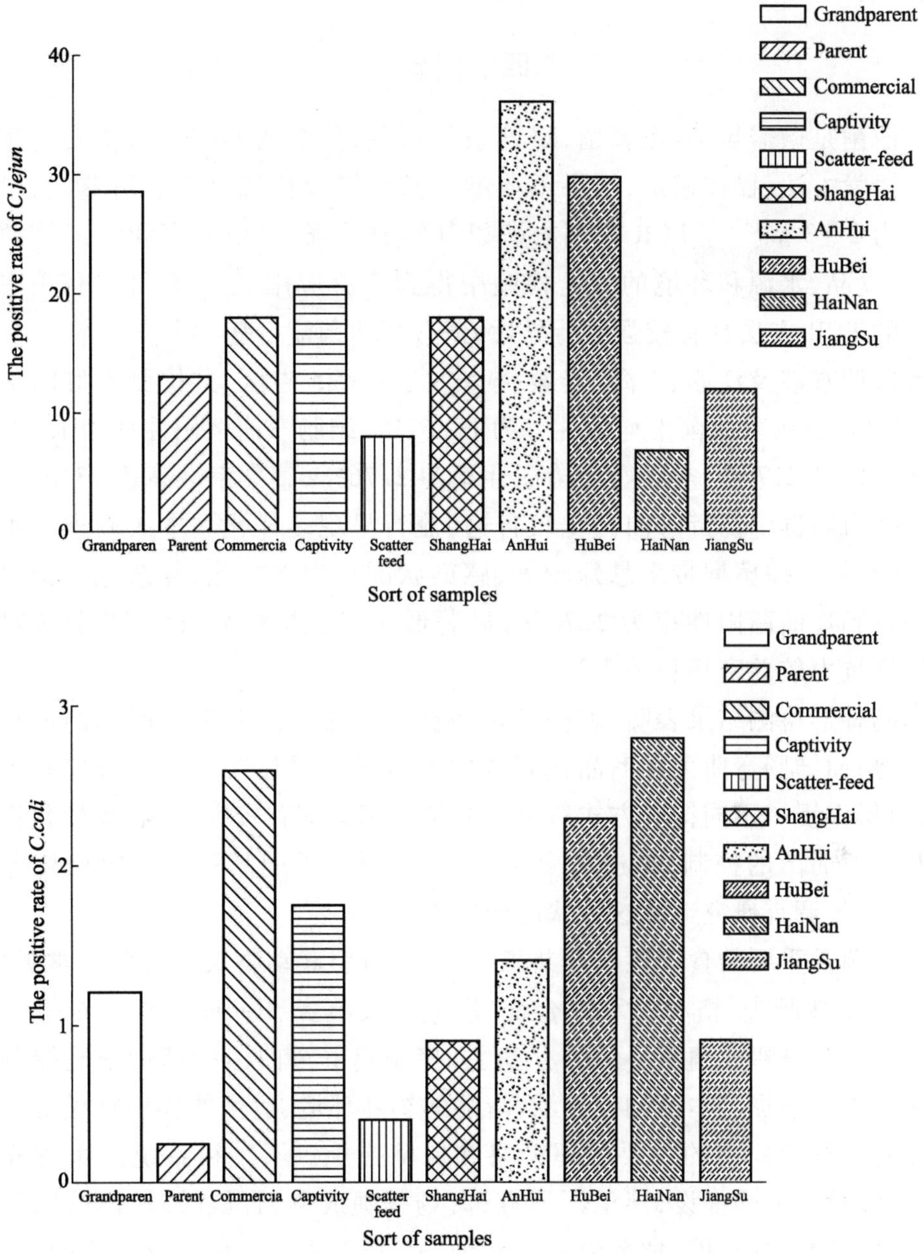

图 2　不同样品空肠、结肠弯曲菌检测结果

(五) 不同品种鸡群类型检测结果

不同品种鸡群的弯曲菌携带率呈现多样化,其中,空肠弯曲菌携带率较高的是:矮脚鸡 73.3%、农大 3 号鸡 51.3%、罗曼鸡 33.9%、新浦东 33.3%、广西 1 号鸡 37.3%,结肠弯曲菌携带率较高的是:麻花鸡 7.4%、广西 1 鸡 4.7%、农大 3

号鸡 3.9%、小绍兴鸡 2.5%、黑花鸡 2.2%。

四、讨论

弯曲菌是微需氧、嗜血弧菌,培养条件苛刻,传统的鉴定方法主要是生化鉴定和血清学方法,操作繁琐,结果不典型时常常需要传代培养后再鉴定,检测周期一般为 2 ~ 3 周[12]。PCR 检测方法以其特异性强、灵敏度高和快速简便等优点,已在食品、水源和环境的安全检验中得到广泛应用[13]。本研究利用三对引物建立的 PCR 方法具有较强的特异性,适合弯曲菌流行病学调查。

本次调查涉及江苏、上海、安徽、湖北、海南等 5 省区,共检测鸡肛门棉拭样品 3 132 份、空肠弯曲菌平均阳性率为 18.61%、结肠弯曲菌阳性率为 1.53%;鸡饲养环境样品 217 份,空肠弯曲菌阳性率为 2.76%,感染率最高达 73.3%,最低为 0。30 个鸡群中携带弯曲菌比较普遍、流行呈现多样化。本次调查的不同地区、不同鸡场弯曲菌携带率悬殊较大,感染状况呈现多样化、复杂化。饲养环境样品的空肠弯曲菌阳性率为 2.76%,显著低于鸡肛拭样品,这与弯曲菌对外界环境的抵抗力较差密切相关[4, 8, 14]。

不同种群检测结果表明,鸡空肠弯曲菌的携带率随着饲养周期的增长有增加的趋势;而结肠弯曲菌在商品代鸡群中的携带率要显著高于父母代和祖代种鸡群,值得重视。不同饲养方式对鸡弯曲菌的感染率有较大影响,规模化饲养条件不利于弯曲菌的控制,易造成交叉污染。另外,不同品种鸡群感染率差异较大,需进一步调查研究造成这种状况的原因。

弯曲菌是重要的食源性人兽共患病原菌,可引起动物腹泻、流产、禽类肝炎,以及人类急性肠炎、格林巴利综合征、反应性关节炎、Reiter's 综合征等多种疾病[1-6, 10]。鸡是弯曲菌重要的贮存宿主,控制鸡群弯曲菌的携带率是控制人弯曲菌病的重要前提。本次调查显示,清洁的饲养环境、适度的饲养规模等生物安全是控制鸡群弯曲菌的重要管理策略和保障措施。不重视系统的生物安全措施,如消毒设施形同虚设,甚至不消毒;禽场苍蝇成群,野鼠随时可见,病死禽尸体及禽排泄物到处乱堆,禽舍内空气污浊,达不到饲养种禽所应具备的环境、设施条件和技术、管理水平,在这样的鸡群中,鸡弯曲菌的携带率要显著高于其他地区。因此,必须整顿种禽养殖行业,制定并严格执行行业标准[15]。在搞好禽场管理的基础上,建立法定的弯曲菌清洁禽群及孵化场的特定准则,切实做好生物安全工作,这样有助于控制和消灭鸡弯曲菌。

参考文献

[1] 韩文瑜,等. 空肠弯曲菌共同抗原重组质粒的基因测序及表达产物的特性分析. 中国

预防兽医学报,2001, 23(3): 170 - 174.

[2] Ekdahl K, et al. Could flies explain the elusive epidemiology of *campylobacteriosis*? BMC Infect Dis,2005, 5(1): 11.

[3] Chao H C, et al. Bacterial enteric infections in children: etiology, clinical manifestations and antimicrobial therapy. Expert Rev Anti Infect Ther, 2006, 4(4): 629 - 638.

[4] Sonnevend A, et al. High level of ciprofloxacin resistance and its molecular background among *Campylobacter jejuni* strains isolated in the United Arab Emirates. J Med Microbiol, 2006, 15: 1533 - 1538.

[5] Nachamkin I. Chronic effects of *Campylobacter* infection. Microbes Infect, 2002, 4(4): 399 - 403.

[6] Ang C W, et al. The Guillain - Barré syndrome: a true case of molecular mimicry. Trends Immunol,2004, 25(2): 61 - 66.

[7] Lastovica A J, et al. Clinical significance of *Campylobacter* and related species other than *Campylobacter jejuni* and *C. coli*. *Campylobacter*, 2nd ed. Washington D C: ASM Press, 2000: 139 - 153.

[8] Senok A, et al. Pattern of Antibiotic Susceptibility in *Campylobacter jejuni* isolates of human and poultry origin. Jpn J Infect Dis,2007, 60(1): 1 - 4.

[9] Hood A M, et al. The extent of surface contamination of retailed chickens with *Campylobacter jejuni* serogroups. Epidemiol Infect,1988, 100(1): 17 - 25.

[10] 何 蕊,等. 弯曲菌多重 PCR 检测方法的建立及其初步应用. 扬州大学学报(农业与生命科学版),2007, 28(1): 5 - 8.

[11] 中华人民共和国国家标准. 食品卫生微生物学检验——空肠弯曲菌检验. GB/T 4789. 9 - 2003: 59 - 66.

[12] Greer G G. Bacteriophage control of foodborne bacteria. J Food Prot, 2005, 68(5): 1102 - 1111.

[13] 黄金林,等. 沙门菌、产单核细胞李斯特菌多重 PCR 检测方法的建立及应用. 中国人兽共患病学报,2006,22(12): 1121 - 1123.

[14] Phadtare S, et al. Cold - shock response and cold - shock proteins. Curr Opin Microbiol, 1999, 2(2): 175 - 180.

[15] 徐耀辉,等. 部分省市鸡白痢和鸡伤寒的单抗阻断 ELISA 血清学调查. 中国兽医科技,2005,35(8): 661 - 664.

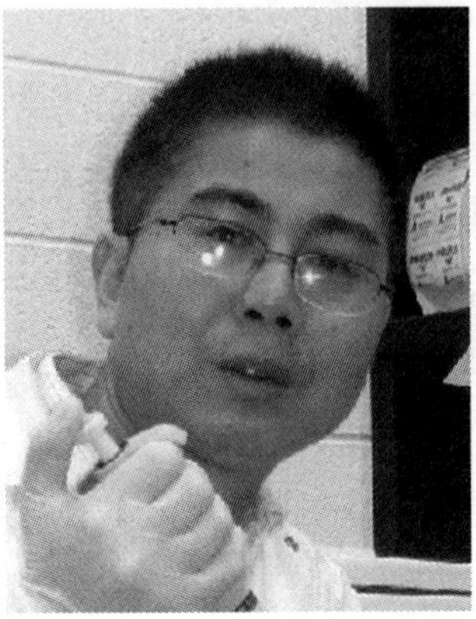

黄金林 1969 年 7 月出生,江苏姜埝人。教授,博士,扬州大学生物工程部主任、测试中心(国家资质认定单位)食品中主要致病微生物检测室主任、江苏省科技咨询专家。

主要从事人兽共患病与食品安全、应用生物技术、预防兽医学等方面的研究与教学。主持国家自然科学基金 2 项、高技术研究发展计划(863)1 项、国家科技支撑计划 1 项,江苏省社会发展、江苏省农业科技自主创新资金项目、江苏省教育厅等课题 10 项。在学术刊物上发表论文 40 余篇,其中第一作者 30 篇,在 SCI、国内权威性刊物上发表论文 30 余篇,有多篇论文获得奖励,参编出版论著 2 部。作为主要完成人,获高等学校科技进步一等奖 1 项、二等奖 2 项和江苏省科技进步三等奖 1 项,申请发明专利 10 项,获授权发明专利 5 项。

动物源性食品病原菌防控现状与发展趋势

黄金林,潘志明,焦新安

扬州大学江苏省人兽共患病学重点实验室,江苏扬州

摘要:动物源性病原菌是引起人类疾病和食品安全的主要原因之一。本文对我国动物源性食品病原菌防控现状进行了客观分析,指出了防控体系中存在的不足,提出了动物源性食品病原菌防控发展趋势。

关键词:动物性食品;病原菌;防控;现状;发展趋势

一、引言

改革开放以来,我国人民的物质生活水平得到了很大的提高,动物性食品的消费量不断增加,猪、禽的饲养量、存栏数均位居世界第一,肉类和禽蛋生产量亦为世界第一,人均肉类占有量已超过世界平均水平。然而,我国的畜产品尤其是肉品的安全性仍然存在着严峻的问题,尤其是动物源性食品病原菌的危害,不但严重地威胁着我国广大消费者的身体健康,而且严重地影响畜产品的出口,对我国畜牧业可持续发展的制约作用越来越明显。

世界卫生组织将食源性疾病定义为:“通过摄食进入人体导致人体患感染性或中毒性的疾病”,其中以动物作为传染源的称为动物源性疾病(zoonosis),它主要通过接触动物或摄食动物产品进入人体导致人体患感染性或中毒性的疾病,动物源性食品病原菌是食品安全的主要问题。对人危害严重的动物源性食品病原菌主要有沙门氏菌、大肠杆菌O157:H7、单核细胞增生李斯特菌、空肠弯曲菌、布鲁氏菌、牛结核分枝杆菌等。

世界卫生组织(WHO)估计,每年有超过200万人死于腹泻病,发达国家死于食物中毒的儿童中,70%是由动物源性食品病原菌中毒所致。美国每年有7600万例食源性疾病患者,占美国人口的1/3;由生物性危害因素引起的暴发病例数占总发生病例数的83%,暴发人数占总人数的99%。我国也存在同样趋势,统计资料表明,1992—2001年间发生的食物中毒病例中,动物源性食品病原菌的食物中毒所占比例达50.9%,化学性食物中毒占28.6%,原因不明的占11.9%,其他占9.6%。

近年来，国内外动物源性病原菌引发的食品安全事件频频发生，动物性食品安全突破了传统意义上畜牧业生产及畜牧业经济领域，逐步成为世界各国政府和人民广泛关注的大问题。如自2008年4月起，美国43个州和首都华盛顿哥伦比亚特区发生圣保罗沙门氏菌暴发，报告实验室确诊病例超过1400例；丹麦暴发15年来最大规模的沙门氏菌病疫情，全国有3000～4000人受到感染；还有日本的大肠杆菌O157:H7和葡萄球菌肠毒素中毒，法国的李斯特菌中毒等等。在我国，由于动物食物链中病原细菌污染及其造成的食源性疾病也屡见不鲜。最为典型的是1999—2000年间苏皖等地大肠杆菌O157:H7的大规模流行，造成急性肾功能衰竭患者195人，死亡177人，病死率达90.8%。四川省发生的人感染Ⅱ型猪链球菌病，累计204例病例中，死亡38例。空肠弯曲菌引起的食源性疾病危险性也在国际范围内受到广泛关注，很多发达国家，如美国、丹麦、芬兰、爱尔兰、荷兰、挪威、瑞典、瑞士和英国等，都有空肠弯曲菌病流行的报道。另外，随着抗菌药物在动物体的广泛、不适当的应用，细菌耐药性日趋严重，细菌耐药性也助推了动物源食品病原菌的流行。由此可见，动物源性病原菌是引起人类疾病和食品安全的主要原因之一，已成为威胁人们健康的重要公共卫生问题。因此，我国应加强对动物源性食品病原菌的研究和防控工作。

二、动物源性食品病原菌防控取得的成绩

（一）动物源性食品病原菌防控法律法规与标准体系取得进展

食品卫生法律法规与标准是企业和个人从事食品生产经营活动必须遵守的行为准则，是政府实施食品安全监督的重要法律依据。目前我国已形成了以《中华人民共和国食品安全法》《中华人民共和国动物防疫法》《突发公共卫生事件应急条例》和《中华人民共和国出入境动植物检验检疫法》等为核心的动物源性食品病原菌防控法律法规，对食品原料生产、食品加工、流通和消费等各环节病原菌防控的责任做了明确规定；同时，制定了动物源性食品微生物中主要病原菌的检测和防控技术标准，包括国家标准、行业标准以及快速检测标准等数百种。

（二）动物源性食品病原菌监测网络初步形成

动物源性食品病原菌流行病学数据是控制食源性疾病危害的基础性工作，是制定国家食品安全政策、法规、标准的重要依据。建立和完善动物源性食品病原菌的监测网络，有利于创建食源性细菌病预警系统。我国自2000年起建立国家食源性致病菌的监测网，对食品中的沙门氏菌、大肠杆菌O157:H7、单核细胞增生李斯特菌和空肠弯曲菌进行连续主动监测。2002年建立了食源性疾病监

测网。2005年中国疾病预防控制中心制定了5种肠道传染病(痢疾、伤寒/副伤寒、霍乱、小肠结肠炎耶尔森氏菌、大肠杆菌O157:H7)监测方案,在全国23个省的85个点对暴发疫情、病原学、耐药性和流行因素进行监测。为我国动物源性食品病原菌的控制积累了大量基础性资料,也为食品安全整体控制提供了借鉴。

全国食品污染物监测网和食源性致病菌监测网2009年工作会议指出,我国将通过2009—2010年两年的努力,在全国建立起覆盖各省、市、县并逐步延伸到农村地区的食品污染物和食源性疾病监测体系,以加强食品安全风险监测数据的收集、报送和管理,提高我国食品安全水平。根据"两网"建设要求,各地要进一步加强食品安全监测网络与技术能力建设,成立由医学、农业、食品、营养、检验检疫等方面专家组成的食品安全专家队伍。

(三)动物源性食品病原菌危害的危险性评估工作逐步展开

危险性评估是动物源性食品病原菌预警预报系统的重要组成部分,是食品安全管理的重要手段。欧美国家在对动物源食品中病原细菌危害的危险性评估方面进行了卓有成效的工作。目前,美国已经完成了蛋和蛋类制品中沙门氏菌的危险性分析,这是第一次进行的从农场到餐桌的微生物定量危险性评估,对牛肉中的大肠杆菌O157:H7也进行了危险性分析,对不同种类即食食品中的产单核细胞李斯特菌进行了危险性评估。我国的《食品安全行动计划》和《中华人民共和国食品安全法》也制订了食品中病原危害的危险性评估的内容和目标,中国疾病预防控制中心开展了主要高危食品——禽肉/禽类中沙门氏菌、生食牡蛎中副溶血弧菌污染水平的危险性评估,初步建立了适合我国国情的危险性定量评估模型。

(四)动物饲养、生产经营的行业管理及企业自身管理得到加强

为提高食品生产经营企业食品安全责任意识,从源头上保证食品安全,我国加强了对动物饲养、加工企业诚信管理,全面实施食品卫生规范(GHP)或者良好生产规范(GMP),积极推行危害分析关键控制点(HACCP)方法,以加强动物源性食品生产经营的行为及自身管理,保证食品安全。

(五)兽医在动物源性食品病原菌防控中的作用进一步显现

新中国成立以来.我国的兽医工作取得了很大成绩,在保护畜牧业生产和人民身体健康,以及促进畜产品对外贸易等方面发挥了重要作用。兽医的基本职责是给动物看病。随着国内外一系列动物源性食品卫生事件的发生,兽医食品卫生问题越来越受到人们的关注。兽医行业在国民经济和社会发展中的四大社

会职能已经得到明确,即:保障动物健康和福利(食品动物、其他经济动物、伴侣动物、野生动物),人兽共患病防控,保障食品安全(尤其是动物源性食品安全),为生物医学科学研究提供支持。

随着农业部兽医局的成立,一个与我国经济发展和市场经济体制相适应的官方兽医制度正在构建,这将进一步推进我国兽医制度的规范管理,加强兽医服务体系的建设,为我国的兽医行业健康成长并同国际接轨奠定必要的基础。

三、动物源性食品病原菌防控现状

新中国成立后,经过60年的发展,动物源性食品病原菌的防控取得了巨大成绩,但随着畜禽饲养和加工方式、人们生活水平和生活方式、环境等的改变,动物源性食品病原菌的防控形势仍然面临着很大挑战。主要体现在以下几方面。

(一)动物疫病流行新特点给食品安全带来了新挑战

1. 动物疫病种类增多,病原变异快

近30年间,全球陆续发现了30多种危害严重的新出现传染病和一批再度出现的老传染病,严重威胁着人类的健康,其中大部分是食源性人畜共患病。目前,全世界已证实的人畜共患病和寄生性动物病有250多种,其中较为重要的有89种。在200余种动物传染病中,其中有半数以上可以传染给人类。人们已经认识到过去5~10年才出现一种新传染病,而现在1~2年就出现一种新传染病的现实。污染环境的有害物质,如废气、废水、废渣、放射性物质等的过度排放,不仅对生态环境造成污染,而且也会引起生物体变异,产生新的致病微生物,导致人畜共患病的发生。

2. 人们生产、生活方式的改变促进了动物源性食品病原菌病的流行

最新的统计研究表明,由动物传染给人类的疫病多达800余种。近几十年来随着社会与人类的进步,同时经济不断发展加大了对自然资源的过度开发,造成了自然生态环境失衡,同时大量食用野生动物也加快了动物源性食品病原菌向人类的传播速度。由于这种人类与自然的不协调发展,新发传染病出现的频率明显加快,人传染病来自动物的比例由过去的68%上升到现在的73%,其中通过食物链传播的比例大幅上升。

另一方面,动物饲养总量的增加,使畜禽群体越来越大,由过去每户养殖十数只到成千上万的养殖规模。易感动物的增多自然容易造成疫病传播、流行。饲养方式的改变,畜禽高度密集,构成疫病传播的有利条件。如笼养母猪,使饲养面积由过去栏养母猪每只平方米压缩到不足2平方米,同等面积栏舍的饲养数量增加了几倍,管理效率提高了,但疫病传染的机会也大了。生产发展与管理

水平不同步,我国畜牧业生产的数量已达到或超过一些发达国家地区的水平,但在管理上与其相比却十分落后。

3. 全球贸易大流通加快了动物源性食品病原菌病的流行

全球经济一体化和交通工具现代化进程加快,致使国家之间和地域之间人员往来、物资流通更加广泛,增加了动物源性食品病原菌通过交通工具远距离传播的危险,对公共卫生安全构成了严重威胁。国际重大传染病随时可能伴随着频繁的国际人口流动、畜产品贸易与候鸟迁徙进入我国。同时,我国每年从国外大量引进优良品种,不可避免地带进了一些新的动物疫病。加之边境线很长,严格检疫消毒措施也难免百密一疏,可能会使疫病随畜禽及产品传播。

4. 细菌耐药性助推了动物源性食品病原菌病的流行

抗生素的发明与使用是人类智慧的体现,对人类健康和生命保护起到关键作用,但是大量不合理使用抗生素也带来许多新的问题,且日趋严重,人类健康和生命正在面临新的、极大的威胁。药物残留不仅可以直接对人体产生急慢性毒性作用,引起细菌耐药性的增加,还可以通过环境和食物链的作用间接对人体健康造成潜在危害,同时,兽药残留还影响我国养殖业的发展和走向国际市场。2007 年中国 CHINET 细菌耐药性监测显示,细菌耐药性仍呈增长趋势,尤其肠球菌属中 VRE 和革兰氏阴性杆菌中多重耐药株和泛耐药株,仍呈上升趋势,因此,尽快建立药物规范使用和药物残留监控体系已刻不容缓。

(二) 动物源性食品安全的法律体系仍不完善,执行力度急待加强

我国已出台了与动物源性食品安全相关的法律,同时还有相关的行政法规,在食源性病原菌防控和保障食品安全方面提供了法律依据,发挥了很好的作用。但是,上述法律均是由主管部门起草立法,法律本身的完整性不够,相关法律法规之间缺乏统一标准,与国际组织有关规定标准的接轨也存在一些问题。同时,由于我国现行的行政管理体制,某些法律存在执法立体多头,责任和权力不清,具体执行办法与惩治措施不配套,执行和监督存在较大难度。虽然在国务院的领导下,在食品安全监督方面初步形成了各部门配合的机制,但是多头管理、条块分割、部门割据、地区割据、效率低下的状态没有发生根本改变。

(三) 动物源性食品关键检测技术与加工设备落后制约了病原菌防控

肉类食品质量安全的控制包括了饲养供给、畜禽养殖、屠宰分割、精深加工、产品流通到消费者餐桌的链条式过程。每一个环节都有可能发生质量问题,控制难度极大。加强动物源性农产品(食品)加工、流通环节重要食源性病原菌的监测与控制,保证食品安全势在必行。病原检测技术是食源性病原菌预防和控

制的关键技术环节。目前我国虽然制定了相关病原微生物的检验方法，但由于检测方法均采用经典方法，耗时较长，且存在国内试剂供应不配套等问题，难以适应公共卫生事件应急处理快速反应的需要。

围绕肉类食品加工的必备条件，如食品加工机械、包装机械、包装材料等对肉类食品加工安全性的影响，近几年也开始引起业内人士的关注。我国动物产品加工生产企业整体规模小、生产设备落后，生产过程不能有效实施对病原菌的监控。国家质量监督检验检疫总局 2006 年度对肉食加工机械产品质量进行了国家监督抽查，抽查了 7 个省市、25 家企业的 25 种肉食加工机械产品，合格产品数 13 种，抽样合格率仅为 52%。

同时，对企业而言，生产安全食品的成本不但远远高于不安全或者劣质食品，而且安全食品并不一定能获得相应的高价格。因此，由于缺少必要的正向激励，企业自主投入、追求优质安全食品的积极性不高。

（四）动物源性食品病原菌欠缺安全性评价和危险性评估

我国现有的动物源性食品安全技术措施没有广泛采用危险性评估技术，特别是对生物性危害的暴露评估和定量危险性评估，如沙门氏菌、大肠杆菌 O157、空肠弯曲菌和李斯特菌等均未进行从动物生产、加工、运输、流通和消费等全过程、系统性的暴露评估和定量危险性评估。

四、动物源性食品病原菌防控发展趋势

中国已成为世界畜禽产品生产和贸易大国，但对动物产品质量安全的监控水平难以适应社会发展的要求。近年来，畜产品饲养过程中不断发生的重大动物疫病，违禁药物和饲料添加剂滥用、有毒有害元素超标，以及饲养、运输、贮藏、屠宰加工环节中的动物卫生条件问题、违规违禁添加使用有毒有害化学物质等严重问题，直接影响畜牧业生产、畜产品安全和人的健康。目前，我国食品安全实行分段监管为主、品种监管为辅的监管体制，而动物源性食品安全问题，也必须着眼于从生产到餐桌的全过程管理，在源头控制食源性致病微生物，着力解决好体制、法制和标准三个方面的问题。

（一）完善法制制度建立，强化法制制度的执行和监督

《中华人民共和国食品安全法》已于 2009 年 2 月 28 日第十一届全国人民代表大会常务委员会第七次会议上通过，并已在全国施行。尽管新的食品安全法体现“从农田到餐桌”的完整的全程控制法律体系，但法律条款仍相对分散、措词含糊而缺乏系统性和完整性，另一方面由于食品生产过程复杂，对如何确保各

生产环节的安全、如何确保各监管部门的有效性等缺乏可操作性。国家卫生部2009年8月29日表示，卫生部会同有关部门已正式启动食品安全标准的整合工作，国家工商行政管理总局同时也发布了《流通环节食品安全监督管理办法》。

我国在以市场经济要求转变政府职能的同时，也加强了对动物性食品质量安全的管制，但其监管体系与保障食品安全的要求还有一定差距。现行的分段与多头监管制度缺陷难以适应食品质量安全全程监管的要求。监管体系存在缺陷的主要客观原因是：目前我国动物饲养、食品生产经营者或企业还是以小规模分散经营的家庭小作坊为主，尤其是农产食品的小规模、分散经营格局将长期存在。

（二）加强动物源性病原疫病防控工作

积极开展动物细菌性疫病，如沙门氏菌病、弯曲菌病、猪链球菌病、产单核细胞李斯特菌病、大肠杆菌病、布鲁氏菌病、结核病等病原生态学与流行病学研究，快速准确诊断技术和新型疫苗及其他生物防治制品等研究。系统开展动物源性病原菌耐药性监测工作，制定科学和规范的使用抗生素方案；同时，积极开展抗生素替代品研究与应用。做好动物细菌性疫病防控工作，从源头控制动物源致病菌对食品的污染。

（三）建立和完善动物源性食品病原菌疾病监测网络

动物源性食品病原菌流行病学数据是控制食源性疾病危害的基础性工作，是制定国家食品安全政策、法规、标准的重要依据。建立和完善动物源性食品病原菌的监测网络，有利于创建食源性细菌病预警系统。美国是食源性疾病监测系统最完善、有关食源性疾病资料最多和最完整的国家。但必须强调的是，动物源性食品致病菌或相关疾病的检测工作，还应延伸至生产源头，加强从“农场到餐桌”和“餐桌到农场”的双向全程控制，同时，兽医工作人员在食源性疾病控制中应发挥重要作用。从农场到餐桌的全过程安全控制中，只有抓住源头，安全食品的生产才有保障，而这方面的工作理应由兽医承担。

（四）建立和完善动物源性食品病原菌预警和控制体系

建立动物源性食品病原菌的报告与监测系统是有效预防和控制食源性细菌病的重要基础。通过完善的疾病报告、监测与溯源体系，借助于病原菌的监测数据，在全国建立起一个能对动物源性食品致病菌病暴发提前预警系统，并采取针对性措施，提前消除由于食品中的致病菌所造成的危害，从而更有效地预防和控制动物源性食品安全问题。

1. 加强动物源性食品病原菌的快速诊断和溯源技术研究

动物源性食品病原菌检测技术是食源性疾病预防和控制的关键技术环节之一。针对动物饲养、生产及加工、销售等不同阶段，建立相应的重要人兽共患病原的快速检测、监测体系，检测时间控制在 24 ~ 48 h 内，部分指标实现在线监测；实现重要病原菌的全程分子溯源技术与溯源体系。应用先进的生物、物理、化学方法，减少生产及加工过程中动物产品（食品）的带菌（毒）量，降低风险。

2. 完善动物源性食品病原菌主动监测网络

以省（自治区、直辖市）为监控单位，下设市、县监测点，对动物源性食品病原菌的暴发与流行进行监测、分析和评估。在主动监测网络的构建过程中，需要进一步增加监测的食品品种和细菌种类，扩大监测地区范围，并充分分析监测数据，建立动态的数据库，从而为动物源性食品病原菌暴发进行预警和预报。我国目前的监测系统对发现在较大区域内呈点状分布的聚集病例的敏感度，还不能满足公共卫生监测的需求，任重而道远。

3. 开展动物源性食品病原菌危害的危险性评估

危险性评估是动物源性食品病原菌预警预报系统的重要组成部分，是食品安全管理的重要手段。欧美国家在对食品中病原细菌危害的危险性评估方面进行了卓有成效的工作。目前，美国已经完成了蛋和蛋类制品中沙门氏菌、牛肉中的大肠杆菌 O157:H7 和即食食品中的产单核细胞李斯特菌的危险性分析。我国在食品中病原菌危害的危险性评估方面也做了一些工作，但还存在很大差距。

4. 制定《动物标识追溯指南》，促进其在食品安全中的应用

动物标识及可追溯体系是相对动物个体或群体进行标识，对有关饲养、屠宰加工等场所进行登记，对动物的饲养、运输、屠宰及动物产品的加工、储藏、运输、销售等环节相关信息进行记录，从而实现在发生疫情或出现质量安全事件时，能对动物饲养及动物产品生产、加工、销售等不同环节可能存在的问题进行有效追踪和溯源，及时加以解决。动物标识和可追溯性作为一种流行病学工具与疾病控制密切相关，并在公共卫生和贸易等方面具有重要作用。

5. 加强动物性食品生产经营的行业管理及企业自身管理

为提高动物生产、食品生产经营企业食品安全责任意识，从源头上保证食品安全，必须加强企业诚信管理，全面实施动物生产、食品卫生规范或者良好生产规范，积极推行危害分析关键控制点方法，以加强生产经营的行为及自身管理，保证食品安全。

6. 进一步强化兽医在动物源性食品病原菌防控中的地位

以医学和生物学为基础的公共卫生问题涉及人与动植物构成的生态圈，由动物病原菌引起的公共卫生问题有很多。从动物产品的国际贸易看，世界贸易

组织制定的《卫生与植物卫生措施协定》主要考虑的是卫生问题,协定对卫生一词的解释是,卫生包括动物卫生和人的卫生,而人的卫生是指由动物卫生对人的卫生产生的卫生影响。由于动物卫生不仅就动物本身产生公共问题,并且在更大的范围内表现公共性,所以,在深化公共卫生体制改革中,要对兽医公共卫生工作给予应有的重视。

7. 消费者是动物源性食品安全防控的强大力量

动物源性食品安全涉及面广,仅仅政府监管和企业自律远不能满足要求,要从根本上解决我国的食品安全问题,必须强化全民的食品安全知识教育。随着生活水平的提高,人们对食品安全的关注度越来越高,但部分群体特别是农村地区的居民,缺乏食品安全知识,自我保护意识差,误食或食用不安全食品而发生食物中毒的事件较多。对于消费者,应重点加强科学饮食的教育,一方面,提高他们辨别假冒伪劣食品的能力,坚决拒绝接受不安全食品;另一方面,要让他们积极地加入打假的队伍,做到食品安全人人有责。

8. 积极开展国际合作

加强与 WHO、联合国粮农组织(FAO)和世界动物卫生组织(OIE)的合作,选派优秀专业人员参加国际食品安全标准的制定,维护国家利益。开展国际合作研究,举办各类国际会议,吸引国外专家和学者来华交流,共同促进我国食源性人兽共患细菌病防控工作,为全球食品安全做出贡献。

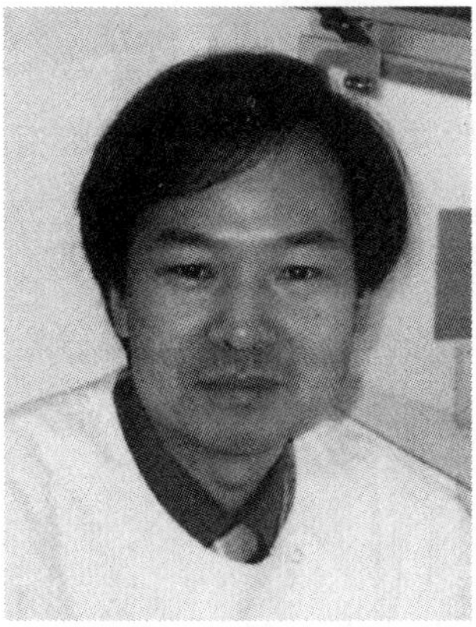

焦新安 教授,扬州大学校长、博导,国家杰出青年科学基金获得者、江苏省人兽共患学重点实验室主任、预防兽医学国家级重点学科学科带头人之一;同时,还是国家食品安全风险评估专家委员会委员、全国动物防疫专家委员会兽医公共卫生专家组长、全国畜禽屠宰行业专家、FAO/WHO 鸡肉沙门菌和弯曲菌控制专家咨询组成员、江苏省人兽共患病防控创新团队首席专家。主要从事预防兽医学、人兽共患病与食品安全、畜禽免疫学等方面科研与教学工作。针对牛结核病、家禽病原、食源性人兽共患病原菌等开展防控新技术及其免疫学基础研究。先后获高等学校科技进步一等奖等部省级科技奖 11 项,获得授权国家发明专利 8 项,在国内外学术刊物上发表论文 260 余篇,其中 SCI 论文 60 余篇;主编或参编著作(教材)12 余部。培养博、硕士研究生近百名。

后　记

科学技术是第一生产力。纵观历史，人类文明的每一次进步都是由重大科学发现和技术革命所引领和支撑的。进入21世纪，科学技术日益成为经济社会发展的主要驱动力。我们国家的发展必须以科学发展为主题，以加快转变经济发展方式为主线。而实现科学发展、加快转变经济发展方式，最根本的是要依靠科技的力量，最关键的是要大幅提高自主创新能力。党的十八大报告特别强调，科技创新是提高社会生产力和综合国力的重要支撑，必须摆在国家发展全局的核心位置，提出了实施“创新驱动发展战略”。

面对未来发展之重任，中国工程院将进一步加强国家工程科技思想库的建设，充分发挥院士和优秀专家的集体智慧，以前瞻性、战略性、宏观性思维开展学术交流与研讨，为国家战略决策提供科学思想和系统方案，以科学咨询支持科学决策，以科学决策引领科学发展。

工程院历来重视对前沿热点问题的研究及其与工程实践应用的结合。自2000年元月，中国工程院创办了中国工程科技论坛，旨在搭建学术性交流平台，组织院士专家就工程科技领域的热点、难点、重点问题聚而论道。十年来，中国工程科技论坛以灵活多样的组织形式、和谐宽松的学术氛围，打造了一个百花齐放、百家争鸣的学术交流平台，在活跃学术思想、引领学科发展、服务科学决策等方面发挥着积极作用。

至2011年，中国工程科技论坛经过百余场的淬炼，已成为中国工程院乃至中国工程科技界的品牌学术活动。中国工程院学术与出版委员会今后将论坛有关报告汇编成书陆续出版，愿以此为实现美丽中国的永续发展贡献出自己的力量。

中国工程院